EUROPA LEHRMITTEL

EUROPA-FACHBUCHREIHE
für Berufe im Gesundheitswesen

Fachwissen Pflege

Gerontologie und Gerontopsychiatrie

lernfeldorientiert

3. erweiterte Auflage

VERLAG EUROPA-LEHRMITTEL · Nourney, Vollmer GmbH & Co. KG
Düsselberger Straße 23 · 42781 Haan-Gruiten

Europa-Nr.: 65012

Autorin:

Ulrike Marwedel, Dipl.-Päd., Dipl.-Gerontol., Landau

Verlagslektorat:
Claudia Nühs, M.A.

Bildbearbeitung:

Zeichenbüro Verlag Europa-Lehrmittel, Leinfelden-Echterdingen

Karikaturen:

Andreas Steinmetz, Landau

Fotos, die nicht anderweitig gekennzeichnet sind:

Robert Thiele, Stuttgart

Das vorliegende Buch wurde auf Grundlage der neuen amtlichen Rechtschreibregeln erstellt.

3. Auflage 2008
Druck 5 4 3 2 1

Alle Drucke derselben Auflage sind parallel einsetzbar, da bis zur Behebung von Druckfehlern untereinander unverändert.

ISBN 978-3-8085-6503-2

Umschlag: Ausführung: Idüll, Ulrich Dietzel, 60329 Frankfurt; Foto (Charlotte Frank, 90 Jahre, und Angelika Milster): Esther Haase für Pflegestation Jahnke, Berlin
Satz: Punkt für Punkt GmbH, 40237 Düsseldorf
Druck: B.O.S.S Druck und Medien GmbH, 47574 Goch

Danksagung

Bei allen Personen, die mich bei der Arbeit an diesem Buch unterstützten, möchte ich mich herzlich bedanken.

Insbesondere gilt mein Dank

Dr. Gabriele Maier für ihre Mitarbeit an den Kapiteln 11, 12 und 16,
Dr. Susanna Re für ihre Mitarbeit am Kapitel 14,
Michaela Grüner für Korrekturen,
Martin Würtz für tatkräftige Unterstützung,
Monika Asmussen für differenzierte Diskussionen,
Ingrid Hendlmeier für zahlreiche Anregungen aus der Praxis,
den Bewohnerinnen, Bewohnern und Pflegekräften des Hauses Adam-Müller-Guttenbrunn vom Caritasverband Stuttgart e. V., insbesondere Frau Werner, für die Erlaubnis, in der Einrichtung zu fotografieren,
den Schülerinnen, Schülern und Lehrkräften an der Fachschule für Altenpflege in Annweiler,
den Mitarbeiterinnen und der Geschäftsführung des Verlags Europa-Lehrmittel für das Interesse an dem Buch, das entgegengebrachte Vertrauen und die engagierte Unterstützung bei der Arbeit am Manuskript.

Vorwort zur 1. und 2. Auflage

Gerontologisches Wissen ist eine unentbehrliche Grundlage für ein ganzheitliches Verständnis von Alternsprozessen und damit eine essentielle Voraussetzung für gute Pflege und Kooperation im interdisziplinären Team. Gerontopsychiatrisches Wissen muss in der Altenpflegeausbildung verstärkt vermittelt werden, da nach der demographischen Entwicklung zu erwarten ist, dass der Anteil demenzkranker alter Menschen weiterhin ansteigen wird.

Dieses Lehrbuch umfasst in vierzehn nach Themenbereichen gegliederten Kapiteln gerontologisches und gerontopsychiatrisches Fachwissen für die dreijährige Altenpflegeausbildung zusammen mit den einschlägigen psychologischen, soziologischen und psychiatrischen Grundlagen. Die Grundlagen werden jeweils im Zusammenhang mit den aufbauenden Fachkenntnissen behandelt und können somit gut in den Unterricht nach Lernfeldern integriert werden. Jedes Thema kann einem oder mehreren Lernfeldern zugeordnet werden. In den Text eingestreute Aufgaben sichern einzelne Lernschritte. Mit den Aufgaben und Anregungen an jedem Kapitelende kann überprüft werden, ob die Lernziele erreicht wurden. Zahlreiche Fallbeispiele, die Darstellung von Tests und Fragebögen und Vorschläge für fächerübergreifendes Arbeiten vermitteln eine interdisziplinäre Sichtweise und ermöglichen zusammen mit dem Glossar und einem umfangreichen Literaturverzeichnis die praxisorientierte und selbstständige Bearbeitung von Lernsituationen.

Die Beziehung zwischen Pflegekräften und zu Pflegenden ist eine Interaktion zwischen Partnern. Ausgangspunkt dieser Interaktion ist ein Problem, häufig sind es auch mehrere Probleme, die die Lebensqualität eines alten Menschen – gemessen an seinen subjektiven Maßstäben – einschränken. Dieser Mensch wendet sich (eventuell vertreten durch Betreuer) an Fachleute, die die Aufgabe haben, eine für den Betroffenen zufriedenstellende Lösung der Probleme zu erarbeiten. Zu diesen Profis gehören auch Pflegekräfte. Das entscheidende Qualitätsmerkmal im Prozess der Problemlösung ist die Zufriedenheit und das Wohlbefinden des alten Menschen.

Als übergeordnete und ineinandergreifende Ziele, zu denen dieses Buch beitragen will, seien hier genannt:

- Das Buch soll Fachwissen als Grundlage für professionelles Handeln und Argumentieren und für die Bewertung der Qualität von Arbeitsvorgängen in der Pflege vermitteln.
- Es will Kenntnisse und Anregungen vermitteln, die zur Entwicklung und zum Erhalt sozialer Kompetenz beitragen. Damit sind Fähigkeiten gemeint wie Einfühlungsvermögen, Takt, Toleranz, Verlässlichkeit und Fairness im Umgang mit anderen sowie die Bereitschaft, diese Fähigkeiten einzusetzen.
- Es will außerdem dabei helfen, Kompetenz im Umgang mit der eigenen Person zu erwerben und zu erhalten. Darunter fallen die Fähigkeiten und die Bereitschaft, sich selbst realistisch einzuschätzen, innere Konflikte zu erkennen und zu klären, mit Belastungen und Krisen adäquat umzugehen, Sensibilität zu bewahren und eine achtsame, liebevolle Einstellung sich selbst (und anderen) gegenüber zu pflegen. Dazu gehört auch die Auseinandersetzung mit dem eigenen Altern und mit der Frage, wie man selbst einmal gepflegt werden will.

Zielgruppe: Das Buch wurde für Altenpflegekräfte in der Ausbildung geschrieben, eignet sich jedoch auch für ausgebildete Alten- und Krankenpflegekräfte, die ihr gerontologisches und gerontopsychiatrisches Wissen ergänzen, vertiefen oder auffrischen wollen. Die leicht verständliche Darstellung der Inhalte macht das Buch darüber hinaus für alle diejenigen interessant, die beruflich und privat mit alten Menschen zu tun haben bzw. sich auf dem Gebiet der Alternsforschung weiterbilden wollen.

Landau, im Sommer 2005

Ulrike Marwedel

Vorwort zur 3. Auflage

Aus vierzehn Kapiteln wurden siebzehn. Die Herausforderungen der demographischen Entwicklung gaben in den letzten Jahren den Anstoß zu einer Fülle von Reformen, Forschungstätigkeiten und neuen Konzepten, die das Berufsfeld Altenpflege direkt betreffen und eine umfassende Neubearbeitung des Lehrbuchs erforderlich machten. Die Erfahrungen mit dem Einsatz des Buches im Unterricht nach Lernfeldern und Anregungen der Altenpflegeschüler/innen flossen in die Veränderungen ein. Zahlen, Daten, Fakten wurden aktualisiert und einige Kapitel erweitert. Das Buch nahm an Umfang zu, deshalb mussten die Kapitel neu aufgeteilt und die Zuordnung der Kapitel zu den Lernfeldern geringfügig verändert werden. Je nach Lernsituation können sich inhaltliche Überschneidungen der Lernfelder ergeben, daher ist die neue Zuordnung wie die vorherige lediglich als Vorschlag oder Überblick über die Schwerpunkte zu verstehen, andere Ideen zur Stoffverteilung sollen dadurch keineswegs eingeschränkt werden.

Ganz neu ist das Kapitel 5 zum geriatrischen Assessment, das als diagnostisches Verfahren immer mehr an Bedeutung gewinnt. Es dient dazu, die Auswirkungen von Krankheiten auf den Alltag und die Lebensqualität älterer Menschen einzuschätzen und trägt zu einer ganzheitlichen Sichtweise der gesundheitlichen Probleme alter Menschen bei, denn es umfasst nicht nur die körperliche, sondern auch die seelische Gesundheit und die soziale Situation. Neu ist auch ein Beitrag über kultursensible Pflege in Kapitel 8, der sich mit der Situation älterer Migrantinnen und Migranten in Deutschland auseinandersetzt. Zu einer der wichtigsten Aufgaben in der Altenpflege gehört die Begleitung demenzkranker Menschen. Ein Schwerpunkt des Lehrbuches liegt deshalb auf der Vermittlung von Wissen zu demenziellen Erkrankungen. In Kapitels 14 wurde das Thema Demenzen aktualisiert und erweitert. Wegen der besseren Übersicht bilden die Grundlagen der Gerontopsychiatrie nun ein eigenes Kapitel (13). Die in den früheren Auflagen in verschiedenen Kapiteln behandelten Interventionen für demenziell erkrankte Menschen wurden überarbeitet und in Kapitel 15 zusammengefasst. Neu ist im Kapitel 15 die Beschreibung eines milieutherapeutischen Projekts, in dem Altenpflegeschüler/innen die Gestaltung eines Wohnbereichs für demenzkranke Menschen planten.

Allen Leserinnen und Lesern wünsche ich, dass sie aus der Lektüre des Buches viele Anregungen für ihre Arbeit mit alten Menschen gewinnen können.

Landau, im Sommer 2008 — Ulrike Marwedel

Inhalt

Wie passen die Kapitel zu den Lernfeldern?

Lernfeld	**Schwerpunkte in den Kapiteln**
Theoretische Grundlagen in das altenpflegerische Handeln einbeziehen	2 Alternsforschung und Altersdefinitionen 7 Entwicklungsprozesse und Persönlichkeit im Alter aus psychologischer Sicht 12 Interventionen gezielt und begründet einsetzen
Pflege alter Menschen planen, durchführen, dokumentieren und evaluieren	3 Wahrnehmung 4 Sozialwissenschaftliche Methoden und ihre Bedeutung für die Pflegepraxis 5 Geriatrisches Assessment 12 Interventionen gezielt und begründet einsetzen
Alte Menschen personen- und situationsbezogen pflegen	13 Grundlagen der Gerontopsychiatrie 14 Psychische Erkrankungen im Alter 15 Psychosoziale Interventionen für demenziell erkrankte Menschen 17 Auseinandersetzung mit Sterben und Tod
Anleiten, beraten und Gespräche führen	10 Kommunikation und Gesprächsführung
Lebenswelten und soziale Netzwerke alter Menschen beim altenpflegerischen Handeln berücksichtigen	7 Entwicklungsprozesse und Persönlichkeit im Alter aus psychologischer Sicht 8 Lebensbedingungen und soziale Situation alter Menschen in unserer Gesellschaft
Alte Menschen bei der Wohnraum- und Wohnumfeldgestaltung unterstützen	9 Wohnen im Alter
Alte Menschen bei der Tagesgestaltung und bei selbst organisierten Aktivitäten unterstützen	6 Lernen und Gedächtnis 11 Gruppenprozesse verstehen und Gruppenaktivitäten unterstützen
Berufliches Selbstverständnis entwickeln	11 Gruppenprozesse verstehen und Gruppenaktivitäten unterstützen 10 Kommunikation und Gesprächsführung 17 Auseinandersetzung mit Sterben und Tod
Lernen lernen	1 Tipps zum Lernen für die Ausbildung 6 Lernen und Gedächtnis
Mit Krisen und schwierigen sozialen Situationen umgehen	10 Kommunikation und Gesprächsführung 16 Mit berufstypischen psychischen Belastungen in der Altenpflege umgehen 17 Auseinandersetzung mit Sterben und Tod
Die eigene Gesundheit erhalten und fördern	16 Mit berufstypischen psychischen Belastungen in der Altenpflege umgehen

Nützliche Internetadressen

Alzheimerforum	www.alzheimerforum.de
Bundesministerium für Bildung und Forschung	www.bmbf.de
Bundesministerium für Familie, Senioren, Frauen und Jugend	www.bmfsfj.de
Bundesministerium für Gesundheit und soziale Sicherung	www.bmgs.de
Deutsche Alzheimer Gesellschaft e. V.	www.deutsche-alzheimer.de
Deutsche Gesellschaft für Neurologie	www.dgn.org
Forum für eine kultursensible Altenhilfe	www.kultursensible-altenhilfe.net
Hilfe bei Burnout	www.hilfe-bei-burnout.de
Integrative Validation IVA	www.integrative-validation.de
Kompetenz-Centrum Geriatrie der gesetzlichen Krankenkassen und Medizinischen Dienste	www.kcgeriatrie.de
Kompetenznetz Demenzen	www.kompetenznetz-demenzen.de
Kuratorium Deutsche Altershilfe	www.kda.de
Netdoktor	www.netdoktor.de
Psychiatrie aktuell	www.psychiatrie-aktuell.de
Psychiatrienetz	www.psychiatrie.de
Robert Koch Institut	www.rki.de
Statistisches Bundesamt	www.destatis.de
Zentralinstitut für Seelische Gesundheit	www.zi-mannheim.de

1 Tipps zum Lernen für die Ausbildung

Liebe Altenpflegeschülerin, lieber Altenpflegeschüler,

dieses Lehrbuch will Sie durch die drei Jahre Ihrer Ausbildung begleiten. Es umfasst gerontologisches und gerontopsychiatrisches Fachwissen für Pflegekräfte und die entsprechenden psychologischen und soziologischen Grundlagen – Wissen, das zu einem differenzierten, professionellen Verständnis von Alternsprozessen verhilft. **Einleitung**

Aber wie eignet man sich solches Wissen am besten an? Lesen Sie die folgenden Tipps, um zu erfahren, wie Sie sich gute Lernbedingungen für Ausbildung und Prüfungen schaffen können.

Viel Erfolg!

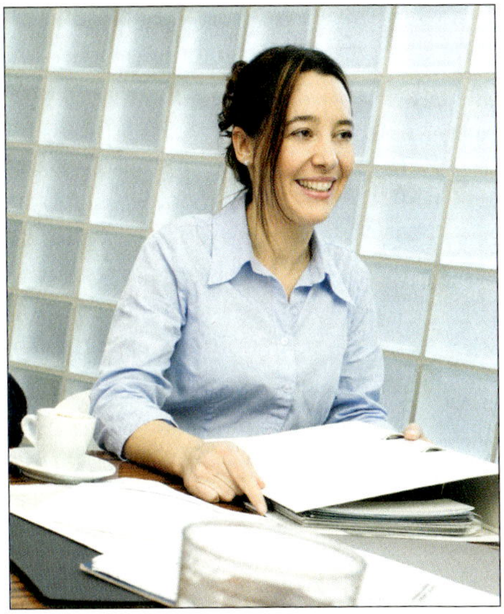

1. Ganz wesentlich für effektives Lernen ist eine **angenehme Unterrichtsatmosphäre**. Dazu können die Lehrkräfte und die Auszubildenden eine Menge beitragen. Der Unterricht in der Altenpflegeausbildung ist eine Situation der Erwachsenenbildung und als Erwachsene mit unterschiedlichem Wissenshintergrund sollte man sich auch begegnen. Nicht nur die Lehrkraft oder einige Mitschülerinnen oder -schüler können das Unterrichtsgeschehen gestalten, sondern auch Sie selbst mit Ihrem Wissen, Ihren Erfahrungen und Überlegungen.
2. Eine gute Unterrichtsatmosphäre zeichnet sich u. a. dadurch aus, dass Sie von niemandem schräg angeschaut werden, wenn Sie nachfragen, weil Ihnen etwas noch unklar ist. Haben Sie keine Angst, **Verständnisfragen** zu stellen (selbst dann, wenn Sie das Gefühl haben, alle anderen haben es längst kapiert). Es gibt prinzipiell keine dummen Fragen! Falls ein schlechtes Unterrichtsklima Sie daran hindert, sich zu äußern, überlegen Sie, ob man darüber mit einigen oder allen Beteiligten sprechen kann.
3. Wenn Sie sich im Unterricht **Notizen** machen, versuchen Sie, dies mit System und übersichtlich zu tun. Lassen Sie auf jedem Blatt Papier einen breiten Rand, den Sie mit Datum, Literaturhinweisen, Anmerkungen oder nachträglichen Ergänzungen versehen können. Verwenden Sie immer die gleichen Abkürzungen oder Zeichen (z. B. für Definition, Zusammenfassung, wichtig etc.). Benutzen Sie Einrahmungen, Unterstreichungen oder farbige Markierungen, wenn Sie bestimmte Textpassagen besonders hervorheben wollen.
4. Versuchen Sie einmal, sich Lerninhalte mit einer **mind map** zu veranschaulichen. Das englische mind bedeutet Geist, Sinn. Map, ebenfalls englisch, ist die Landkarte oder der Stadtplan. Eine mind map ist eine Skizze Ihrer Gedanken zu einem Thema, man könnte auch sagen, einen Plan Ihrer „geistigen Landschaft". Man geht dabei folgendermaßen vor:
   - Nehmen Sie ein großes Blatt Papier im Querformat.
   - Schreiben Sie das Thema in die Mitte des Blattes. Verwenden Sie nach Belieben Farben, Verzierungen, Umrahmungen oder malen Sie ein Bild dazu.

Abb. MEV

   - Sammeln Sie die wichtigsten Schlüsselbegriffe oder Gliederungspunkte zum Thema. Vom Thema in der Mitte ausgehend, zeichnen Sie nun Äste und schreiben die Begriffe darauf.
   - Je nachdem wie umfangreich und vertieft das Thema behandelt wurde, zeichnen Sie von den Ästen ausgehend Verzweigungen, die Sie mit weiteren Gliederungspunkten oder Beispielen beschriften. Dabei sind Ihrer Kreativität keine Grenzen gesetzt. Wichtig ist nur, dass die Zusammenhänge zwischen den Begriffen und der Bezug zum zentralen Thema richtig und klar erkennbar dargestellt werden.

   Vielleicht entdecken Sie, dass Sie die in einer mind map erfassten Inhalte besser behalten können als Listen oder Aufzählungen mit Erläuterungen, die nur aus Text bestehen. Dann ist es für Sie wahrscheinlich sehr effektiv, sich mit mind maps auf Prüfungsthemen vorzubereiten. Mind maps können auch gut verwendet werden, wenn man sich bei einem Vortrag oder im Unterricht Notizen machen will.
5. Wenn Ihr Lehrbuch Ihnen selbst gehört und Sie es nach abgeschlossener Ausbildung nicht weiter verkaufen wollen, kann man ihm ruhig ansehen, dass Sie damit arbeiten. Das heißt, scheuen Sie sich nicht, Anmerkungen, Ergänzungen, Kritik oder Fragen in das Buch zu schreiben und wichtige Stellen zu markieren.
6. Beteiligen Sie sich an moderneren Lernformen und -methoden, auch wenn Sie diese nicht gewohnt sind. Sie werden erstaunt sein, wie gut man Lernstoff behalten kann, der z. B. durch ein **Rollenspiel** vermittelt wurde. Denn diesen Stoff haben Sie nicht nur mit den Augen (lesend) oder mit den Ohren (zuhörend) aufgenommen, sondern handelnd, über verschiedene Sinnesorgane und mit gesteigerter Aufmerksamkeit. Weil Sie den Stoff mit einer ganz bestimmten Situation verbinden, werden Sie sich besser an ihn erinnern können.
7. Wenn Sie bei einer schriftlichen oder mündlichen **Überprüfung** schlecht abgeschnitten haben, lassen Sie sich erklären, was Sie falsch gemacht haben und wie Sie es besser machen können. Fehler, die man erkennt und korrigieren kann, macht man so schnell nicht ein zweites Mal.
8. Schaffen Sie sich **zu Hause** möglichst gute Lernbedingungen. Dazu gehört ein Platz, an dem Sie ungestört lernen können, und ein eigener Schreibtisch, von dem sie nicht ständig Ihre Utensilien wieder abräumen müssen. Sorgen Sie für ausreichende Beleuchtung und gönnen Sie sich einen guten Bürostuhl.
9. Wenn Sie längere Zeit am Stück lernen wollen, denken Sie auch an **Pausen**. Bei vielen Menschen lässt die Konzentration nach etwa zwei Stunden nach und sie brauchen eine Abwechslung. Dann können Bewegung und frische Luft – vielleicht ein kurzer Spaziergang – gut tun. Überlegen Sie, wie viel Zeit Sie für eine Pause aufbringen wollen und erfinden Sie Ihr persönliches Rezept, wie Sie sich in dieser Zeit am besten entspannen können.
10. Benutzen Sie, wenn möglich, **Eselsbrücken** oder andere Merkhilfen. Wenn man Lerninhalte mit persönlichen Erlebnissen oder Beispielen aus dem eigenen Alltag verbindet, kann man sich besser an sie erinnern. Das gleiche gilt für die Verknüpfung von Lernstoff mit bildhaften Vorstellungen.
11. Bewährt hat sich die Methode, mit **Karteikarten** zu lernen. Man schreibt eine Aufgabe auf die Vorder- und die Lösung auf die Rückseite. Die Karteikarten können Sie in zwei Stapel ordnen: Diejenigen Aufgaben, die Sie gut beherrschen, kommen auf einen Stapel, der etwas warten kann, bis er noch einmal überprüft wird. Diejenigen Aufgaben, bei denen Ihnen Fehler unterlaufen, bilden mit den noch nicht gelernten Fragen den zweiten Stapel und werden wiederholt.

12. Erprobt ist auch die Textlernmethode **SQ3R**, die man anwenden kann, wenn man den Inhalt eines längeren Textes gut behalten will. Die Methode besteht aus den fünf Schritten **s**urvey, **q**uestions, **r**ead, **r**eread, **r**eview.
    Survey (Überblick): Man verschafft sich einen Überblick, indem man den Text zunächst nur überfliegt.
    Questions (Fragen): Man formuliert nach dem ersten Eindruck Fragen zu verschiedenen Textabschnitten.
    Read (Lesen): Der Text wird nun gründlich gelesen, um die Antworten auf die Fragen zu finden.
    Reread (noch einmal lesen). Der Text wird ein zweites Mal abschnittsweise gelesen und die wichtigsten Gedanken oder Informationen werden schriftlich oder mündlich zusammengefasst.
    Review (Überprüfen): Man prüft, ob man die anfangs gestellten Fragen beantworten und den Textinhalt wiedergeben kann.

    Wenn Sie nicht genügend Zeit haben, können Sie die SQ3R-Methode natürlich auch verkürzen, z. B. nur die Schritte Überfliegen, Lesen, Zusammenfassen und Überprüfen vollziehen. Hilfreich ist auch, wenn Sie bei einem längeren Text für jeden Abschnitt eine passende Überschrift formulieren.
13. Sie lernen Fachbegriffe und haben irgendwann das Gefühl, Sie bekommen einfach nichts mehr in den Kopf? Probieren Sie einmal die **Poster-Methode**. Schreiben Sie die Begriffe mit ihren Bedeutungen gut lesbar auf ein großes Blatt Papier. Verwenden Sie dabei Farben oder gestalten Sie das Poster mit anderen Mitteln nach Ihrem Geschmack, so dass es auffällt. Nun hängen Sie das Poster an eine Stelle in Ihrer Wohnung, die Sie oft im Blick haben, z. B. den Kühlschrank, eine Tür oder einen Spiegel. Sie können auch mehrere Poster in der Wohnung verteilen. Auf diese Weise haben Sie den Lernstoff vor Augen und beschäftigen sich mit ihm, auch wenn Sie z. B. Haushaltsarbeiten erledigen. Das ist aber nicht unbedingt jedermanns Sache, manche Leute können einen Stoff besser behalten, wenn sie zwischendurch mal abschalten und etwas ganz anderes machen, z. B. Sport oder Musik hören.
14. Eine sehr intensive, kontinuierliche Auseinandersetzung mit dem Lernstoff über einen festgelegten Zeitraum hinweg erzielen Sie, wenn Sie ein Lerntagebuch führen. Ein **Lerntagebuch** dokumentiert nicht nur Unterrichtsinhalte, sondern auch den persönlichen Bezug der Lernenden zum Lernstoff und die Bewertung des Unterrichtsgeschehens. Dies ist nicht nur für die Verfasserin/den Verfasser des Lerntagebuchs selbst interessant, sondern bedeutet auch eine nützliche Rückmeldung für die Lehrenden. Je nachdem, wie es zum Unterrichtsthema und –verlauf passt, können Sie Gedanken und Notizen zu einigen oder allen der folgenden Stichpunkte ins Lerntagebuch schreiben:
    - Datum und Thema der Unterrichtsstunde,
    - Zeitlicher Ablauf des Unterrichts: Was wurde wann gemacht?
    - Inhalte, Diskussionen, wichtige Aussagen und Ergebnisse
    - Stimmungen und Eindrücke während des Unterrichts
    - Wie habe ich mich am Unterricht beteiligt?
    - Was hat mich besonders interessiert, berührt, angesprochen?
    - Hat sich meine Einstellung zum Thema verändert? Wodurch?
    - Wie kann ich das Gelernte für meinen Beruf verwenden?
    - Was hilft mir beim Lernen?
    - Zufriedenheit mit dem Unterricht und mit mir selbst

- Änderungsvorschläge
- Was möchte ich in den folgenden Unterrichtsstunden (anders) machen?

15. Nutzen Sie das **Internet**, aber nutzen Sie es kritisch. Sie werden zu vielen Stichwörtern eine Fülle von Informationen finden, die aber nicht immer exakt und auf aktuellem Stand sind. Wenn Sie auf mehrere Quellen stoßen, vergleichen Sie deren Angaben miteinander, um eventuelle Widersprüche herauszufinden. Fragen Sie Ihre Lehrkräfte nach Adressen, die verlässliche Informationen bieten.
16. Verlieren Sie nicht den Mut. Dies gilt besonders für diejenigen, die sich schon lange nicht mehr in Lern- und Unterrichtssituationen befunden haben und vielleicht manchmal den Bezug zur Praxis und ihren eigenen Erfahrungen vermissen. Oft dauert es eine Zeit lang, bis man sich in der neuen Rolle zurechtfindet. Eine typische Hürde zu Beginn einer Ausbildung ist die **Fachsprache** einzelner Fächer, in der manche Begriffe eine andere Bedeutung haben als in der Alltagssprache. Fachleuten sind diese Unterschiede manchmal gar nicht mehr bewusst. Versäumen Sie daher nicht, Unklarheiten anzusprechen, damit Sie möglichst bald mit dem Fachvokabular vertraut werden.

Wie Sie mit diesem Buch arbeiten können:

- Anhand der graphischen Gestaltung können Sie verschiedene Textelemente unterscheiden:

*Die **Einleitungen** zu Beginn jeden Kapitels enthalten kurz zusammengefasst wesentliche Inhalte und Lernziele.*

Fallbeispiel

Fallbeispiele und andere **Beispiele**: Sie dienen dazu, einen Lerninhalt zu veranschaulichen und Bezug zur Praxis herzustellen. Gelerntes kann an Fallbeispielen praxisbezogen und fächerübergreifend geübt werden. Versuchen Sie auch, eigene Beispiele zu finden.Verknüpfungen mit eigenen Erfahrungen erleichtern das Behalten.

Aufgaben im Text sichern einzelne Lernschritte.

***Aufgaben** zum Schluss des Kapitels dienen der Wiederholung und Vertiefung wichtiger Lerninhalte.*

*Unter **Anregungen** finden sich Aufgabenstellungen, bei denen verschiedene Themen oder Wissensgebiete miteinander verknüpft werden.*

Definition

Definitionen sind stark „verdichtete" Aussagen. Jedes Wort hat seine Bedeutung, die man versuchen sollte, zu verstehen und nachzuvollziehen. In diesem Fall ist ausnahmsweise Auswendiglernen sinnvoll, allerdings nur unter der Voraussetzung, dass der Sinn verstanden wurde. Versuchen Sie eigene Formulierungen für Definitionen zu finden.

- Nutzen Sie das **Glossar** zum Nachschlagen von Fachbegriffen und zusätzlich ein Fremdwörterbuch oder ein Wörterbuch der Psychologie.
- In den Fußnoten finden Sie **Literaturhinweise**, die vollständig in einer Literaturliste aufgeführt sind. Diese Literaturhinweise sind nützlich, wenn man ein Referat erstellen will oder seine Kenntnisse vertiefen will. Die Literaturliste und eine Auswahl wichtiger Internetadressen stehen am Schluss des Buches.

2 Alternsforschung und Altersdefinitionen

Einleitung

Liebe Altenpflegeschülerin, lieber Altenpflegeschüler,

das erste Kapitel dieses Lehrbuches gibt Ihnen eine kurze Einführung in die Gerontologie, eine Wissenschaft, bei der es um das Alter und das Altwerden geht. Die Gerontologie hat das Ziel, das Alter in seinen zahlreichen Facetten zu verstehen. Sie sammelt daher die Ergebnisse vieler anderer Wissenschaften, um zu einem umfassenden Gesamtbild des Alters zu kommen. So wird gerontologisches Wissen zu einer unentbehrlichen Grundlage für ein ganzheitliches Verständnis von Problemen, die sich im Pflegealltag ergeben. Gerontologie wird zu Beginn des Kapitels definiert und in ihrem Bezug zu anderen Wissenschaften dargestellt. Dann geht es darum, was man eigentlich alles unter dem Begriff Alter verstehen kann. Anschließend folgt ein Abschnitt zur historischen Entwicklung der Alternsforschung.

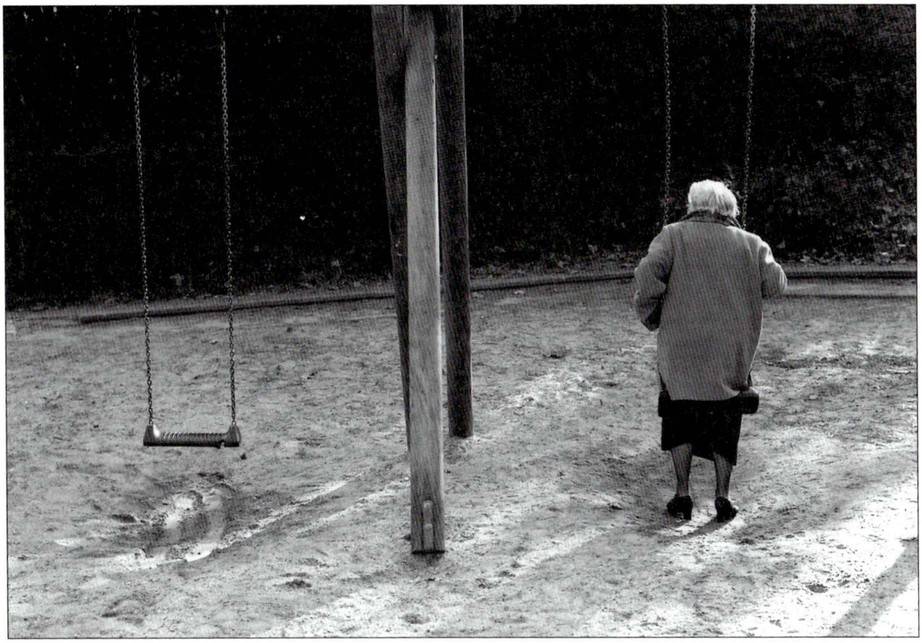

2.1 Was ist Gerontologie?

Wortherkunft

Das Wort Gerontologie setzt sich aus zwei dem Altgriechischen entstammenden Wortteilen zusammen:

Geronto logie

geron (der Greis)	***logos*** *(u.a. die Wissenschaft)*

Gerontologie ist demnach die Wissenschaft vom Altern.

Wissenschaft Unter **Wissenschaft** verstehen wir, kurz gesagt, zum einen den Bestand an schon vorhandenem Wissen über ein Fachgebiet und zum zweiten die Erforschung dieses Gebietes mit geeigneten Methoden zum Zweck der Gewinnung neuer Erkenntnisse.

Bezug zu anderen Wissenschaften Ziel der Gerontologie ist, zuverlässiges und nachprüfbares Wissen über das Altern zu gewinnen und systematisch darzustellen. Jedoch ist die Gerontologie nicht die einzige Wissenschaft, die sich mit dem Thema Altern beschäftigt. In verschiedenen anderen Wissenschaften haben sich Teilgebiete gebildet, die sich speziell mit dem Altern befassen. Diese Teilgebiete oder **Subdisziplinen** betrachten das Thema Altern aus der Sicht ihrer jeweiligen Hauptdisziplinen. Hier einige Beispiele dazu:

Geriatrie Der Zweig der **Medizin**, der sich mit der Vorbeugung, Erkennung und Behandlung von Alterserkrankungen befasst, heißt **Geriatrie**. Typische Fragestellungen der Geriatrie sind beispielsweise:

- Welche Krankheiten treten im Alter gehäuft auf?
- Wie kann gesundes Altern ermöglicht werden?
- Wie können Alterserkrankungen wirkungsvoll behandelt werden?

Gerontopsychiatrie Zur Medizin gehört eine zweite Subdisziplin, die sich speziell den *psychischen* Erkrankungen im Alter widmet. Es ist die **Gerontopsychiatrie**.

Gerontosoziologie Wenn sich eine Soziologin oder ein Soziologe dem Thema Altern zuwendet, kann es um Fragestellungen wie die folgenden gehen:

- Wie sehen die Einkommens- und Wohnverhältnisse älterer Menschen aus?
- Welche Verhaltensweisen werden von älteren Menschen erwartet?
- Welchen Einfluss haben alte Menschen in unserer Gesellschaft?
- Welche Rolle spielen sie in Gruppen wie z. B. in einem Verein oder in der Familie?

Diese Fragestellungen fallen in den Bereich der **Gerontosoziologie**. Die Gerontosoziologie ist das Teilgebiet der **Soziologie**, das erforscht, welche Bedeutung gesellschaftliche Bedingungen für das Leben älterer Menschen haben und inwiefern sich ältere Menschen an gesellschaftlichen Prozessen beteiligen.

Gerontopsychologie Die **Psychologie** betrachtet den einzelnen Menschen in seinem Verhalten und Erleben. Die **Gerontopsychologie** beschäftigt sich demnach mit den folgenden oder ähnlichen Fragen:

- Wie entwickelt sich die Persönlichkeit eines Menschen im Alter?
- Verändern sich die Intelligenz, die Lernfähigkeit oder andere Eigenschaften einer Person mit zunehmendem Alter?
- Wie erleben und verarbeiten alte Menschen belastende Ereignisse, z. B. den Tod des Ehepartners?

Gerontologie als interdisziplinäre Wissenschaft Neben der Medizin, Soziologie und Psychologie gibt es weitere Wissenschaften mit Subdisziplinen zum Thema Alter. Die Gerontologie versteht sich als Oberbegriff all dieser Subdisziplinen. Sie hat den Anspruch, mit ganz unterschiedlichen Sichtweisen an das Thema Altern heranzugehen und die Erkenntnisse und Forschungsergebnisse vieler wissenschaftlicher Disziplinen zu verwenden, um Prozesse des Alterns und die Situation alter Menschen umfassend bechreiben und erklären zu können. Umgekehrt findet das in der Gerontologie gewonnene und zusammengestellte Wissen wiederum Verwendung in anderen Wissenschaften. Wegen der Verknüpfung mit zahlreichen anderen Wissenschaften wird die Gerontologie als **interdisziplinär** (mehrere Disziplinen betreffend) bezeichnet.

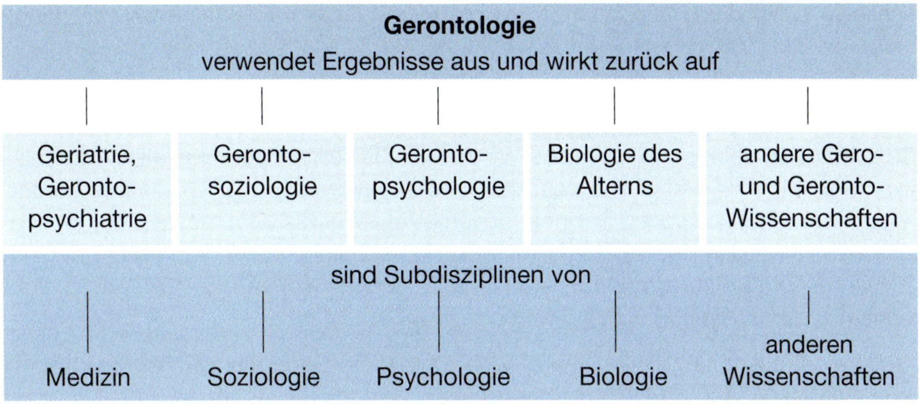

Zusammenfassend können wir Gerontologie nun folgendermaßen definieren:

Definition Gerontologie

Gerontologie ist eine interdisziplinäre Wissenschaft, die sich mit körperlichen, psychischen und sozialen Alterserscheinungen und -veränderungen und deren wechselseitiger Beeinflussung befasst.

Dieses Lehrbuch umfasst gerontologisches und gerontopsychiatrisches Fachwissen für die dreijährige Altenpflegeausbildung. Es enthält darüber hinaus die soziologischen, psychologischen und psychiatrischen Grundlagen, die für das Verständnis des Fachwissens benötigt werden.

2.2 Wann ist man eigentlich alt?

Gerontologie beschäftigt sich mit der Erforschung des Alterns und des Alters.

Wir alle sind immer schon Prozessen des Alterns unterworfen, denn wir altern seit unserer Geburt. Wir alle befinden uns in einem bestimmten Alter. Aber sind wir alt? Oder fühlen wir uns alt?

Was veranlasst uns eigentlich, einen Menschen als alt zu bezeichnen?

Aufgabe

Versuchen Sie doch jetzt einmal, das Alter einer Person zu schätzen, die Sie erst seit kurzem kennen (z. B. das Alter Ihrer Lehrkraft). Welche Merkmale und Eigenschaften dieser Person führen Sie zu Ihrer Einschätzung? Das Aussehen? Informationen über den Lebenslauf oder den beruflichen Werdegang? Oder bestimmte Einstellungen und Meinungen, die die betreffende Person äußert?

Kalendarisches Alter

Als Ergebnis einer Altersschätzung nennen wir eine (ungefähre) Zahl, nämlich die Anzahl der Jahre, die nach unserer Vermutung seit der Geburt der Person, deren Alter wir erraten wollen, vergangen ist. Damit geben wir das **kalendarische Alter** eines Menschen an. Es umfasst die Zeitspanne, die nach dem Kalender seit seiner Geburt verstrichen ist.

Biologisches Alter

Das kalendarische Alter kann jedoch vom **biologischen Alter** abweichen, das den Zustand und die Funktionstüchtigkeit des Körpers, der Zellen und Organe bezeichnet. Wenn wir also das Alter einer unbekannten Person schätzen, halten wir uns zunächst meistens an äußerliche körperliche Merkmale und ziehen vielleicht Rückschlüsse aus grauen Haare oder Falten, die wir entdecken. So erfassen wir allerdings nicht das kalendarische, sondern das biologische Alter.

Soziales Alter

Besitzen wir weitergehende Kenntnisse über die Person, etwa in Bezug auf ihre berufliche Position, so denken wir vielleicht: Nach dem, was sie erreicht hat, muss sie schon älter sein, als sie aussieht. Wir setzen uns nun mit dem **sozialen Alter** auseinander. Mit dem Begriff soziales Alter wird ausgedrückt, dass bestimmte Verhaltensweisen und Positionen in einem bestimmten Alter als angemessen und normal angesehen werden. So wundern wir uns wahrscheinlich über jemanden, der mit 20 Jahren Chef einer großen Firma ist, sein kalendarisches Alter entspricht nicht seinem sozialen Alter.

Aufgabe

Alt ist nicht gleich alt. Mit welchem Alter gilt man im Sport als alt? Wer ist z. B. ein alter Fußballer, wer eine alte Leichtathletin? Und wie ist es in der Politik? Wann würde man eine Bundeskanzlerin oder einen Bundeskanzler als alt oder jung bezeichnen?

Psychisches Alter

Wenden wir uns nun wieder der Person zu, deren Alter wir schätzen wollten. Inzwischen haben wir uns mehrmals mit ihr unterhalten und einiges über ihre Einstellungen, ihre Hobbys und Interessen erfahren. Wir gewinnen den Eindruck, dieser Mensch fühlt sich jünger (oder älter) als er dem kalendarischen Alter nach ist. Jetzt beurteilen wir sein **psychisches** Alter. Das psychische Alter (oft auch psychologisches Alter genannt) sagt aus, wie alt eine Person sich fühlt, wie sie sich aus diesem Gefühl heraus verhält und wie es um ihre geistige „Fitness" steht.

Sie sehen also, dass Alter ein mehrdeutiger Begriff ist, und die Frage, wie alt eine Person ist, unter Umständen nicht so einfach zu beantworten ist.

Altersphasen

Mit dem Wort Alter kann auch eine **Lebens- oder Altersphase** gemeint sein: das Kleinkindalter oder das Jugendalter beispielsweise. Man spricht davon, dass sich eine Person in einem bestimmten Alter befindet und ordnet diesem Alter spezielle Verhaltensweisen oder einen bestimmten Stand der körperlichen, geistigen und sozialen Entwicklung zu. Kennen Sie Erklärungen wie die folgenden, die Verhaltensweisen in Abhängigkeit von Altersphasen sehen?

„Das Kind befindet sich im Trotzalter."
„Sein unausgeglichenes Verhalten hängt mit der Pubertät zusammen."
„Er ist jetzt eben in einem Alter, in dem er sich für andere Dinge interessiert."

Alter als letzte Lebensphase

Das Wort Alter kann darüber hinaus auch ausschließlich **die letzte Lebensphase** eines Menschen, die mit seinem Tod endet, bezeichnen. Doch wann fängt diese Phase, **das Alter**, an? Zumindest für Bevölkerungswissenschaftler scheint die Antwort klar: In den meisten Statistiken werden diejenigen, die 65 Jahre und älter sind (seltener: 60 Jahre und älter), als alte bzw. ältere Menschen oder Seniorinnen und Senioren bezeichnet.

Immer mehr Menschen erreichen heutzutage ein hohes Alter. Für einen 90-jährigen Menschen umfasst die Altersphase 25 Jahre. Innerhalb eines solch langen Zeitraums können sich einschneidende Veränderungen ergeben. Die Lebensumstände von 65-jährigen sehen häufig ganz anders aus als die Lebensumstände von 90-jährigen. In der Gerontologie unterscheidet man daher noch einmal zwischen den „jungen Alten" und den „alten Alten" ab einem Alter von 75 oder 80 Jahren. Diejenigen, die 80 Jahre und älter sind, werden auch als Hochaltrige bezeichnet.

2.3 Zur Geschichte der Alternsforschung

Die Gerontologie ist eine relativ junge Wissenschaft. Das Interesse am Thema Alter und Altersveränderungen lässt sich jedoch weit zurückverfolgen. Wir finden Äußerungen zum Thema Alter in der Bibel und bei Philosophen, Politikern und Ärzten der Antike. Es handelt sich dabei nicht um wissenschaftlich gewonnene Erkenntnisse, die man verallgemeinern könnte, sondern um Meinungen und Schlussfolgerungen, die auf Einzelbeobachtungen und persönlichen Erfahrungen beruhen.

Beispiele aus der Antike

Der griechische Philosoph **Platon** (427–347 v. Chr.) schildert in seiner „Politeia" ein Gespräch zwischen Sokrates und dem alten, wohlhabenden Kephalos. Kephalos vertritt die Meinung, dass viele seiner Altersgenossen zu Unrecht den Vergnügungen der Jugend (worunter er Trinkgelage, Gastmähler und Liebeslust versteht) nachtrauerten und sich über schlechte Behandlung von Seiten der Angehörigen beklagten. Er ist der Ansicht, dass ihre Unzufriedenheit nicht auf das Alter, sondern auf ihre Lebenseinstellung zurückzuführen sei und dass diejenigen, die schon immer vernünftig und zufrieden gelebt hätten, dies auch im Alter tun werden.

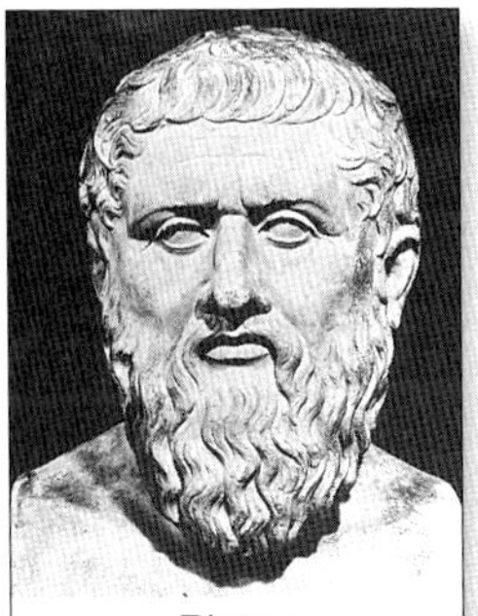
Platon

Sokrates fragt, ob Kephalos' positive Einstellung zum Alter nicht auch einfach mit seinem Reichtum zusammenhinge. Kephalos entgegnet, dass Reichtum das Leben im Alter zwar erleichtere, aber nicht alles bedeute. Selbst ein Mensch mit der richtigen Lebenseinstellung werde vielleicht Schwierigkeiten haben, im Alter mit Armut zurechtzukommen, ein Reicher mit der falschen Lebenseinstellung werde jedoch sicher nicht zufrieden altern.

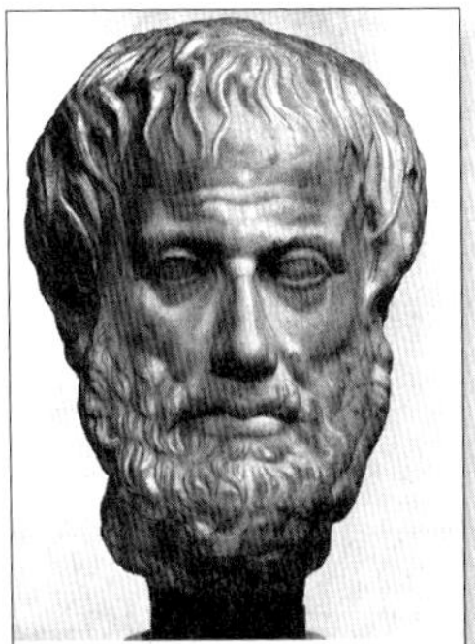
Aristoteles

Reichlich negativ äußert sich der Platon-Schüler **Aristoteles** (384–322 v. Chr.) in seiner „Rhetorik" über alte Menschen. Er beschreibt sie als argwöhnisch und misstrauisch aufgrund vieler schlechter Erfahrungen, die sie im Laufe ihres Lebens gemacht hätten. Sie hätten nicht mehr den Mut, einen Standpunkt zu vertreten, seien geldgierig, feige, eigennützig, redeten ständig von der Vergangenheit, neigten zum Klagen und besäßen keinen Humor.

An Platons positiv gefärbtes Bild des Alters schließt der römische Redner, Schriftsteller und Politiker **Cicero** (106–43 v. Chr.) in seiner Schrift „Cato Maior de Senectute" (Cato der Ältere über das Alter) an. Mit zahlreichen Beispielen zufriedener und geachteter alter Männer will er vier Behauptungen widerlegen, die immer wieder als Nachteile des Alters vorgebracht werden:

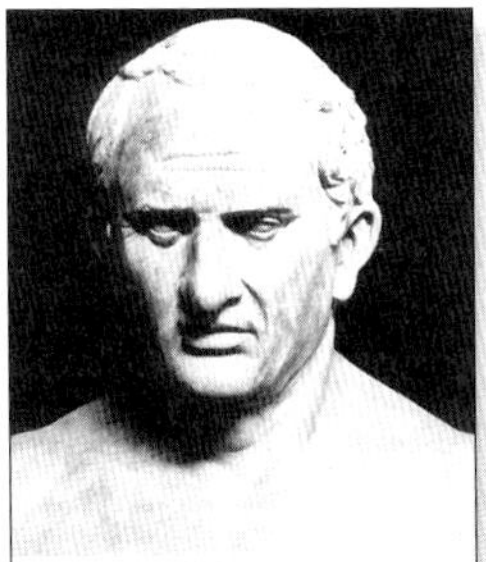
Cicero

1. für alte Menschen gäbe es keine befriedigenden Tätigkeiten mehr,
2. alte Menschen bedauerten das Nachlassen ihrer körperlichen Kräfte,

---

Abb. Platon, Ullstein Bild
Abb. Aristoteles, Ullstein Bild
Abb. Cicero, dpa

3. das Alter lasse Sinnlichkeit und Leidenschaft nicht mehr zu und
4. die Nähe zum Tod sei bedrückend.

zu 1. Cicero zählt eine Reihe von interessanten und ausfüllenden Beschäftigungen auf, die gerade für alte Menschen geeignet seien (z. B. Gartenarbeiten oder Betätigungen auf dem Gebiet der Politik und der Erziehung).

zu 2. Das Nachlassen der Körperkraft im Alter führt Cicero z. T. auf unvernünftige Lebensweise in jüngeren Jahren zurück. Zudem seien im Alter geistige Kräfte wichtiger. Diese wüchsen mit dem Alter und könnten körperliche Schwächen mehr als genügend ausgleichen.

zu 3. Das Schwinden von Sinnlichkeit und Leidenschaft sieht Cicero eher als einen Vorteil an, da Leidenschaftlichkeit oftmals unüberlegte Handlungen verursache.

zu 4. Das Nahen des Todes empfindet Cicero nicht als beängstigend. Auch in jungen Jahren könne man sich eigentlich nicht sicher sein, noch ein langes Leben vor sich zu haben, der Tod könne in jedem Alter eintreten. Außerdem sei der Tod im Alter im Gegensatz zum Tod eines jungen Menschen ein natürlicher Vorgang, vergleichbar dem allmählichen Verlöschen einer Flamme, und könne daher von einer reifen Persönlichkeit nach einem erfüllten Leben akzeptiert werden.

Seneca (4 v. Chr.–65 n. Chr.), römischer Philosoph und Erzieher des berüchtigten Kaisers Nero, schreibt, das Alter sei eine unheilbare Krankheit.

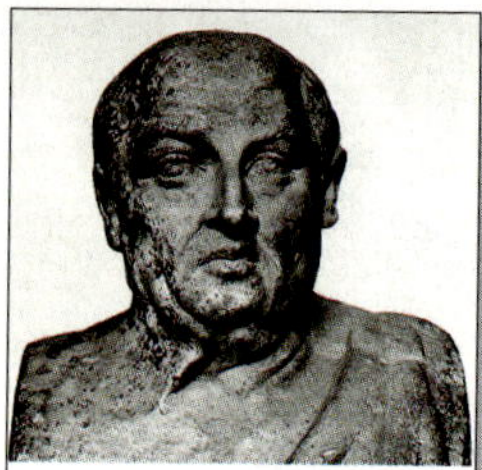
Seneca

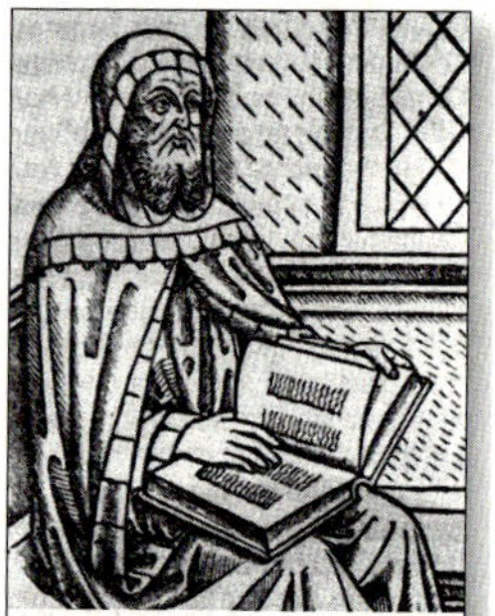
Galen

Hingegen vertritt der aus Griechenland stammende Arzt **Galen** (129–199 n. Chr.) die Auffassung, dass man Altern nicht mit Krankheit gleichsetzen könne, weil es eben kein krankhafter, sondern ein natürlicher Vorgang sei.

Wir finden in diesen z. T. über zweitausend Jahre alten Überlegungen Themen wieder, die auch heute noch Aktualität besitzen.

Aufgabe Welcher dieser Auffassungen aus der griechisch-römischen Antike können Sie sich anschließen?

Beispiele aus dem 18. Jahrhundert In der zweiten Hälfte des 18. Jahrhunderts vertritt der Leibarzt der Kaiserin Maria Theresia **Gerhard van Swieten** (1700–1772) eine ähnliche Auffassung wie Platon: Wenn ein Mensch im Alter unzufrieden werde, so liege die Ursache dafür nicht im Alter an sich, sondern in der vorherigen Lebensführung und im Charakter eines Menschen.

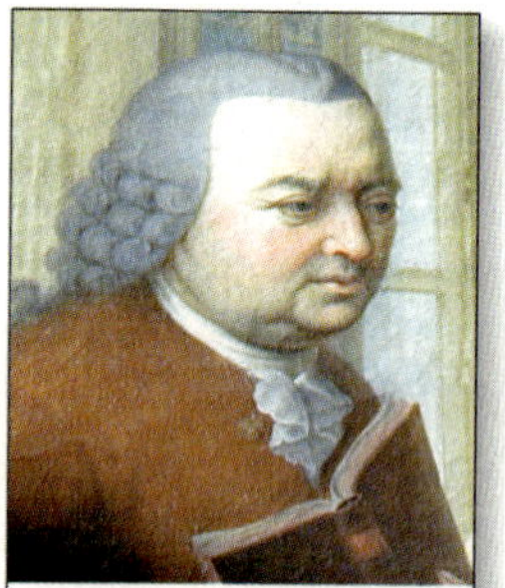
Gerhard van Swieten

Abb. Seneca, Ullstein Bild
Abb. Galen, Ullstein Bild
Abb. van Swieten, Hedwig Abraham

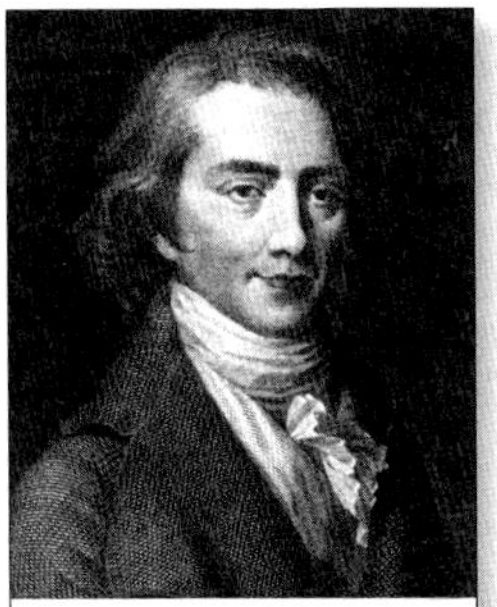
Christoph W. Hufeland

Christoph Wilhelm Hufeland (1762–1836), Arzt von Schiller und Goethe, empfiehlt in seinem Ratgeber: „Die Kunst, das menschliche Leben zu verlängern", alten Menschen Wärme, leicht verdauliche Nahrung, laue Bäder, Bewegung (jedoch nicht zu anstrengende) und angenehme Beschäftigungen.

Anfänge der wissenschaftlichen Gerontologie

Ungefähr 100 Jahre später entstanden die ersten wissenschaftlich fundierten geriatrischen und gerontopsychologischen Studien. Sie versuchten, mit systematischem Vorgehen genügend Fakten zu einer gerontologischen Fragestellung zu sammeln. Es sollten nicht nur Einzelfälle beschrieben, sondern Forschungsergebnisse erzielt werden, die verallgemeinert werden konnten.

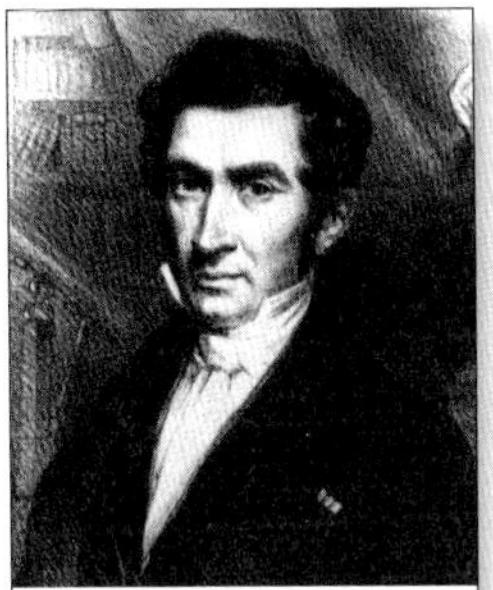
Adolphe Quetelet

Der Belgier **Adolphe Quetelet** (1796–1874), Mathematiker, Anthropologe und Sternforscher, der sich auch mit psychologischen und soziologischen Studien befasste, wollte den Zusammenhang zwischen kreativer Produktivität und Lebensalter ergründen. Zu diesem Zweck stellte er in einer Übersicht zusammen, in welchem Alter französische und englische Dramatiker ihre meisten Werke geschrieben hatten. Er fand heraus, dass bei den von ihm untersuchten Autoren der Gipfel der Leistungsfähigkeit im Alter von ca. 55 Jahren lag.

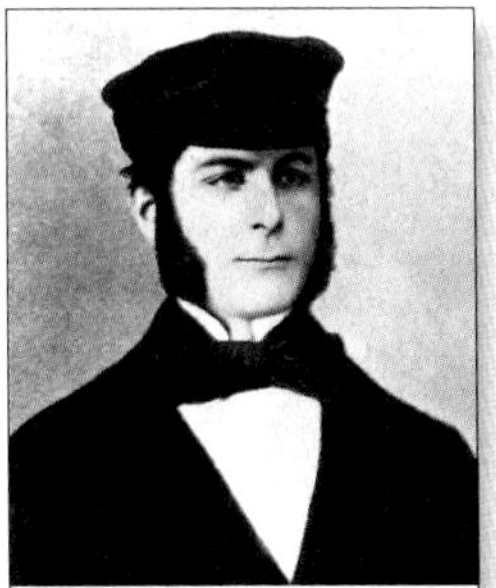
Francis Galton

Der Brite **Francis Galton** (1822–1911), wie Quetelet ein wissenschaftliches Multitalent, beschäftigte sich u. a. mit altersbedingten Veränderungen der Leistungsfähigkeit der Sinnesorgane und entdeckte, dass die Fähigkeit des Gehörs, hohe Frequenzen wahrzunehmen, mit zunehmendem Alter nachlässt.

Zu Beginn des 20. Jahrhunderts veröffentlichte der Entwicklungspsychologe **Stanley Hall** (1844–1924) die erste amerikanische gerontopsychologische Studie mit dem Titel „Senescence, the last half of life", mit der er sich gegen die (auch heute noch verbreitete) Vorstellung wandte, dass Altern eine Zurückentwicklung, einen Abbau von Fähigkeiten bedeute. Nach Halls Auffassung besitzen alte Menschen nicht *weniger*, sondern *andere,* genauso wichtige und wertvolle Fähigkeiten und Kenntnisse wie junge Menschen. Allerdings setzte Hall den Beginn des Alterns mit 40 Jahren für unser heutiges Verständnis recht früh an.

1938 erschien die erste gerontologische Fachzeitschrift, die „Zeitschrift für Altersforschung" in Deutschland[1], die später in „Zeitschrift für Alternsforschung" umbenannt wurde. 1967 wurde die Deutsche Gesellschaft für Gerontologie gegründet (heute: Deutsche Gesellschaft für Gerontologie und Geriatrie).

1 Lehr 1996, S. 33.

Abb. Hufeland, Ullstein Bild
Abb. Quetelet, Institut für Geophysik und Meteorologie
Abb. Galton, Ullstein Bild

Gerontologie heute

Inzwischen gibt es in Deutschland zahlreiche wissenschaftliche Institutionen und Arbeitsgruppen, die gerontologische Fragestellungen erforschen und dabei unterschiedliche Schwerpunkte (z. B. in der Gerontopsychologie, Gerontosoziologie oder Gerontopsychiatrie) setzen. Andere Einrichtungen wie z. B. das Kuratorium Deutsche Altershilfe in Köln befassen sich mit den Möglichkeiten, gerontologische Forschungsergebnisse in die Praxis umzusetzen. An vielen Universitäten können inzwischen Lehrveranstaltungen zum Thema Alter besucht werden, an einigen wird das Fach Gerontologie als Studiengang angeboten. Zahlreiche bekannte Wissenschaftlerinnen und Wissenschaftler unterschiedlicher Disziplinen haben sich gerontologischen Themen zugewandt und es liegt eine Fülle von aktuellen Veröffentlichungen vor.

2.4 Wiederholen und Vertiefen

1. *Definieren Sie Gerontologie.*
2. *Gerontologie ist eine interdisziplinäre Wissenschaft. Erklären Sie, was mit dieser Aussage gemeint ist.*
3. *Unterscheiden Sie die Begriffe kalendarisches, biologisches, psychisches und soziales Alter.*
4. *Welche körperlichen, sozialen und psychischen Veränderungen, die mit dem Älterwerden zusammenhängen, können Sie an sich selbst beobachten?*
5. *Wie alt schätzen Sie die Damen auf dem Umschlagfoto dieses Buches? Es sind Charlotte Frank und die Sängerin und Schauspielerin Angelika Milster, die sich 2003 für einen Berliner Pflegedienst fotographieren ließen.*

Anregungen

1. *Sammeln Sie Aussagen von Prominenten zum Thema Alter.*
2. *Recherchieren Sie, wie die Begriffe Gesundheit, Krankheit, Behinderung und Pflegebedürftigkeit definiert werden.*

3 Wahrnehmung

Liebe Altenpflegeschülerin, lieber Altenpflegeschüler,

das dritte Kapitel dieses Lehrbuchs beschäftigt sich damit, wie der Vorgang der Wahrnehmung abläuft und wodurch er beeinflusst werden kann. Zunächst wird beschrieben, wie die von den Sinnesorganen aufgenommenen Eindrücke verarbeitet werden. Einige Wahrnehmungsstörungen und Veränderungen der Wahrnehmung im Alter werden dargestellt. Dann wird erklärt, was unter sozialer Wahrnehmung zu verstehen ist, wie wir uns – oft unbewusst – ein Urteil über einen anderen Menschen bilden und welche Fehler uns dabei unterlaufen können. Das Bild, das wir uns von einem Menschen machen, kann sogar Auswirkungen auf dessen Verhalten haben. Zum Schluss des Kapitels geht es darum, wie alte Menschen in unserer Gesellschaft wahrgenommen und beurteilt werden. Mit dem Wissen über Wahrnehmungsprozesse erwerben Sie wichtige Voraussetzungen für die unvoreingenommene Beobachtung und sachliche Dokumentation in der Altenpflege. Denn wenn Sie verstehen, wie die Wahrnehmung funktioniert und welche Fehlerquellen es dabei gibt, können Sie auch Fehleinschätzungen besser erkennen und vermeiden und das Verhalten anderer Menschen realistischer beurteilen. **Einleitung**

3.1 Der Begriff Wahrnehmung

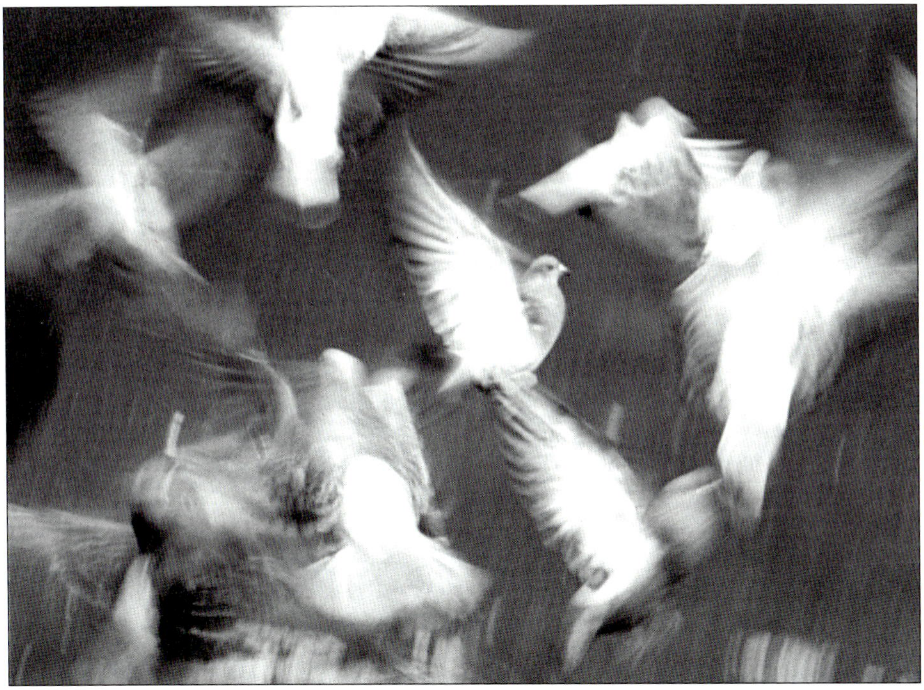

Der Begriff Wahrnehmung kann sich in der Psychologie auf zweierlei beziehen:

1. Zunächst einmal kann der Vorgang der Wahrnehmung über ein Sinnesorgan wie unter einem Mikroskop beobachtet werden. Wir verfolgen dann den Weg, den eine Information aus der Umwelt oder dem Körperinneren (z. B. ein bestimmter Geruch

oder ein Schmerz) nimmt, bis wir entschlüsselt haben, was diese Information bedeutet. Wir betrachten, wie die **Sinnesorgane** in Zusammenarbeit mit Nervenbahnen und Gehirn Reize aus der Umwelt oder dem Körper verarbeiten.

2. Dann können wir den Blick ausweiten und erforschen, wie Menschen sich gegenseitig wahrnehmen. Dabei spielt die sinnliche Wahrnehmung natürlich auch eine Rolle. Doch wir richten den Blick nun nicht mehr auf den einzelnen Reiz und seine Verarbeitung durch ein bestimmtes Sinnesorgan. Vielmehr interessiert nun, wie wir zu einer Einstellung gegenüber einem anderen Menschen kommen. Stehen wir einem anderen Menschen gegenüber, so strömen zahlreiche von ihm ausgehende Informationen gleichzeitig auf uns ein. Diese Informationen kommen in unserem Gehirn nicht als ein präzises Abbild unseres Gegenüber an. Sie werden unterwegs verändert, übertrieben, vergessen, mit anderen Informationen verwechselt usw. Diese Vorgänge und die daraus entstehenden Beurteilungen von Menschen und ihren Beziehungen werden als **soziale Wahrnehmung** bezeichnet.

3.2 Reizüberflutung und sensorische Deprivation

Zum Einstieg in das Thema lade ich Sie zu einer Fantasiereise ein.

Stellen Sie sich vor, ...

... Sie sind mit einer Freundin im Ausland unterwegs. Die Sprache des Landes sprechen Sie beide nicht, allenfalls können Sie sich mit Händen und Füßen und mit einigen Worten soweit ausdrücken, dass Sie im Café, im Restaurant und im Lebensmittelladen verstanden werden. Immerhin ist es Ihnen mit diesen Sprachkenntnissen gelungen, sich für drei Tage ein Auto zu mieten, mit dem Sie sich nun auf dem Weg in eine größere Stadt befinden. Ihre Beifahrerin schaltet das Radio ein und sucht nach einem Sender mit fetziger Musik. Sie befahren eine kurvenreiche Landstraße, die Sie durch eine abwechslungsreiche, leicht hügelige Wiesen- und Weidenlandschaft führt. Ihre Freundin bestaunt die Schönheit eines alten Baumes, der sein riesiges Blätterdach am Straßenrand ausbreitet, Sie jedoch können ihm nur einen kurzen Blick schenken, denn Sie müssen sich auf die Ihnen nicht vertraute Schaltung und die Armaturen des Fahrzeugs konzentrieren. Nun stoßen Sie auf eine vierspurige Straße, auf der Sie nach wenigen Kilometern zu Ihrem Reiseziel gelangen werden. Die Verkehrsdichte hat merklich zugenommen. Die Wiesen und Weiden weichen Gewerbebauten, schon befinden Sie sich im Stadtrandgebiet. Sie versuchen Hinweis- und Verkehrsschilder zu entschlüsseln. Das Radio nervt und Sie bitten Ihre Freundin, es auszuschalten. Sie verlangsamen die Geschwindigkeit, weil Sie nicht sicher sind, ob Sie die Spur wechseln sollen. Hinter Ihnen hupt jemand. „Rechts einordnen!" ruft die Beifahrerin, denn sie hat ein Schild entdeckt, dessen Aufschrift vielleicht Zentrum bedeuten könnte. Sie wollen den Blinker setzen, betätigen jedoch den Scheibenwischer. Auf der rechten Spur neben Ihnen zieht mit hoher Geschwindigkeit ein einheimisches Fahrzeug vorbei. Die Abfahrt haben Sie nun verpasst. Sie beschleunigen und schließlich gelingt es Ihnen, auf die rechte Spur zu wechseln. Weit und breit ist kein Schild mehr zu sehen, das in Richtung Zentrum weisen würde. Auf gut Glück biegen Sie in die nächste kleinere Nebenstraße ein. Als Sie dort ein Café entdecken, beschließen Sie, erst einmal eine Pause einzulegen, bevor Sie sich weiter auf die Suche nach dem Stadtzentrum machen.

Reizüberflutung

In Ihrer Fantasie haben Sie soeben eine Stresssituation erlebt (von der Sie sich gerade in einem gemütlichen kleinen Café bei einer großen Tasse angenehm duftendem Kaffee erholen). Stressreich und anstrengend wirken Situationen, in denen ein Fülle neuer, unbekannter Informationen auf uns einströmt, die wir nicht so schnell als wichtig oder unwichtig einstufen können, wie wir das normalerweise in unserem gewohnten Alltag tun. Wir sind einer **Reizüberflutung** ausgesetzt. Auch bei unseren alltäglichen Routinetätigkeiten treffen in jeder Sekunde unzählige Reize auf verschiedene Arten von spezialisierten Empfängerzellen. Wir empfinden sie als Farben, Helligkeitsabstufungen, Geräusche, Temperaturunterschiede, Gerüche, vielleicht ein Kribbeln oder ein Druckgefühl, das wir im Körper spüren und vieles mehr. Nur einen geringen Teil aus dieser Unmenge von Reizen nehmen wir bewusst wahr. Der größte Teil wird herausgefiltert, bevor er unser Bewusstsein erreicht, weil er für unsere augenblicklichen Absichten nicht wichtig erscheint. In neuen, uns unbekannten Situationen wissen wir oft noch nicht, welche Reize wichtig sind und welche nicht. Wir beachten möglichst viele und fühlen uns bald überfordert. Wenn wir z. B. die Fahrtstrecke aus der Fantasiereise schon 50mal zurückgelegt hätten, würde uns das Radio vielleicht nicht mehr stören, von den Verkehrsschildern würde uns vielleicht nur noch ein neu aufgestelltes auffallen, an das Fahrzeug hätten wir uns schon gewöhnt, so dass wir uns nicht mehr auf die Bewegungen zur Betätigung der Schaltung oder des Blinkers konzentrieren müssten.

Sensorische Deprivation

Um uns wohlzufühlen, ausgeglichen und leistungsfähig zu sein, brauchen wir ein weder zu großes noch zu kleines, abwechslungsreiches Angebot an Reizen. Erleben wir ein für unsere individuellen Bedürfnisse zu geringes oder zu eintöniges Angebot, dann langweilen wir uns. Wir haben das Gefühl, dass uns die Decke auf den Kopf fällt, dass wir einen Tapetenwechsel bräuchten, mal etwas anderes sehen müssten. Oft finden wir Möglichkeiten, durch einen Ortswechsel („Ich muss mal kurz an die frische Luft") oder durch das Aufnehmen einer anderen Beschäftigung für die nötige Abwechslung zu sorgen. Wenn wir dies nicht können, sind wir einem Reizmangel ausgesetzt. Dieses Gegenteil der Reizüberflutung wird auch Reizarmut oder **sensorische Deprivation** genannt (sensorisch = die Sinne betreffend, Deprivation = Mangel, Entzug).

Der kanadische Psychologe Donald Hebb untersuchte in den 50er Jahren die Auswirkungen sensorischer Deprivation in wissenschaftlichen Experimenten. Er setzte seine Versuchspersonen zwei bis drei Tage lang einer möglichst reizarmen Umgebung aus. Die Versuchspersonen lagen auf einem Bett in einem schwach beleuchteten Raum. Um möglichst viele optische Reize auszuschalten, trugen sie Brillen aus Milchglas. Der einzige akustische Reiz in dem Raum war ein gleichmäßiges Rauschen, das andere Geräusche überdeckte. Zur Verminderung von taktilen (= den Tastsinn betreffenden) Reizen wurden die Hände und Arme der Versuchspersonen in wattierte Rollen gesteckt, wodurch die Haut daran gehindert wurde, Berührungen mit unterschiedlichen Materialien oder dem eigenen Körper deutlich wahrzunehmen. Während des gesamten Experimentes wurden die Hirnströme gemessen. Im EEG ließen sich Verlangsamungen der Hirnstromwellen nachweisen. Die Versuchspersonen berichteten später, dass sie sich anfangs gedanklich mit bestimmten Themen aus ihrer Realität beschäftigt hätten, jedoch zunehmend unter Konzentrationsschwierigkeiten und Stimmungsschwankungen gelitten hätten. Die Mehrzahl der Versuchspersonen sah nach einiger Zeit des Reizentzugs Farben, Figuren und Muster, bei einigen traten intensive Halluzinationen auf. Bei vielen kam es gegen Ende des Experiments zu Orientierungsstörungen, sie fanden z. B. den Weg zur Toilette nicht mehr. Ein deutlicher Abfall intellektueller Leistungen ließ sich in Tests nachweisen. Viele weitere Reizentzugsexperimente bestätigten Hebbs Ergebnisse. Von Erfahrungen wie Sinnestäuschungen und Halluzinationen erzählten auch Opfer von Bergwerksunglücken wie etwa die Verschütteten von Lengede, die nach 14 Tagen in einer dunklen Höhle gerettet wurden. Einer der verschütteten Bergleute berichtete:

> „Ich sah einen Obstgarten mit Apfelbäumen, Palmen, grünen Wiesen, weidenden Kühen ... Ging ich dann hin, fiel ich über andere und rannte mir an dem Gestein den Schädel ein. Dann war man plötzlich wieder wach ... Das Schönste ist, ich weiß alles. Ich habe alles ganz natürlich gesehen, genauso, als ob es wahr wäre. So kann man das in einem normalen Traum gar nicht erleben."[1]

Auswirkungen sensorischer Deprivation

Die Auswirkungen sensorischer Deprivation lassen sich wie folgt zusammenfassen:

- Die Hirnstromwellen, die mittels einer Elektroenzephalographie gemessen werden können, verlangsamen sich. Es treten sogenannte Theta-Wellen auf, die ansonsten nur kurz vor dem Einschlafen und bei leichten Bewusstseinstrübungen vorkommen.
- Die Fähigkeit zur Konzentration und das Denkvermögen lassen nach.
- Es kommt zu Orientierungsschwierigkeiten.
- Viele Menschen sehen Farben oder Muster, einige erleben intensive Halluzinationen. Diese Erscheinungen werden damit erklärt, dass das Gehirn bei einem zu großen Mangel an Anregung von außen sich sozusagen selbst aus dem Innern mit Reizen versorgt.
- Da wir durch unsere Sinnesorgane ständig mit Informationen über unsere reale Umwelt versorgt werden, kann es bei Reizmangel zu Störungen des Realitätsbezugs kommen. Wenn uns Informationen fehlen, lassen wir uns leichter durch Fehlinformationen beeinflussen. Reizentzug kann zu erhöhter Suggestibilität (Empfänglichkeit für etwas, was andere uns einreden wollen) führen.

3.3 Der Prozess der Wahrnehmung

Wir werden uns nun in Zeitlupe anschauen, wie der Prozess der Wahrnehmung über ein Sinnesorgan verläuft. Allerdings müssen wir uns im Rahmen dieses Lehrbuches auf eine stark vereinfachte Darstellung eines komplizierten Vorgangs beschränken.

Ein **Reiz** trifft auf eines der Sinnesorgane. Als Reize bezeichnen wir Informationen aus der Umwelt oder auch dem Körperinneren, die Reaktionen des Nervensystems auslösen. Die Sinnesorgane besitzen hochspezialisierte **Rezeptorzellen** (Rezeptor = Empfänger) zur Aufnahme der Reize. Die Rezeptorzellen werden durch das Auftreffen des Reizes erregt und es entstehen Nervenimpulse, die über die **sensorischen Nervenbahnen** in bestimmte **Regionen des Gehirns** weitergeleitet werden. (Von dort aus können weitere Bereiche des Gehirns beteiligt werden, worauf wir hier jedoch nicht weiter eingehen werden.)

Reiz → Sinnesorgan (Rezeptorzellen) → Nervenbahn → Hirnregion

Auf den Prozess des Sehens bezogen sieht das Schema folgendermaßen aus:

Lichtwellen → Auge (Zapfen, Stäbchen in der Netzhaut) → Sehbahn → Sehzentrum

1 Legewie, Ehlers 1992, S. 68.

Lichtwellen treffen auf die Rezeptorzellen (Zapfen für das Farbensehen und Stäbchen für die Hell-Dunkel-Wahrnehmung) und werden über den Sehnerv und verschiedene Schaltstellen bis in das Sehzentrum im Hinterhauptslappen des Gehirns weitergeleitet.

Die Rezeptorzellen eines Sinnesorgans reagieren jeweils auf ganz bestimmte Schlüsselreize. So werden mit dem Auge Lichtwellen empfangen, mit dem Ohr Schallwellen. Die Aufnahmekapazität der Sinnesorgane ist beschränkt. Das menschliche Auge kann im Gegensatz zum Bienenauge die Lichtwellen des ultravioletten Lichts nicht empfangen. Unser Gehör ist für Schallwellen mit Frequenzen zwischen ca. 16–20 000 Hertz ausgerüstet, Fledermäuse hingegen reagieren auf höhere Frequenzen, d. h. viel höhere Töne. Für manche Reize, die mit Spezialinstrumenten gemessen werden können, besitzen wir überhaupt kein Sinnesorgan, z. B. können wir radioaktive Strahlung, egal in welcher Konzentration, nicht wahrnehmen.

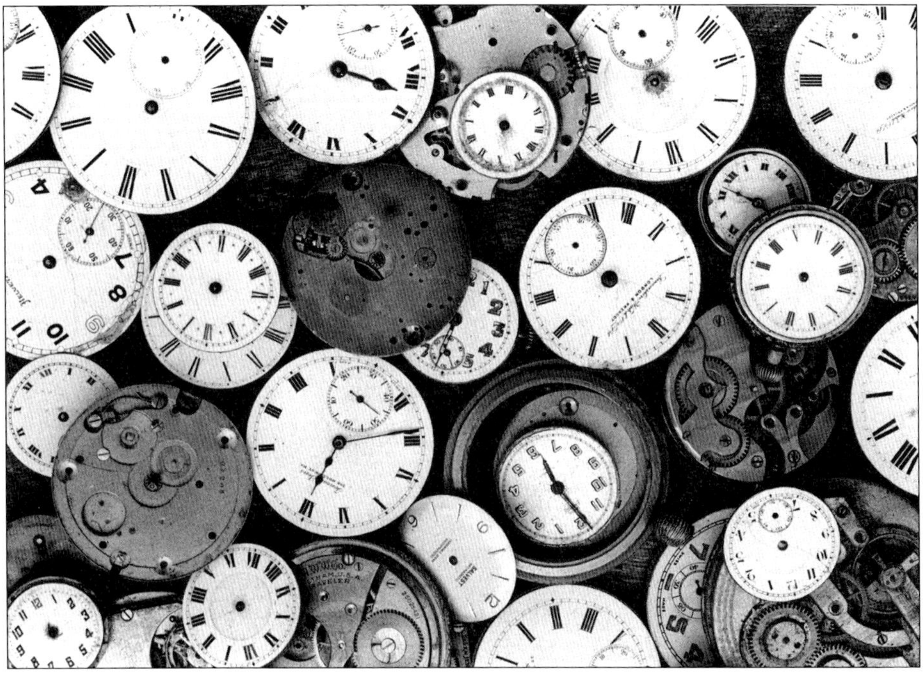

Sinnesmodalitäten

Ein Sinnesorgan kann immer nur eine bestimmte Art von Empfindungen produzieren. Über das Auge können wir nur Farben und Helligkeitsabstufungen empfinden, selbst dann, wenn der Reiz nicht in Form von Lichtwellen, sondern in Form von Druck auf das Auge trifft. Bei einem Schlag auf das Auge sieht man z. B. Lichtblitze („Sternchen“). Die Empfindungen, die jeweils einem Sinnesorgan und den dazugehörigen sensorischen Nerven zugeordnet werden können, werden auch **Sinnesmodalitäten** genannt. Wir besitzen jedoch einige Sinnesmodalitäten mehr als die sprichwörtlichen fünf Sinne sehen, hören, schmecken, riechen, tasten. Allein die Haut ist als Sinnesorgan relativ vielseitig und kann vier Sinnesmodalitäten, nämlich Druck, Temperatur, Schmerz und Berührung empfinden. Weitere Sinnesmodalitäten sind z. B. die Empfindungen für Bewegung und Position von Körperteilen, für das Gleichgewicht und für die Dehnung innerer Organe.

Von **Wahrnehmung** wird in der Psychologie erst dann gesprochen, wenn wir die erlebte Sinnesmodalität mit einer Erfahrung verbinden oder mit einer Bedeutung versehen, sie z. B. einem Gegenstand zuordnen. Was das heißt, soll an folgendem Beispiel erläutert werden:

Stellen Sie sich vor, ...

... Sie nehmen im Dunkeln einen essbaren Gegenstand von einem Teller, ohne dass Sie ihn mit den Augen erkennen können, und beißen hinein. Die Rezeptorzellen im Mund und in der Nase reagieren. Sie empfinden die Sinnesmodalitäten Geschmack (eine Kombination aus sauer, salzig und ein wenig süß) und Geruch. Aufgrund Ihrer Erfahrung mit einem solchen Geschmack und Geruch stellen Sie fest: Ich esse eine Essiggurke. Und vielleicht nehmen Sie schließlich auch noch eine Bewertung vor und denken beispielsweise: Hm, nicht schlecht, aber die selbst eingelegten von meiner Oma früher waren doch besser.

Damit haben Sie den Prozess der Wahrnehmung einer Essiggurke vollständig durchlaufen. Es war ein Prozess, der sich aus physiologischen und psychischen Anteilen zusammensetzte. Physiologische Anteile sind die Erregung der Rezeptorzellen, die Erzeugung von Nervenimpulsen, die Übertragung der Impulse bis zu den Gehirnzellen; psychische Anteile sind die Verknüpfung mit bereits gemachten Erfahrungen, die Identifizierung, Einordnung und Bewertung einer Empfindung.

Definition Wahrnehmung

Wahrnehmung ist der Prozess der physiologischen und psychischen Verarbeitung von Reizen. Die Reize werden von den Sinnesorganen aufgenommen, an das Gehirn weitergeleitet und in Empfindungen umgewandelt. Die Empfindungen werden in einen Zusammenhang mit bereits gemachten Erfahrungen eingeordnet und bewertet.

Das Beispiel mit der Essiggurke zeigt uns noch einen weiteren Aspekt der Wahrnehmung. Meistens identifizieren wir nämlich einen Gegenstand nicht allein mit einem einzigen, sondern mit mehreren Sinnesorganen. Die Essiggurke haben Sie angefasst, bevor Sie sie in den Mund steckten. Schon aus der Beschaffenheit ihrer Oberfläche und ihrer Temperatur können Rückschlüsse gezogen werden, der Tastsinn liefert hier die Informationen. Anschließend helfen die Rezeptorzellen in der Nase und im Mund den Gegenstand zu erkennen. Normalerweise schauen wir uns einen Gegenstand an, bevor wir in ihn hineinbeißen, im Hellen hätten Sie also die Essiggurke weitaus schneller mit Hilfe der Augen identifiziert.

Weitere wichtige Charakteristika der Wahrnehmung sind Ungenauigkeit, Selektivität, Subjektivität und die Wahrnehmungskonstanzen.

- **Ungenauigkeit**

  Die Wahrnehmung kann nicht mit einem präzisen Messinstrument gleichgesetzt werden. Wenn wir nach einem längerem Aufenthalt im Freien bei Eiseskälte in einen auf 17° beheizten Raum kommen, empfinden wir Wärme. Wenn wir jedoch stundenlang in diesem Raum sitzen, finden wir vielleicht dieselbe Temperatur ungemütlich kühl. Manchmal lässt sich unsere Wahrnehmung regelrecht falsche Tatsachen vorgaukeln, wie sich an optischen Täuschungen aufzeigen lässt.

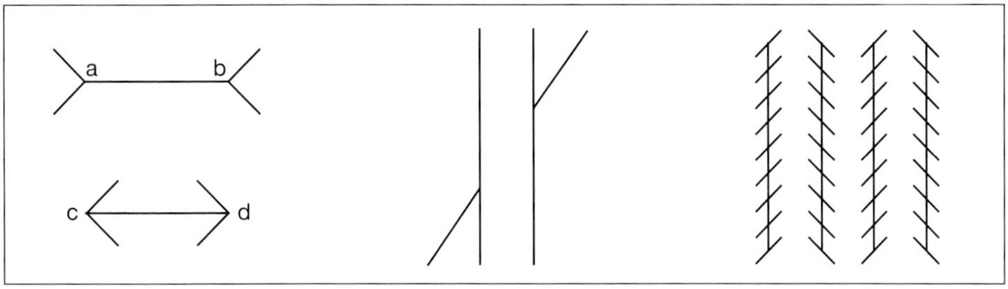

Klassische Wahrnehmungstäuschungen[1]

- **Selektivität**
  Selektiv heißt auswählend. Mit Selektivität der Wahrnehmung ist gemeint, das aus der Unmenge von Reizen nur eine sehr begrenzte Anzahl aufgenommen, weitergeleitet und bewusst wahrgenommen wird (vgl. 3.2 zu Reizüberflutung). Die erste „Filterstation" sitzt an den Sinnesorganen, welche, wie schon erwähnt, nur einen beschränkten Ausschnitt aus der Bandbreite ihrer jeweiligen Schlüsselreize aufnehmen können. Das Auge etwa reagiert auf Lichtwellen, kann jedoch nur Lichtwellen mit bestimmten Wellenlängen empfangen, z. B. kein ultraviolettes Licht mit seiner sehr kurzen Wellenlänge. Von den durchgelassenen Reizen werden weitere mehr oder weniger stark herausgefiltert, je nachdem welche Gewohnheiten wir haben und wie aufmerksam, interessiert, entspannt usw. wir sind.

- **Subjektivität**
  Mit Subjektivität wird die Tatsache bezeichnet, dass Menschen, die ein und denselben Sachverhalt beurteilen, oft zu verschiedenen Ergebnissen kommen. Da die Wahrnehmung eines Menschen individuellen Einflüssen ausgesetzt ist, er folglich auch auf individuelle Art und Weise Reize selektiert, nehmen zwei Personen, die einen Gegenstand betrachten, diesen eventuell ganz unterschiedlich wahr. Wir alle kennen Meinungsverschiedenheiten wie z. B. die Frage, ob eine bestimmte Mischfarbe nun eher grün oder blau ist. Oder ob die Form einer Wolke, die man gemeinsam betrachtet, mehr diesem oder jenem Gegenstand ähnelt.

  Genau auf dem Phänomen, dass die gleiche Anordnung von Reizen unterschiedliche Wahrnehmungen erlauben kann, beruht die Wirkung der sogenannten Kippfiguren. Bei **Kippfiguren** sind die einzelnen optischen Reize absichtlich so angeordnet, dass zwei verschiedene Darstellungen erkannt werden können. In den meisten Fällen nimmt man anfangs nur eine der beiden

Kippfiguren

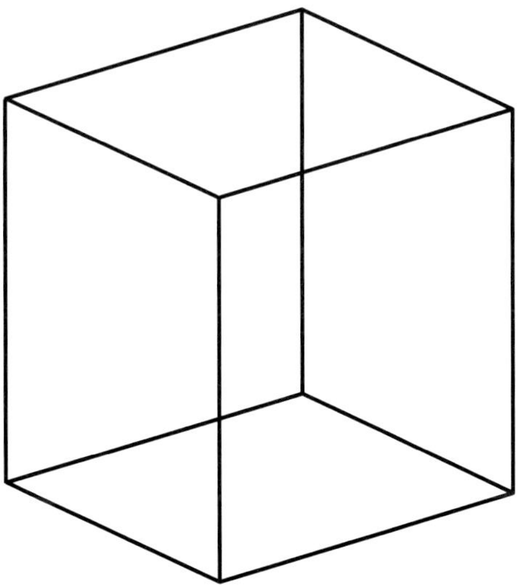

Kippfigur: Der Necker'sche Würfel[2]

1 Zimbardo 1992, S. 179.
2 Zimbardo 1992, S. 179.

Darstellungen wahr. Erst nach längerer Betrachtung „kippt" das Bild „um", und die zweite Darstellung erscheint.

- **Wahrnehmungskonstanzen**
  Konstanz heißt Unveränderlichkeit, Beständigkeit. Die Wahrnehmungskonstanzen sorgen dafür, dass wir Gegenstände und Personen auch dann wiedererkennen, wenn sich Bedingungen wie Beleuchtung, Entfernung, Perspektive u. a. ändern. So bezeichnen wir einen weißen Gegenstand auch im Dunkeln als weiß **(Helligkeitskonstanz)**. Wir würden auch nicht auf die Idee kommen, dass ein Mensch kleiner wird, je weiter er sich von uns entfernt **(Größenkonstanz)**. Die Form von Tellern bleibt rund, unabhängig davon, ob wir den Teller direkt von oben betrachten oder nicht **(Formkonstanz)**.

3.4 Gestaltpsychologische Wahrnehmungsgesetze

Anfang der zwanziger Jahre stellten einige Vertreter der Gestaltpsychologie Gesetze auf, nach denen der Prozess der Wahrnehmung abläuft. Die Gestaltpsychologie geht davon aus, dass Menschen versuchen, eine Gruppe von Reizen zu ordnen und zu einer „Gestalt", d. h. zu einer Form zu strukturieren, die ihnen sinnvoll erscheint. Einer der bekanntesten Grundsätze aus der Gestaltpsychologie lautet:

Das Ganze ist mehr als die Summe seiner Teile.

Eine Melodie ist z. B. mehr als die Summe der einzelnen Töne, aus denen sie sich zusammensetzt. Selbst wenn wir die Melodie in einer anderen Tonart hören, erkennen wir ihre „Gestalt" wieder, obwohl sie nun aus anderen Tönen gebildet wird.

Es folgen einige wichtige Wahrnehmungsgesetze aus der Gestaltpsychologie:

- **Gesetz der Nähe**
  Wir neigen dazu, diejenigen Reize als zusammengehörig oder eine geschlossene Gestalt wahrzunehmen, die nahe beieinander liegen.

EI NEIN EI NEIN **EIN EIN EIN EIN**

Was wir hier lesen, wird dadurch bestimmt, ob der Buchstabe N näher am E oder näher am I steht.

- **Gesetz der Geschlossenheit**
  Wenn wir mit einem Kind den Sternenhimmel betrachten, kann es eventuell mit dem Hinweis: „Schau mal, der Große Wagen!" überhaupt nichts anfangen, weil es nur einzelne leuchtende Punkte sieht (und außerdem bestimmte Vorstellungen vom Aussehen eines großen Wagen hat). Wenn wir jedoch eine Zeichnung des Großen Wagens anfertigen, auf der wir die Sterne mit Linien verbinden, wird es dieses Sternbild auch am Himmel wiedererkennen können. Es ergänzt in Gedanken die Verbindungslinien zwischen den Sternen und nimmt nicht mehr einzelne Elemente, sondern eine geschlossene Gestalt wahr. Das Gesetz der Geschlossenheit sagt also aus, dass wir dazu neigen, eine nicht vollständige Form oder einzelne Elemente mit dazwischenliegenden Lücken als geschlossene Form wahrzunehmen. Bei der Abbildung auf der nächsten Seite werden die Konturen eines Dreiecks gesehen, obwohl sie nicht gezeichnet sind.

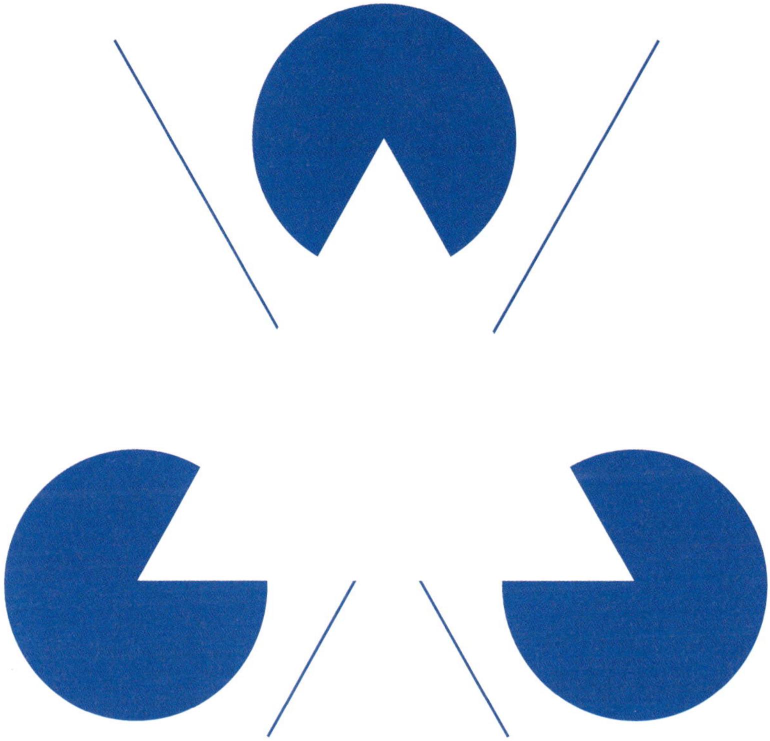

Sie erkennen das Dreieck, obwohl es nicht durch Linien begrenzt ist.[1]

- **Unterscheidung von Figur und Grund**
  Normalerweise strukturieren wir optische Reize so, dass sich prägnante Formen von einem eher diffusen oder eintönigen Hintergrund abheben.

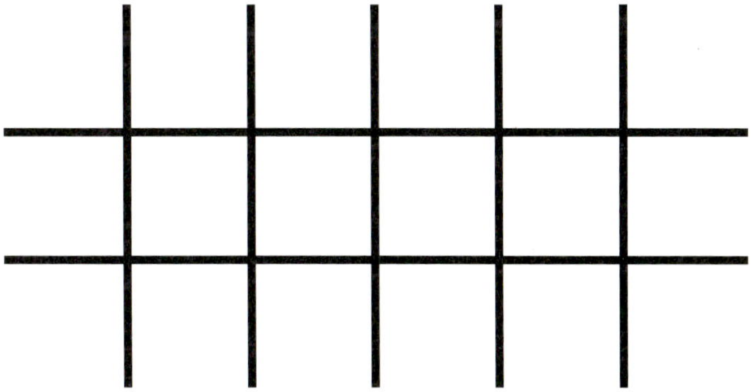

Wir sehen ein schwarzes Gitter auf weißem Grund und nicht etwa weiße Quadrate auf schwarzem Grund.

Bei vielen Kippfiguren können Figur und Grund miteinander vertauscht werden.

1 Zimbardo 1992, S. 179.

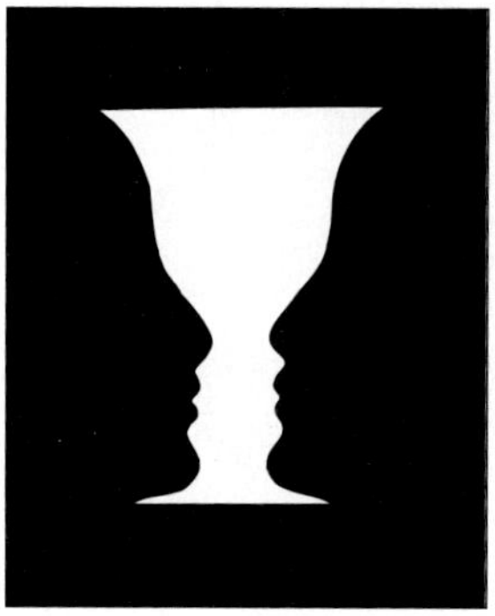

Ein Pokal oder zwei Köpfe im Profil? Was ist Figur, was Grund?[1]

In vielen seiner Werke verblüfft uns der belgische Künstler M. C. Escher, indem er innerhalb eines Bildes die Figur zum Grund macht und umgekehrt.

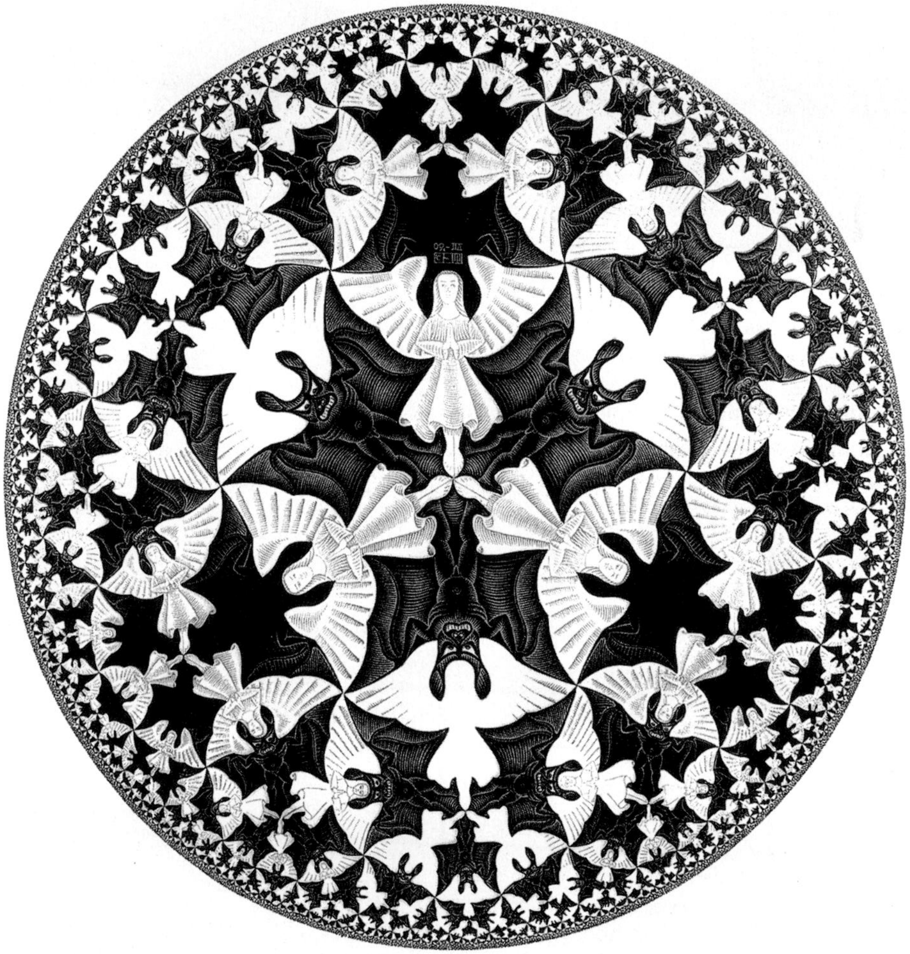

M. C. Escher: Circle Limit IV[2]

1 Zimbardo 1992, S. 179.

2 Circle Limit IV by M.C. Escher © 2003 Cordon Art – Baarn – Holland, All rights reserved.

3.5 Was die Wahrnehmung beeinflusst

Wahrnehmung und Emotionen

Es wurde bereits festgestellt, dass unsere Sinnesorgane nicht mit präzisen Messinstrumenten vergleichbar sind. Was wir wahrnehmen und wie wir etwas wahrnehmen, kann von sehr vielen Faktoren beeinflusst werden. So verändert sich die Wahrnehmung in Abhängigkeit vom emotionalen Zustand. Ob wir uns traurig oder glücklich fühlen, Angst haben, verliebt sind usw., wirkt sich auf unsere Wahrnehmung aus.

Fallbeispiel

Frau M. wohnt alleine in einem Einfamilienhaus mit Garten. Mehrmals hat sie in letzter Zeit nachts verdächtige Geräusche vernommen. Außerdem erhielt sie an zwei Abenden Anrufe von einer Person, die sich nicht meldete, sondern nach kurzer Zeit wieder auflegte. Als Frau M. heute Nachmittag von der Arbeit nach Hause kam, entdeckte sie an der Eingangstür Spuren, die von dem Versuch, die Tür mit einem Schraubenzieher aufzuhebeln, herrühren könnten. Voller Angst wendet sie sich an eine Freundin. Die beiden Frauen beschließen, die kommende Nacht gemeinsam in Frau M.s Haus zu verbringen. Gegen Abend trifft die Freundin bei Frau M. ein. Bei Einbruch der Dunkelheit werden sie durch ein lautes Knacken unter dem Fenster zum Garten aufgeschreckt. Vorsichtig und aufs Äußerste gespannt spähen sie aus dem Fenster. Schließlich huscht eine Katze davon, sie sind erleichtert. In der Nacht finden die Frauen nur wenig Schlaf, obwohl sie sehr müde sind und beide normalerweise gut und tief schlafen. Heute Nacht jedoch kann schon ein leises Rascheln sie aufwecken, so dass sie hellwach und mit Herzklopfen in die Dunkelheit lauschen und versuchen, die Ursache des Geräusches herauszufinden.

Diese Erfahrungen der beiden Freundinnen sind sicherlich einfach nachvollziehbar. Ihre Wahrnehmung wurde in dieser Nacht von ihrer Angst beeinflusst. Aus Angst richteten sie ihre Aufmerksamkeit auf diejenigen Geräusche, die möglicherweise von einem Einbrecher stammen könnten. Im Zustand erhöhter Angespanntheit und Wachsamkeit nahmen sie bestimmte Reize deutlicher wahr als sonst. So erschien das von der Katze verursachte Knacken laut, obwohl es ihnen an einem Abend ohne Angst vielleicht nicht einmal besonders aufgefallen wäre. Auch wären sie normalerweise von leisen Geräuschen nicht aufgewacht.

Einflussfaktoren

Die Wahrnehmung kann von folgenden Faktoren beeinflusst werden:

- vom **emotionalen Zustand** (siehe obiges Beispiel),
- von **Motiven**, **Bedürfnissen**, **Absichten** und **Interessen**, die die Aufmerksamkeit auf bestimmte Reize lenken,
- von **Erfahrungen**, **Erwartungen** und **Vorurteilen**,
- vom **Zustand des Körpers**, z. B. können Krankheiten, Verletzungen, Behinderungen, Medikamenteneinnahme, Drogen- oder Alkoholkonsum zu Wahrnehmungsveränderungen und Wahrnehmungsstörungen führen.
- Auch im Zusammenhang mit **psychischen Krankheiten**, **extremen psychischen Belastungen** und in Fällen von **sensorischer Deprivation** können Wahrnehmungsveränderungen und Wahrnehmungsstörungen auftreten.

3.6 Wahrnehmungsstörungen

Ursachen

Von Wahrnehmungsstörungen spricht man, wenn die Wahrnehmungsfähigkeit so eingeschränkt ist, dass die betroffene Person einen falschen Eindruck von der Wirklichkeit erhält. Wahrnehmungsstörungen können vielfältige körperliche oder psychische Ursachen haben. Auf dem Weg, den der Reiz vom Sinnesorgan über die Nervenbahnen bis zum Gehirn zurücklegt, können organische Schäden an den unterschiedlichen Stationen zu Beeinträchtigungen der Wahrnehmung führen. Wahrnehmungsstörungen können zudem bei Vergiftungen (auch durch Alkohol, Drogen, Medikamente), sensorischer Deprivation, emotionalen Ausnahmezuständen und Psychosen auftreten.

Zu den Wahrnehmungsstörungen zählen Halluzinationen und Illusionen.

Halluzination Eine **Halluzination** ist eine Trugwahrnehmung, die zustande kommt, ohne dass ein auslösender Reiz vorhanden wäre. Halluzinationen können in jeder Sinnesmodalität gebildet werden, man kann u. a. optische, akustische, olfaktorische (Geruchs-) und gustatorische (Geschmacks-) Halluzinationen unterscheiden. Akustische Halluzinationen wie das Hören von Stimmen, die etwas befehlen, obwohl objektiv niemand anwesend ist, treten häufig als Symptom bei bestimmten Formen der Schizophrenie auf.

Illusion Bei einer **Illusion** ist im Gegensatz zur Halluzination ein auslösender Reiz vorhanden, der jedoch falsch gedeutet wird. Ein kleiner Fleck an einer Wand wird beispielsweise als Spinne wahrgenommen.

Halluzinationen und Illusionen gehören auch zu den Symptomen des Alkoholdelirs.

3.7 Veränderungen der Wahrnehmung im Alter

Im Laufe des Lebens kommt es zu individuell unterschiedlich ausgeprägten Veränderungen an den Sinnesorganen und im Gehirn.

Sinnesorgane im Alter So sterben mit fortschreitendem Alter Rezeptorzellen in den Sinnesorganen ab. Dadurch verliert das Gehör die Fähigkeit, hohe Töne wahrzunehmen, der Tast-, der Geruchs- und der Geschmackssinn können oft feine Differenzen nicht mehr so gut erkennen. Die nachlassende Elastizität der Augenlinse hat die häufig schon im Alter von 40 Jahren beginnende Alterssichtigkeit zur Folge, die das Nahsehen erschwert.

Diese **Abnahme der Leistungsfähigkeit der Sinnesorgane** vollzieht sich allmählich, gehört zu den normalen, d. h. nicht krankhaften Altersprozessen und bringt in den meisten Fällen keine besonderen Schwierigkeiten bei alltäglichen Verrichtungen mit sich. Selbst wenn sie im Vergleich mit jungen Menschen auffallen sollte, lässt sie sich im allgemeinen durch die größere Routine und Erfahrung älterer Menschen oder durch geeignete Hilfsmittel (z. B. Brille) kompensieren. Hilfreich für das Altenpflegepersonal ist es zu wissen, dass Appetitlosigkeit oder von anderen nicht nachvollziehbare Beschwerden über das Essen („Das Essen schmeckt nie" trotz abwechslungsreicher, gut zubereiteter Kost) durchaus mit altersbedingten Veränderungen des Geruchs- und Geschmacksinns zusammenhängen können.

Altersschwerhörigkeit Komplikationen gibt es, wenn Krankheiten zu den normalen Alterserscheinungen hinzutreten. Gesellt sich z. B. zu dem altersbedingten Verlust an Hörzellen eine Schädigung des Innenohrs, etwa durch Lärm oder Bluthochdruck, so kommt es zur **Altersschwerhörigkeit**, die bis zur Gehörlosigkeit fortschreiten kann. Schwerhörigkeit kann Folgeprobleme nach sich ziehen, z. B. Isolation, weil die Kommunikation sowohl für die schwerhörige Person als auch für deren Gesprächspartner sehr anstrengend werden kann. Schwerhörige leiden manchmal auch an Unsicherheit und Misstrauen, wenn sie nicht alles verstehen und meinen, es würde über sie getuschelt. Außerdem werden ihre geistigen Fähigkeiten oft unterschätzt, wenn sie sich zurückziehen, sich nur ungern am sozialen Geschehen beteiligen und auf Ansprache nicht reagieren.

3.8 Soziale Wahrnehmung

Im ersten Teil dieses Kapitels lernten Sie die Wahrnehmung als einen komplizierten und auch recht störanfälligen Prozess der Verarbeitung von Reizen kennen. Schon bei der Wahrnehmung einfacher Gegenstände unterliegen wir leicht Sinnestäuschungen und lassen uns von unseren Gefühlen und Absichten beeinflussen. Wenn wir uns nun der Wahrnehmung von Personen zuwenden, befassen wir uns mit einem Bereich, in dem es noch weitaus mehr mögliche Fehlerquellen gibt, durch die wir zu irrtümlichen Ansichten über unsere Mitmenschen gelangen können.

Definition soziale Wahrnehmung

Mit **sozialer Wahrnehmung** wird die Wahrnehmung und Beurteilung von Menschen und ihren Beziehungen untereinander bezeichnet.

Sozial

Mit **sozial** ist in der Psychologie und in der Soziologie nicht gemeint, dass sich jemand gegenüber seinen Mitmenschen verantwortungsbewusst und hilfsbereit verhält. Der Begriff **sozial** umfasst vielmehr alles, was den Menschen als Mitglied von Gemeinschaften und als Teil der Gesellschaft betrifft, d. h. wie Menschen das Leben in Gemeinschaften und in der Gesellschaft mit Hilfe von Regeln und Rollenverteilung gestalten.

Bei der Erforschung der sozialen Wahrnehmung geht es um folgende Fragen:
- Was beeinflusst einen Menschen bei seiner Wahrnehmung anderer Menschen?
- Wie kommt ein Mensch zu seiner Meinung über andere Menschen?
- Welche Wahrnehmungsfehler können im Prozess der sozialen Wahrnehmung auftreten?
- Wie wirkt sich die Meinung, die andere von einer Person haben, auf Selbstbild, Verhalten und Beziehungen dieser Person aus?

Erster Eindruck

Wenn wir einen Menschen kennenlernen, nehmen wir in Sekundenschnelle eine Menge von Merkmalen an ihm wahr: sein Geschlecht, Einzelheiten seines Aussehens wie seine Größe und seine Haarfarbe, seine Kleidung, seine Art zu sprechen und sich zu bewegen und vieles mehr. Ebenso schnell ziehen wir aus dem, was wir wahrgenommen haben, unsere ganz persönlichen Rückschlüsse. Aufgrund seines Äußeren schätzen wir z. B. sein ungefähres Alter. Die Kleidung gibt uns eventuell Anlass zu Vermutungen über seine soziale Stellung. Sein Dialekt erinnert uns vielleicht an jemanden, der uns sympathisch oder unsympathisch ist.

Im Laufe unseres Lebens haben wir Maßstäbe entwickelt, nach denen wir andere Menschen beurteilen. Diese Maßstäbe gründen sich zum Teil auf Wissen und Erfahrungen, die von anderen geteilt und akzeptiert werden, zum Teil aber auch auf individuelle Erfahrungen, die uns geprägt haben, die für andere aber nicht unbedingt Gültigkeit besitzen. Viele unserer Beurteilungsmaßstäbe sind uns nicht einmal bewusst. Auch Faktoren wie unsere momentane Stimmung und körperliche Verfassung, ob wir zufrieden sind oder Sorgen haben, können bei der Entstehung des ersten Eindrucks eine Rolle spielen. Der **erste Eindruck**, den wir von einer Person gewinnen, ist also ein recht ungenaues, vorläufiges Bild, von dem wir oft selbst nicht wissen, wie es zustande gekommen ist.

Lernen wir einen Menschen näher kennen, gehen zusätzliche Informationen in unsere Beurteilung ein und der erste Eindruck wird entweder bestätigt oder korrigiert. In das Bild, das wir uns von einem Menschen machen, gehen auch die Meinungen und Einstellungen Dritter mit ein. Auch wenn wir uns selbst ändern, beurteilen wir einen Menschen unter Umständen anders als vorher.

Aufgabe Denken Sie doch einmal für sich alleine an den Zeitpunkt zurück, als Sie zum ersten Mal Ihre Mitschülerinnen und Mitschüler in der Fachschule für Altenpflege trafen. Sicherlich sind Ihnen einige damals besonders aufgefallen. Was war ausschlaggebend für Ihre ersten Eindrücke? Und wie beurteilen Sie diese ersten Eindrücke heute? Haben sie sich eher bestätigt oder nicht? Wenn nicht, was hat Sie veranlasst, den ersten Eindruck zu revidieren?

3.8.1 Beurteilungsfehler bei der sozialen Wahrnehmung

- Wenn der erste Eindruck nicht in Frage gestellt wird, sondern die Meinung über einen Menschen innerhalb kürzester Zeit feststeht und nicht mehr geändert wird, haben wir es mit einem häufigen Fehler bei der sozialen Wahrnehmung zu tun: dem sogenannten **Primacy-Effekt**. Das englische Wort primacy bedeutet Vorrang, mit Primacy-Effekt ist der Vorrang gemeint, den der erste Eindruck vor weiteren Wahrnehmungen bei der Beurteilung einer Person oder einer Personengruppe hat.
- Der **Hof-Effekt** (englisch: halo-effect) bezeichnet einen Wahrnehmungsfehler, bei dem eine Eigenschaft, die man an einer Person wahrnimmt, andere Eigenschaften überdeckt. Diese Eigenschaft bildet einen „Hof“ wie der Schein einer Lampe oder des Mondes einen Hof wirft, und im Licht dieses Hofes wird alles andere gesehen. Wenn eine neue Kollegin z. B. langsam spricht, wird sie vielleicht zunächst auch als langsam in anderen Bereichen (im Denken, beim Arbeiten etc.) eingeschätzt, obwohl dies nicht der Fall ist.
- Beim **logischen Fehler** wird von einer Eigenschaft einer Person auf eine zweite geschlossen, die mit der ersten nicht unbedingt in einem Zusammenhang stehen muss. Beispiele für logische Fehler sind das Sprichwort „Wer lügt, stiehlt auch“ oder Ostfriesen- und Blondinenwitze.
- Die **Tendenz zur Mitte** oder zentrale Tendenz zeigt sich in der Vermeidung extremer, d. h. sehr guter oder sehr schlechter Beurteilungen. Man neigt dann dazu, eine Person, die man in verschiedenen Bereichen beurteilen soll, in allen Bereichen als mittelmäßig einzustufen anstatt z. B. in einigen Bereichen als sehr gut, in anderen hingegen als sehr schlecht.
- „Liebe macht blind“. Der **Sympathiefehler** verzerrt die Wahrnehmung dahingehend, dass man bei einer Person, die man mag, hauptsächlich positive Eigenschaften wahrnimmt und die negativen übersieht.
- Aus der von Sigmund Freud begründeten Psychoanalyse stammt der Begriff **Projektion**. Eigenschaften, die man bei sich selber nicht wahrhaben will oder kann,

werden an anderen Personen gesehen. Man wirft die Eigenschaften sozusagen von sich weg an eine andere Stelle wie man mit einem Diaprojektor ein Bild auf eine beliebige Wand projizieren kann. So mag z. B. ein Chef, der keinen Überblick über die zu erledigenden Arbeiten behält, seiner Sekretärin mangelnde Organisation vorwerfen.

- Ein zweiter Begriff aus der Psychoanalyse ist die **Übertragung.** Damit ist gemeint, dass man Gefühle und Einstellungen, die man einer bestimmten Person gegenüber hegt, einer anderen Person entgegenbringt. Diese Gefühle und Einstellungen, die eigentlich jemand anderem gelten, überschatten dann die tatsächliche aktuelle Beziehung. Erwünscht sind Übertragungen im psychoanalytischen therapeutischen Prozess, da unverarbeitete Konflikte des Patienten in der Beziehung zum Therapeuten wieder aufleben und dann verarbeitet werden können. Im Alltag hingegen können unerkannte Übertragungen Beziehungen stören, wenn z. B. eine Altenpflegerin sich einem Bewohner gegenüber unfreundlich verhält, weil er sie irgendwie an ihren autoritären Vater erinnert.

Es ist schwierig, diese (und andere) Fehler bei der sozialen Wahrnehmung zu vermeiden, da sie meistens geschehen, ohne dass man sich ihrer bewusst ist. Jedoch ist es hilfreich, zu wissen, dass es sie gibt und wie sie funktionieren, um die eigenen Urteile über andere Menschen auch einmal in Frage stellen zu können.

3.8.2 Fremdbild und Selbstbild

Das **Fremdbild** ist das Bild, das wir uns von anderen machen oder andere sich von uns machen, das **Selbstbild** ist das Bild, das man sich von sich selbst macht. Das Fremd- und das Selbstbild ein und derselben Person können natürlich weit auseinanderklaffen. Selbst sehr vertraute Personen sehen uns oft anders, als wir uns selbst sehen. Das Fremdbild und das Selbstbild beeinflussen sich wechselseitig.

Fallbeispiel

Eine neue Kollegin, Frau A., nimmt ihre Arbeit auf einer Pflegestation auf. Sie hat ein im Großen und Ganzen positives Selbstbild. Sie übt ihren Beruf gerne aus, besitzt langjährige Erfahrung und wurde bisher von den meisten Kolleginnen und Kollegen und von Vorgesetzten geschätzt. Mit den Bewohnerinnen und Bewohnern versteht sie sich im Allgemeinen sehr gut. Sie sieht sich selbst als eine offene und tolerante Frau. Sie weiß, was sie kann. Dementsprechend hat sie keine Befürchtungen, dass sie den Anforderungen der neuen Arbeitsstelle nicht genügen könnte. Ihr sicheres Auftreten hat wiederum Einfluss auf den ersten Eindruck, den die anderen von ihr haben. Viele denken: Sie scheint eine kompetente und erfahrene Altenpflegerin zu sein und darüber hinaus eine nette Frau, mit der man sicher gut zusammenarbeiten kann. Dieser Eindruck zeigt sich im freundlichen und aufgeschlossenen Verhalten gegenüber Frau A. Sie hat gute Startbedingungen: Ihr Selbstbild wird nicht in Frage gestellt, sie muss nicht gegen ein negatives Fremdbild ankämpfen, und das erspart ihr Unsicherheiten und das Gefühl, nicht den geringsten Fehler machen zu dürfen. Da sie wirklich gute Arbeit leistet und mit ihrer humorvollen und unkomplizierten Art viel zu einem angenehmen Betriebsklima beiträgt, sehen die anderen ihren ersten Eindruck bestätigt, was sich wiederum auf Frau A.s Selbstbild auswirkt.

Die wechselseitige Beeinflussung von Selbstbild und Fremdbild nimmt im Fall von Frau A. einen erfreulichen Verlauf. Die leider immer wieder vorkommenden Fälle von **Mobbing** hingegen, in denen eine Mitarbeiterin oder ein Mitarbeiter aus einem Arbeitsteam regelrecht herausgeekelt wird, können das Selbstbild erheblich beschädigen. Werden z. B. bei einer neuen Mitarbeiterin immer nur Fehler wahrgenommen und eine gute Einarbeitung und Zusammenarbeit verweigert, so kann es passieren, dass sie sich selbst bald überhaupt nichts mehr zutraut und dass ihr aus Unsicherheit Fehler unterlaufen, die sie in einer akzeptierenden Atmosphäre nicht machen würde, die aber in den Augen der anderen ihre Unfähigkeit unter Beweis stellen.

Das Selbstbild entwickelt sich im Laufe des Lebens. Äußerst wichtig für diese Entwicklung sind Fremdbilder in der Kindheit, in der das Selbstbild fast vollständig davon abhängt, wie Bezugspersonen das Kind sehen. Ob Eltern an ihrem Kind eher das wahrnehmen, was es täglich dazulernt oder ob ihnen eher auffällt, was es noch nicht kann und was es nach ihren Maßstäben falsch macht, ob sie Zutrauen in seine Fähigkeiten besitzen oder nicht, ist ausschlaggebend für das sich immer mehr erweiternde Selbstbild des Kindes. Die Einstellung der Eltern erleichtert oder erschwert die späteren Möglichkeiten des Kindes, eine akzeptierende Einstellung sich selbst gegenüber zu gewinnen und diese auch in Problemsituationen beizubehalten.

Rosenthal-Effekt

Der amerikanische Psychologe Robert Rosenthal bewies mit einem eindrucksvollen Experiment, wie sehr die Schulleistungen jüngerer Schüler von den Erwartungen der Lehrkräfte beeinflusst werden können. Rosenthal wollte herausfinden, wie sich Einstellung und Verhalten des Versuchsleiters eines wissenschaftlichen Experiments auf die Ergebnisse auswirken. Zu diesem Zweck testete er am Anfang eines Schuljahres die Intelligenz aller Schüler einer Schule. Dann gab er den Lehrkräften eine Liste mit den Namen der Schüler, denen er aufgrund der angeblich ausgezeichneten Testergebnisse großen schulischen Erfolg prophezeite. In Wirklichkeit hatte er jedoch Schüler mit ganz unterschiedlichen Testergebnissen nach dem Zufallsprinzip aus der Gesamtschülerzahl herausgegriffen. Am Ende des Schuljahres wurden die Schüler wiederum getestet. Es stellte sich heraus, dass in den unteren Klassen diejenigen Schüler, die Rosenthal als hochbegabt angegeben hatte, einen deutlich höheren Intelligenzquotienten erzielten. Bei den älteren Jahrgängen war dieser **Rosenthal-Effekt** nicht deutlich oder gar nicht nachweisbar.

Erklären kann man den Rosenthal-Effekt folgendermaßen: Erstens könnten Rosenthals (Falsch-)Informationen die Wahrnehmung der Lehrkräfte und damit das Bild, das diese von den als besonders intelligent bezeichneten Schülern hatten, positiv beeinflusst haben. Dies wird sich zweitens im Verhalten der Lehrerinnen und Lehrer gezeigt haben. Vielleicht schenkten sie den Schülern ihre besondere Aufmerksamkeit oder förderten sie auf irgendeine Weise. Und drittens kann das positive Fremdbild zu einem positiveren Selbstbild und größerem Selbstvertrauen insbesondere der jüngeren Schüler geführt haben. Der Rosenthal-Effekt ist das, was der Soziologe Merton eine **self-fulfilling prophecy** (sich selbst erfüllende Prophezeiung) nannte. Etwas wird vorausgesagt, und da alle Beteiligten an diese Voraussage glauben und sich in ihrem Verhalten bewusst oder unbewusst daran ausrichten, wird sie auch wirklich wahr.

Self-fulfilling prophecy

3.8.3 Stereotype

So können Sie herausfinden, was ein Stereotyp ist:

Aufgabe

Schreiben Sie jede und jeder für sich auf einen Zettel fünf Sätze, die alle anfangen mit: Franzosen sind ... (Selbstverständlich können Sie auch eine andere Nationalität wählen oder Sie entscheiden sich für Aussagen über Frauen, Männer, Jugendliche, Ärzte, Lehrer, ...) Schreiben Sie, was Ihnen spontan einfällt, ohne lange zu überlegen. Sammeln Sie alle Zettel ein und schreiben Sie die am häufigsten vorkommenden Sätze an die Tafel.

Nun haben Sie wahrscheinlich ein Stereotyp über die Franzosen vor sich: ein Bündel von relativ einfachen und verallgemeinernden Aussagen, die man oft übernimmt, ohne sie zu überprüfen und die ein ziemlich pauschales Bild ergeben. Es kann sein, dass dieses Bild im Einzelfall überhaupt nicht zutrifft und kein einziges der (Vor-)Urteile, aus denen sich das Stereotyp zusammensetzt, auf den Franzosen Pierre passt. Der Franzose Jacques hingegen entspricht vielleicht in mancher, aber sicher nicht in jeder Hinsicht den Vorstellungen, die wir uns von einem typischen Franzosen machen. Es besteht allerdings die Gefahr, dass man jedem Franzosen, den man kennenlernt, zunächst einmal dieses Stereotyp überstülpt.

Stereotype können positive oder negative oder sowohl positive als auch negative Vorstellungen enthalten. Stereotype existieren nicht nur über Nationalitäten, sondern über alte Menschen, Jugendliche, Behinderte, Homosexuelle und viele andere soziale Kategorien. Diese Kategorien sind nichts anderes als Einteilungen nach bestimmten Merkmalen wie Beruf, Geschlecht, Aussehen usw. Sie sind sozusagen die Aufschriften auf Schubladen, in die wir andere Menschen (und auch uns selbst) einordnen. Wir lernen z. B. Pierre kennen und stecken ihn sofort in die Schublade mit der Aufschrift „Franzose“, die alle unsere Vorstellungen darüber enthält, was wir als „typisch französisch“ ansehen.

Definition Stereotyp

Unter einem **Stereotyp** versteht man ein relativ festgefügtes und dauerhaftes Bild von Angehörigen einer sozialen Kategorie, das sich aus vereinfachten, klischeehaften Vorstellungen zusammensetzt.

Im Druckerhandwerk ist ein Stereotyp eine in Blei gegossene Druckvorlage mit feststehender Schrift oder einem graphischen Motiv, mit der z. B. eine ganze Buchseite gedruckt werden kann. Das griechische Wort stereos bedeutet räumlich, dauerhaft, feststehend. Wir kennen auch das Adjektiv stereotyp (sich ständig wiederholend), z. B. stereotype Bewegungen oder stereotype Äußerungen.

- Wie kommt man überhaupt dazu, Stereotype zu entwickeln?
- Wo zeigen sich Stereotype?

Entstehung von Stereotypen

Stereotype werden uns von klein auf durch Erziehende, Freunde und andere Bezugspersonen und durch Medien wie Zeitungen, Bücher, Film und Fernsehen vermittelt. Irgendwann haben wir die Stereotype internalisiert, d. h. in uns hineingenommen. Sie gehören quasi zu uns und wir fragen weder woher wir sie haben, noch ob sie überhaupt zutreffend sind. So haben wir vielleicht stereotype Vorstellungen über Franzosen, obwohl wir keinen einzigen persönlich kennen.

Vorkommen von Stereotypen

Besonders eindimensionale Stereotype finden wir in der Werbung. Wie werden z. B. Frauen, wie Männer in der Werbung dargestellt? Was tun sie, mit welchen Produkten werden sie in Verbindung gebracht? Auch die Charaktere der Personen in Märchen, Schlagertexten, Witzen und volkstümlicher Literatur entsprechen vielfach gängigen Stereotypen.

3.8.4 Altersstereotype

Alexander, 4 Jahre, redet seine 53-jährige Großmutter immer mit ihrem Vornamen Monika an. Als er gefragt wird, warum er nicht „Oma" zu ihr sage, antwortet er: „Weil sie aussieht wie eine Frau und Omas sehen anders aus."

Alexander hat also schon eine „Schublade" mit der Aufschrift Oma eingerichtet, die zumindest Vorstellungen über das Aussehen einer Oma enthält. Eine, die wie eine Frau aussieht, gehört dort jedenfalls nicht hinein.

Aufgabe Wenn es um Altersstereotype geht, lohnt es sich, wie bei anderen Stereotypen auch, die Werbung zu durchforsten. Wie werden alte Menschen in der Zeitschriften- oder Fernsehwerbung dargestellt? Sammeln Sie einmal eine Zeitlang alle Beispiele, die Ihnen auffallen. Für welche Produkte wird mit alten oder älteren Menschen geworben? Und wie alt schätzen Sie die Models? Womit beschäftigen sich ältere Frauen und womit ältere Männer in der Werbung?

Interessant ist auch, sich den eigenen Bildern vom Alter zu nähern und dabei kann folgendes Brainstorming helfen:

Aufgabe Notieren Sie sich zwanzig Stichwörter, die Ihnen spontan zu dem Begriff „alt" einfallen. Versuchen Sie, dabei möglichst schnell vorzugehen und nichts auszufiltern, was Ihnen vielleicht unpassend erscheint. Nun versuchen Sie, Ihre Liste einzuteilen in positive, negative und neutrale Begriffe. Was überwiegt?

Ergebnisse gerontologischer Forschung sprechen dafür, dass es in unserer heutigen Gesellschaft mehrere Altersstereotype gibt. Drei sollen hier kurz vorgestellt werden:

Vorherrschend ist immer noch ein **negativ akzentuiertes Altersbild**:

- Altsein wird mit Krankheit, geistigem und körperlichem Abbau, sozialem Rückzug, Einsamkeit, Abnahme von Interessen und Aktivitäten, Verlust der Selbstständigkeit und oft auch Armut gleichgesetzt.

Neben diesem weit verbreiteten, tristen Bild stößt man auch auf zwei **positivere Altersstereotype**:

- Einmal die Vorstellung von den weißhaarigen, gütigen Großeltern (die Oma mit Knoten, Strickzeug und runder Nickelbrille, der Opa mit weißem Haarkranz, Pfeife und ebenfalls runder Nickelbrille) mit dem besten Verhältnis zu ihren Enkelkindern.
- Dieses Bild wird vor allem in der Werbung seit einigen Jahren immer mehr von dem zweiten positiv gefärbten Stereotyp abgelöst: Es sind die „fitten Alten", die im Besitz ihrer geistigen und körperlichen Kräfte und eines gefüllten Bankkontos sportlich und aktiv ihren Ruhestand genießen.

Diese und andere Altersbilder sowie alle möglichen Mischformen und Überschneidungen können unser Verhalten alten Menschen gegenüber beeinflussen, ohne dass wir uns dessen bewusst werden.

Neben und innerhalb der Altersstereotype existieren zahlreiche, oft unausgesprochene Normen und Vorstellungen darüber, wie man sich im Alter angemessen zu verhalten hat. Eine 80-jährige in knallbuntem, kurzem Rock, ein 70-jähriger in der Disco, ein verliebtes, sich in der Öffentlichkeit leidenschaftlich küssendes altes Paar lösen bei vielen Mitmenschen Befremden, wenn nicht Missfallen aus.

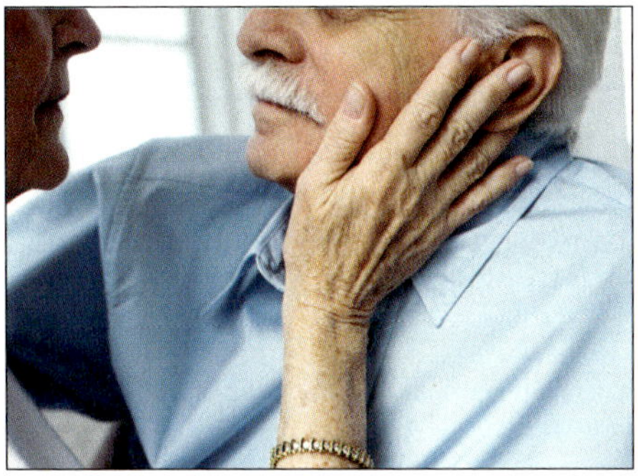

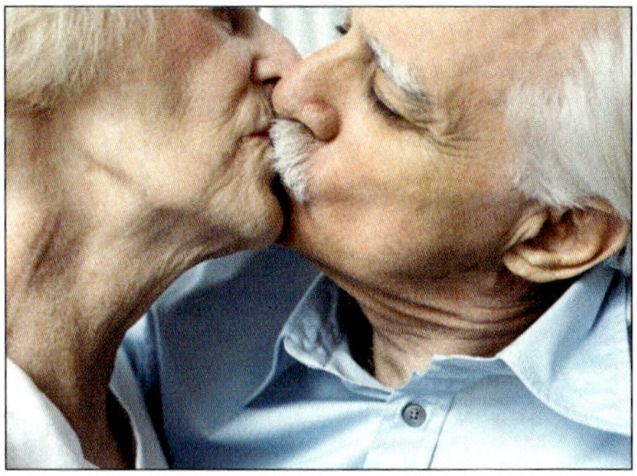

Wie sehen sich die alten Menschen selbst?

- Es gibt zwar Beispiele alter Menschen, die das negative Altersstereotyp übernommen haben und vom „Herbst" ihres Lebens nicht mehr viel erwarten, auch wenn sie relativ gesund und keinen besonderen Einschränkungen unterworfen sind. Indem sie sich an die gesellschaftlich vorgegebenen Normen und Erwartungen anpassen, verhalten sie sich entsprechend dem Stereotyp vom passiven, abbauenden alten Menschen und bestätigen es dadurch in den Augen Jüngerer. Gerontologische Umfragen zeigen jedoch, dass viele alte Menschen sich überhaupt nicht mit dem negativen Altersstereotyp identifizieren, sondern mit ihrer Lebenssituation sehr zufrieden sind, ja sogar das Alter als schöner als andere Lebensphasen empfinden.

Was ist nun dran an den gängigen Altersstereotypen?

- Sie enthalten Wahrheiten, sind jedoch viel zu plakativ und verleiten dazu, alte Menschen vorschnell in wenige Kategorien einzuteilen. Altern ist jedoch ein vielschichtiger Prozess und verläuft individuell sehr unterschiedlich. Es gibt für alte Menschen weitaus mehr Möglichkeiten, ihr Leben zu gestalten, als die drei hier geschilderten Altersbildern nahe legen. Altenpflegerinnen und Altenpfleger neigen oft dazu, das negative Altersstereotyp als das der Wirklichkeit am ehesten entsprechende zu betrachten. Das liegt aber daran, dass sie in ihrem Beruf sehr häufig mit durch Krankheit und Behinderung benachteiligten alten Menschen zu tun haben, die sogenannten „fitten Alten" wohnen nicht im Heim.

Wie wirken sich Altersstereotype auf das konkrete Verhalten gegenüber alten Menschen aus?

- Orientiert man sich in seiner Einstellung zu alten Menschen an dem negativen Altersstereotyp, so besteht die Gefahr der Resignation – auch in der Pflege – da man ja davon ausgeht, dass Passivität und Verschlechterung körperlicher und geistiger Fähigkeiten im Alter völlig normal sind. Man ist also auch nicht sonderlich motiviert, Möglichkeiten zur Verbesserung der Lebenslage alter Menschen aufzuzeigen und anzubieten und zur Eigeninitiative zu ermuntern.

Abb. Stockbyte

Das schöne Bild der liebenswerten, weißhaarigen Großeltern wirkt idealisierend und ignoriert die Tatsache, dass die Wahrscheinlichkeit, von chronischen Krankheiten und von Verlusterfahrungen betroffen zu sein, mit zunehmendem Alter größer wird. Es entspringt unseren Sehnsüchten (solche Großeltern wünscht man sich) und kann dazu führen, dass Probleme übersehen werden. Ähnlich verhält es sich mit dem Bild der „fitten Alten". Auch hier werden unangenehme und bedrohliche Aspekte des Alterns beiseite geschoben. Solche „Heile-Welt"-Stereotype erscheinen oft in der Werbung. Mit dem Bild der „fitten Alten" wird außerdem ein Altersbild vermittelt, dem sich nur eine kleine Gruppe alter Menschen annähern kann: Nur diejenigen, die die Chance einer guten Ausbildung hatten, die ihre Kräfte nicht in ihrem Berufsleben verschlissen haben, die gesund sind und über ausreichend finanzielle Mittel verfügen, können es sich leisten, ihren Lebensabend so zu gestalten wie die „fitten Alten" in der Werbung.

3.9 Wiederholen und Vertiefen

1. *Erklären Sie, inwiefern ein pflegebedürftiger alter Mensch von sensorischer Deprivation betroffen sein könnte und beschreiben Sie mögliche Auswirkungen. Was können Sie als Pflegekraft tun, um sensorische Deprivation zu verhindern?*
2. *Definieren Sie Wahrnehmung.*
3. *Erläutern Sie an Beispielen die Selektivität und Subjektivität der Wahrnehmung.*
4. *Erläutern Sie an Beispielen, wie der emotionale Zustand eines Menschen seine Wahrnehmung beeinflussen kann.*
5. *Nennen Sie weitere Faktoren, die die Wahrnehmung beeinflussen können.*
6. *Welche Folgeprobleme können durch Altersschwerhörigkeit entstehen?*
7. *Definieren Sie soziale Wahrnehmung.*
8. *Erklären Sie die Begriffe Primacy-Effekt, Hof-Effekt, logischer Fehler, Projektion und Übertragung.*
9. *Können Sie sich an eine self-fulfilling prophecy erinnern, die Sie oder Bekannte erlebt haben?*
10. *Erläutern Sie die wechselseitige Beeinflussung von Fremdbild und Selbstbild.*
11. *Was ist ein Stereotyp?*
12. *Stereotype verzerren die soziale Wahrnehmung, aber sie haben auch eine nützliche Funktion. Können Sie sich vorstellen, welche?*
13. *Beschäftigen Sie sich mit einem im Text nicht beschriebenen Altersstereotyp: der originelle, „kauzige" alte Mensch, dem man eine gewisse Narrenfreiheit zugesteht. Vielleicht finden Sie auch eine entsprechende Abbildung oder ein Beispiel aus dem Fernsehen. Wie kann sich dieses Stereotyp auf das Verhalten des Pflegepersonals auswirken?*

Anregungen

1. *Um die hier vorgeschlagene Stationenarbeit durchzuführen, braucht man so viele Personen wie geplante Stationen. Verteilen Sie in Ihrem Klassensaal mehrere Tische als Stationen. Legen Sie auf den Tischen Materialien bereit, die man für einfache, im täglichen anfallende Handlungen benötigt wie z. B.*
   - *Wasser aus einer Flasche in ein Glas gießen*
   - *ein Butterbrot schmieren*
   - *2,73 Euro aus einem Portmonee entnehmen*
   - *ein Blatt Papier falten, in einen Briefumschlag stecken und eine Adresse auf den Umschlag schreiben*
   - *eine Telefonnummer wählen*
   - *die eigene Jacke unter verschiedenen anderen finden*

   Bitten Sie nun Ihre Mitschülerinnen und Mitschüler, sich die Augen zu verbinden und an jeder Station die entsprechende Aufgabe zu versuchen. Jede Station wird von einer Person betreut, die beobachtet, wie die Aufgabe gelöst wird, eventuell die Zeitdauer oder Ergebnisse notiert und bei Bedarf die Ausübenden unterstützt. Zum Schluss wird ausgewertet, was besonders schwierig oder besonders einfach war, welche Tipps und Tricks die Aufgaben erleichtern usw.

2. *Informieren Sie sich über verschiedene Hilfsmittel, die bei Sehbeeinträchtigungen und Blindheit eingesetzt werden können und berichten Sie darüber.*

3. *Welche unterschiedlichen Hörgeräte gibt es und was ist im Umgang mit Hörgeräten zu beachten?*

4. *Sammeln Sie Beispiele für Altersstereotype in Sprichwörtern, Redensarten, Märchen oder Fernsehserien.*

5. *Analysieren Sie, wie das Verhalten alter Menschen in Pflegedokumentationen beschrieben wird. Gibt es Hinweise auf Subjektivität, Selektivität und Ungenauigkeit der Wahrnehmung? Finden sich Stereotype oder Fehler der sozialen Wahrnehmung?*

4 Sozialwissenschaftliche Methoden und ihre Bedeutung für die Pflegepraxis

Liebe Altenpflegeschülerin, lieber Altenpflegeschüler,

Einleitung *in diesem Kapitel wenden wir uns dem Thema Wissenschaft zu. Es wird begründet, warum Wissenschaften mit überprüfbaren Methoden arbeiten müssen. Ich stelle einige sozialwissenschaftliche Methoden vor, die in der gerontologischen Forschung und zur Diagnostik in der Gerontopsychologie, Geriatrie und Gerontopsychiatrie eingesetzt werden. Grundkenntnisse sozialwissenschaftlicher Methoden helfen Ihnen, Ergebnisse der Gerontologie und der Pflegeforschung zu verstehen und in die Praxis umzusetzen. Darüber hinaus sind Methodenkenntnisse wichtig, um Befragungen und Beobachtungen in der Pflege korrekt durchführen zu können.*

4.1 Wissenschaft gegenüber Alltagswissen

Ein Gespräch ...

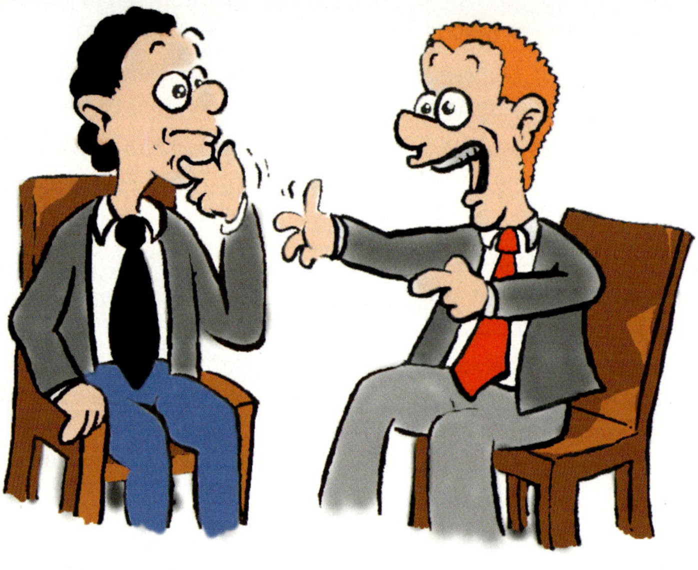

Andreas, 28 Jahre: Wenn ich so meine Oma betrachte, also, da kann man schon Angst vorm Altwerden bekommen ...

Bernd, 31 Jahre: Wie meinst Du das?

A.: Naja, ich hab' sie neulich besucht, sie ist 76 geworden. Ich seh' sie nicht so oft und ich finde, sie hat ganz schön abgebaut, seit ich sie das letzte Mal besucht habe.

B.: Ist sie krank?

A.: Nein, nein, es ist eher so das normale Altern, sie vergisst alles mögliche, ich denke, sie verkalkt immer mehr.

B.: Hm, also meine Oma ist noch topfit, die ist jetzt 79 und sehr unternehmungslustig, macht Reisen, lernt Englisch an der Volkshochschule ...

A.: Tja, das ist dann wohl eher die Ausnahme ...
B.: Glaubst Du denn, dass man immer dümmer wird, je älter man wird? Dann müssten ja alle Neunzigjährigen total blöd sein. Oder früher unglaublich intelligent gewesen sein.
A.: Schau Dich doch mal um. Wie viele Neunzigjährige kennst Du denn, die noch fit sind? Außerdem gibt es zu dem Thema auch wissenschaftliche Untersuchungen. Man hat die gleichen Intelligenztests mit Alten und Jungen gemacht und herausgekommen ist, dass die Jüngeren besser abschneiden. Ab 30 geht's bergab mit der geistigen Leistungsfähigkeit.
B.: Das sind ja schöne Aussichten.

An diesem Alltagsgespräch über die Entwicklung der Intelligenz im Alter können wir Unterschiede, aber auch einige Gemeinsamkeiten zwischen dem Erwerb von Alltagswissen und der Gewinnung wissenschaftlich fundierter Aussagen aufzeigen.

Aufgabe

Können Sie Andreas nachweisen, dass seine Argumente nicht ganz hieb- und stichfest sind? Versuchen Sie es und machen Sie sich einige Notizen, bevor Sie weiterlesen.

Defizitmodell

Andreas' Alltagswissen über das Altern, das in diesem Gespräch durchscheint, ist recht verbreitet und lautet: Als junger Erwachsener befindet man sich auf dem Höhepunkt seiner intellektuellen Möglichkeiten, danach nimmt die geistige Leistungsfähigkeit immer weiter ab. In der Gerontologie wird diese Einstellung als **Defizitmodell des Alterns** oder **Defizitmodell der geistigen Entwicklung** (vgl. auch 6.6) bezeichnet. Andreas hat das Defizitmodell entweder einfach übernommen oder aufgrund eigener Erfahrungen entwickelt. Das Verhalten, das er an seiner Oma beobachtet hat, bestätigt ihn in seiner Annahme. Er verallgemeinert sozusagen den einzelnen Fall seiner Oma und schließt, dass ihr Verhalten das „normale" Verhalten im Alter ist. Nun führt Bernd als Gegenbeweis die eigene Oma ins Feld. Andreas ist nicht überzeugt und erklärt kurzerhand Bernds Oma zur Ausnahme. Bernd versucht es mit einem logischen Einwurf, für Andreas zählen aber wohl eher konkrete Erfahrungen. Er fragt, ob Bernd denn „fitte" Neunzigjährige kenne. Zum Schluss zieht Andreas als weiteren Beleg für seine Vermutung die Ergebnisse wissenschaftlicher Untersuchungen heran.

Bernd macht sich nicht die Mühe, sämtliche Äußerungen seines Gesprächspartners akribisch auf ihre Richtigkeit und Widerspruchsfreiheit hin zu überprüfen. In einem Alltagsgespräch wäre eine derart kritische Haltung für den Fluss der Kommunikation auch eher hinderlich. In einer wissenschaftlichen Diskussion hingegen wäre Andreas' Argumentation unbrauchbar, da sie in folgenden Punkten den Regeln wissenschaftlichen Vorgehens widerspricht:

- Unzulässig ist aus wissenschaftlicher Perspektive, dass Andreas einen Einzelfall verallgemeinert und das Verhalten seiner Oma gleichsetzt mit normalem Altern. Denn diesem Einzelfall muss man ja als Gegenbeweis nur einen anderen Einzelfall entgegenhalten, was Bernd auch tut. Damit aber wird die Diskussion unfruchtbar, denn einzelne Beispiele, mit denen sich eine Meinung belegen oder widerlegen lässt, werden sich immer finden lassen.
- Unzulässig ist natürlich auch, dass Andreas einfach sein Beispiel zur Regel und Bernds Beispiel zur Ausnahme erklärt. Es könnte ja auch umgekehrt sein.

- Außerdem müsste Andreas (wenn er wollte, dass seine Behauptung wissenschaftlicher Kritik standhalten könnte) genau darlegen, wie oft und bei welchen Gelegenheiten er den vermeintlichen geistigen Abbau seiner Oma beobachtet hat. Vielleicht hatte sie bei seinem Besuch einfach einen schlechten Tag. Schliesslich sind ja auch Jüngere manchmal oder auch öfters vergesslich.
- Er müsste auch erklären, welche Verhaltensweisen seiner Oma er überhaupt als Zeichen für einen geistigen Abbau ansieht. Im Gespräch mit Bernd erwähnt er als einzigen Anhaltspunkt ihre Vergesslichkeit. Aber wenn außer Vergesslichkeit keine anderen Auffälligkeiten auftraten, kann er dann so einfach auf ein Nachlassen geistiger Fähigkeiten schließen?
- Andreas müsste bei seinen Beobachtungen systematisch vorgehen, um die Anzahl eigener Fehler bei der sozialen Wahrnehmung (vgl. 3.8.1) zu verringern. Wenn er z. B. während eines Besuches in einem Moment darauf achtet, was seine Oma tut und spricht, im nächsten aber nicht mehr, entgeht ihm vielleicht ein wichtiger Aspekt, der ihr Verhalten in einem anderen Licht erscheinen lässt.
- Er sollte seine Beobachtungen auch so dokumentieren, dass andere sich ebenfalls ein Bild vom Verhalten seiner Oma machen können. Denn eine zweite Person wird das Verhalten unter Umständen ganz anders interpretieren als Andreas dies tut. Also sollte Andreas am besten mit einer Videokamera bewaffnet bei seiner Oma anrücken. In diesem Fall müsste er jedoch auch berücksichtigen, dass sich ihr Verhalten wahrscheinlich allein durch seine ungewohnten Aktivitäten verändert. (Sie sehen also schon, dass der Versuch, wissenschaftlichen Ansprüchen zu genügen, ganz schön aufwendig werden kann.)
- Ein Wissenschaftler würde sich an Bernds Stelle auch kaum damit zufriedengeben, dass Andreas zum Beweis seiner Annahme irgendwelche, nicht näher bestimmte, wissenschaftliche Untersuchungen erwähnt, sondern würde sich wahrscheinlich nach den Forschern oder Forscherinnen, dem Zeitpunkt, dem Ort, den Methoden, vielleicht auch nach dem Zweck oder den Auftraggebern der Studien erkundigen. Denn die Kenntnis solcher Fakten erleichtert ein Urteil über die Brauchbarkeit, Aktualität und Glaubwürdigkeit der Forschungsergebnisse. Es gibt tatsächlich zahlreiche Untersuchungen zum Thema Intelligenzentwicklung im Alter. Die neueren Studien kommen aber nicht zu dem pauschalen Ergebnis „Ab 30 geht's bergab", das Andreas zitiert. Einige ältere Studien weisen allerdings in diese Richtung, wurden jedoch wegen methodischer Fehler heftig kritisiert.[1] So hatte man alten und jungen Menschen die gleichen Intelligenztests vorgelegt, ohne zu kontrollieren, ob für beide Gruppen überhaupt die gleichen Ausgangsvoraussetzungen galten. Man hätte beispielsweise überprüfen müssen, ob die beiden Gruppen hinsichtlich ihrer Schulbildung (die ältere Generation hat in der Regel eine viel kürzere Schulzeit durchlaufen) und ihres Gesundheitszustandes miteinander verglichen werden können.[2] Eine wichtige neuere Studie[3] mit besserer Methodik kommt zu dem Schluss, dass zwar auch bei gesunden alten Menschen ein gewisser Abfall geistiger Fähigkeiten zu beobachten ist. Dieser Rückgang scheint sich aber nicht auf die Bewältigung des Alltags auszuwirken. Außerdem bleibt die

---

1 Vgl. Lehr 1996, S. 73 ff.
2 Vgl. Lehr 1996, S. 85 ff.
3 Reischies, Lindenberger 1999.

Fähigkeit, Neues hinzuzulernen, auch bei über 90-jährigen erhalten, wenn keine demenzielle Erkrankung auftritt.

Anforderungen an wissenschaftliches Arbeiten

Damit die Ergebnisse einer Forschungsstudie wissenschaftlich genannt werden können, müssen verschiedene Bedingungen erfüllt sein:

- Die Forscherin oder der Forscher muss wichtige Begriffe, die in der Studie vorkommen, **definieren**. Handelt die Studie z. B. von Intelligenz im Alter, so muss festgelegt werden, was eigentlich unter Intelligenz verstanden wird.
- Es müssen geeignete **Forschungsmethoden** ausgewählt werden. Ist es z. B. sinnvoller, eine Person zum Thema Vergesslichkeit im Alter zu befragen, zu beobachten oder zu testen?
- Ein Forscher muss offenlegen, *wie* er zu den Ergebnissen seiner Studie gekommen ist, damit sein Vorgehen für andere Forscher **nachvollziehbar** und **überprüfbar** wird. Das heißt, die Methoden und die Reihenfolge einzelner Schritte des Forschungsprozesses müssen für andere ersichtlich sein.
- Zunächst einmal gelten die in einer Studie gefundenen Ergebnisse nur für die untersuchten Personen. Die Gruppe der untersuchten Personen wird **Stichprobe** genannt. Wenn eine Studie zu Ergebnissen führen soll, die verallgemeinert werden können, d. h., dass sie auch auf Personen, die nicht untersucht wurden, übertragen werden können, dann muss eine genügend große Anzahl von Personen untersucht werden. Zudem müssen die Personen der Stichprobe auch wirklich stellvertretend für die viel größere Anzahl von Personen, auf die später die Ergebnisse zutreffen sollen, stehen können. In einer Untersuchung zur Intelligenz im Alter, die Aussagen über alle Bundesbürger im Alter von 65 Jahren und älter machen will, können nicht nur Professoren getestet werden, sondern in der Stichprobe müssen unterschiedliche Berufsgruppen im gleichen Verhältnis wie in der gleichaltrigen deutschen Bevölkerung vertreten sein. Die Stichprobe soll idealerweise das verkleinerte Abbild der Gesamtheit der Personen sein, für die die Ergebnisse gelten sollen. Ist diese Bedingung erfüllt, so ist die Stichprobe **repräsentativ**.
- Wissenschaftlerinnen und Wissenschaftler müssen zwischen der Darstellung der Ergebnisse ihrer Studie und ihrer Interpretation dieser Ergebnisse unterscheiden. In der **Darstellung** werden z. B. Testergebnisse übersichtlich aufgelistet, so dass man sie miteinander vergleichen und etwaige Auffälligkeiten feststellen kann. In der **Interpretation**, die deutlich als solche gekennzeichnet werden sollte, werden Überlegungen zu den Gründen, warum die Ergebnisse so und nicht anders ausgefallen sind, geäußert. Denn eventuell lassen die Ergebnisse einer Studie mehrere verschiedene Interpretationsmöglichkeiten zu. Daher muss der Schritt zwischen der Darstellung und der Interpretation deutlich sein, so dass er von anderen nachvollzogen und gegebenenfalls kritisiert werden kann. Wenn ein Forscher z. B. alten und jungen Menschen Intelligenztests vorlegt und beim Vergleich der Ergebnisse feststellt, dass die Jüngeren durchschnittlich eine höhere Punktzahl erreichen, so lässt diese Tatsache eine Reihe von Interpretationsmöglichkeiten zu. Dazu drei Beispiele, die sich sicherlich noch durch andere Erklärungen für das schlechtere Abschneiden der Älteren fortsetzen ließen:
  1. Die Jüngeren sind intelligenter als die Älteren.
  2. Der Intelligenztest ist für Ältere weniger geeignet als für Jüngere.
  3. Die Älteren haben weniger Interesse daran, Intelligenztests auszufüllen, als die Jüngeren.

Wissenschaftliche Aussagen gegenüber Alltagswissen

Wissenschaftliche Aussagen werden mit Hilfe von geeigneten und überprüfbaren Methoden gewonnen, während unser Alltagswissen oft auf einzelnen individuellen Erfahrungen beruht, die unter Umständen für andere Menschen nicht nachvollziehbar sind. Das Alltagswissen widerspricht selten dem sogenannten „gesunden Menschenverstand". Es ist eigentlich ein praktisches Werkzeug, mit dem wir, ohne Zeit mit Zweifeln und Nachdenken zu verlieren, Informationen einordnen und beurteilen sowie alltägliche Situationen bewältigen können. Alltagswissen unterliegt allerdings auch der Gefahr, auf Stereotypen zu basieren und Stereotype immer wieder weiterzugeben.

Wissenschaftliche Studien versuchen, durch die Anwendung von Methoden und Transparenz des Vorgehens zu objektiven Aussagen zu kommen, die über einen subjektiven Rahmen hinaus Gültigkeit besitzen. Wissenschaftliche Erkenntnisse können durchaus dem „gesunden Menschenverstand" widersprechen. Scheinbar Selbstverständliches, was man schon immer für richtig oder wahr hielt, kann sich als Stereotyp entpuppen.

4.2 Sozialwissenschaftliche Methoden

Sozialwissenschaften

Als **Sozialwissenschaften** bezeichnet man die Wissenschaften, die sich mit dem Menschen als Teil der Gesellschaft und als Mitglied von Gemeinschaften befassen. Dazu gehören u. a. Soziologie, Politologie, Sozialökonomie und je nachdem, welche Schwerpunkte gesetzt werden, auch Psychologie, Gerontologie, Pflegewissenschaft und weitere Wissenschaften.

Methoden

In der sozialwissenschaftlichen Forschung werden u. a. die Methoden Test, Beobachtung, Experiment, Befragung, Soziometrie und Inhaltsanalyse eingesetzt, um Daten (Informationen) zu bestimmten Themenbereichen zu gewinnen. In umfangreichen wissenschaftlichen Studien werden oft mehrere Methoden, z. B. Test und Befragung eingesetzt. Neben den **datengewinnenden** gibt es auch **datenverwertende** Methoden, mit denen die gewonnenen Informationen mathematisch-statistisch weiterverarbeitet werden. Auf die datenverwertenden Methoden werden wir hier nicht eingehen.

Überprüfte Methoden in der Praxis

Außer in der Forschung werden Befragung, Test und Beobachtung, wenn sie den wissenschaftlichen Gütekriterien (siehe 4.2.1) entsprechen, genügend erprobt wurden und sich bewährt haben, in der **Praxis** der Medizin, der Psychiatrie, der klinischen Psychologie und der Pflege eingesetzt. (Die klinische Psychologie ist ein Teilgebiet der Psychologie, das sich mit der Erforschung, Diagnose, Behandlung und Vorbeugung psychischer Erkrankungen befasst.) So wurden für die Befragung zum bisherigen Krankheitsverlauf **(Anamnese)** geeignete Fragebögen **(Anamnesebögen)** entwickelt Zur **Diagnose** (Erkennung und Benennung) einer Erkrankung werden häufig Tests und Fragebögen hinzugezogen. **Beobachtungsbögen**, in die z. B. das Pflegepersonal in festgelegten Zeitabständen Beobachtungen wie die Entwicklung von Symptomen, Veränderungen von Verhaltensweisen etc. einträgt, sind unentbehrlich, wenn der Verlauf einer Krankheit und Reaktionen auf die Behandlung erfasst werden sollen.

4.2.1 Wissenschaftliche Gütekriterien

Um beurteilen zu können, wie gut eine Methode ist, wurden wissenschaftliche Gütekriterien entwickelt. Die bekanntesten sind Objektivität, Gültigkeit und Zuverlässigkeit.

- **Objektivität**
  Eine Methode muss bei der Wiederholung einer Studie unter Leitung eines *anderen* Forschers zu den gleichen Ergebnissen führen. Wenn z. B. ein Interview durchgeführt wird, so dürfen die Antworten der Befragten nicht durch die Person der Interviewerin oder des Interviewers beeinflusst werden, d. h. sie dürfen nicht anders lauten, wenn die Befragung von einer anderen Person durchgeführt wird.
- **Gültigkeit (Validität)**
  Eine Methode besitzt dann Gültigkeit, wenn sie wirklich das misst, was sie messen soll. Ein Intelligenztest soll also Intelligenz messen. Das heißt, der Test muss so konstruiert sein, dass weitgehend ausgeschlossen ist, dass eine hohe Punktzahl etwa durch Erraten der richtigen Antworten erreicht werden kann. In diesem Fall würde der Test nämlich nicht die Intelligenz, sondern das Rateglück der Testperson messen.
- **Zuverlässigkeit (Reliabilität)**
  Eine Methode muss das, was sie misst, genau messen. Das bedeutet, dass z. B. ein Berufseignungstest in mehreren Durchgängen mit der gleichen Testperson zu den gleichen Werten kommen muss. Er darf nicht etwa einmal eine gute, ein anderes Mal eine geringe Eignung für einen bestimmten Beruf feststellen.

4.2.2 Test

Tests haben das Ziel festzustellen, wie stark eine oder mehrere Eigenschaften bei einer Person ausgeprägt sind. Sie bestehen aus Fragen und Aufgaben, die die getestete Person zu lösen hat. Es gibt Tests, deren Aufgaben richtig oder falsch (oder zumindest besser oder schlechter) gelöst werden können und Tests, deren Fragen nicht richtig oder falsch beantwortet werden können, da sie auf Vorlieben, Interessen oder sogenannte „Charaktereigenschaften" wie Schüchternheit, Aufgeschlossenheit usw. abzielen.

Um wissenschaftlichen Ansprüchen zu genügen, müssen Tests eine Reihe von Bedingungen erfüllen, und dies unterscheidet wissenschaftlich anerkannte Tests von den populären „Psycho-Tests", die man in Illustrierten finden kann.

- Die Testaufgaben müssen nach Regeln der **Testtheorie** konstruiert und hinsichtlich der Gütekriterien (vgl. 4.2.1) überprüft werden. Die Testtheorie ist das Spezialgebiet, das sich bemüht, Fehlerquellen, die zu verfälschten Ergebnissen führen, zu entdecken und wenn möglich zu beseitigen.
- Soll ein Test in größerem Umfang eingesetzt werden, so muss auch festgelegt werden, wie er durchgeführt und ausgewertet werden soll, damit alle, die den Test verwenden, in gleicher Art und Weise vorgehen. Es handelt sich dann um einen **standardisierten Test**.
- Häufig ist es wichtig zu wissen, wie ein individuelles Testergebnis im Vergleich mit den durchschnittlich von einer großen Anzahl von Personen erreichten Werten einzuordnen ist. Erreicht z. B. eine Person in einem bestimmten Intelligenztest einen Wert von 100, so weiß man zunächst noch nicht, ob die Person über- oder unterdurchschnittlich intelligent ist. Man braucht also einen Vergleichsmaßstab, einen Durchschnittswert, der in Vortests mit geeigneten Stichproben vor dem eigentlichen Einsatz des Tests ermittelt wird. Liegt ein solcher Vergleichsmaßstab vor, so spricht man von einem **normierten Test**.

Man kann Tests einteilen in

Einteilung von Tests

- **Leistungstests**, die bestimmte Fähigkeiten, Fertigkeiten, Kenntnisse oder Begabungen (etwa Intelligenz, Konzentrationsfähigkeit, Reaktionsschnelligkeit, Allgemeinbildung, Musikalität) messen,
- **Entwicklungstests** (die auch oft zu den Leistungstests gezählt werden), mit denen ein bestimmter Entwicklungsstand festgestellt wird. Ein Beispiel ist ein Schuleingangstest.
- **Persönlichkeitstests**, mit denen Interessen, Motive, „Charaktereigenschaften" (z. B. Schüchternheit, Kontaktfreudigkeit) eines Menschen erfasst werden sollen, und
- **Klinisch-diagnostische Tests**, die im Rahmen der psychologischen Diagnostik das Erkennen von Konfliktsituationen, Problemen oder psychischen Krankheiten erleichtern sollen.

Testbatterie

Um ein umfassendes Bild von einer getesteten Person zu gewinnen und auch, um eventuelle Verfälschungen aufzudecken und Reliabilität und Validität von Testergebnissen zu erhöhen, wird häufig nicht nur ein einzelner Test, sondern eine Mischung aus verschiedenen Tests eingesetzt. Man spricht dann von einer **Testbatterie.**

Es folgen Ausschnitte aus einigen bekannten Tests:

Konzentrationstest

Die unten stehende Zeile mit den Buchstaben d und p entstammt dem **Konzentrationstest** d2 von R. Brickenkamp[1]. Die Testperson hat eine ganze Seite mit diesen Buchstaben und Strichen vor sich liegen. Die Aufgabe, die innerhalb einer bestimmten Zeit zu lösen ist, lautet: Markieren Sie alle d, die zwei Striche aufweisen.

I	II	II		II		I	I		
d	p	p	d	p	p	p	p	d	p
I		I	II		II		I	II	II

Intelligenztest

Intelligenztests enthalten in der Regel Aufgaben aus unterschiedlichen Bereichen, z. B. Allgemeinbildung, Sprachverständnis, räumliches Vorstellungsvermögen, logisches Denken etc.

1 Brickenkamp, R. (1994): Test d2. Göttingen: Hogrefe. Bezugsquelle: Testzentrale Göttingen, Robert-Bosch-Breite 25, 37079 Göttingen.

Hier einige Beispielaufgaben aus dem Intelligenzstrukturtest (I-S-T 70) von R. Amthauer[1]:

FA = Figurenauswahl

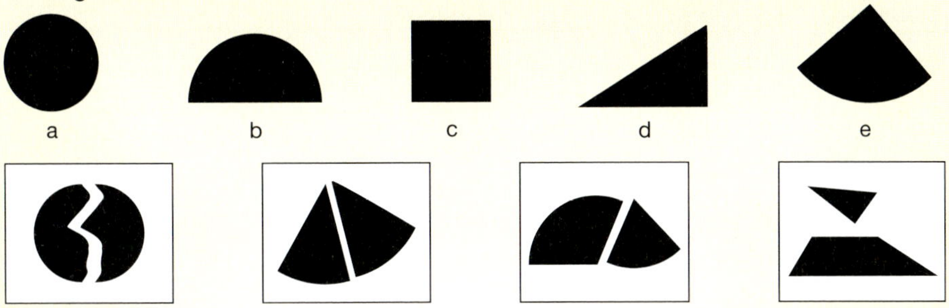

Zerschnittene Figuren sind 5 unzerschnittenen geometrischen Figuren zuzuordnen.

WÜ = Würfelaufgaben

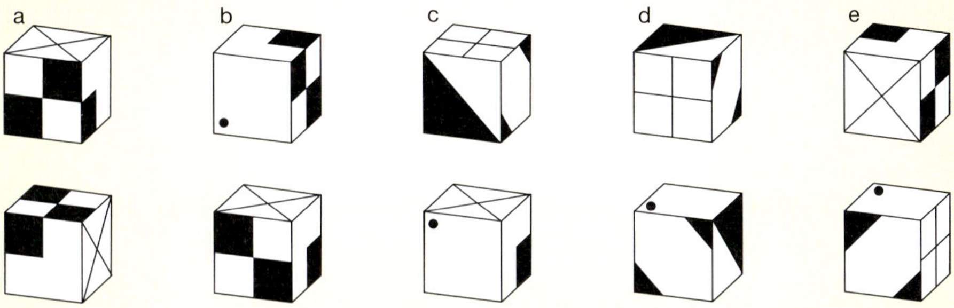

Der Proband soll erkennen, welchem von 5 Auswahlwürfeln ein vorgegebener Würfel gleicht. Der Würfel kann gekippt, gedreht oder gekippt und gedreht sein.

ME = Merkaufgaben: *Innerhalb von 3 Minuten sind die Namen von je 5 Sportarten, Nahrungsmitteln, Städten, Berufen und Bauwerken zu lernen und anschließend auf einem Fragebogen zu markieren.*

Beispiel: Das Wort mit dem Anfangsbuchstaben - V - war ein(e) a) Sportart b) Nahrungsmittel c) Stadt d) Beruf e) Bauwerk

Persönlichkeitsfragebogen

Die **Persönlichkeitstests** lassen sich noch einmal unterteilen in Persönlichkeitsfragebogen und projektive Tests. Ein häufig verwendeter **Persönlichkeitsfragebogen** ist das Freiburger Persönlichkeitsinventar (FPI) von Fahrenberg, Selg und Hampel[2], mit dem erfasst werden soll, wie ausgeprägt u. a. folgende Merkmale auftreten: Nervosität, Aggressivität, Depressivität, Erregbarkeit, Gehemmtheit, Geselligkeit, Gelassenheit, Dominanzstreben, Offenheit. Das FPI besteht aus Aussagen wie die anschließend beispielhaft aufgeführten, bei denen die befragte Person ohne längeres Nachdenken entscheiden soll, ob sie sie für zutreffend hält oder nicht.

1 Amthauer, R. (1973): Intelligenz-Struktur-Test (I-S-T 70) Göttingen: Hogrefe. Bezugsquelle: Testzentrale Göttingen, Robert-Bosch-Breite 25, 37079 Göttingen.

2 Fahrenberg, J., Hampel, R., Selg, H. (1994) Das Freiburger Persönlichkeitsinventar: FPI; Revidierte Fassung FPI-R und teilweise geänderte Fassung FPI-A1. Göttingen: Hogrefe. Bezugsquelle: Testzentrale Göttingen, Robert-Bosch-Breite 25, 37079 Göttingen.

	stimmt	stimmt nicht
Alles in allem bin ich ausgesprochen zufrieden mit meinem bisherigen Leben.	☐	☐
Da der Staat schon für Sozialhilfe sorgt, brauche ich im Einzelnen nicht zu helfen.	☐	☐
Ich habe gern mit Aufgaben zu tun, die schnelles Handeln verlangen.	☐	☐
Ich werde ziemlich leicht verlegen.	☐	☐
Oft rege ich mich zu rasch über jemanden auf.	☐	☐
Wenn ich Zuflucht zu körperlicher Gewalt nehmen muss, um meine Rechte zu verteidigen, so tue ich es.	☐	☐
Ich habe häufig das Gefühl, im Stress zu sein.	☐	☐
Ich bin hin und wieder ein wenig schadenfroh.	☐	☐
Ich kann in eine ziemlich langweilige Gesellschaft schnell Leben bringen.	☐	☐

Projektive Tests

Projektive Testverfahren spielen eine große Rolle in den tiefenpsychologischen Richtungen der Psychotherapie. Der Testperson werden z. B. unstrukturierte oder mehrdeutige Bildmotive zur Interpretation vorgelegt. Es wird davon ausgegangen, dass die Deutung der Bilder Aufschluss über das innere Erleben, auch über unbewusste Gefühle und Konflikte der getesteten Person geben kann. Ein bekannter projektiver Test ist der nach einem Schweizer Psychiater benannte **Rorschach-Test**[1] (siehe nächste Seite), der aus zehn farbigen und schwarzweißen tintenklecksartigen Motiven besteht. Um den Test auswerten zu können, muss der Therapeut eine entsprechende Fortbildung besucht haben.

Kritik an projektiven Tests

Es ist umstritten, ob projektive Tests als Persönlichkeitstests brauchbare Daten liefern. Sie erfüllen die wissenschaftlichen Gütekriterien nicht in dem Maße wie andere Tests. Als alleinige Grundlage zur Erstellung einer Diagnose reichen projektive Tests keineswegs aus. In der Kinderpsychologie können sie geeignete diagnostische Hilfen sein, da Kinder ihre Gefühle, Einstellungen und Konflikte nicht in dem Maße wie Erwachsene in Worte fassen können.

1 Rorschach, H. (o. J.) Psychodiagnostik. Der Rorschach-Test. Bern: Huber.

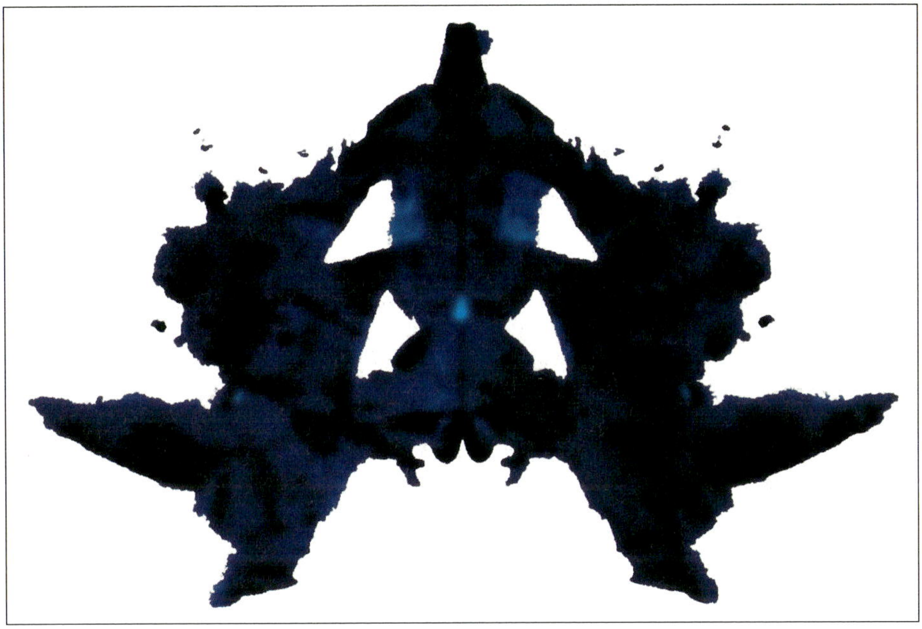

Tafel aus dem Rorschach-Test

Obwohl die Testtheorie eine Reihe von Verfahren entwickelt hat, um die Objektivität, Reliabilität und Validität (vgl. 4.2.1) von Tests zu sichern, können Einflüsse, die die Resultate beeinträchtigen, nicht immer ausgeschlossen werden.

- So kann z. B. die **momentane Befindlichkeit** der getesteten Person, etwa ihr Gesundheitszustand oder auch einfach Nervosität, die Ergebnisse erheblich beeinflussen.
- **Mangelnde Motivation**, einen Test auszufüllen, kann die Ergebnisse verfälschen.
- Das Phänomen der **sozialen Erwünschtheit**, kann ebenfalls zu verfälschten Ergebnissen führen. Mit sozialer Erwünschtheit ist gemeint, dass bei Fragen zu persönlichen Fähigkeiten, Gewohnheiten oder Interessen je nach Formulierung und Inhalt die Tendenz besteht, statt einer ganz ehrlichen eine Antwort zu geben, von der man glaubt, dass andere sie billigen und akzeptieren.
- Wie schon erwähnt, sind **projektive Tests** umstritten, da sie einen großen Spielraum für Interpretationen bieten und die wissenschaftlichen Gütekriterien nicht in dem Maße wie andere Tests erfüllen.

Zu beachten ist auch, dass viele Tests an Testpersonen jüngeren oder mittleren Alters entwickelt und erprobt wurden. Manche Tests sind für **ältere Probandinnen und Probanden** nicht geeignet, weil Besonderheiten, die für alte Menschen gelten, nicht genügend berücksichtigt werden. Zum Beispiel kann allein die Tatsache, dass die Sehkraft mit zunehmendem Alter nachlässt, ältere Menschen bei Leistungstests benachteiligen, denn sie brauchen länger, um die Aufgaben durchzulesen. Wenn man verfälschte Ergebnisse vermeiden will, muss man Tests bezüglich ihrer Brauchbarkeit für gerontopsychologische Fragestellungen überprüfen und gegebenenfalls an die speziellen Erfordernisse älterer Testpersonen anpassen oder geeignete Tests neu entwickeln.

4.2.3 Beobachtung

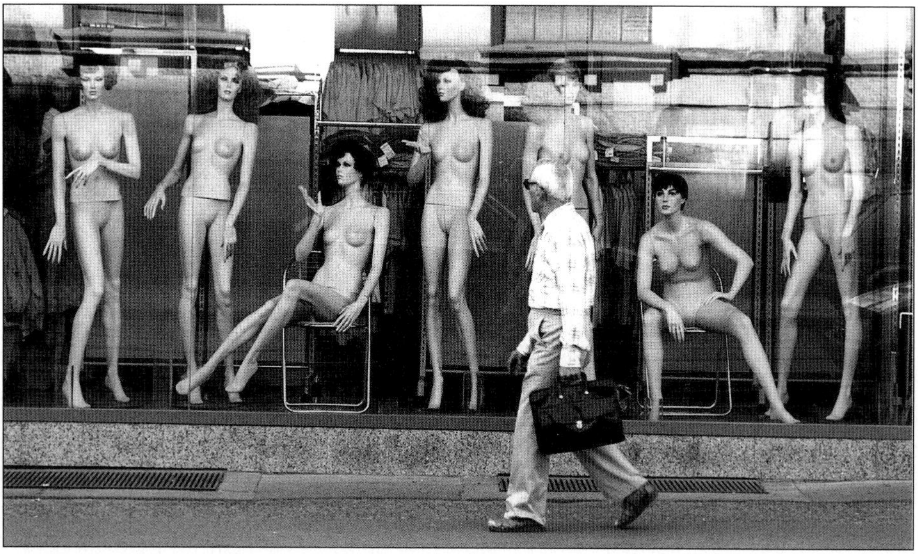

Man kann Beobachtung in einem allgemeineren und einem spezielleren Sinn verstehen.

Allgemeiner betrachtet kann die Beobachtung als grundlegender Bestandteil anderer Forschungsmethoden gelten. So wird bei bestimmten Tests die Ausführung einer Leistung oder Tätigkeit beobachtet und bei Experimenten werden Veränderungen oder Unterschiede beobachtet.

Im spezielleren Sinn ist die Beobachtung als eigenständige Methode der Datengewinnung ein gezieltes, systematisches Verfahren, mit dem Forscherinnen und Forscher versuchen, das Verhalten von Personen in einer bestimmtem Situation oder über eine bestimmte Zeitdauer zu erfassen und zu dokumentieren.

In beiden Fällen ist unabdingbar, dass die beobachtende Person zwischen dem, was sie beobachtet und ihren Erklärungen oder Interpretationen des beobachteten Verhaltens unterscheidet.

Die Beobachtung als Methode der Datengewinnung kann nach verschiedenen Gesichtspunkten in mehrere Formen eingeteilt werden:

Selbstbeobachtung

Man unterscheidet zunächst die Selbstbeobachtung und die Fremdbeobachtung. Bei der **Selbstbeobachtung** sind die beobachtende und die beobachtete Person identisch. Eigene Denkprozesse, Gefühle, Verhaltensweisen usw. sollen wahrgenommen und beschrieben werden. Im Rahmen von Untersuchungen zu bestimmten Verhaltensweisen, Gewohnheiten oder Aktivitäten kann es vorkommen, dass ein Forscher die Teilnehmerinnen und Teilnehmer um eine systematische Selbstbeobachtung bittet. Er könnte sie z. B. auffordern, eine Zeitlang regelmäßig aufzuschreiben, was sie nach dem Abendessen tun.

Fremdbeobachtung

Mit einer **Fremdbeobachtung** kann man beispielsweise die Fragestellung untersuchen, ob ein Lehrer im Unterricht mit Mädchen anders umgeht als mit Jungen (ob er z. B. die Mädchen häufiger aufruft). Auch die praktische Prüfung im Altenpflegeexamen ist eine Fremdbeobachtung, die Prüfer sind die Beobachter.

Die Fremdbeobachtung kann weiter unterteilt werden in die **teilnehmende** und die **nicht teilnehmende** Beobachtung. Bei der teilnehmenden Beobachtung ist der Beobachter zugleich auch Handelnder in der Situation, die beobachtet wird. So könnte beispielsweise ein Teilnehmer an einem Kurs gleichzeitig auch die Lehrmethoden des Kursleiters beobachten.

Des Weiteren unterscheidet man die **verdeckte** und die **nicht verdeckte** Beobachtung. Bei der nicht verdeckten Beobachtung wissen die beobachteten Personen nicht, dass sie beobachtet werden. Um das Verhalten von Ärzten gegenüber Patienten zu erforschen, könnte z. B. eine Forscherin unerkannt als Patientin auftreten.

Festhalten von Beobachtungen

Um Beobachtungen festzuhalten, werden verschiedene Hilfsmittel verwendet:
- Man kann einen Beobachtungsbogen konstruieren, auf dem alles Wichtige in der Beobachtungssituation notiert wird.
- Es können Video- oder Tonbandaufnahmen gemacht.

Dementia Care Mapping

Umfangreiche Beobachtungen mit Hilfe von Beobachtungsbögen gehören zum **Dementia Care Mapping** (übersetzt etwa: Abbilden der Pflege bei Demenz). DCM ist ein in England entwickeltes Verfahren, das zum Ziel hat, den besonderen Aufwand, der sich in der stationären Pflege demenziell erkrankter Menschen ergibt, zu messen und die Pflegequalität zu steigern. Dabei geht es nicht nur um Körperpflege, sondern auch um die Berücksichtigung sozialer und psychischer Bedürfnisse der Erkrankten. Die Pflegeversicherung bietet bisher zu wenig Möglichkeiten, die kommunikativen und interaktiven Leistungen, die zu einer ganzheitlichen Betreuung demenziell erkrankter Menschen gehören, einzuordnen und abzurechnen. DCM will nun genau diese Leistungen dokumentieren. Gleichzeitig soll die Pflegequalität festgestellt werden. Der Maßstab für die Pflegequalität ist die Befindlichkeit der Erkrankten: Eine hohe Qualität zeigt sich in deren Wohlbefinden. Da das Wohlbefinden bei demenziell Erkrankten in vielen Fällen nicht erfragt werden kann, soll es durch Beobachtungen über einen längeren Zeitraum hinweg erfasst werden. Auch die Art der vom Personal ausgehenden Interaktionen wird beobachtet, um die Pflegequalität beurteilen zu können.

Rating-Verfahren

Eine besondere Form der Beobachtung, stellen die **Rating- oder Einschätzungsverfahren** dar. Sie spielen in der Pflege eine große Rolle. Bei den Ratingverfahren wird das Verhalten nicht in dem Moment, in dem es auftritt, beobachtet und dokumentiert, sondern es wird nachträglich geschätzt, wie oft es innerhalb eines festgelegten Zeitraums vorkam. Ein oft verwendetes Rating-Instrument ist der Barthel-Index (vgl. 5.3.3).

Methodenkritik

- Grundlage der Beobachtung ist die Wahrnehmung des Beobachters und diese kann natürlich mit Wahrnehmungsfehlern behaftet sein (vgl. 3.8.1).
- Ein unerwünschter Effekt ist, dass sich Personen, die sich beobachtet wissen, oft anders verhalten als sonst. Diesen Effekt versuchen manche Forscher durch Gewöhnungszeiten vor der eigentlichen Beobachtung zu minimieren.
- Die Selbstbeobachtung ist besonders anfällig für Verfälschungen, da die beobachtende und die beobachtete Person ein und dieselbe ist. Vor allem, wenn es darum geht, Gefühle oder Denkprozesse zu beobachten, ist die Selbstbeobachtung eine recht unzuverlässige Methode, weil die bewusste Konzentration das Gefühl oder den Gedanken schon verändern kann.

- Die Rating- oder Einschätzungsverfahren vermeiden zwar den „Vorführeffekt", der das Verhalten einer beobachteten Person beeinflusst. Denn die Beobachtungen werden nachträglich dokumentiert. Dies bringt aber den Nachteil mit sich, dass zusätzlich zu den Wahrnehmungsfehlern Erinnerungsfehler die Ergebnisse verfälschen können.

4.2.4 Experiment

Das Experiment ist eine klassische Methode der Naturwissenschaften Physik, Chemie und Biologie. Kennzeichen des Experiments ist, dass der Versuchsleiter bewusst bestimmte Bedingungen herstellt, um deren Auswirkungen beobachten und messen zu können. Der Versuchsleiter möchte Aufschluss über Wenn-Dann-Beziehungen gewinnen. So könnte sich z. B. eine Physikerin dafür interessieren, welcher Effekt eintritt, wenn ein Material einer bestimmten Temperatur ausgesetzt wird.

In der Psychologie sind zahlreiche Experimente mit Tieren durchgeführt worden (z. B. mit Ratten und Affen zu Lernprozessen). Deren Ergebnisse sind natürlich nur bedingt auf menschliches Verhalten übertragbar. Besonders in der Sozialpsychologie (Teilgebiet der Psychologie, das sich mit dem menschlichen Verhalten und Erleben in Interaktionen mit anderen beschäftigt) beruhen viele wichtige Erkenntnisse auf Experimenten, die mit Menschen durchgeführt wurden.

Aufgabe Informieren Sie sich und anschließend Ihre Mitschülerinnen und Mitschüler über das bekannte Experiment des Sozialpsychologen Stanley Milgram zur Gehorsamkeit gegenüber Autoritäten. Überlegen Sie auch, was man kritisch gegen dieses Experiment einwenden kann.

Unterscheiden kann man das Feldexperiment und das Laborexperiment.

Feldexperiment Bei einem **Feldexperiment** werden die Versuchspersonen in dem Umfeld beobachtet, in dem sie sich normalerweise aufhalten. Ein Beispiel für ein Feldexperiment ist der von Rosenthal an einer Schule durchgeführte Versuch (vgl. 3.8.2). Das **Laborexperiment** hingegen findet im Labor des Forschers statt. Ein bekanntes Laborexperiment ist das unter 3.2 beschriebene Reizentzugsexperiment von Donald Hebb.

Laborexperiment

Methodenkritik

- Am Laborexperiment werden die wirklichkeitsfernen Versuchsbedingungen in einer künstlichen Situation kritisiert. Allein die ungewohnte Laborumgebung kann das Verhalten der Versuchspersonen so stark beeinflussen, dass die Ergebnisse nicht aussagekräftig sind.
- Ferner können die Erwartungen des Forschers erstens seine Wahrnehmung und zweitens auch die objektiven Versuchsergebnisse beeinflussen (Rosenthal-Effekt, vgl. 3.8.2).
- Und schließlich gibt es auch ethische Bedenken gegenüber dem Experiment als wissenschaftlicher Methode, insbesondere gegenüber Experimenten mit Menschen. Das Experiment darf daher als Methode in den Sozialwissenschaften nur eingesetzt werden, wenn Auflagen erfüllt werden wie nachgewiesene Nützlichkeit für die Teilnehmerinnen und Teilnehmer, ausführliche Aufklärung und schriftliche Einverständniserklärung.

Informieren Sie sich über die Arbeit der Ethikkommissionen an Universitäten und über die Deklaration des Weltärztebundes von Helsinki (2002): Ethische Grundsätze für die medizinische Forschung am Menschen.

4.2.5 Befragung

Die Befragung ist eine Methode, die in den Sozialwissenschaften häufig eingesetzt wird, wenn es darum geht, Meinungen oder Einstellungen von Personen zu erforschen oder biographische Informationen zu sammeln.

Interview und Fragebogen

Die Befragung kann **mündlich** (dann wird sie auch als **Interview** bezeichnet) oder **schriftlich** mit einem **Fragebogen** durchgeführt werden. Die einzelnen Fragen sind je nach dem Zweck der Befragung mehr oder weniger festgelegt und lassen dadurch der befragten Person auch mehr oder weniger Spielraum für die Antworten. Will sich eine Sozialwissenschaftlerin erst einmal an ein noch nicht erforschtes Thema herantasten, so wird sie in der Befragung keinen vorformulierten Fragenkatalog durchgehen, sondern sich an einen ungefähren Frageleitfaden halten, der es erlaubt, auf Rückfragen und Aspekte, die sie vorher noch nicht beachtet hat, einzugehen. Will sie hingegen möglichst viele Antworten zu einem Thema, zu dem schon Forschungsergebnisse vorliegen, miteinander vergleichen, so wird sie wahrscheinlich einen Fragebogen mit Fragen, die für alle Befragten gleich formuliert sind, konstruieren und an eine genügend große Stichprobe verschicken. Ein solcher Fragebogen kann auch Antwortvorgaben enthalten, man spricht dann von **geschlossenen Fragen** im Gegensatz zu **offenen Fragen**, bei denen die Befragten die Antworten selbst formulieren müssen.

Ein Beispiel für eine geschlossene Frage:

Treffen Sie sich mit Menschen, die älter als 65 Jahre sind, um mit ihnen etwas zu unternehmen?

☐ ein- bis mehrmals wöchentlich ☐ ein- bis mehrmals monatlich ☐ seltener als einmal im Monat ☐ nie

Bei einer Befragung muss sorgfältig geprüft werden, ob die Fragen leicht verständlich sind und eindeutig beantwortet werden können. Auch dürfen Fragen nicht so formuliert werden, dass sie bestimmte Antworten nahelegen.

Ein Beispiel für einen Fragebogen ist der von Mitarbeiterinnen und Mitarbeiter des Geriatrischen Zentrums am Universitätsklinikum Tübingen für das geriatrische Assessment (vgl. Kap. 5) entwickelte **Sozialanamnesebogen**. Patientinnen und Patienten auf geriatrischen Krankenhausstationen werden durch sozialpädagogisch ausgebildetes Personal zu ihrer Wohn- und Lebenssituation, ihrem sozialen Umfeld und ihren Möglichkeiten und Wünschen zur Weiterversorgung nach dem Klinikaufenthalt befragt. Der Fragebogen kann in mehreren Etappen ausgefüllt werden. Einige Punkte können in einem ersten Beratungsgespräch ohne den Bogen geklärt und später eingetragen werden, weitere Fragen bei einem zweiten Termin anhand des Fragebogens mit der Patientin/dem Patienten durchgegangen werden. Zur besseren Einschätzung der Wohnsituation ist ein Hausbesuch, idealerweise zusammen mit einer Ergo- oder Physiotherapeutin, vorgesehen. Um effektive Maßnahmen zur Weiterversorgung nach dem Klinikaufenthalt erarbeiten zu können, werden Gespräche mit Angehörigen, mit ambulanten Diensten und Beratungsstellen geführt.

Auf der folgenden Seite sehen Sie zwei Ausschnitte aus dem Sozialanamnesebogen[1], in denen nach Wohnbedingungen und sozialen Kontakten gefragt wird.

1 Lawall, Kirchner, Wormstall (Geriatrisches Zentrum am Universitätsklinikum Tübingen) 1997: Handbuch zum geriatrischen Assessment, S. 90 f.

6. Wohnsituation

6.1 Wie?

1. ☐ **allein zu Hause**
2. ☐ **mit Partner zu Hause**
3. ☐ **bei Kindern/Verwandten** wo/bei wem ______
4. ☐ **Betreutes Wohnen** wo ______
5. ☐ **Altenheim** wo ______ seit ______
6. ☐ **Pflegeheim** wo ______ seit ______
7. ☐ **Sonstiges**
   was ______

6.2 Umfeld

1. **Anbindung an öffentliche Verkehrsmittel**		☐ gut	☐ unzureichend
2. **Anbindung an Einkaufsmöglichkeiten**		☐ gut	☐ unzureichend
3. **Anbindung an ambulante Dienste**	3.1 Sozialstation	☐ gut	☐ unzureichend
	3.2 Mobiler Sozialer Dienst	☐ gut	☐ unzureichend
	3.3 Fahrdienst	☐ gut	☐ unzureichend

6.3 Wohnung

Ausführliches Protokoll vom Hausbesuch vorhanden: ☐ ja ☐ nein

				Änderungsnotwendigkeit
1. **Lage**	☐ Hanglage	☐ Halbhöhe	☐ eben	☐ nein ☐ ja
2. **Stufen**				
außerh. d. Whg.	☐ viele (> 5)	☐ wenige (≤ 5)	☐ keine	☐ nein ☐ ja
innerh. d. Whg.	☐ viele (> 5)	☐ wenige (≤ 5)	☐ keine	☐ nein ☐ ja
3. **Räumlichkeiten**	☐ Haus	☐ Wohnung (> 3 Räume)	☐ Wohnung (≤ 3 Räume)	☐ nein ☐ ja
4. **Heizung**	☐ Kohle-, Holz-, Öl-Einzelofen	☐ Gas, Ölöfen mit autom. Ölzulauf	☐ Zentralheizung (Öl, Strom u. ä.)	☐ nein ☐ ja

8. Kontakte

selten = 1–2 mal pro Monat **regelmäßig** = 1 bis mehrmals pro Woche **häufig** = jeden Tag bzw. mehrmals pro Tag

					Änderungsnotwendigkeit
1. **Verwandte**	☐ nie	☐ selten	☐ regelmäßig	☐ häufig	☐ nein ☐ ja
2. **Nachbarn**	☐ nie	☐ selten	☐ regelmäßig	☐ häufig	☐ nein ☐ ja
3. **Freunde**	☐ nie	☐ selten	☐ regelmäßig	☐ häufig	☐ nein ☐ ja
5. **Gruppen**	☐ nie	☐ selten	☐ regelmäßig	☐ häufig	☐ nein ☐ ja
6. **Hausarzt**	☐ nie	☐ selten	☐ regelmäßig	☐ häufig	☐ nein ☐ ja

Klartext: ______

______

______

- Es gibt kaum Möglichkeiten festzustellen, ob die Fragen ehrlich beantwortet wurden. Wie bei Persönlichkeitstests kann **soziale Erwünschtheit** (d. h. die Befragten geben Antworten, bei denen sie davon ausgehen, allgemeine Zustimmung zu erhalten) eine Rolle spielen. **Methodenkritik**
- Bei einer mündlichen Befragung kann es vorkommen, dass die Antworten durch das Verhalten oder die Persönlichkeit des Interviewers beeinflusst werden.

4.2.6 Soziometrie

Die Soziometrie ist eine Methode, mit der Informationen über die Beziehungen in einer Gruppe gewonnen werden können. Man kann z. B. beobachten, wer wen innerhalb einer Gruppe wie häufig anspricht oder man befragt die Mitglieder einer Gruppe, mit wem sie am liebsten eine Aufgabe in Partnerarbeit lösen würden. Mit Hilfe solcher oder anderer Beobachtungen und Fragestellungen kann man feststellen, wie Sympathien und Antipathien in einer Gruppe verteilt sind, wer ein hohes Ansehen genießt oder wer Außenseiter ist. Die Ergebnisse können graphisch in Form eines Soziogramms dargestellt werden.

Ein Soziogramm sieht folgendermaßen aus:

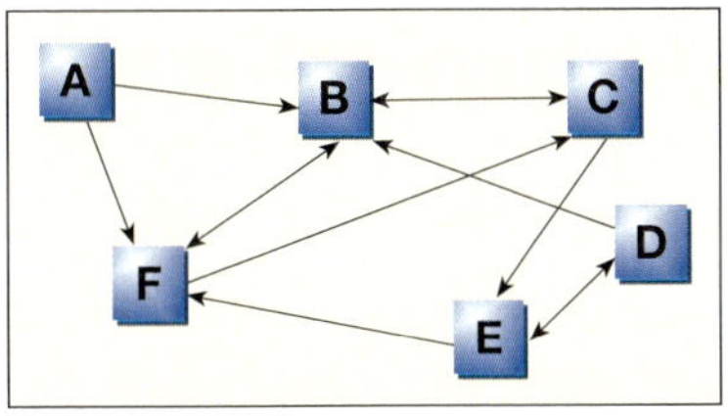

Hier wurden sechs Teilnehmer einer Fortbildungsveranstaltung gefragt, mit wem sie gerne zusammen ein Thema bearbeiten würden. Jeder sollte zwei mögliche Partner angeben. Die Pfeilrichtung zeigt an, wer von wem gewählt wurde, ein Doppelpfeil steht für gegenseitige Wahl. Deutlich zu erkennen sind die Außenseiterposition von A, der von niemandem gewählt wurde, und die Beliebtheit von B als Wunschpartner für die Lösung von Partneraufgaben.

- Fraglich ist in vielen Fällen die Validität der Soziometrie. Stellt man direkte Fragen zur Verteilung von Sympathien und Antipathien in einer Gruppe, so ist zu bezweifeln, ob man nur ehrliche Antworten erhält. Stellt man keine direkten, sondern indirekte Fragen, um etwas über die Verteilung von Sympathien und Antipathien innerhalb einer Gruppe herauszubekommen, so ist es schwierig, ein zuverlässiges Anzeichen für Sympathie zu finden. Im obigen Beispiel wurden die Gruppenmitglieder gefragt, mit wem sie gerne ein Thema bearbeiten würden. Es ist fraglich, ob (nur) Sympathie der Grund ist, wenn man einen bestimmten Partner für diese Aufgabe wählt. **Methodenkritik**
- Auch sollte man sich darüber im Klaren sein, dass eine Bekanntgabe der Ergebnisse für einzelne Gruppenmitglieder sehr kränkend sein kann. Daher ist die Soziometrie eigentlich am besten geeignet für kleinere Gruppen mit der Bereitschaft und Möglichkeit zur Selbsterfahrung und zur Aufarbeitung der soziometrischen Ergebnisse.

4.2.7 Inhaltsanalyse

Die Inhaltsanalyse, auch Textanalyse oder Dokumentenanalyse genannt, beschäftigt sich mit Material, das schriftlich, als Ton- oder Filmaufnahme oder in Bildform festgehalten wurde. Bei den „Texten" oder „Dokumenten", die analysiert werden, kann es sich um Zeitungsartikel, Reden, Tagebücher, Briefe, Biographien, Werbung, Schlagertexte und vieles mehr handeln.

Texte werden oft analysiert, indem die Häufigkeit bestimmter Wörter oder Ausdrücke gezählt wird, um daraus Rückschlüsse auf Eigenschaften, Einstellungen oder Absichten des Verfassers zu ziehen.

Mit der Inhaltsanalyse als Methode kann man z. B. der Fragestellung nachgehen, wie alte Menschen in der Fernsehwerbung dargestellt werden.

Das folgende Beispiel zeigt Ihnen etwas vereinfachend, wie ein Entwurf für den Aufbau einer Inhaltsanalyse zu diesem Thema aussehen könnte:

Die Forschungsarbeit beginnt damit, dass man sich einen Überblick über bereits vorliegende Arbeiten zum Thema verschafft und eventuell auch schon notiert, welche Ergebnisse man von der Inhaltsanalyse erwartet.

Nun werden Werbespots über einen festgelegten Zeitraum hinweg auf Video aufgenommen. Mit der Formulierung von Leitfragen wird festgelegt, nach welchen Gesichtspunkten die Werbespots genauer analysiert werden sollen. Je nach Forschungsinteresse könnten diese Leitfragen beispielsweise lauten:

- Wie oft kommen alte Menschen im Vergleich zu jüngeren Menschen in den aufgezeichneten Spots vor?
- Welche Tätigkeiten üben sie aus?
- Wie oft spielen sie Hauptrollen, wie oft Nebenrollen?
- Spielen sie komische, ernste, aktive, passive etc. Rollen?
- Für welche Produkte werben sie?
- Werden sie entsprechend gängigen Altersstereotypen dargestellt?

Anhand dieser oder anderer Leitfragen muss nun ein Kategoriensystem entwickelt werden, in das die Spots oder auch nur bestimmte Ausschnitte eingeordnet werden. Bezogen auf die Rollen alter Menschen in der Werbung kommen z. B. folgende Kategorien als „Schubladen" zum Einordnen in Frage: Hauptrolle, Nebenrolle, komische Rolle, ernste Rolle, aktive Rolle, passive Rolle usw. Vorab muss jedoch präzise geklärt werden, was unter den einzelnen Kategorien verstanden werden soll. Die Spots sollten mehrmals von verschiedenen Personen eingeordnet werden, denn an dem Grad der Übereinstimmung kann festgestellt werden, wie eindeutig die Kategorien definiert sind. Durch die Einordnung in das Kategoriensystem gewinnt die Forscherin oder der Forscher einen Überblick darüber, wie häufig die einzelnen Kategorien vorkommen. Wenn nötig, muss das Schema noch einmal überarbeitet, z. B. um fehlende Kategorien ergänzt werden. Anschließend wird erörtert, was die Ergebnisse bedeuten könnten, ob sie den zu Beginn der Studie geäußerten Erwartungen entsprechen und ob sie mit den Ergebnissen eventuell vorliegender ähnlicher Studien vergleichbar sind. Möglicherweise wendet sich der Forscher/die Forscherin auch noch einmal detaillierter einzelnen Fragen zu, die durch die Untersuchung aufgeworfen wurden.

Methodenkritik

- Der Interpretationsspielraum des Forschers kann je nach Thematik und Art der Inhaltsanalyse recht groß sein. Dies erfordert sorgfältiges Vorgehen und nachvollziehbare Begründung der Schlussfolgerungen, die aus den Analyseergebnissen gezogen werden.
- Werden nur Häufigkeiten von Wörtern oder Ausdrücken gezählt, so besteht die Gefahr, dass der Zusammenhang, in dem diese stehen, nicht genügend berücksichtigt wird.

4.3 Längsschnittstudien und Querschnittstudien

Will man mit einer der oben genannten Methoden ein Merkmal auf verschiedenen Altersstufen untersuchen, so kann man sich für eine Längsschnitt- oder eine Querschnittstudie entscheiden. Beide Verfahren weisen Vor- und Nachteile auf.

Längsschnittstudie

In einer **Längsschnittstudie** wird dieselbe Stichprobe mehrmals zu verschiedenen Zeitpunkten, die sich manchmal über Jahre hinweg verteilen, untersucht. Soll z. B. die Intelligenzentwicklung untersucht werden, so könnte die Längsschnittstudie wie folgt durchgeführt werden: Bei 200 Personen im Alter von 25 Jahren wird mit Intelligenztests der Intelligenzquotient festgestellt. Dieselben Personen werden jeweils im Abstand von fünf Jahren erneut getestet.

Messzeitpunkt	1995	2000	2005	2010	2015
Alter derselben Personen	25 Jahre	30 Jahre	35 Jahre	40 Jahre	45 Jahre

Nachteile

Die Nachteile liegen auf der Hand: Will man z. B. erfahren, wie sich die Intelligenz bis zum Alter von 75 Jahren entwickelt, müsste man die Stichprobe insgesamt elfmal testen und die Studie würde sich über einen Zeitraum von 50 Jahren erstrecken. So lange können und wollen viele Forscher nicht warten, bis sie genügend verwertbare Daten gesammelt haben. Darüber hinaus besteht die Gefahr, dass die Stichprobe über die Jahre hinweg immer kleiner wird, weil Testpersonen krank werden, sterben, umziehen oder einfach keine Lust mehr haben, an der Studie teilzunehmen. Aus diesen Gründen wird bei der Untersuchung von Unterschieden zwischen Altersgruppen auch auf Querschnittstudien zurückgegriffen.

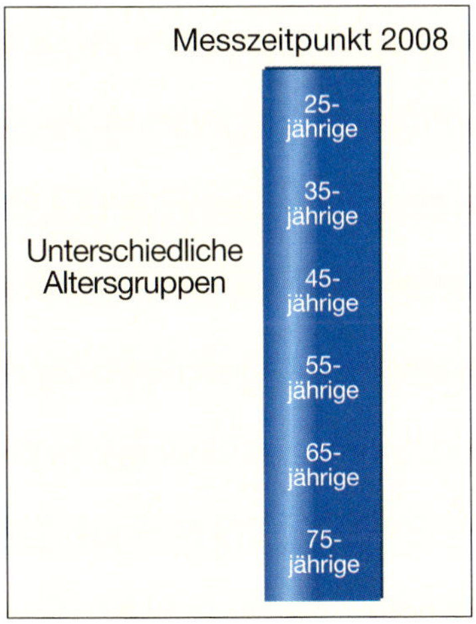

Querschnittstudie

In einer **Querschnittstudie** wird ein Merkmal, z. B. Intelligenz, zum gleichen Zeitpunkt bei Personen unterschiedlichen Alters untersucht.

Nachteile

Der ganz entscheidende Nachteil dabei ist, dass man keinen Aufschluss über einen individuellen Entwicklungsverlauf erhält. Wenn wir in einer Querschnittstudie feststellen, dass Herr X., 25 Jahre, einen höheren Intelligenzquotienten als Herr Y., 75 Jahre, aufweist, erfahren wir nicht, ob und wie sich die Intelligenz von Herrn Y. im Laufe seines Lebens verändert hat. Außerdem erhalten wir keinen Aufschluss darüber, ob unterschiedliche Ergebnisse bei jüngeren und älteren Personen tatsächlich auf das Alter oder auf so genannte Generationeneffekte zurückzuführen sind. **Generationeneffekte** sind Bedingungen wie Schulbildung, Arbeitszeiten, finanzielle Möglichkeiten, Wohnsituation, Erziehungsziele und vieles mehr, die sich von Generation zu Generation wandeln und die Ergebnisse einer Querschnittstudie beeinflussen können.

4.4 Evaluationsstudien

Evaluationsstudien (Evaluation = Bewertung) haben die Aufgabe, den Nutzen einer gezielten Maßnahme (Intervention) für eine Gruppe von Menschen zu bewerten. Sie bestehen in der Regel in umfangreichen Untersuchungen über einen längeren Zeitraum, bei denen auch mehrere Methoden zu Einsatz kommen können (z. B. sowohl Test als auch Befragung).

Evaluationsstudien wurden z. B. durchgeführt, um die Wirksamkeit des Realitätsorientierungstrainings zu überprüfen. Dabei gingen die Forscherinnen und Forscher von folgender Annahme aus: Wenn Heimbewohnerinnen und -bewohner mit einer beginnenden Demenz regelmäßig an einem Realitätsorientierungstraining teilnehmen, schreitet die Krankheit langsamer fort.

Um herauszufinden, ob diese Hypothese stimmt oder nicht stimmt, bildeten die Autoren verschiedener amerikanischer Studien[1] zwei Gruppen: eine **Interventionsgruppe** von Bewohnerinnen und Bewohnern mit beginnender Demenz, die an einem Realitätsorientierungstraining teilnahmen, und eine **Kontrollgruppe** von Bewohnerinnen und Bewohnern mit der gleichen Diagnose, die nicht an einem solchen Programm teilnahmen. Die Krankheitsverläufe in der ersten Gruppe wurden dann mit den Verläufen in der zweiten Gruppe verglichen. Die z. T. widersprüchlichen Ergebnisse ließen jedoch keine umfassende Beurteilung der Wirksamkeit des Realitätsorientierungstrainings zu.

Bei einer Evaluationsstudie sind folgende Punkte zu beachten:

- Die Intervention, deren Effekte untersucht werden sollen, darf keine Nachteile für die Teilnehmer bringen. Es besteht vielmehr die begründete Vermutung, dass die Intervention positive Auswirkungen hat. Oft handelt es sich um Interventionen wie Betreuungs- und Beratungsangebote, mit denen in der Praxis schon positive Erfahrungen gemacht wurden. In der Evaluationsstudie kann herausgefunden werden, ob diese positiven Erfahrungen Zufall sind oder nicht und worauf genau die positiven Effekte beruhen.

1 vgl. die Übersicht in Müller 1994, S. 115 ff.

- Um herauszufinden, ob positive Effekte wirklich mit der untersuchten Intervention zusammenhängen, gibt es in einer Evaluationsstudie in der Regel zwei Gruppen von Teilnehmern: eine Interventionsgruppe und eine Kontrollgruppe. Die Interventionsgruppe nimmt an der Intervention, deren Erfolg untersucht werden soll, teil. Die Kontrollgruppe besteht aus Personen, die mit den Personen in der Interventionsgruppe in wichtigen Merkmalen vergleichbar sind (z. B. etwa das gleiche Alter haben und den gleichen Gesundheitsstatus aufweisen), aber die Kontrollgruppe nimmt nicht an der Intervention teil. Wenn die Intervention beendet ist, werden die Entwicklungsverläufe der beiden Gruppen miteinander verglichen.
- Da die Intervention für die Teilnehmerinnen und Teilnehmer der Interventionsgruppe ein Vorteil ist (z. B. ein zusätzliches Betreuungsangebot im Heim), wird die Intervention nach Ende der Studie auch den Personen aus der Kontrollgruppe angeboten.

4.5 Methodenkenntnisse und ihre Bedeutung für die Pflegepraxis

Moderne Altenpflege erfordert Offenheit für neues Wissen und Bereitschaft zur Fortbildung. Seit es Einrichtungen der Altenpflege gibt, haben sich die Vorstellungen von guter Pflegequalität gewandelt: Längst geht es nicht mehr um das „Verwahren" von alten Menschen und das Ziel, dass die „Patienten" „warm, satt und sauber" sind, sondern darum, Hilfen zu einer möglichst selbstständigen Lebensführung zu bieten. Die Tendenz geht dahin, Pflege als eine individuell auf den einzelnen Menschen zugeschnittene Dienstleistung mit hohen Anforderungen an die Fachkenntnisse und sozialen Kompetenzen des Personals zu sehen. Damit Pflege immer wieder auf den besten Stand (orientiert an den Bedürfnissen derjenigen, die gepflegt werden) gebracht werden kann, braucht sie Wissenschaft. Wissenschaft wiederum braucht Pflege, um immer über die in der Praxis vorkommenden Probleme im Bilde zu sein und Rückmeldungen über die Durchführbarkeit theoretisch erarbeiteter Lösungsvorschläge zu erhalten. Das heißt, dass Gerontologie, Pflegeforschung und Pflegepraxis in einem wechselseitigen Verhältnis stehen: Die Altenpflege braucht die Forschung, um nicht zu stagnieren, die Forschung braucht die Altenpflege, um „auf dem Teppich zu bleiben" und den Bezug zur Praxis nicht zu verlieren.

Beurteilung von Forschungsergebnissen und Projekten

Neues gerontologisches Wissen wird Altenpflegerinnen und Altenpflegern in Fachzeitschriften und auf Fortbildungen vorgestellt. Es kann aber auch sein, dass z. B. der Träger eines Altenheims beabsichtigt, ein auf der Basis gerontologischer Forschungen neu entwickeltes Pflegekonzept einzuführen, dessen Brauchbarkeit etwa in Form eines Modellprojekts erprobt werden soll. In jedem Fall können Altenpflegerinnen und Altenpfleger **besser mitreden und zur Diskussion beitragen**, wenn sie Kenntnisse vom Aufbau und den Methoden gerontologischer Studien be-sitzen.

Ist eine Studie methodisch nicht einwandfrei durchgeführt, so sind die Ergebnisse nicht verwertbar. Ergebnisse von Studien werden jedoch leider oft ohne die Kenntnis der eingesetzten Methoden als bewiesene Tatsachen übernommen und finden sich dann häufig in vereinfachter Form im Alltagswissen wieder. Methodenkenntnisse **schützen vor unkritischer Wissenschaftsgläubigkeit**.

Aber Methodenkenntnisse sind nicht nur unerlässlich für ein besseres Verständnis von wissenschaftlichen Studien oder neuen Konzepten und Projekten, sondern besitzen auch große Relevanz für den Arbeitsalltag von Pflegekräften:

Beobachten und dokumentieren

- Jeden Tag gehört es zu den Aufgaben einer Altenpflegerin, zu **beobachten** und Beobachtungen zu **dokumentieren**. Krankheitsverläufe müssen ebenso beobachtet und dokumentiert werden wie auffälliges Verhalten. Dabei ist es unerlässlich, dass die Pflegerin möglichst objektiv beobachtet und dass sie Beobachtungen und Interpretationen auseinanderhalten kann. Hilfreich ist, sich bei der Dokumentation oder mündlichen Weitergabe von Beobachtungen auffälligen Verhaltens des Rasters einer **4-W-Frage** zu bedienen: **W**er hat **w**ann **w**o **w**as getan? ‚Warum' gehört nicht dazu, denn wenn die Frage nach dem Grund für ein Verhalten von der *Pflegekraft* beantwortet wird, so handelt es sich um eine Interpretation. Das bedeutet nicht notwendigerweise, dass eigene Vermutungen über Beweggründe eines Verhaltens verschwiegen werden sollen. Sie müssen jedoch als Vermutungen erkannt, von den Beobachtungen unterschieden werden und mit dem Hinweis, dass es sich um subjektive Annahmen handelt, weitergegeben werden. Werden Beobachtungen in ein Dokumentationssystem eingetragen, so müssen sie genau und verständlich formuliert werden. Eine Eintragung wie „Herr M. war aggressiv" ist nicht zulässig, es muss genauer beschrieben werden, was beobachtet wurde.
- Als eine Form der **Befragung** kann das Anamnesegespräch gelten, bei dem es darum geht, Informationen zur Krankheitsgeschichte einer Person zu sammeln. Die Anamnese kann relativ ungelenkt erfolgen, so dass der befragten Person viel Raum zur Darstellung ihrer persönlichen Sichtweise zur Verfügung steht, sie kann aber auch mittels eines vorformulierten Anamnesebogens oder als Kombination dieser beiden Verfahren durchgeführt werden. Wie bei anderen Formen der Befragung muss auf die Verständlichkeit der Fragen und mögliche Interviewereinflüsse geachtet werden.

Anamnese

Diagnostik

- **Tests** werden ebenfalls häufig in der Anamnese oder zu weiteren diagnostischen Zwecken eingesetzt. Dass eine Altenpflegerin weiß, dass die mit einem Test gemessenen Leistungen immer nur eine „Momentaufnahme" darstellen, erhält eine große Bedeutung, wenn Testergebnisse bei einem Bewohner stark von dem Eindruck abweichen, den die Pflegerin aufgrund täglicher Beobachtung von seinen Fähigkeiten gewonnen hat.

Biographiearbeit

- Die **Inhaltsanalyse** wird im Rahmen der Biographiearbeit interessant. Viele Einstellungen und Verhaltensweisen von Bewohnern lassen sich leichter verstehen, wenn man ihre Biographien kennt. Jedoch muss man sich vor Fehlinterpretationen hüten. Im Idealfall lernt man die Biographie eines Heimbewohners oder einer Heimbewohnerin von ihm oder ihr selbst im Gespräch kennen. Oft ist es jedoch so, vor allem im Fall einer demenziellen Erkrankung, dass das Pflegepersonal biographische Details von den Angehörigen erfährt. Hier können allerdings Probleme des Datenschutzes auftreten. Jeder Mensch hat das Recht, Geschehnisse seines Lebens für sich zu behalten oder nur solchen Personen zu erzählen, die er selbst ausgewählt hat. Wenn man die individuelle Lebensgeschichte eines Bewohners nicht kennt, kann es sehr nützlich sein, sich mit Biographien, Briefen oder Tagebüchern von Personen zu beschäftigen, die etwa zur gleichen Zeit geboren wurden. Denn man wird diesen Bewohner als Angehörigen einer Generation mit einem bestimmten historischen Hintergrund besser verstehen können.
- Mehrere Methoden (z. B. Test, Berfragung und Beobachtung) werden im **geriatrischen Assessment** eingesetzt. Dabei handelt es sich um eine umfassende interdisziplinäre Abklärung der Auswirkungen, die eine Krankheit auf den Alltag und die Lebensqualität eines älteren Menschen haben kann (vgl. Kap. 5).

4.6 Wiederholen und Vertiefen

1. *Stellen Sie die Merkmale wissenschaftlichen Vorgehens den Merkmalen von Alltagswissen in einer Tabelle gegenüber.*
2. *Erläutern Sie die wissenschaftlichen Gütekriterien Objektivität, Validität und Reliabilität.*
3. *Diskutieren Sie, ob die wissenschaftlichen Gütekriterien auf projektive Tests zutreffen.*
4. *Was ist mit der Repräsentativität einer Stichprobe gemeint?*
5. *Formen Sie in Ihrem Lehrgang „lebende Bilder“: Die Hälfte der Klasse verharrt auf ein Stichwort hin eine kurze Zeit genau in der Körperhaltung, die sie gerade eingenommen hat. Die andere Hälfte versucht, die Körperhaltungen zu beschreiben und zu deuten. Wie wirken die Haltungen auf die Beobachter? Welche Gefühle oder Stimmungen könnten sich in den Haltungen ausdrücken? Die Beschreibungen und die Deutungen sollten voneinander getrennt werden. Die Personen, deren Haltung interpretiert wird, teilen anschließend der Gruppe mit, ob die Deutungen zutreffend waren.*
6. *Welche Schwierigkeiten, Probleme oder Fehlerquellen können bei den Methoden Test, Befragung, Beobachtung auftreten.*
7. *Informieren Sie sich über das Dementia Care Mapping. Lesen Sie dazu z. B. Veröffentlichungen von Tom Kitwood oder Christian Müller-Hergl.*
8. *Erklären Sie, was man unter einer Längsschnittstudie und einer Querschnittstudie versteht.*
9. *Erklären Sie, was man unter einer Evaluationsstudie versteht.*

Anregungen

1. *Diskutieren Sie, ob die Gütekriterien auf die Benotung von Klassenarbeiten zutreffen.*
2. *Interviewen Sie Bewohner/innen, die dazu in der Lage und bereit sind, zu ihrer Biographie.*
3. *In einer Zeitung finden Sie subjektiv und objektiv geschriebene Texte. Wie können Sie sie unterscheiden? Woran können Sie objektive oder subjektive Darstellungen im Fernsehen erkennen?*
4. *Führen Sie eine kleine Studie (Befragung, Beobachtung oder Inhaltsanalyse) zu einem Thema mit Bezug zur Altenpflege durch. Bestimmt fällt Ihnen eine ganze Reihe von Themen ein, die Sie als Altenpfleger/in interessieren. Formulieren Sie eine Fragestellung und wählen Sie dann eine geeignete Methode. Folgende Themenvorschläge können vielleicht als Anregung dienen:*
   - *Arbeitszufriedenheit in der Altenpflege*
   - *Arbeitszufriedenheit in der stationären Altenpflege gegenüber Arbeitszufriedenheit in der ambulanten Altenpflege*

- *Welche Einstellungen haben Bürgerinnen und Bürger unterschiedlichen Alters zum Altenpflegeberuf?*
- *Was fällt Bürgerinnen und Bürgern aus Ihrem Wohnort zum Stichwort Altenheim ein?*
- *Wie werden alte Menschen in Märchen, Kinderbüchern oder anderer Literatur dargestellt?*

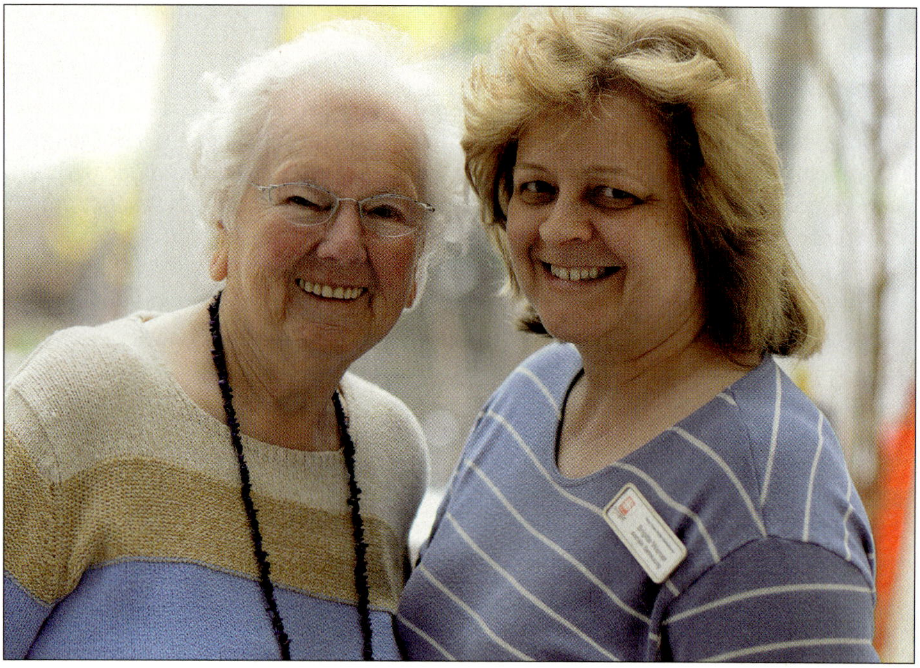

5 Geriatrisches Assessment

Liebe Altenpflegeschülerin, lieber Altenpflegeschüler,

Einleitung

von großer Bedeutung für Diagnostik, Pflegeplanung, Dokumentation und Evaluation ist das geriatrische Assessment. Es besteht in einer Kombination unterschiedlicher Tests, Fragebögen und Rating-Skalen, mit denen die Auswirkungen von Krankheiten auf den Alltag und auf die Lebensqualität älterer Patientinnen und Patienten erfasst werden können. Dabei geht es nicht nur um die körperliche Ebene des Gesundheitsstatus, sondern auch um die psychische Gesundheit und die soziale Situation. Das geriatrische Assessment ist somit eine wesentliche Grundlage für die ganzheitliche Beratung und Behandlung von älteren Menschen mit gesundheitlichen Problemen.

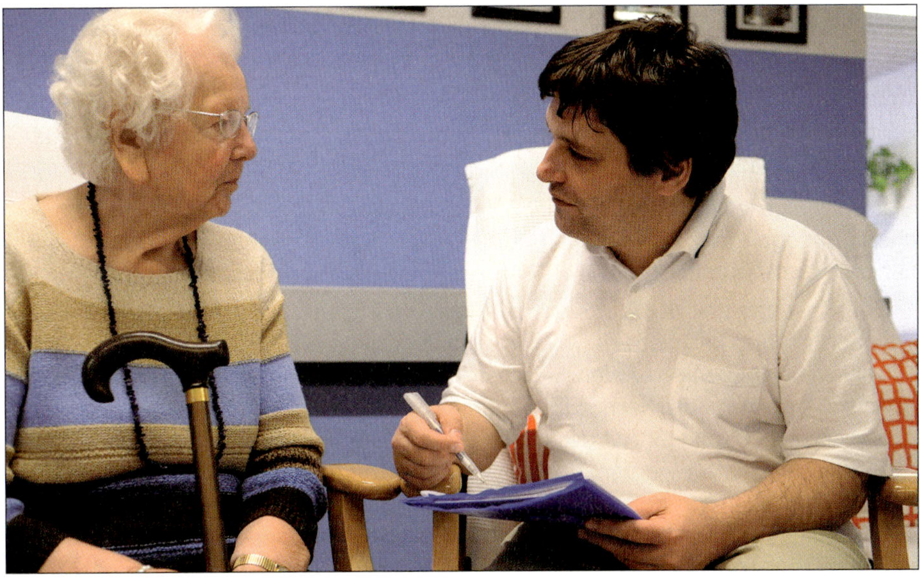

5.1 Geriatrisches Assessment: Warum und wozu?

Für ältere Patientinnen und Patienten mit chronischen Krankheiten sind die Auswirkungen der Krankheit auf den Alltag von entscheidender Bedeutung. Von Person zu Person können sich diese Auswirkungen stark unterscheiden. So kann es sein, dass eine Patientin mit einer chronischen Erkrankung ihren Haushalt noch alleine bewältigt, eine andere Patientin mit derselben Erkrankung hingegen auf Hilfe bei den Aktivitäten des täglichen Lebens angewiesen ist. Die Diagnose der Krankheit allein reicht oft nicht aus, um die Folgen für den Alltag einschätzen zu können und eine bedarfsgerechte Versorgung zu planen. Hinzu kommt, das viele ältere Menschen unter mehreren Krankheiten gleichzeitig leiden, die sich wechselseitig beeinflussen können **(Multimorbidität)**. Es ist daher für ältere Patientinnen und Patienten wichtig, zusätzlich zu den Krankheitsdiagnosen Informationen zur Bewältigung von Alltagsaktivitäten, zu besonderen Risiken, zur psychischen Verfassung, zu Unterstützungsmöglichkeiten im sozialen Umfeld und zur Wohnsituation zu sammeln. Eine derart umfassende, interdisziplinäre Befunderhebung wird als **geriatrisches Assessment** (englisch: assessment = Einschätzung) bezeichnet.

Ziele Ziele des geriatrischen Assessments sind der möglichst langfristige Erhalt der Selbstständigkeit und der Lebensqualität. Wenn das geriatrische Assessment z. B. bei einer Patientin, die stationär behandelt werden muss, bereits im Krankenhaus durchgeführt wird, können zeitnah Maßnahmen geplant und organisiert werden, die eine Rückkehr in die häusliche Umgebung erleichtern.

5.2 Durchführung des geriatrischen Assessments

Beteiligte Berufsgruppen In Krankenhäusern und Pflegeheimen wird das geriatrische Assessment idealerweise von einem interdisziplinären Team erstellt, in dem Fachkräfte aus den Bereichen Medizin, Pflege und Sozialarbeit mitwirken. Weitere Berufsgruppen, z. B. Logopäden/innen, Physiotherapeuten/innen, Ergotherapeuten/innen oder Ernährungsberater/innen können bei Bedarf hinzugezogen werden. Formen des geriatrischen Assessments werden inzwischen auch in Hausarztpraxen eingesetzt.

Methoden Beim geriatrischen Assessment kommen verschiedene sozialwissenschaftliche Methoden zum Einsatz, in der Regel Test, Befragung und Beobachtung.

Drei Stufen des Assessments Was soll nun alles mit dem geriatrischen Assessment überprüft werden und wie wird dabei vorgegangen? Die Arbeitsgruppe Geriatrisches Assessment (AGAST) empfiehlt ein **dreistufiges Vorgehen**:

1. Zunächst ermittelt der Arzt/die Ärztin, ob eine Patientin oder ein Patient von typischen altersmedizinischen Problemen und Risiken auf körperlicher, psychischer oder sozialer Ebene betroffen ist. Diese Informationen werden durch die Anamnese, eine allgemeinmedizinische Untersuchung und mit einer kurzen, standardisierten Checkliste gewonnen. Auf der ersten Stufe des Assessments können noch keine Diagnosen gestellt werden, aber es wird der Personenkreis eingegrenzt, der von einer intensiveren Untersuchung profitieren würde. Ein solches Verfahren zur Identifizierung von Ziel- oder Risikogruppen wird **Screening** genannt (engl. to screen = durchsieben).
2. Bei den Personen, die im Screening Auffälligkeiten zeigen, schließen sich weitere Untersuchungen an, das so genannte **Basisassessment**. Mit einer Reihe von Tests und Fragebögen werden körperliche, psychische und soziale Probleme und Ressourcen differenzierter als im Screening beurteilt. Beim Basisassessment ist Teamarbeit besonders wichtig. Die verschiedenen Untersuchungen werden von Fachleuten des jeweiligen Gebiets durchgeführt. Üblicherweise werden Informationen aus den folgenden Bereichen erhoben und zusammengeführt[1]:
   - Körperliche Gesundheit und Alltagskompetenzen:
     Hierzu gehören medizinische Diagnosen, Anamnese und Medikamentenanamnese, die Überprüfung von Gehör, Sehvermögen, Gleichgewicht, Gehvermögen, des Sturzrisikos, der manuellen Kraft und Geschicklichkeit, der Ernährungssituation und der Bewältigung der Aktivitäten des täglichen Lebens.

1 Nikolaus 2000.

- Psychische Gesundheit:
  Es werden kognitive (geistige) Fähigkeiten wie Gedächtnisleistung und Orientierung überprüft und Fragen zur emotionalen Befindlichkeit gestellt. Es geht vor allem darum, Hinweise auf demenzielle und depressive Erkrankungen zu erkennen.
- Soziale Situation:
  Dieser Bereich umfasst Wohnen, Kontakte, Partnerschaft, soziales Netzwerk und finanzielle Ressourcen.

3. Bei Bedarf erfolgt nach dem Basisassessment ein **Spezialassessment**. Es dient dazu, bestimmte Einschränkungen, Erkrankungen oder Symptome, die durch das Basisassessment aufgedeckt wurden, detailliert zu beurteilen. Ein Beispiel ist das gerontopsychiatrische Assessment. Häufig verwendete Instrumente eines Spezialassessments sind Skalen, mit denen der Schweregrad eines Symptoms oder einer Erkrankung erfasst werden kann, z. B. eine Dekubitusskala oder eine Schmerzskala.

5.3 Assessmentinstrumente

Neben den ärztlichen Diagnosemethoden gibt es zahlreiche standardisierte Assessmentinstrumente, d. h. Messverfahren, mit denen die Daten in den drei Bereichen körperliche Gesundheit, psychische Gesundheit und soziale Situation gewonnen werden können. Dabei ist zu beachten, dass die Ergebnisse immer im Zusammenhang mit der individuellen Situation der Patientinnen und Patienten gesehen werden müssen. Wird aufgrund der Ergebnisse eine Behandlung vorgeschlagen, so müssen dabei die Vorstellungen und Wünsche der Patientinnen und Patienten respektiert werden.

5.3.1 Screening nach Lachs

Zur Identifikation von Risiken und gesundheitlichen Beeinträchtigungen verwenden Ärzte auf der ersten Stufe des geriatrischen Assessments häufig das Screening nach Lachs et al.[1], einen standardisierten Erhebungsbogen, der mit Fragen und Testaufgaben auf 15 typische geriatrische Probleme eingeht. Mit dem Screening nach Lachs kann das Vorliegen einer Beeinträchtigung, aber nicht der Schweregrad festgestellt werden.

1 Lachs et al. 1990, eigene Bearbeitung, Quelle: www.kcgeriatrie.de

Geriatrisches Screening nach Lachs et al.

Bereich	Untersuchung	Einschränkung/Problem	
1. Hören	◆ Flüstern von Zahlen in ca. 50 cm Abstand in ein Ohr, während das andere zugehalten wird – linkes Ohr: 6 – 1 – 9 – rechtes Ohr: 2 – 7 – 3	Mehr als eine Zahl wird nicht erkannt.	☐
2. Sehen	◆ Frage: Hat sich Ihre Sehfähigkeit in letzter Zeit verschlechtert? ◆ Lesen einer Überschrift ◆ Fingerzahl in 2 m Entfernung erkennen	Frage wird mit Ja beantwortet oder Fingerzahl wird nicht erkannt oder Lesen ist nicht möglich.	☐
3. Armfunktion	Die Patientin/der Patient wird gebeten, ◆ beide Hände hinter den Kopf zu legen, ◆ einen Kugelschreiber vom Tisch aufzuheben.	Eine oder beide Bewegungen können nicht ausgeführt werden.	☐
4. Beinfunktion	Die Patientin/der Patient wird gebeten, vom Stuhl aufstehen, einige Schritte zu gehen und sich wieder hinzusetzen.	Aufgabe kann nicht oder teilweise nicht gelöst werden.	☐
5. Harnkontinenz	Frage: Konnten Sie in letzter Zeit den Urin versehentlich nicht halten?	Ja	☐
6. Stuhlkontinenz	Frage: Konnten Sie in letzter Zeit den Stuhl versehentlich nicht halten?	Ja	☐
7. Ernährung	Gewicht der Patientin/des Patienten wird geschätzt.	Über- oder Untergewicht	☐
8a Merkfähigkeit	Die Patientin/der Patient wird gebeten, sich die drei Begriffe Apfel, Tisch, Pfennig zu merken und sie zu wiederholen.	Einer oder mehrere der Begriffe können nicht wiederholt werden.	☐
9. Alltägliche Alttivitäten	Fragen: ◆ Können Sie sich selbst anziehen? ◆ Können Sie mindestens eine Treppe hinaufgehen? ◆ Können Sie selbst einkaufen gehen?	Eine oder mehrere der Fragen werden mit Nein beantwortet.	☐
10. Stimmung	Frage: Fühlen Sie sich oft traurig oder niedergeschlagen?	Ja	☐
8b Erinnerungsfähigkeit	Die Patientin/der Patient wird gebeten, die drei vorhin genannten Begriffe zu wiederholen.	Einer oder mehrere der Begriffe können nicht wiederholt werden.	☐
Soziale Unterstützung	Frage: Haben Sie Personen, auf die sie sich verlassen und die Ihnen zu Hause regelmäßig helfen können?	Nein.	☐
Krankenhausaufenthalt	Frage: Wann waren Sie zum letzten Mal im Krankenhaus?	Innerhalb der letzten drei Monate	☐
Sturzrisiko	Frage: Sind Sie in den vergangenen Monaten gestürzt?	Innerhalb der letzten drei Monate	☐
Multimedikation	Frage: Nehmen Sie regelmäßig mehr als fünf verschiedene Medikamente ein?	Ja	☐
Schmerz	Frage: Leiden Sie häufig unter Schmerzen?	Ja	☐
	Anzahl der Auffälligkeiten:		**/16**

5.3.2 Instrumente des Basisassessments

Für das Basisassessment eignen sich beispielsweise die in der folgenden Tabelle aufgeführten Instrumente.

Instrument	Was wird beurteilt?	Methode
Barthel Index (Mahoney und Barthel, 1965)	Basale Alltagsaktivitäten wie Essen, Baden ...	Beobachtung, Ratingskala
Geldzähltest (Nikolaus et al., 1994)	Manuelle Geschicklichkeit, Sehfähigkeit, Rechnen	Test
Timed Up and Go (Posiadlo und Richardson, 1991)	Gehfähigkeit	Test
Mobilitätstest (Tinetti, 1986)	Gehfähigkeit und Balance	Test
Handgrip (Philipps, 1986)	Handkraft	Test
Mini Mental Status Test (MMS) (Folstein et al., 1975)	Kognitive Leistungen	Test
Uhrentest (Shulman, 1986, Watson, 1990)	Kognitive Leistungen	Test
Geriatrische Depressionsskala (GDS) (Yesavage et al., 1982–83)	Depressivität	Befragung
Mini Nutritional Assessment (MNA) (Guigoz et al., 1994)	Ernährungssituation	Befragung, Anamnesebogen
Fragebogen zur sozialen Situation (SOS) (Nikolaus et al., 1994)	Kontakte, Aktivitäten, Wohnsituation, ökonomische Ressourcen ...	Befragung

Drei häufig verwendete Instrumente des Basisassessments, der Barthel-Index mit dem Hamburger Einstufungsmanual, der Timed Up and Go und der Mini Mental Status Test werden auf den folgenden Seiten vorgestellt.

5.3.3 Barthel-Index und Hamburger Einstufungsmanual

Der so genannte **Barthel Index**[1] wurde 1965 von Mahoney und Barthel, einer Ärztin und einer Physiotherapeutin, konstruiert. Er ist das wohl bekannteste Verfahren zur Beurteilung basaler Aktivitäten des täglichen Lebens. Pflegekräfte oder therapeutische Fachkräfte verwenden ihn, um das Vorliegen eines Unterstützungsbedarfs bei grundlegenden Tätigkeiten der Selbstversorgung einschätzen können. Die zu beurteilenden Aktivitäten sollten über eine Zeitraum von mindestens 24 Stunden konkret beobachtet werden.

1 Mahoney, Barthel 1965, Quelle: www.kcgeriatrie.de

Barthel-Index nach Mahoney and Barthel	
Essen:	
Unabhängig, isst selbstständig, benutzt Geschirr und Besteck	10
Braucht etwas Hilfe, z. B. Fleisch oder Brot schneiden	5
Nicht selbstständig, auch wenn o. g. Hilfe gewährt wird	0
Bett/(Roll-)Stuhltransfer:	
Unabhängig in allen Phasen der Tätigkeit	15
Geringe Hilfen oder Beaufsichtigung erforderlich	10
Erhebliche Hilfen beim Transfer, Liegen/Sitzen selbstständig	5
Nicht selbstständig, auch wenn o. g. Hilfe gewährt wird	0
Waschen:	
Unabhängig beim Waschen von Gesicht, Händen; Kämmen, Zähneputzen	5
Nicht selbstständig bei o. g. Tätigkeit	0
Toilettenbenutzung:	
Unabhängig in allen Phasen der Tätigkeit (inkl. Reinigung)	10
Benötigt Hilfe, z. B. wegen unzureichenden Gleichgewichtes oder bei Kleidung/Reinigung	5
Nicht selbstständig, auch wenn o. g. Hilfe gewährt wird	0
Baden:	
Unabhängig bei Voll- oder Duschbad in allen Phasen der Tätigkeit	5
Nicht selbstständig bei o. g. Tätigkeit	0
Gehen auf Flurebene bzw. Rollstuhlfahren:	
Unabhängig beim Gehen über 50m, Hilfsmittel erlaubt, nicht Gehwagen	15
Geringe Hilfe oder Überwachung erforderlich, kann mit Hilfsmittel 50 m gehen	10
Nicht selbstständig beim Gehen, kann aber Rollstuhl selbstständig bedienen, auch um Ecken und an einen Tisch heranfahren, Strecke mindestens 50 m	5
Nicht selbstständig beim Gehen oder Rollstuhlfahren	0
Treppensteigen:	
Unabhängig bei der Bewältigung einer Treppe (mehrere Stufen)	10
Benötigt Hilfe oder Überwachung beim Treppe steigen	5
Nicht selbstständig, kann auch mit Hilfe nicht Treppe steigen	0
An- und Auskleiden:	
Unabhängig beim An- und Auskleiden (ggf. auch Korsett oder Bruchband)	10
Benötigt Hilfe, kann aber 50 % der Tätigkeit selbstständig ausführen	5
Nicht selbstständig, auch wenn o. g. Hilfe gewährt wird	0
Stuhlkontrolle:	
Ständig kontinent	10
Gelegentlich inkontinent, maximal einmal/Woche	5
Häufiger, ständig inkontinent	0
Urinkontrolle:	
Ständig kontinent, ggf. unabhängig bei Versorgung eines Dauerkatheters/Cystofix	10
Gelegentlich inkontinent, maximal einmal/Tag, Hilfe bei externer Harnableitung	5
Häufiger, ständig inkontinent	0

Auswertung des Barthel-Index

Auswertung des Barthel-Index		
Höchstpunktzahl: 100 Punkte		
100	Punkte	selbstständig in Hinblick auf die beobachteten Tätigkeiten
85–95	Punkte	bei einzelnen Tätigkeiten auf Hilfe angewiesen
35–80	Punkte	auf Hilfe angewiesen
0–30	Punkte	weitgehend abhängig von Pflege

Wenn jemand das maximale Ergebnis von 100 Punkten im Barthel-Index erreicht, bedeutet das nicht, dass er überhaupt keine Unterstützung braucht, denn Aktivitäten wie Telefonieren, Einkaufen oder Kochen werden mit dem Barthel-Index nicht erfasst. Eine sinnvolle Ergänzung des Barthel-Index ist gerade bei älteren Menschen, die in ihrer eigenen Wohnung leben, die so genannte **IADL-Skala (Instrumental activities of daily living)** von Lawton und Brody, mit der die Unabhängigkeit bei erweiterten Aktivitäten des täglichen Lebens (etwa Haushaltsführung und Geldangelegenheiten regeln) beurteilt werden kann.

Informieren Sie sich über die IADL-Skala von Lawton und Brody oder andere Assessmentinstrumente zu erweiterten Aktivitäten des täglichen Lebens. **Aufgabe**

Weil in der Originalversion des Barthel-Index einige Items unscharf formuliert sind, wird heute das von der Bundesarbeitsgemeinschaft Klinisch-Geriatrischer Einrichtungen e. V. (BAG) empfohlene **Hamburger Manual[1] zum Barthel-Index** als Einstufungsstandard, z. B. bei Begutachtungen verwendet.

Hamburger Einstufungsmanual zum BARTHEL-INDEX

Wird aus Gründen der Sicherheit oder wegen fehlenden eigenen Antriebs für die ansonsten selbständige Durchführung einer Aktivität Aufsicht oder Fremdstimulation benötigt, ist nur die zweithöchste Punktzahl zu wählen. Sollten (z. B. je nach Tagesform) stets unterschiedliche Einstufungskriterien zutreffen, ist die niedrigere Einstufung zu wählen.

1. Essen:

10 Punkte: Wenn das Essen in Reichweite steht, *nimmt* der Patient *die Speisen und Getränke komplett selbständig vom Tablett oder Tisch ein*. Er nutzt sachgerecht sein Besteck, streicht sein Brot und schneidet das Essen. Alle diese Tätigkeiten führt er in angemessener Zeit aus. *Ggf. ernährt er sich über eine selbst versorgte Magensonde/PEG-Sonde komplett selbständig.*

5 Punkte: Es ist *Hilfe bei vorbereitenden Handlungen nötig* (z. B. Brot streichen, Essen zerkleinern, Getränk einschenken), der Patient führt Speisen und Getränke aber selbst zum Mund und nimmt sie selbständig ein ***oder*** *der Patient benötigt Hilfe bei der Ernährung über seine Magensonde/PEG-Sonde.*

0 Punkte: *Speisen und Getränke werden* vom Patienten *nicht selbständig bzw. nicht ohne Aufforderung zum Mund geführt oder eingenommen* ***und*** *er wird* ***nicht*** *über eine Magensonde/PEG-Sonde ernährt.*

2. Aufsetzen & Umsetzen:

15 Punkte: Der Patient *transferiert sich komplett unabhängig* ***aus einer liegenden Position*** *in einen Stuhl/Rollstuhl und umgekehrt*. Der Patient kommt aus dem Liegen zu einer sitzenden Position an der Bettkante (positioniert ggf. den Rollstuhl korrekt) und transferiert sich sicher auf den Stuhl/Rollstuhl. Umgekehrt führt er (nachdem er ggf. den Rollstuhl korrekt positioniert, die Bremsen betätigt und die Fußrasten angehoben hat) den Transfer vom Stuhl/Rollstuhl zum Bett sicher durch und legt sich aus der sitzenden Position an der Bettkante hin.

1 Quelle: www.kcgeriatrie.de

10 Punkte: Der Patient *benötigt beim Aufrichten in den Sitz an die Bettkante und/ oder beim Transfer Bettkante-Stuhl/Rollstuhl und zurück* ***Aufsicht oder geringe Hilfe*** (ungeschulte Laienhilfe).

5 Punkte: Der Patient *benötigt beim Aufrichten in den Sitz an die Bettkante und/ oder beim Transfer Bettkante-Stuhl/Rollstuhl und zurück* ***erhebliche Hilfe*** (geschulte Laienhilfe oder professionelle Hilfe).

0 Punkte Der Patient *wird* aufgrund seiner körperlichen oder sonstigen Befindlichkeit ***nicht aus dem Bett*** *transferiert*.

3. Sich Waschen:

5 Punkte: Wenn die Utensilien in greifbarer Nähe sind, *wäscht sich* der Patient am Waschplatz ohne Aufsicht oder zusätzliche Hilfe *selbständig Hände und Gesicht, putzt die Zähne/Zahnprothesen, kämmt seine Haare und rasiert sich gegebenenfalls*. Auch hierzu *notwendige vor- und nachbereitende Handlungen erledigt er selbst*.

0 Punkte: Der Patient *erfüllt eine dieser Voraussetzungen nicht*.

4. Toilettenbenutzung:

10 Punkte: Wenn der Patient sich am Toilettenplatz befindet (sitzend oder stehend), *benutzt er die Toilette oder den Toilettenstuhl komplett selbständig* ***incl.*** *Spülung/Reinigung*. Er zieht hierbei die Kleidung selbständig aus und an und reinigt sich nach der Toilettenbenutzung selbständig mit Toilettenpapier. Wandhandgriffe oder andere Haltegriffe können falls erforderlich benutzt werden.

5 Punkte: Der Patient *benötigt*, wenn er sich am Toilettenplatz befindet, *bei der Toiletten- oder Toilettenstuhlbenutzung* ***oder*** *der Spülung/Reinigung von Toilette/Toilettenstuhl* ***Aufsicht oder Hilfe*** (z. B. wegen des fehlenden Gleichgewichts oder beim Umgang mit der Kleidung oder bei der Benutzung des Toilettenpapiers).

0 Punkte: Der Patient ***benutzt weder Toilette noch Toilettenstuhl***.

5. Baden/Duschen:

5 Punkte: Wenn der Patient sich entkleidet vor der Badewanne oder Dusche befindet, nimmt er *ohne Aufsicht oder zusätzliche Hilfe ein Vollbad* ***oder*** *Duschbad*. Er besteigt und verlässt die Wanne/Dusche, reinigt sich und trocknet sich ab.

0 Punkte: Der Patient *erfüllt diese Voraussetzung nicht*.

6. Aufstehen & Gehen:

15 Punkte: Der Patient *kommt ohne Aufsicht oder zusätzliche personelle Hilfe* ***vom Sitzen in den Stand und geht*** *selbständig mindestens* ***50 m ohne Gehwagen***. Er kann einen Stock oder Unterarmgehstützen benutzen, muss diese Hilfsmittel aber selbständig in die richtige Position für die Benutzung bringen und sie nach dem Hinsetzen zur Seite stellen können.

10 Punkte: Der Patient *kommt ohne Aufsicht oder zusätzliche personelle Hilfe* ***vom Sitzen in den Stand und geht*** *selbständig mindestens* ***50 m mit Hilfe eines Gehwagens***.

5 Punkte: Der Patient *kommt – ggf.* ***mit Laienhilfe – vom Sitzen in den Stand*** *und bewältigt* ***Strecken im Wohnbereich mit Laienhilfe oder am Gehwagen*** *gehend. ALTERNATIV: Er bewältigt Strecken* ***im Wohnbereich komplett selbständig im Rollstuhl***.

0 Punkte: Der Patient *erfüllt diese Voraussetzungen nicht*.

7. Treppensteigen:

10 Punkte: Der Patient *steigt* ***ohne Aufsicht oder zusätzliche personelle Hilfe*** *Treppen* (ggf. incl. seiner Stöcke/Gehstützen) *über mindestens* ***1 Stockwerk hinauf und hinunter*** wobei er den Handlauf benutzen kann.

5 Punkte: Der Patient *steigt* ***mit Aufsicht oder Laienhilfe*** *Treppen über* ***mindestens 1 Stockwerk hinauf und hinunter***.

0 Punkte: Der Patient *erfüllt diese Voraussetzung nicht*.

8. An- & Auskleiden:

10 Punkte: Wenn die Utensilien in greifbarer Nähe sind, *zieht sich* der Patient *in angemessener Zeit* ***komplett selbständig an und aus incl.*** *seiner Strümpfe, Schuhe und ggf. benötigter Hilfsmittel (Korsett, Antithrombosestrümpfe, Prothesen etc.)*. Anziehhilfen oder angepasste Kleidung dürfen verwendet werden.

5 Punkte: Wenn die Utensilien in greifbarer Nähe sind, ***kleidet*** der Patient ***mindestens seinen Oberkörper*** *in angemessener Zeit* ***selbständig an und aus***. Anziehhilfen oder angepasste Kleidung dürfen verwendet werden.

0 Punkte: Der Patient *erfüllt diese Voraussetzungen nicht*.

9. Stuhlkontrolle:

10 Punkte: Der Patient ist ***stuhlkontinent und führt*** *hierzu ggf. notwendige rektale* ***Abführmaßnahmen selbständig durch***. Ein Anus praeter wird ggf. komplett selbständig versorgt.

5 Punkte: Der Patient ist *durchschnittlich nicht mehr als 1x/Woche stuhlinkontinent* ***oder*** *benötigt Hilfe bei rektalen Abführmaßnahmen* oder seiner Anus praeter – Versorgung.

0 Punkte: Der Patient ist durchschnittlich mehr als 1x/Woche stuhlinkontinent.

10. Harnkontrolle:

10 Punkte: Der Patient ist ***harnkontinent oder kompensiert*** *seine Harninkontinenz selbständig und* ***mit Erfolg*** (kein Einnässen von Kleidung oder Bettwäsche). Ein Harnkathetersystem wird ggf. komplett selbständig versorgt.

5 Punkte: Der Patient ***kompensiert*** *seine Harninkontinenz selbständig und* ***mit überwiegendem Erfolg*** (durchschnittlich nicht mehr als 1x/Tag Einnässen von Kleidung oder Bettwäsche) ***oder*** *benötigt* ***Hilfe bei der Versorgung seines Harnkathetersystems***.

0 Punkte: Der Patient ist *durchschnittlich mehr als 1x/Tag harninkontinent*.

Aufgabe

Vergleichen Sie den Barthel-Index und das Hamburger Einstufungsmanual miteinander. Welche Vorteile bietet das Einstufungsmanual?

5.3.4 Timed Up and Go

Der **Timed Up and Go**[1] (TUG) nach Posiadlo und Richardson ist ein einfach durchführbarer Test, mit dem die minimale Gehfähigkeit, die beispielsweise benötigt wird, um innerhalb der Wohnung die Toilette aufzusuchen, beurteilt werden kann. Man misst die Zeit in Sekunden, die eine Patientin/ein Patient braucht, um von einem Stuhl aufzustehen, drei Meter zu gehen, zurückzukehren und sich wieder auf den Stuhl zu setzen.

Timed Up and Go (TUG)

Anleitung:
Die Testperson sitzt auf einem Stuhl mit Armlehne (Sitzhöhe ca. 46 cm). Sie darf gegebenenfalls ein Hilfsmittel, z. B. Stock benutzen. Die Arme liegen locker auf den Armstützen und der Rücken liegt der Rückenlehne des Stuhles an. Beim Erreichen dieser Position hilft der Untersucher nicht mit. Nach Aufforderung soll die Testperson mit einem normalen und sicheren Gang bis zu einer Linie laufen, die in drei Metern Entfernung vor dem Stuhl auf dem Boden angezeichnet ist, sich dort umdrehen, wieder zurück zum Stuhl gehen und sich in die Ausgangsposition begeben. Die dafür benötigte Zeit wird in Sekunden notiert. Vor der eigentlichen Zeitmessung kann die Testperson den Bewegungsablauf üben. Der Untersucher kann den Bewegungsablauf einmal demonstrieren.

Auswertung des TUG

Ergebnisinterpretation:

Zeitdauer unter 10 Sekunden:
Keine Einschränkung der für die Bewältigung des Alltags erforderlichen Mobilität

Zeitdauer zwischen 11 und 19 Sekunden:
Geringe Mobilitätseinschränkung, meistens noch ohne Bedeutung für alltägliche Aktivitäten

Zeitdauer zwischen 20 und 29 Sekunden:
Mobilitätseinschränkungen, die sich wahrscheinlich auf den Alltag auswirken und abgeklärt werden müssen

Zeitdauer über 30 Sekunden:
Ausgeprägte Mobilitätseinschränkung, die in der Regel eine intensive Betreuung und eine adäquate Hilfsmittelversorgung erforderlich macht

5.3.5 Mini Mental Status Test

Ein weit verbreitetes Instrument ist der **Mini Mental Status Test** nach Folstein et al. (MMST oder MMS)[2], der sowohl im Rahmen des geriatrischen Assessment als auch bei gerontopsychiatrischen Untersuchungen eingesetzt wird, um einen Eindruck von der kognitiven Leistungsfähigkeit einer Patientin/eines Patienten zu gewinnen. Der MMS ist ein Screening-Instrument. Das heißt, er kann zwar erste Hinweise auf eine mögliche Beeinträchtigung liefern, dies reicht aber nicht aus, um eine Erkrankung zu diagnostizieren oder auszuschließen. Mit dem MMS lassen sich Orientierung, Gedächtnisfunktionen, Aufmerksamkeit, Rechenfähigkeit, Sprachfunktionen und das Ausführen verschiedener Handlungen auf eine Aufforderung hin überprüfen. Wenn eine Testperson die Aufgaben des MMS nicht lösen kann, sollte mit einer umfassenden medizinisch-neurologischen Untersuchung und weiteren Testverfahren geklärt werden, ob eine demenzielle Erkrankung vorliegt.

---

1 Posiadlo, Richardson 1991.

2 Folstein et al. 1975, eigene Bearbeitung.

Mini-Mental Status (MMS) nach Folstein et al.

Name	Geburtsdatum	Datum

Bereiche und Hinweise zur Durchführung	Items	Punktzahl
	Jede richtige Lösung zählt 1 Punkt	
1. Orientierung Zeit z. B. „Welches Jahr haben wir?“	1. Jahr 2. Jahreszeit 3. Datum 4. Wochentag 5. Monat	☐ ☐ ☐ ☐ ☐
Ort z. B. „In welchen Land befinden wir uns?“	6. Land/Staat 7. Bundesland 8. Stadt/Ortschaft 9. Klinik/Praxis/Heim 10. Stockwerk/Station/Arztname	☐ ☐ ☐ ☐ ☐
	Summe (max. 10)	______
2. Merkfähigkeit z. B. „Ich nenne Ihnen jetzt drei Gegenstände und möchte Sie bitten, die Begriffe zu wiederholen.“ Die Wörter ggf. mehrmals vorsprechen, bis die Patientin/der Patient alle drei gelernt hat (höchstens 6 Wiederholungen).	1. Apfel 2. Tisch 3. Schlüssel Summe (max. 3)	☐ ☐ ☐ ______
3. Aufmerksamkeit und Rechenfähigkeit Von 100 ausgehend sind jeweils 7 abzuziehen. Falls ein Fehler gemacht wird und anschließend richtig weiter subtrahiert wird, so wird nur ein Punkt weniger berechnet. oder Falls die Aufgabe nicht durchgeführt werden kann, „RADIO“ rückwärts buchstabieren lassen: O-I-D-A-R	1. 93 oder 1. O 2. 86 2. I 3. 79 3. D 4. 72 4. A 5. 65 5. R Summe (max. 5)	☐ ☐ ☐ ☐ ☐ ______
4. Erinnerungsfähigkeit z.B. „Können Sie sich noch an die drei Begriffe erinnern, die ich vorhin genannt habe?“	1. Apfel 2. Tisch 3. Schlüssel Summe (max. 3)	☐ ☐ ☐ ______
5. Sprache und Praxie Armbanduhr und Bleistift zeigen und bitten, sie zu benennen, z. B. „Was ist das?“	1. Armbanduhr 2. Bleistift	☐ ☐
„Bitte sprechen Sie mir den folgenden Satz nach.“	3. „Sie leiht ihm kein Geld mehr.“	☐
Ein leeres Blatt Papier reichen und auffordern: „Bitte nehmen Sie dieses Blatt in die rechte Hand, falten Sie es in der Mitte und legen Sie es auf den Boden.“	4. In die rechte Hand nehmen 5. In der Mitte falten 6. Auf den Boden legen	☐ ☐ ☐
Rückseite oben: Die Aufforderung zeigen. „Bitte führen Sie aus, was hier steht.“	7. Augen schließen	☐
Rückseite Mitte: Ein vollständiger Satz soll auf die Linien geschrieben werden. Die Aufgabe gilt als richtig gelöst, wenn der Satz Subjekt und Prädikat enthält und einen Sinn ergibt.	8. Vollständiger, sinnvoller Satz	☐
Rückseite unten: Die geometrische Figur soll abgezeichnet werden. Die Aufgabe ist gelöst, wenn zwei Fünfecke gezeichnet werden, die sich so überschneiden, dass die Schnittfläche ein Viereck ergibt.	9. Nachzeichnen Summe (max. 9)	☐ ______
	GESAMTSUMME (max. 30)	

MMS (Rückseite)

Bitte schließen Sie die Augen!

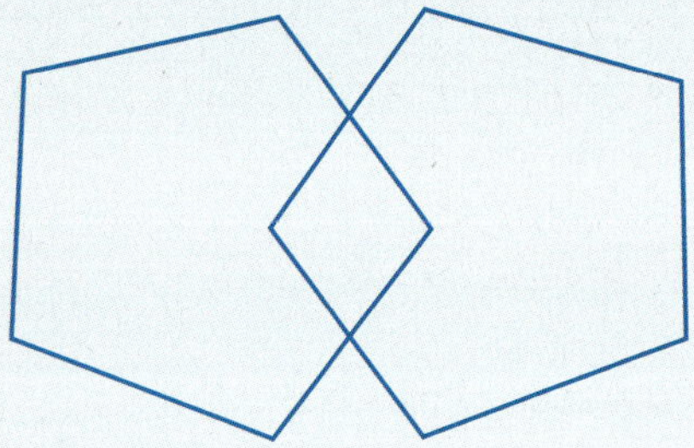

Auswertung des MMS

Auswertung des MMS:		
Höchstpunktzahl: 30 Punkte		
30 bis 24	Punkte	keine kognitiven Einschränkungen
23 bis 18	Punkte	Verdacht auf kognitive Beeinträchtigung
unter 18	Punkte	deutliche kognitive Beeinträchtigung

Kritik am MMS

Gerade weil der MMS sehr häufig verwendet wird, sollten einige Kritikpunkte bedacht werden:

- Die Punktwerte für die Schweregrade sind keine überprüften Normwerte. Je nach Quelle werden unterschiedliche Grenzwerte genannt. Beispielsweise findet man auch häufig 30 bis 25 Punkte als den Bereich uneingeschränkter kognitiver Funktionen angegeben.
- Mit dem Test lassen sich leichte kognitive Störungen nicht gut erkennen.
- Festgestellt wurde, dass die Ergebnisse des MMS abhängig vom Bildungsniveau sind. So kann z. B. ein Proband mit Universitätsabschluss eine hohe Punktzahl erreichen, obwohl kognitive Einschränkungen vorliegen. Ein Proband mit nur wenigen Jahren Schulbildung hingegen wird durch den Test möglicherweise in seiner kognitiven Leistungsfähigkeit unterschätzt.
- Auffällig ist auch, dass insbesondere hochbetagte Personen, je älter sie werden, umso schlechtere Punktwerte erzielen, ohne dass eine Demenz vorliegen muss.
- Fraglich ist, ob die Alternativen Subtrahieren und Rückwärtsbuchstabieren in der Aufgabe zu Aufmerksamkeit und Rechenfähigkeit als gleich schwierig angesehen werden können.
- Zu bedenken ist auch, dass die Aufgabe, eine geometrische Figur abzuzeichnen, von Personen, die seit der Schulzeit keine Zeichnungen mehr angefertigt haben, oft nicht gut gelöst wird.
- Beeinträchtigungen der Sinnesorgane können die Durchführung des MMS erschweren oder unmöglich machen.

5.4 Wiederholen und Vertiefen

1. *Was versteht man unter geriatrischem Assessment?*
2. *Erkundigen Sie sich, in welcher Klinik, in welchem Pflegeheim oder bei welchem Hausarzt in ihrer Umgebung das geriatrische Assessment angeboten wird. Welche Bereiche dabei werden beurteilt und welche Instrumente werden verwendet?*
3. *Um welche Methoden handelt es sich bei den hier vorgestellten Assessmentverfahren?*
4. *Probieren Sie die Assessmentverfahren in Partnerarbeit aus. Achten Sie dabei auf Faktoren, die die Ergebnisse verfälschen können.*

5. *Formulare und Anleitungen zu weiteren Screening- und Assessmentinstrumenten finden Sie im Internet. In vielen Fällen werden Sie auf mehrere Formularvarianten für ein Verfahren stoßen. Dann sollten Sie diskutieren, welches der Formulare in der Praxis besser zu gebrauchen ist. Beachten Sie bitte, dass die Verfahren immer nur von Fachkräften bzw. geschultem Personal verwendet werden dürfen. Diskutieren Sie den Nutzen der Instrumente und mögliche Probleme bei der Durchführung. Überlegen Sie, welche Fehlerquellen bei der Datenerhebung und der Interpretation der Ergebnisse eine Rolle spielen können.*
6. *Begründen Sie, warum ein schlechtes Assessmentergebnis als alleinige Entscheidungsgrundlage für den Umzug in ein Pflegeheim nicht ausreicht.*

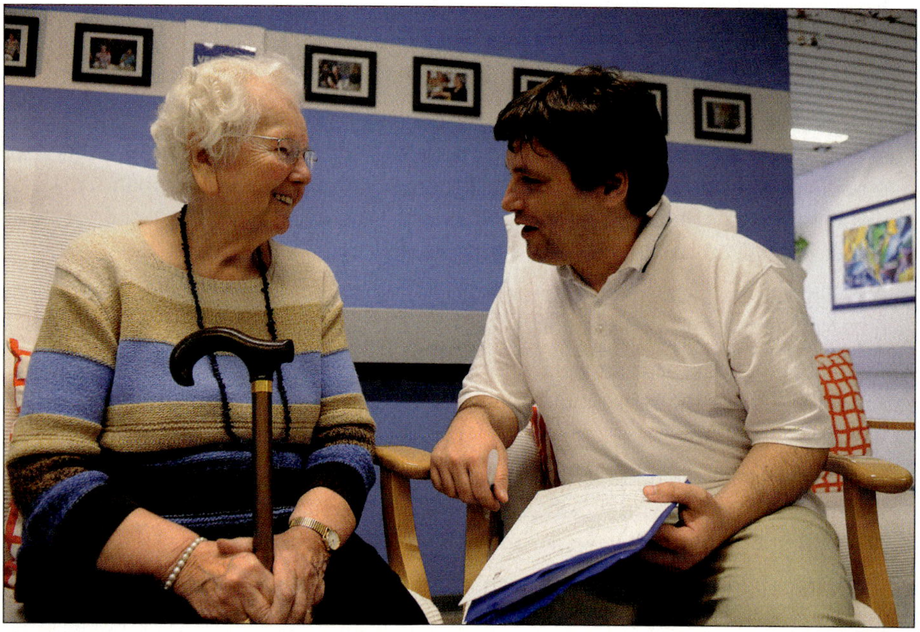

6 Lernen und Gedächtnis

Einleitung

Liebe Altenpflegeschülerin, lieber Altenpflegeschüler,

dieses Kapitel informiert Sie zunächst darüber, wie Lernen in der Psychologie definiert wird. Anschließend geht es um vier psychologische Theorien, die beschreiben, wie sich Prozesse des Lernens vollziehen. Es folgt das Thema Gedächtnis: ein Gedächtnismodell soll Ihnen eine Vorstellung davon vermitteln, wie das Gedächtnis aufgebaut ist und funktioniert. Wie gut oder wie schlecht das Gedächtnis arbeitet und wie genau und wie schnell Sie lernen, hängt mit ganz unterschiedlichen Faktoren zusammen. Im letzten Teil des Kapitels beschäftigen wir uns mit Veränderungen von Lern- und Gedächtnisleistungen im Alter.

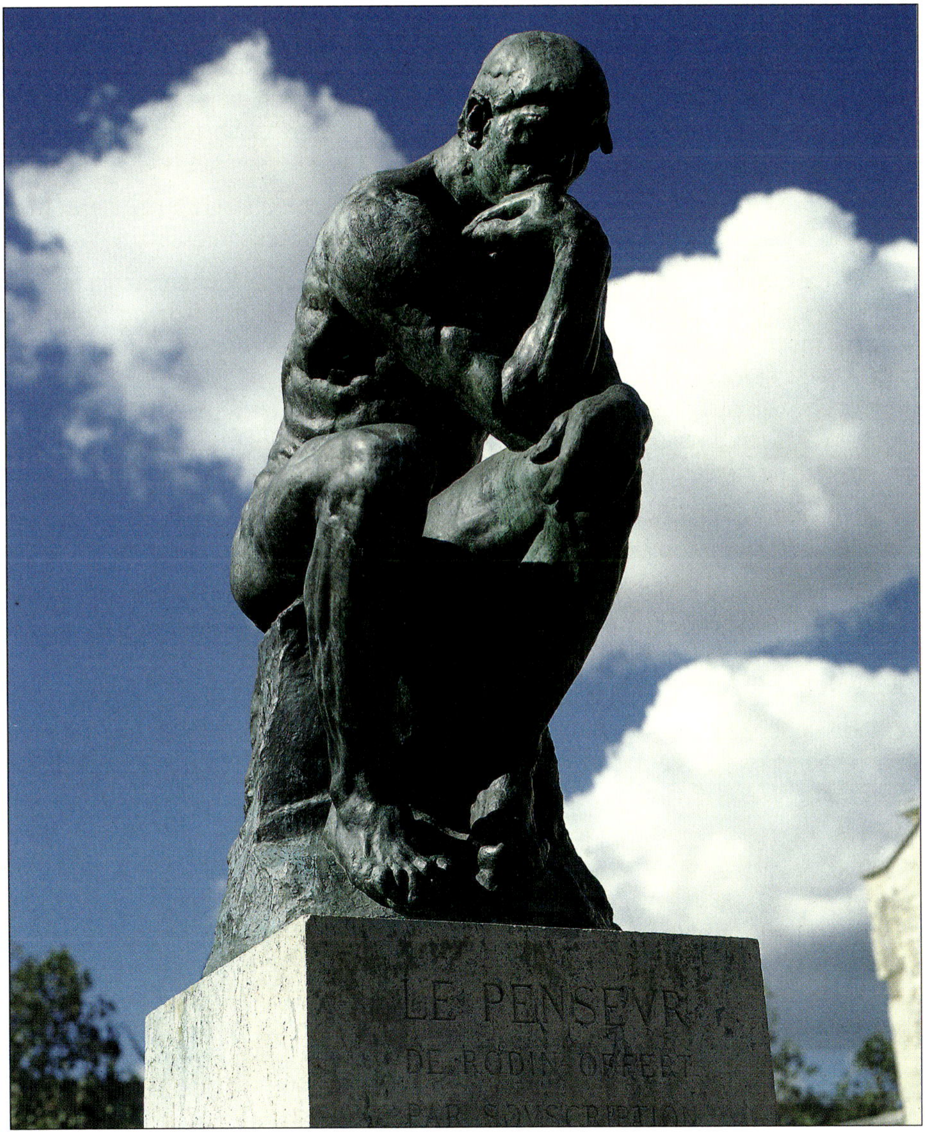

Auguste Rodin: Der Denker Ullstein Bild

6.1 Lernen

Der Begriff Lernen in der Psychologie

In der Alltagssprache wird unter Lernen meist der bewusste Erwerb von Kenntnissen und Fertigkeiten etwa durch Unterricht oder Selbstunterricht verstanden. In der Psychologie ist der Begriff Lernen weiter gefasst und bezieht sich auf alle länger andauernden Veränderungen im Verhalten und Erleben eines Menschen, die durch **Erfahrungen** zustande kommen. Das Lernen für die Schule gehört auch dazu. Darüber hinaus aber interessieren sich Lernpsychologinnen und -psychologen beispielsweise dafür, wie man lernt, in bestimmten Situationen Angst zu empfinden oder seine Interessen durchzusetzen oder wieso Kinder mitunter Verhaltensweisen lernen, die von den Erziehenden keineswegs als wünschenswert angesehen werden.

Reifung

Neben den durch Erfahrungen bedingten Veränderungen im Verhalten und Erleben gibt es auch solche, die auf **Reifung** (oder zumindest überwiegend auf Reifung) beruhen. Reifungsvorgänge sind genetisch gesteuerte Entwicklungsprozesse des Nerven-, Muskel- oder Hormonsystems. Reifung und Lernen hängen in vielen Fällen miteinander zusammen. So können bei Kindern Lernprozesse oftmals erst dann stattfinden, wenn bestimmte Reifungsvorgänge abgeschlossen sind.

Hier ein Beispiel für eine Veränderung, die umgangssprachlich häufig als Lernen bezeichnet wird, die aber hauptsächlich auf Reifungsprozessen beruht:

Bei den meisten Kindern ist im Alter von etwa einem Jahr die psychomotorische Entwicklung so weit abgeschlossen, dass sie nun, wenn sie nicht daran gehindert werden, rasch und problemlos laufen „lernen“. Man kann aber nicht durch Üben, Belohnungen etc. erreichen, dass ein Kind das Laufen „lernt“, bevor sein Nervensystem so weit ausgereift ist, dass es die für die Laufbewegungen erforderlichen Muskeln aktivieren kann. Daran kann man erkennen, dass das „Laufenlernen“ zum großen Teil auf Reifungsvorgängen beruht.

Das folgende Beispiel zeigt den Zusammenhang zwischen Reifung und Lernen; die Reifung bildet die Voraussetzung für anschließendes Lernen und Erziehen:

Bei einem Baby sind die Nervenbahnen, die für die bewusste Beherrschung der Schließmuskeln benötigt werden, noch nicht genügend entwickelt. Es hat keinen Sinn, mit der Sauberkeitserziehung zu beginnen, bevor diese Nervenbahnen etwa im Alter von 18 bis 24 Monaten ausgereift sind.

Was Lernen nicht ist

Veränderungen, die auf Reifung beruhen, fallen *nicht* unter den Begriff Lernen. Ebensowenig zählen Veränderungen, die durch eine Krankheit, durch Erschöpfung oder durch Medikamenten- oder Drogeneinnahme hervorgerufen werden, zum Lernen.

Damit kommen wir zu der folgenden Definition:

Definition Lernen

> Unter Lernen werden alle länger andauernden Veränderungen im Verhalten und Erleben verstanden, die auf Erfahrung und nicht auf Reifung oder einen momentanen körperlichen Zustand wie Erschöpfung, Krankheit oder Drogenwirkung zurückzuführen sind.

Eine Definition, in der sehr gedrängt alles, was zum psychologischen Lernbegriff gehört, untergebracht ist. Hat man es geschafft, sie auswendig zu lernen, ohne etwas zu vergessen, wischt man sich den Schweiß von der Stirn.

6.2 Lerntheorien

Wie laufen Prozesse des Lernens ab? Diese Frage versuchen die unterschiedlichen **Lerntheorien** aus ihrer jeweiligen Sicht zu beantworten. *Wie* etwas gelernt wird, hängt auch davon ab, *was* gelernt wird. Wenn ein Mensch lernt, einen wahrgenommenen Reiz mit einem Gefühl zu verbinden, wenn z. B. der Geruch von Desinfektionsmittel Angst und Unruhe auslöst, so wird dieser Vorgang anders zu erklären sein, als wenn sich jemand beruflich weiterbildet, z. B. lernt, mit einem neuen Computerprogramm zu arbeiten.

Wir stellen im folgenden vier sehr bekannte Lerntheorien vor:

- die klassische Konditionierung,
- die instrumentelle Konditionierung,
- Lernen am Modell und
- Lernen durch Einsicht

6.2.1 Klassische Konditionierung

Der russische Physiologe Iwan Pawlow (1849–1936) erforschte Verdauungsvorgänge bei Tieren. Er interessierte sich dafür, welche Rolle der Speichel bei der Verdauung spielt. Um die Speichelsekretion bei den Versuchshunden anzuregen, gaben Pawlows Assistenten den Tieren Fleischpulver. Wie jeder Hundebesitzer weiß, wie aber jeder Mensch auch an sich selbst feststellen kann, vermehrt Futter bzw. Essen oder schon allein der Anblick und der Geruch von Futter bzw. Speisen den Speichelfluss. Pawlow fiel darüber hinaus auf, dass sich der Speichelfluss seiner Versuchshunde nach einiger Zeit bereits beim Anblick der Assistenten vermehrte oder sogar schon, wenn die Schritte der Assistenten zu hören waren.

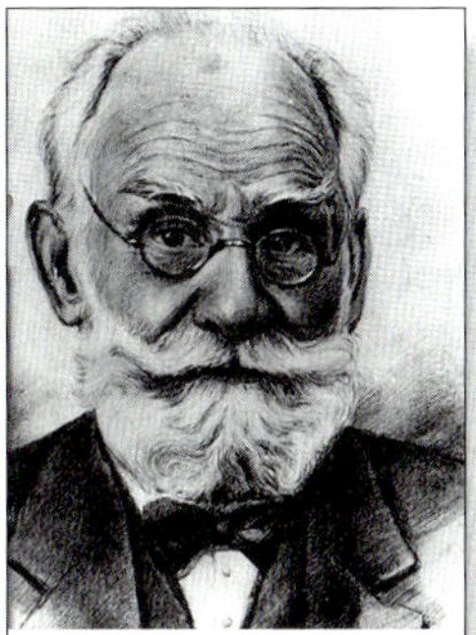
Iwan Pawlow

Reflexe

Der Speichelfluss ist ein Reflex. **Reflexe** sind automatisch ablaufende Reaktionen, die von einem ganz bestimmten Reiz (z. B. Geruch oder Geschmack von Essen) ausgelöst werden. Man spricht von einem **Reiz-Reaktions-Schema**.

Reiz → Reaktion

Reiz-Reaktions-Schema

Im Fall der Pawlow'schen Hunde sah das Reiz-Reaktions-Schema so aus:

Futter (Reiz) → vermehrte Speichelsekretion (Reaktion)

Hier ein anderes Beispiel für ein Reiz-Reaktions-Schema:

Ein Luftzug trifft auf das Auge (Reiz) → das Lid schließt sich (Reaktion)

Reflexe sind keine erlernten, sondern **natürliche Reaktionen**, die von einem **natürlichen Reiz** ausgelöst werden. Für Pawlow war nun das Überraschende, dass bei seinen Versuchshunden der Reflex von einem **neutralen Reiz** (den Schritten), der normalerweise nichts mit einer Steigerung des Speichelflusses zu tun hat, ausgelöst wurde. Es hatte offensichtlich ein Lernvorgang stattgefunden. Die Hunde hatten gelernt, einen Zusammenhang zwischen dem natürlichen Reiz (Futter) und einem Reiz, der einmal neutral war (Schritte), herzustellen. Sie reagierten mit gesteigerter Speichelsekretion

Abb. Pawlow, Ullstein Bild

sogar dann, wenn im Anschluss an das Geräusch der Schritte überhaupt keine Futtergabe erfolgte. Nun probierte Pawlow aus, ob die Hunde auch auf andere neutrale Reize mit vermehrter Speichelsekretion reagierten: Er kombinierte einen Klingelton mit der Futtergabe. Nach mehreren Versuchen reagierten die Hunde auf das Klingelzeichen mit vermehrter Speichelsekretion, auch wenn sie anschließend kein Futter erhielten. Pawlow widmete sich künftig hauptsächlich der Erforschung dieser von ihm eher zufällig entdeckten Art des Lernens. Sie wird **klassische Konditionierung** genannt.

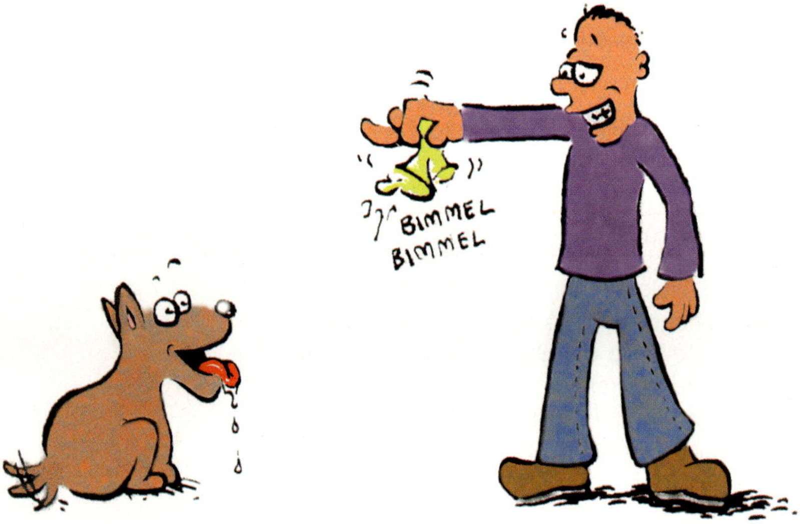

Aufgabe Wenn Sie ein Haustier besitzen, fallen Ihnen sicher eine ganze Reihe von Verhaltensweisen des Tieres ein, die zur klassischen Konditionierung gehören. Kennen Sie auch Beispiele für *menschliche* Verhaltensweisen, die man als klassische Konditionierung bezeichnen könnte?

Wir fassen noch einmal zusammen, was bisher zur klassischen Konditionierung gesagt wurde und verwenden dabei die von Pawlow eingeführten Bezeichnungen. Sie haben drei Formen von Reizen kennengelernt:

1. den **unkonditionierten** (= unbedingten), natürlichen **Reiz**, der eine ganz bestimmte unkonditionierte, nicht trainierte, natürliche Reaktion hervorruft,
2. den **neutralen Reiz**, der zunächst einmal diese unkonditionierte Reaktion nicht auslöst,
3. den **konditionierten** (= bedingten) **Reiz**. Das ist der ehemals neutrale Reiz, der die Reaktion auslöst, nachdem er mehrmals mit dem unkonditionierten Reiz gekoppelt wurde.

Pawlow nannte die Reaktion, sobald sie von dem konditionierten Reiz ausgelöst wurde, **konditionierte Reaktion** (bedingte, antrainierte Reaktion).

unkonditionierter Reiz	→	unkonditionierte Reaktion
neutraler Reiz	→	löst die Reaktion nicht aus
neutraler Reiz plus unkonditionierter Reiz	→	unkonditionierte Reaktion
konditionierter Reiz (ursprünglich neutraler Reiz)	→	konditionierte Reaktion (ursprünglich unkonditionierte Reaktion)

Haben Sie schon einmal erlebt, dass Sie in bestimmten Situationen reflexartig mit Unruhe, Anspannung oder Angst und den damit verbundenen körperlichen Anzeichen (z. B. Zittern, Herzklopfen) reagieren, obwohl – ganz sachlich betrachtet – von diesen Situationen keine Bedrohung ausgeht? Solche Reaktionen können unter Umständen durch eine klassische Konditionierung entstanden sein. Dafür ein Beispiel:

Fallbeispiel

Die alleinlebende Frau P., 65 Jahre, wurde mehrere Monate lang von einem anonymen Anrufer belästigt, der sie am Telefon beschimpfte. Nachdem sie dem Anrufer drohte, sich an die Polizei zu wenden, hörten die Anrufe auf. Dennoch reagierte sie noch viele Wochen nach dem letzten anonymen Anruf auf jedes Klingeln des Telefons mit Erschrecken und Herzklopfen.

Bei Frau P. kann der Ablauf der Konditionierung wie folgt beschrieben werden:

Beschimpfungen (unkonditionierter Reiz)	→	Erschrecken, Herzklopfen (unkonditionierte Reaktion)
Telefonklingeln (neutraler Reiz)	→	kein Erschrecken oder Herzklopfen (neutrale Reaktion)
Telefonklingeln plus Beschimpfungen (neutraler Reiz plus unkonditionierter Reiz)	→	Erschrecken, Herzklopfen (unkonditionierte Reaktion)
Telefonklingeln (konditionierter Reiz)	→	Erschrecken, Herzklopfen (konditionierte Reaktion)

Auch das Unbehagen, das einige Menschen beim Anblick der weißen Kleidung von Ärzten oder Pflegepersonal empfinden, kann damit erklärt werden, dass ein Zusammenhang zwischen weißer Kleidung und unangenehmen oder schmerzhaften Erfahrungen erlernt wurde.

Aufgabe

Suchen Sie weitere Beispiele für klassische Konditionierungen. Zeichnen Sie für ein Beispiel den Ablauf der Konditionierung als Reiz-Reaktions-Folgen auf.

Löschung

Konditionierte Reaktionen können auch wieder verschwinden. Dann wird der konditionierte Reiz wieder zu einem neutralen Reiz. Dieser Vorgang wird **Löschung** genannt. Wenn der Pawlow'sche Hund sehr häufig immer nur das Klingelzeichen hört, ohne hinterher Futter zu bekommen, wird er irgendwann nicht mehr mit gesteigerter Speichelsekretion auf die Klingel reagieren. Es ist jedoch häufig nicht ohne Weiteres möglich, ein konditioniertes unangenehmes Gefühl wieder zu löschen. Oft bereitet es schon erhebliche Schwierigkeiten, zu rekonstruieren, wie die Konditionierung überhaupt zustande kam.

6.2.2 Instrumentelle Konditionierung

Während bei der klassischen Konditionierung gelernt wird, auf ein bestimmtes Signal hin (den konditionierten Reiz) mit einer festgelegten Reaktion zu antworten, geht es bei der instrumentellen Konditionierung darum zu lernen, mit welchen Verhaltensweisen ein bestimmtes Ziel erreicht werden kann. Instrumentell heißt diese Form der Konditionierung, weil das Verhalten als zweckmäßiges Mittel – sozusagen als Instrument – eingesetzt wird, um bestimmte Konsequenzen hervorzurufen. Diese Art des Lernens wird auch als Lernen am Erfolg oder Lernen durch Verstärkung bezeichnet.

Verhalten → Konsequenz

Die instrumentelle Konditionierung beschreibt **Lernen aus den Konsequenzen**. Folgt auf ein Verhalten eine angenehme oder erwünschte Konsequenz, so wird dieses Verhalten in Zukunft wahrscheinlich häufiger auftreten. Folgt auf ein Verhalten eine unangenehme Konsequenz, so wird dieses Verhalten in Zukunft wahrscheinlich vermieden werden.

Angenehme oder erwünschte Konsequenzen verstärken also eine Verhaltenstendenz. Sie werden daher auch **Verstärker** genannt. Die Definition lautet:

Definition Verstärker

Verstärker sind Konsequenzen eines Verhaltens, die die Wahrscheinlichkeit erhöhen, dass das Verhalten häufiger auftritt.

Man unterscheidet zwei Arten von Verstärkern:

Positive und negative Verstärkung

Ein **positiver Verstärker** besteht in einer **Belohnung** für ein Verhalten. Auf das Verhalten folgt eine angenehme Konsequenz. Wenn jedoch durch das Verhalten eine **unangenehme Situation beendet** wird, spricht man von **negativer Verstärkung.**

Positive Verstärkung

Wenn eine Person im Anschluss an eine bestimmte Verhaltensweise eine Belohnung (einen angenehmen Reiz) erhält, wird die Verhaltensweise dadurch verstärkt, dass nun ein angenehmer Reiz *vorhanden* ist.

Negative Verstärkung

Befindet sich eine Person jedoch in einer Lage, in der sie einem unangenehmen Reiz ausgesetzt ist, wird sie versuchen, diesen Reiz zu entfernen. Ist der unangenehme Reiz im Anschluss an eine bestimmte Verhaltensweise *nicht (mehr) vorhanden*, so hat die Verhaltensweise zum Erfolg geführt und wird verstärkt. Eine negative Verstärkung liegt auch vor, wenn jemand durch ein bestimmtes Verhalten versucht, einen unangenehmen Reiz zu vermeiden oder zu verhindern.

Diese beiden Verstärkungsformen sind manchmal gar nicht so einfach auseinanderzuhalten. Sehen wir uns zwei Beispiele an:

1. Eine Mutter verspricht ihrer sechsjährigen Tochter: „Wenn du heute gleich nach dem Abendessen ins Bett gehst, lese ich dir noch eine Geschichte vor.“ Anders als in den letzten Tagen beeilt sich die Tochter an diesem Abend mit dem Zubettgehen.
2. Auf seinem Weg vom Altenwohnheim zum nahegelegenen Park wurde Herr B. schon zweimal von einem wütend bellenden Schäferhund erschreckt. Nun nimmt er einen kleinen Umweg in Kauf, wenn er seinen Spaziergang unternehmen will.

Aufgabe

Welches dieser zwei Beispiele beschreibt eine positive und welches eine negative Verstärkung? Welche Verhaltensweisen werden verstärkt?

Während Verstärker die Wahrscheinlichkeit erhöhen, dass ein bestimmtes Verhalten auftritt, werden durch **Bestrafungen** Verhaltensweisen unterdrückt.

Bestrafungen

Auch bei den Bestrafungen werden zwei Formen unterschieden: Zum einen kann eine Bestrafung in einer **unangenehmen** oder sogar schmerzhaften **Konsequenz** bestehen, zum anderen auch darin, dass ein **angenehmer Zustand beendet**, z. B. ein positiver Verstärker entzogen wird. Wir nehmen zur Verdeutlichung leichte Abwandlungen unserer oben vorgestellten Beispiele:

Unangenehme Konsequenz oder Wegfall einer angenehmen Konsequenz

1. Eine Mutter droht ihrer sechsjährigen Tochter: „Wenn du heute abend wieder so ein Theater machst, bis du im Bett bist, lese ich dir keine Geschichte mehr vor." Daraufhin beeilt sich die Tochter mit dem Zubettgehen.
2. Auf seinem Weg vom Altenwohnheim zum Park ging Herr B. früher immer durch die Wiesenstraße. Doch neulich wäre er dort beinahe vom Schäferhund eines Anwohners gebissen worden. Seitdem hat er seine Spaziergänge im Park aufgegeben.

Aufgabe

Welche Verhaltensweisen werden bestraft und damit unterdrückt?
Um welche Formen von Bestrafung handelt es sich bei diesen Beispielen?

Ein verbreiteter Fehler ist die Annahme, eine Bestrafung und eine negative Verstärkung seien das gleiche. Das ist aber nicht der Fall, denn ein Verstärker, ob negativ oder positiv, steigert die Wahrscheinlichkeit, dass ein bestimmtes Verhalten auftritt, während eine Bestrafung die Wahrscheinlichkeit mindert.

Bitte merken: Eine Bestrafung ist keine Art der Verstärkung, denn sie unterdrückt das Verhalten.

Löschung

Ein instrumentell konditioniertes Verhalten kann wieder gelöscht werden. Erfolgt auf ein Verhaltensweise eine Zeitlang keine Belohnung mehr, so kann es sein, dass sie wieder verschwindet.

Wir können bei der instrumentellen Konditionierung fünf mögliche Konsequenzen auf ein Verhalten zusammenstellen:

1. Die **positive Verstärkung** oder **Belohnung** erhöht die Wahrscheinlichkeit, dass das Verhalten in Zukunft wieder auftritt.
2. Auch die **negative Verstärkung**, d. h. das **Entfernen eines unangenehmen Reizes** oder das **Vermeiden oder Verhindern einer unangenehmen Situation**, erhöht die Auftrittswahrscheinlichkeit des entsprechenden Verhaltens.
3. Die **Bestrafung** in Form von **unangenehmen oder schmerzhaften Konsequenzen** verringert die Auftrittswahrscheinlichkeit des vorausgegangenen Verhaltens ebenso wie
4. die **Bestrafung**, mit der eine **angenehme Situation beendet** wird.
5. Und schließlich kann auf ein Verhalten auch weder eine Bestrafung noch eine Verstärkung folgen, sondern entweder eine **neutrale Reaktion** oder keine mit dem Verhalten zusammenhängende Konsequenz. Ist dies wiederholt der Fall, so steigt die Wahrscheinlichkeit, dass das Verhalten gelöscht wird.

Erwünschte und unerwünschte Verhaltensweisen

Verstärker und Strafen können sich als Folge einer Verhaltensweise ergeben (z. B. Bauchschmerzen, wenn man zu viel gegessen hat). Verstärker und Strafen können aber auch gezielt von einer Person eingesetzt werden, um das Verhalten einer anderen Person zu verändern. Die Person, die den Verstärker oder die Strafe einsetzt, will erreichen, dass bestimmte Verhaltensweisen häufiger gezeigt werden oder dass Verhaltensweisen unterlassen werden. Die instrumentelle Konditionierung wird z. B. von Eltern angewandt, um **erwünschte Verhaltensweisen** bei ihren Kindern zu verstärken und **unerwünschte Verhaltensweisen** zu unterdrücken.

Im **alltäglichen Umgang** mit anderen Menschen lassen sich viele Beispiele für die instrumentelle Konditionierung finden. Verstärker und Bestrafungen sind recht häufig eingesetzte Erziehungsmittel, z. B. in der Schule (gute Noten, schlechte Noten, Lob und Tadel) oder in der Familie.

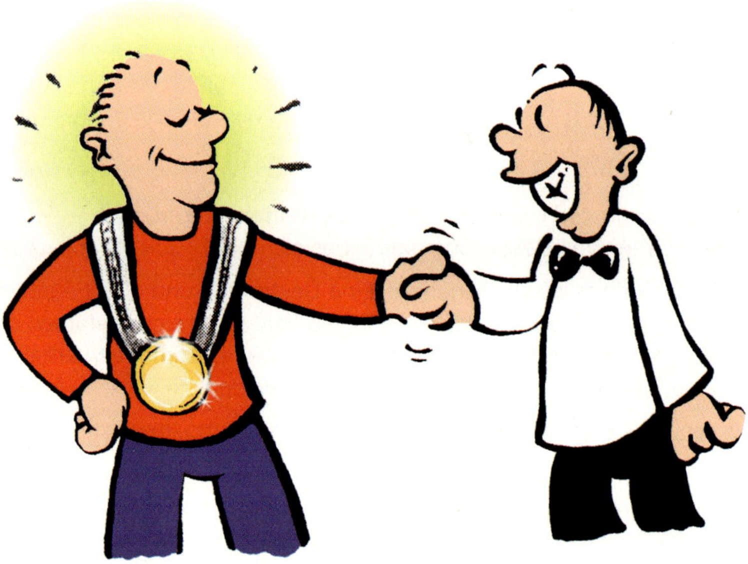

Aufgabe Suchen Sie Beispiele für instrumentelle Konditionierungen im Alltag.

Kritik Kritisieren kann man an der Theorie der instrumentellen Konditionierung, dass sie vielschichtige Lernprozesse auf ein sehr simples Schema reduziert. Menschliches Verhalten ist oft nicht so einfach formbar und voraussagbar, wie es die instrumentelle Konditionierung nahelegt. Und es lässt sich auch nicht immer eindeutig feststellen, wieviel Einfluss ein Verstärker oder eine Bestrafung auf eine bestimmte Verhaltensweise hat. Es kann sogar sein, dass ganz andere Faktoren für das Verhalten eines Menschen ausschlaggebend sind als eine vordergründig beobachtete Verstärkung oder Bestrafung.

- So könnte z. B. ein und dieselbe Konsequenz von einer Person als angenehm, von einer anderen jedoch als nicht besonders erstrebenswert empfunden werden. Ein Geschenk als Belohnung für eine bestimmte Verhaltensweise muss für die beschenkte Person auch einen wirklichen Anreiz darstellen, um als Verstärker zu wirken.
- Da Menschen im sozialen Miteinander in Beziehungen zu ganz unterschiedlichen Bezugspersonen stehen, kann es auch vorkommen, dass eine Verhaltensweise von einer Bezugsperson als erwünscht angesehen und daher belohnt, von einer anderen Bezugsperson jedoch abgelehnt und bestraft wird. Von seinem Lehrer

erhält ein Schüler beispielsweise einen Tadel für Stören des Unterrichts, von einigen Mitschülern erntet er vielleicht aber Bewunderung.

- Verhaltensänderungen, die unter den psychologischen Begriff des Lernens fallen, können sicherlich nicht nur aufgrund von Erfolg oder Misserfolg erklärt werden. Menschen handeln nicht immer zweckrational, um eine bestimmte Konsequenz zu erreichen. Gründe für ein bestimmtes Verhalten sind nicht immer dem Bewusstsein zugänglich. Manchmal wollen oder können Menschen sich nicht für ein Verhalten entscheiden, obwohl Verstärker zu erwarten sind. So kann es durchaus Schwierigkeiten bereiten, ein Suchtverhalten, z. B. Rauchen, aufzugeben, obwohl man weiß, dass man dadurch seinen Gesundheitszustand verbessern kann.
- Betrachtet man genauer, welche Konsequenzen ein Verhalten hat, so kann man feststellen, dass ein und dasselbe Verhalten zu mehreren und manchmal auch zu einander widersprechenden Konsequenzen führen kann. Wir haben weiter oben schon erwähnt, dass ein Verhalten von verschiedenen Bezugspersonen eventuell ganz unterschiedlich beurteilt wird und daher auch unterschiedliche Reaktionen hervorrufen kann. Darüber hinaus kann ein Verhalten kurzfristige und langfristige Konsequenzen hervorrufen. So mag das Rauchen einer Zigarette kurzfristig Erleichterung in einer Stresssituation bringen (ein Verstärker), langfristig jedoch gesundheitsschädigend wirken (eine Bestrafung).

Problematik bei Strafen

Problematisch ist der Einsatz von Bestrafungen als Mittel, um das Verhalten von Menschen zu ändern. Körperlich oder seelisch verletzende, Angst hervorrufende oder demütigende Strafen sind grundsätzlich abzulehnen. Man sollte sich auch überlegen, warum und für wen eine Verhaltensweise unerwünscht ist. Was und wem nützt es, wenn das Verhalten geändert wird? Welche Ursachen und Motive gibt es für das unerwünschte Verhalten. Ist es für die betroffene Person überhaupt möglich, das unerwünschte Verhalten abzulegen?

Unter Umständen ist es wirksamer und für die Betroffenen weniger belastend, auf eine unerwünschte Verhaltensweise neutral zu reagieren (d. h. auch darauf zu achten, dass sie nicht unbeabsichtigt verstärkt wird), als sie zu bestrafen.

Fallbeispiel

Im Altenheim wird eine Tanz- und Gymnastikgruppe angeboten. An zehn Nachmittagen sollen leichte Tänze, Sitztänze und gymnastische Übungen zur Verbesserung der Beweglichkeit erlernt werden. Zwölf Bewohnerinnen interessieren sich für den Kurs und haben sich zum ersten Termin eingefunden.

Die freudige Erwartungshaltung der meisten Teilnehmerinnen wird allerdings durch das Verhalten von Frau C., einer neuen Bewohnerin, getrübt. Während der Vorstellungsrunde fällt Frau C. den anderen häufig ins Wort. Als sie selbst an der Reihe ist, stellt sie ihre gesundheitliche Situation und die Gründe ihrer Übersiedlung ins Heim so ausführlich dar, dass bei einigen Damen Anzeichen von Ungeduld beobachtet werden können. Mit dem weiteren Fortgang des Nachmittags, so wie die Kursleiterin ihn vorstellt, ist sie nicht einverstanden. Sie kritisiert die Musikauswahl und macht zahlreiche Gegenvorschläge. Die Kursleiterin ist zu einem großen Teil der zur Verfügung stehenden Zeit damit beschäftigt, auf Frau C. einzugehen und das Veranstaltungskonzept zu verteidigen. Die übrigen Teilnehmerinnen kommen kaum zu Wort. Es bleibt nicht ausreichend Zeit, einen ersten Tanz vollständig zu erlernen.

Zum zweiten Termin sind zwei Teilnehmerinnen weniger erschienen. Frau C. beginnt, kaum dass sie den Raum betreten hat, erneut die Vorgehensweise der Kursleiterin zu kritisieren. Diese lässt sich diesmal jedoch nicht auf längere Diskussionen ein, sondern bittet Frau C. freundlich, doch zunächst einmal das Programm einfach mitzumachen. Die anderen Teilnehmerinnen bestätigen, dass sie am liebsten erst einmal richtig anfangen würden. Im weiteren Verlauf des Nachmittags achtet die Kursleiterin darauf, mit den anderen ebenso häufig zu kommunizieren wie mit Frau C., so dass Frau C. nicht ständig im Mittelpunkt steht. Gleichzeitig zeigt sie sich Frau C. wie auch den anderen gegenüber freundlich und hilfsbereit. Frau C. hält sich nun etwas mehr zurück und beteiligt sich am Gruppengeschehen. Beim abschließenden Feed-back äußern alle Teilnehmerinnen, auch Frau C., Zufriedenheit.

In diesem Fallbeispiel bestand das unerwünschte Verhalten darin, dass Frau C. wiederholt ohne Rücksicht auf die anderen und auf das Veranstaltungsziel das Gespräch an sich riss und die Veranstaltung kritisierte, bevor diese überhaupt richtig angefangen hatte. Verstärkt wurde dieses Verhalten wahrscheinlich dadurch, dass es Erfolg hatte – nämlich den Erfolg, dass Frau C. im Mittelpunkt stand und die Kursleiterin sich hauptsächlich ihr zuwandte. Nachdem die Kursleiterin diesen Verstärker wegließ, indem sie ganz bewusst versuchte, sich allen Teilnehmerinnen gleichermaßen zuzuwenden, änderte Frau C. ihr Verhalten.

Bemerkenswert ist, dass die Kursleiterin keine Strafen einsetzte. Strafen hätten z. B. ein Tadel sein können oder verbale oder nonverbale Zeichen von Antipathie oder auch die Androhung eines Ausschlusses aus der Gruppe. So jedoch versuchte sie, Frau C.s unerwünschtes Verhalten nicht zu verstärken, gleichzeitig aber ihr gegenüber genauso freundlich und hilfsbereit zu reagieren wie den anderen Frauen gegenüber. Frau C. griff daraufhin weniger in den Kursablauf ein, schien aber auch nicht gekränkt zu sein.

In diesem Fall erzielte die Kursleiterin mit ihrem veränderten Verhalten den angestrebten Erfolg, es wurde verstärkt, und es ist anzunehmen, dass sie es daher beibehalten wird. Wir sehen an diesem Beispiel also auch, dass Interaktionen zwischen Menschen ein System wechselseitiger Verstärkungen (oder auch Bestrafungen) bilden können.

Das veränderte Verhalten der Kursleiterin hätte sich jedoch auch als nicht erfolgreich erweisen können. Menschen sind keine Automaten, daher kann nie garantiert werden, dass ein Mensch unter bestimmten Bedingungen eine bestimmte erwartete Reaktion zeigt. Man kann also menschliches Verhalten nicht sicher voraussagen, allenfalls kann man davon ausgehen, dass ein Verhalten mit einer mehr oder weniger großen Wahrscheinlichkeit eintreten wird.

6.2.3 Lernen am Modell

Das Lernen am Modell wird auch Lernen durch Beobachtung oder Nachahmungslernen genannt. Modell bedeutet hier **Vorbild**. Diese Lerntheorie beschreibt, wie Menschen Verhaltensweisen erwerben oder verändern, indem sie sich an einem Vorbild orientieren. Wenn Sie Gelegenheit haben oder hatten, Kinder und Jugendliche in ihrer Entwicklung zu beobachten, wissen Sie, wie gerne sie sich Vorbilder nehmen und diese imitieren. Aber auch im Erwachsenenalter bleibt das Lernen am Modell eine häufig auftretende und effektive Art des Lernens. Durch das Lernen am Modell erwerben wir in erster Linie Wissen und Fähigkeiten des **sozialen Handelns und Verhaltens**, d. h. Vorbilder können einen großen Einfluss darauf ausüben, wie wir mit anderen Menschen umgehen.

Während bei der klassischen und bei der instrumentellen Konditionierung von Lernen gesprochen wird, wenn eine neue Verhaltensweise *ausgeführt* wird, kommt beim Lernen am Modell ein zweiter Aspekt ins Spiel: Man kann eine neue Verhaltensweise auch schon gelernt haben, *bevor* man sie ausführt. Ein Mensch, der ein Vorbild beobachtet, ahmt das Verhalten seines Modells ja nicht unbedingt sofort nach, sondern behält es vielleicht lange in seinem Gedächtnis, bis er es bei einer passenden Gelegenheit anwendet.

Ein Beispiel für Lernen am Modell aus Grimms Märchen[1]:

Der alte Großvater und der Enkel

Es war einmal ein steinalter Mann, dem waren die Augen trüb geworden, die Ohren taub, und die Knie zitterten ihm. Wenn er nun bei Tische saß und den Löffel kaum halten konnte, schüttete er Suppe auf das Tischtuch, und es floß ihm auch etwas wieder aus dem Mund. Sein Sohn und dessen Frau ekelten sich davor, und deswegen mußte sich der alte Großvater endlich hinter den Ofen in die Ecke setzen, und sie gaben ihm sein Essen in ein irdenes Schüsselchen und noch dazu nicht einmal satt; da sah er betrübt nach dem Tisch und die Augen wurden ihm naß. Einmal konnten seine zitterigen Hände das Schüsselchen nicht festhalten, es fiel zur Erde und zerbrach. Die junge Frau schalt, er sagte aber nichts und seufzte nur. Da kaufte sie ihm ein hölzernes Schüsselchen für ein paar Heller, daraus mußte er nun essen. Wie sie da so sitzen, so trägt der kleine Enkel von vier Jahren auf der Erde kleine Brettchen zusammen. „Was machst du da?“ fragte der Vater. „Ich mache ein Tröglein“, antwortete das Kind, „daraus sollen Vater und Mutter essen, wenn ich groß bin.“ Da sahen sich Mann und Frau eine Weile an, fingen endlich an zu weinen, holten alsofort den alten Großvater an den Tisch und ließen ihn von nun an immer mitessen, sagten auch nichts, wenn er ein wenig verschüttete.

1 Kinder- und Hausmärchen der Brüder Grimm o. J., S. 266.

Wer wird zum Modell? Die Auswahl von Vorbildern kann bewusst oder unbewusst erfolgen. Am wahrscheinlichsten sucht sich ein Mensch ein Modell,

- zu dem er eine gute Beziehung hat,
- das er bewundert und
- dessen Handeln er als erfolgreich wahrnimmt. Der Erfolg des Handelns kann sich z. B. darin zeigen, dass das Modell belohnt wird oder eine unangenehme Situation beenden oder vermeiden kann. (vgl. die beiden oben beschriebenen Formen der instrumentellen Verstärkung).

Kinder, die Verhaltensweisen zum Teil noch nicht als gut oder schlecht, erfolgreich oder nicht erfolgreich etc. bewerten und einschätzen können, nehmen zunächst meistens die **Eltern als Modell**. Sie lernen aber durch das Beobachten der Eltern nicht unbedingt nur Verhaltensweisen, die die Erziehungsberechtigten als erstrebenswert ansehen. So nützt es meistens nicht viel, wenn Eltern ihrem Kind den Gebrauch von Schimpfwörtern verbieten, sie selbst jedoch in ihrem Umgangston auch nicht gerade wählerisch sind. Hier erweist sich häufig, dass das Prinzip des Lernens am Modell gegenüber dem gleichzeitig eingesetzten Prinzip der instrumentellen Konditionierung dominiert: Das Erlernen sozialer Verhaltensweisen wird oft viel stärker durch ein Vorbild als durch bewusst eingesetzte Verstärkungen und Bestrafungen beeinflusst.

Vorbilder in den Medien Vorbilder müssen nicht aus dem persönlichen Bekanntenkreis stammen, sie können auch in den **Medien** gefunden werden. Es muss sich nicht einmal um wirkliche Personen handeln, auch fiktive Romanheldinnen und -helden können zum Modell werden.

6.2.4 Lernen durch Einsicht

Der Berliner Psychologe Wolfgang Köhler (1887–1967) kritisierte, dass mit der Theorie der instrumentellen Konditionierung keine Lernprozesse erklärt werden könnten, die auf dem **Nachdenken über ein Problem** und der Einsicht in die besondere Beschaffenheit dieses Problems beruhten. Er wies auf die Bedeutung des Bewusstseins für das Lernen hin. Während bei der klassischen und der instrumentellen Konditionierung und auch beim Lernen am Modell unbewusste Vorgänge eine große Rolle spielen können, vollzieht sich das Lernen durch Einsicht bewusst.

Das **Lernen durch Einsicht**, auch **problemlösendes Denken** genannt, ist eine Lernform, bei der durch Nachdenken versucht wird, eine Problemsituation zu analysieren und eine Lösung zu finden. Zu dieser Lösung kommt man oft durch ein sogenanntes **Aha-Erlebnis**: „Aha, so muss ich also vorgehen ...“. Hat man einen Lösungsweg gefunden, so kann dieser jederzeit auf ähnliche Problemstellungen übertragen werden.

1. Wie bekommen Sie einen Tischtennisball aus einem 2 Meter hohen Rohr, das aufrecht fest verankert auf dem Boden steht und nur oben geöffnet ist? Sie können das Rohr weder umdrehen, noch sonst irgendwie bewegen.
2. Welches der Wörter a) bis f) auf der rechten Seite passt in die Lücke mit dem Fragezeichen auf der linken Seite? Nach welcher Logik ist die Aufzählung auf der linken Seite aufgebaut?

Seeadler	a) Mäusebussard
Amsel	b) Nachtigall
Bartgeier	c) Stockente
Kanarienvogel	d) Zugvogel
Roter Milan	e) Turmfalke
?	f) Haushuhn

3. Wie gehen die folgenden Zahlenreihen weiter? Welche Regeln stecken dahinter?
   32, 16, 8,
   3, 7, 4, 8, 5, 9,
   0, 1, 1, 2, 4, 5, 25,
4. Eine Frau betrachtet ein Foto und sagt: „Ich habe weder Schwestern noch Brüder, aber die Mutter der Frau auf diesem Foto ist meiner Mutter Tochter." Wer ist auf dem Foto?

Auflösungen am Schluss des Kapitels

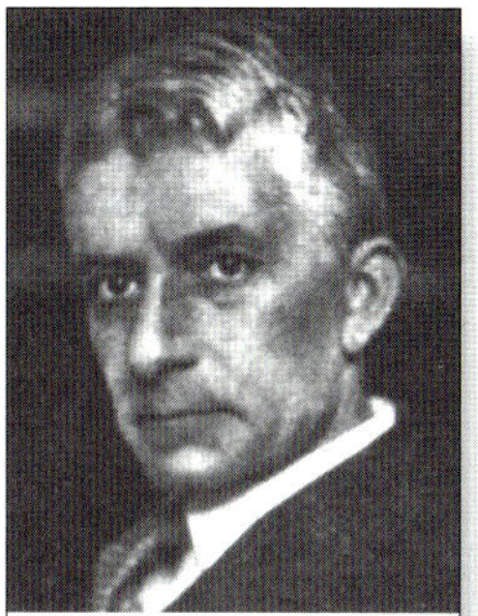
Wolfgang Köhler

Wolfgang Köhler war der Meinung, dass nicht nur Menschen, sondern auch Menschenaffen durch Einsicht lernen können. 1917 führte er auf Teneriffa seine berühmt gewordenen **Versuche mit Schimpansen** durch. Er stellte er einen Affen vor folgendes Problem: Außerhalb des Käfigs lagen in nicht erreichbarer Entfernung Bananen. Der Affe versuchte zunächst, die Bananen durch das Gitter des Käfigs zu ergreifen, dann probierte er, das Obst mit zwei im Käfig liegenden Stöcken zu erreichen. Diese waren aber zu kurz. Nun gab das Versuchstier weitere Anstrengungen auf, es machte sozusagen eine Pause. Köhler schien es so, als ob es sich in das Problem vertiefte und über eine Lösung nachdachte. Plötzlich nahm der Schimpanse die zwei Stöcke, steckte sie zu einem einzigen langen Stock zusammen und konnte so die Bananen zu sich in den Käfig ziehen. Köhlers Versuchstieren gelang es auch, an hoch aufgehängte Bananen heranzukommen, indem sie Kisten übereinander stapelten.

Kritik an den Affenversuchen

An diesen Versuchen wurde kritisiert, dass Köhler ja nicht wissen konnte, ob die Affen in ihrer Vergangenheit nicht schon Gelegenheit hatten, ähnliche Probleme zu lösen. Dann hätte man nämlich den Lernfortschritt der Schimpansen auch als instrumentelle Konditionierung erklären können: Nicht erfolgreiche Aktivitäten waren früher schon ausprobiert und wegen des Misserfolgs aufgegeben worden, die erfolgreiche wurde nun relativ schnell eingesetzt. Oder die Affen hatten in der Vergangenheit einmal das Verhalten eines Artgenossen in einer ähnlichen Situation beobachten können: Lernen am Modell. Auch die Tatsache, dass einige Versuchstiere nichts taten und nur die Situation betrachteten, bevor sie eine Lösung fanden, beweist natürlich nicht, dass sie eine plötzliche Erkenntnis – ein „Aha-Erlebnis" – hatten. Manche Lernpsychologen bezweifeln daher, ob das Lernen durch Einsicht als ein eigenständiges Lernprinzip gelten kann.

Andere wiederum sind mit Köhler der Meinung, dass die übrigen hier vorgestellten Lernprinzipien (klassische und instrumentelle Konditionierung, Lernen am Modell) ganz wichtige Aspekte des Lernens außer Acht lassen, nämlich

Abb. Köhler, Wissen Media Verlag, Gütersloh

- die Tatsache, dass Menschen etwas Neues erfinden können und
- dass Menschen die Fähigkeit besitzen, für seit langem ungelöste Probleme eine mitunter überraschende, unkonventionelle Lösung zu finden.

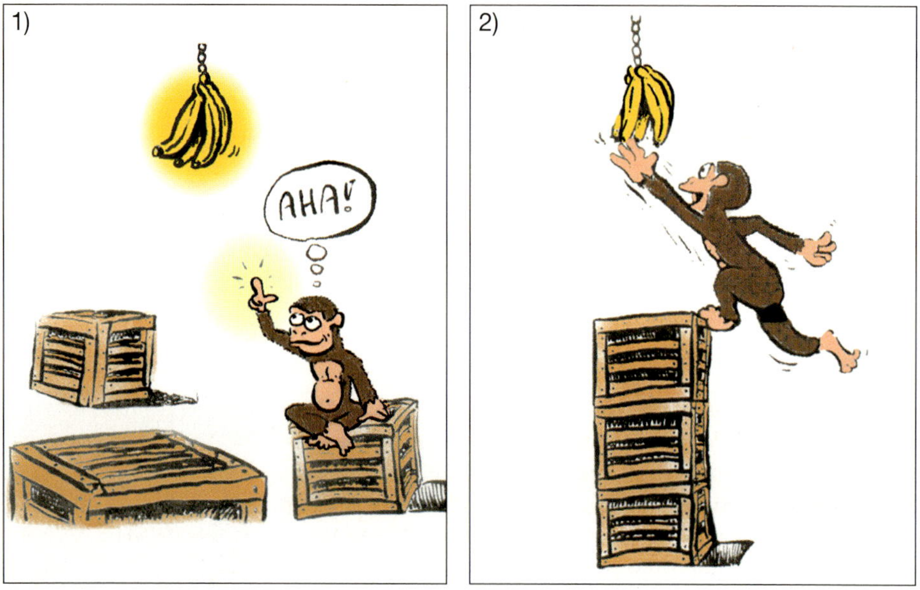

Fallbeispiel

Frau B., 82 Jahre, kam nach einem Oberschenkelhalsbruch ins Krankenhaus. In ihrer Mobilität ist sie stark eingeschränkt. Sie kann sich zwar im Bett aufsetzen und mit Hilfe auch vor das Bett stellen. Es bereitet ihr aber große Schwierigkeiten, sich aus dieser Position heraus um 90 Grad zu drehen, so dass sie sich in ihren Rollstuhl setzen kann. Mit Manuela, der Krankengymnastin, unterhält sie sich über Möglichkeiten des Transfers vom Bett zum Rollstuhl:

Frau B.: „Man müsste eine Scheibe haben, die sich drehen lässt und auf die ich mich stellen könnte ..."

Manuela: „So etwas gibt es ja. Ich wollte Ihnen auch schon vorschlagen, einmal eine solche Drehscheibe auszuprobieren. Frau B., Sie machen vielleicht noch Karriere als Hilfsmittelerfinderin."

Im Gegensatz zu den anderen Lerntheorien rückt das Lernen durch Einsicht das Denken in den Mittelpunkt des Interesses. Denken ist die Voraussetzung für Lernen im spezielleren Sinn – nämlich Lernen als den Erwerb von Wissen durch Unterricht oder Selbstunterricht. Dabei spielt eine wichtige Rolle, wie Informationen erkannt und geordnet werden, so dass man sie verstehen und sich später an sie erinnern kann.

6.3 Gedächtnis im Alltag

Lernprozesse wie die Konditionierungen, das Lernen am Modell und das Lernen durch Einsicht können nicht stattfinden ohne ein funktionierendes Gedächtnis, eben so sehr sind wir beim Lernen im Rahmen einer Ausbildung auf unser Gedächtnis angewiesen. Welch wichtige Rolle das **Gedächtnis im Alltag** spielt, wird uns oft erst bewusst, wenn es einmal aussetzt: Fast jeder Mensch hat schon einmal Gegenstände verlegt, Verabredungen verschwitzt, Namen vergessen, vielleicht auch vergessen, wo das Auto abgestellt wurde. Verzweifelt bemüht man sich z. B., sich an den Namen eines bekannten Schriftstellers zu erinnern, dessen neues Buch man gerade erst gelesen hat und den man einer Freundin empfehlen will, jedoch man kommt nicht darauf. Zwei Tage später fällt er einem wieder ein, ohne dass man sich angestrengt hätte.

Solche Situationen müssen im Allgemeinen nicht zu größerer Besorgnis führen, da die Verrichtung alltäglicher Handlungen durch diese oft rasch wieder ausgefüllten Lücken nicht unbedingt beeinträchtigt wird. Kommt es jedoch durch Unfälle oder Krankheiten zu starken Ausfällen, so sind die Folgen gravierend. Je nach Ausmaß des Gedächtnisverlustes vergisst die betroffene Person z. B., wozu ein Gegenstand benutzt wird. Sie hält vielleicht einen Kamm in der Hand, weiß aber nicht mehr, was man damit macht. Oder sie verliert die Fähigkeit, eine angefangene Handlung zu Ende zu führen, weil sie vergessen hat, wie es weitergeht oder auch, was sie überhaupt tun wollte.

Stellen Sie sich vor, Sie hätten vergessen, wie man eine Treppe hinaufgeht. Denn auch mehr oder weniger automatische Bewegungsabläufe sind in unserem Gedächtnis gespeichert und können vergessen werden. Auch um vertraute Personen, unsere Familie und unsere Freunde wiederzuerkennen, brauchen wir das Gedächtnis. Wir könnten auch keinen zusammenhängenden vollständigen Satz sprechen, wenn wir nicht den Satzanfang noch im Gedächtnis behalten hätten.

6.4 Das Drei-Speicher-Modell des Gedächtnisses

Es gibt verschiedene Vorstellungen davon, wie das Gedächtnis funktioniert und aufgebaut ist. Hier wird eines der bekanntesten Gedächtnismodelle vorgestellt, das Drei-Speicher-Modell. Dieses Modell unterscheidet drei Gedächtnissysteme: das sensorische Gedächtnis, das Kurzzeitgedächtnis und das Langzeitgedächtnis. Die drei Systeme werden auch als **Speicher** bezeichnet. Die Speicher erfüllen unterschiedliche Aufgaben und besitzen unterschiedlich große **Aufnahmekapazitäten** (Wie viele Informationen können gespeichert werden?) und **Behaltenszeiten** (Wie lange können Informationen gespeichert werden?). Es ist allerdings keineswegs so, dass immer nur eines der drei Gedächtnissysteme in Betrieb ist, sondern ihre Funktionen sind auf vielfältige Weise miteinander verknüpft. So kann z. B. Wissen aus dem Langzeitgedächtnis dazu genutzt werden, die Effektivität des Kurzzeitgedächtnisses zu steigern.

6.4.1 Das sensorische Gedächtnis

Sensorisch bedeutet: die sinnliche Wahrnehmung betreffend. (Es geht um einen Wahrnehmungsprozess, wie er unter 3.3 beschrieben wird.)

Im sensorischen Gedächtnis werden Informationen, die von den Sinnesorganen aufgenommen wurden, für Bruchteile einer Sekunde unverarbeitet aufbewahrt. Das heißt, die von den Sinnesorganen an den sensorischen Speicher geleiteten Eindrücke stellen einen sehr kurzen Augenblick lang ein Abbild der Umwelt dar, das noch nicht von unseren Interessen oder Erfahrungen geprägt ist. Es erfolgt dann eine erste Form der Verarbeitung: Bestimmte Reize werden z. B. als bekannt, interessant, wichtig usw.

eingestuft und damit zur Weiterleitung an das Kurzzeitgedächtnis ausgewählt. Viele Reize werden nicht verarbeitet und nicht weitergeleitet und daher auch nicht länger als Sekundenbruchteile im sensorischen Gedächtnis behalten.

6.4.2 Das Kurzzeitgedächtnis

Das Kurzzeitgedächtnis wird auch als Arbeitsspeicher bezeichnet. Es enthält die Informationen, mit denen wir uns im Moment befassen. Das sind Inhalte, die aus dem sensorischen Gedächtnis kommend weiterverarbeitet werden oder aus dem Langzeitgedächtnis abgerufen werden. Die Dauer des Behaltens umfasst nur einige Sekunden, kann aber durch Aufmerksamkeit ausgedehnt werden. Wenn wir z. B. eine Telefonnummer nachschlagen, behalten wir sie vielleicht gerade so lange, bis wir gewählt haben. Kommt das Gespräch nicht zustande, so können wir die Nummer länger im Gedächtnis behalten, wenn wir sie laut oder innerlich wiederholen.

Nicht nur die Dauer, sondern auch die Kapazität des Kurzzeitgedächtnisses ist sehr begrenzt. Mit dem folgenden einfachen Test können Sie feststellen, wie viele Informationseinheiten das Kurzzeitgedächtnis gleichzeitig speichern kann.

Aufgabe Schreiben Sie eine zufällige Folge von acht beliebigen Buchstaben oder einstelligen Zahlen auf. Lesen Sie diese Reihe Ihrer Nachbarin/Ihrem Nachbarn langsam und deutlich vor und bitten Sie sie/ihn, die Zahlen in der richtigen Reihenfolge gleich anschliessend wiederzugeben.

Durchschnittlich werden bei einem solchen Versuch sieben (plus/minus zwei) Informationseinheiten behalten. „Die magische Zahl Sieben, plus oder minus zwei“ lautet der Titel des Artikels[1], in dem der Psychologe George A. Miller seine Entdeckung beschreibt, dass das Kurzzeitgedächtnis der meisten Menschen ungefähr sieben

Chunks Informationseinheiten speichert. Miller nannte die Informationseinheiten „**chunks**“ (das englische chunk heisst Klumpen oder Brocken). Was aber ist ein chunk oder eine Informationseinheit? Bei unserem Kurzzeitgedächtnistest entsprach ein chunk einem Buchstaben oder einer Zahl. Hätten wir diesen Test mit einer Reihe von Wörtern durchgeführt, so hätten die meisten Versuchspersonen wiederum sieben chunks – diesmal sieben Wörter – behalten können. Wie groß ein chunk ist, hängt vom Vorwissen der Versuchsperson ab und auch von ihrer Fähigkeit, einzelne Elemente zu einer sinnvollen Einheit, also einem chunk, zu bündeln.

Aufgabe Gelingt es Ihnen, die folgende Buchstabenreihe nach einmaligem Durchlesen in der richtigen Abfolge wiederzugeben?

V F B H S V F C K

Für einen Fußballfan ist das kein Problem, er muss nicht neun, sondern nur drei chunks behalten:

VfB, HSV und FCK

1 Miller 1956

6.4.3 Das Langzeitgedächtnis

Um die neun Buchstaben auf drei chunks zu reduzieren, muss der Fußballfan sein im Langzeitgedächtnis befindliches Vorwissen aktivieren. Das Langzeitgedächtnis enthält alles, was wir über die Welt und uns selbst wissen. Dazu gehören die Erfahrungen, die wir gemacht haben genauso wie die Fertigkeiten, Regeln, Wörter, Bedeutungen etc., die wir gelernt haben. Im Langzeitgedächtnis sind also Emotionen, Informationen, Kenntnisse und auch Bewegungsabläufe gespeichert. Die Kapazität des Langzeitgedächtnis scheint unbegrenzt zu sein. Viele Gedächtnisforscher gehen davon aus, dass Inhalte des Langzeitgedächtnisses ein Leben lang gespeichert werden können. Demnach rühren Erinnerungsstörungen weniger daher, dass eine Information aus dem Langzeitgedächtnis verschwunden ist, sondern eher daher, dass sie nicht mehr gefunden wird. Das Langzeitgedächtnis wird oft mit einer riesigen Bibliothek verglichen, in der man einzelne Bücher nur dann rasch auffinden kann, wenn sie geordnet und übersichtlich in den Regalen stehen.

Das Langzeitgedächtnis kann nach seinen Inhalten noch einmal unterteilt werden in ein prozedurales und ein deklaratives Gedächtnis.

Prozedurales Gedächtnis

Das **prozedurale Gedächtnis** speichert den Ablauf von Handlungen, die wir geübt haben und mehr oder weniger automatisch verrichten, ohne über sie nachzudenken, z. B. Fahrrad fahren oder eine Schleife binden. Oft ist es sogar viel schwieriger, solche Handlungen auszuführen, während man sich ihre einzelnen Schritte bewusst macht.

Deklaratives Gedächtnis

Das **deklarative Gedächtnis** speichert sowohl persönliche Erfahrungen, als auch allgemeine Fakten, Regeln und Informationen. Was sich im deklarativen Gedächtnis befindet, kann anderen Personen ohne Probleme sprachlich mitgeteilt werden.

Semantisches Gedächtnis

Beim deklarativen Gedächtnis wird noch einmal zwischen dem semantischen und dem episodischen Gedächtnis unterschieden. Im **semantischen Gedächtnis** findet sich Wissen, das für alle gilt, z. B. die Bedeutung von Wörtern, mathematische und grammatische Regeln oder gerontologische Fachkenntnisse. Die Inhalte des semantischen Gedächtnisses sind etwa wie in einer Bibliothek nach Fachbegriffen oder Theorien organisiert.

Episodisches Gedächtnis

Das **episodische Gedächtnis** hingegen speichert Informationen autobiographisch ab. Es enthält Erinnerungen an Ereignisse, die im Lebenslauf einer Person stattgefunden haben, z. B. was man vor einer Stunde getan hat oder wo und wie man den letzten Urlaub verbracht hat. Dazu gehört aber auch allgemeines Wissen, wenn es

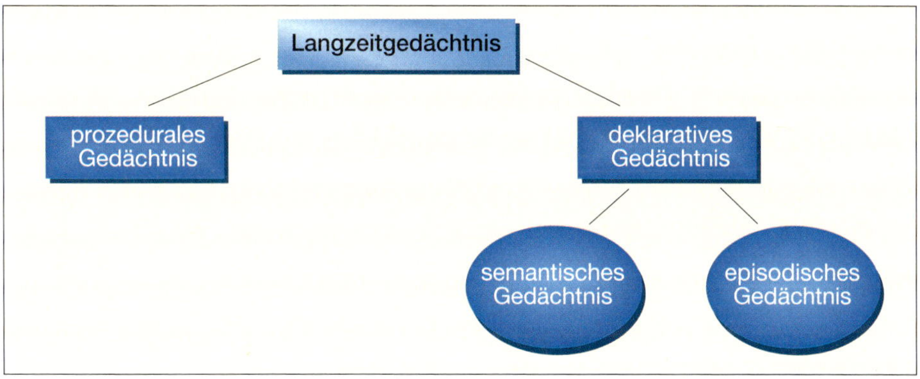

mit einer ganz bestimmten, individuell erfahrenen Lernsituation verknüpft ist. Man erinnert sich dann nicht nur an den Lernstoff, sondern auch wo und wie man ihn gelernt hat. Manchmal erinnert man sich an einen Wissensinhalt sogar besser, wenn er mit einer autobiographischen Erinnerung verbunden ist und daher im episodischen Gedächtnis abgespeichert wurde. Will man sich an einen Inhalt aus dem episodischen Gedächtnis erinnern, so muss man in der Zeit zurückgehen, bis man an den Punkt kommt, an dem man die Erfahrung gemacht hat. Die Inhalte des semantischen und des prozeduralen Gedächtnisses hingegen werden abgerufen, ohne dass sie mit dem Zeitpunkt und den Umständen des Erlernens verknüpft werden.

6.5 Einflüsse auf Lern- und Gedächtnisleistungen

Mit Lern- und Gedächtnisleistungen sind hier die eng miteinander zusammenhängenden Bewusstseinsprozesse gemeint, mit denen wir uns Wissen aneignen und bei Bedarf wieder hervorholen können. Diese Leistungen sind zahlreichen Einflüssen ausgesetzt und keineswegs nur abhängig von der Intelligenz einer Person.

Hier sind einige Faktoren zusammengestellt, die Prozesse des Lernens und Erinnerns beeinflussen können:

- Körperliche oder psychische **Krankheiten**,
- Funktionstüchtigkeit der **Sinnesorgane**: Seh- und Hörschwächen können die Aufnahme von Lernstoff erschweren.
- **Emotionen**: Angst kann z. B. das Lernen und die Wiedergabe von Gelerntem blockieren.
- **Aufmerksamkeit** und **Konzentration**,
- **Interferenzen** sind Überlagerungen, die besonders dann auftreten können, wenn eine früher gelernte Information einer neu gelernten ähnelt. Entweder wird die alte Information von der neuen überlagert, d. h. wir finden sie nicht wieder. Oder die neue Information wird von der alten blockiert.
- **Motivation**: Welche Gründe gibt es, diese oder jene Inhalte zu lernen?
- **Vorwissen**, mit dem man neu Gelerntes verknüpfen kann.
- **Training**: Jemand, der es gewohnt ist, sich immer wieder neues Wissen anzueignen, wird bessere Leistungen zeigen, als jemand, dessen letzte Lernerfahrungen lange zurückliegen.
- Lernförderndes **Umfeld**: Bietet das berufliche oder private Umfeld genügend Anregungen? Monotone Arbeitsbedingungen und reizarme Umgebungen können dazu führen, dass sich das Interesse an geistiger Betätigung mindert.
- Das **Niveau** des Lernstoffs: Sind die Inhalte zu einfach, so sind wir unterfordert und daher leicht in der Gefahr, die nötige Aufmerksamkeit zu verlieren. Ist das Niveau zu hoch, sind wir überfordert, erleben keinen Lernerfolg und geben schnell auf.
- **Präsentation** des Lernstoffs: Ist er anschaulich aufbereitet und übersichtlich dargestellt? Das erweckt das Interesse und erleichtert die Aufnahme.

6.6 Lern- und Gedächtnisleistungen im Alter

In diesem Abschnitt werden Lern- und Gedächtnisleistungen *gesunder* älterer Menschen behandelt.

Das schon erwähnte **Defizitmodell** des Alterns (vgl. 4.1) ging davon aus, dass die geistige Leistungsfähigkeit mit zunehmendem Alter nachlässt. Dabei wurde angenommen, dass ein altersbedingter Abbau erstens *alle* geistigen Leistungen und zweitens *alle* älter werdenden Menschen betrifft. Inzwischen differenziert man jedoch zwischen verschiedenen Arten geistiger Leistungen, z. B. zwischen verschiedenen Bereichen der Intelligenz, die sich auch in verschiedene Richtungen entwickeln können. Zudem wurde festgestellt, dass die Entwicklung geistiger Leistungen im Alter nicht für alle Menschen ähnlich verläuft, sondern von großen interindividuellen Unterschieden (Unterschiede zwischen den einzelnen Personen) geprägt ist.

Forschungsergebnisse

Kurz zusammengefasst kommen Studien[1] zu Lern- und Gedächtnisleistungen im Alter zu folgenden Ergebnissen:

- Die **Geschwindigkeit der Informationsverarbeitung** lässt nach, d. h. ältere Menschen brauchen im Durchschnitt länger als jüngere, um Informationen aufzunehmen, zu kombinieren und abzurufen.
- Die **Kapazität des Kurzzeitgedächtnisses** wird geringer, d. h. ältere Menschen behalten kurzfristig weniger Lerninhalte als jüngere.
- Eine Studie ergab, dass sowohl ältere als auch jüngere Menschen ihre Leistungen steigern konnten, nachdem ihnen in einem **Training** Lern- und Erinnerungsstrategien vermittelt wurden. Die jüngeren jedoch profitierten mehr von dem Training und erreichten eine größere Leistungssteigerung als die älteren.[2]
- Ältere Menschen sind beim Lernen und Erinnern anfälliger für **Störungen und Ablenkungen** als jüngere.
- Wenn es um geistige Leistungen geht, bei denen man auf **Erfahrungen und Wissen** zurückgreifen kann, schneiden ältere Menschen im Allgemeinen nicht schlechter, oft sogar besser ab als junge Menschen. In der Berliner Altersstudie wurde allerdings festgestellt, dass dies nur bis zum 70. Lebensjahr zutrifft. Jenseits dieses Alters ist auch bei den Erfahrungs- und Wissensleistungen ein gewisser Rückgang zu verzeichnen.[3]
- Es fallen große **interindividuelle Unterschiede** bei den Lern- und Gedächtnisleistungen älterer Menschen auf.

6.6.1 Fluide und kristallisierte Intelligenz

In vielen Studien zur Intelligenzentwicklung wird Intelligenz nicht als eine einheitliche geistige Funktion begriffen, sondern es wird davon ausgegangen, dass Intelligenz sich aus mehreren verschiedenartigen Komponenten zusammensetzt. Ein sehr bekanntes dieser **mehrdimensionalen Intelligenzmodelle** unterscheidet zwischen fluider (flüssiger) und kristallisierter (auch: kristalline) Intelligenz.

Fluide Intelligenz

Fluide Intelligenz umfasst Fähigkeiten, die zur Bewältigung neuer, unbekannter Probleme, Aufgaben und Situationen gebraucht werden, z. B. schnelles Urteilsvermögen, rasches und genaues Aufnehmen und Einordnen von Informationen. Sie ist wahrscheinlich größtenteils genetisch festgelegt und abhängig von der biologischen Funktionstüchtigkeit des Nervensystems.

Kristallisierte Intelligenz

Kristallisierte Intelligenz zeigt sich in der Fähigkeit, Wissen und Erfahrung einzusetzen. Sie basiert auf Allgemeinbildung, Sprachverständnis, beruflichen Qualifikationen, Wissen über die eigene Person und soziale Beziehungen und auf weiteren

1 Baltes 1993, Kliegl, Mayr, Krampe 1998, Knopf 1998.
2 Baltes, Kliegl 1992.
3 Reischies, Lindenberger 1999.

Kenntnissen, die man durch kulturelle Angebote und im Umgang mit anderen Menschen erwirbt.

Betrachtet man nun die **Entwicklung dieser beiden Komponenten** bei gesunden alten Menschen, so ergibt sich folgendes Bild:

1. Die **fluide Intelligenz** nimmt mit dem Alter ab. In Intelligenztests erzielen ältere Menschen bei den Aufgaben, die fluide Leistungen messen, insbesondere unter Zeitdruck schlechtere Ergebnisse als jüngere. Ohne Zeitdruck verringern sich die Altersunterschiede.
2. Die **kristallisierte Intelligenz** bleibt lange erhalten und kann sich mit zunehmendem Alter sogar steigern. Allerdings zeigt die Berliner Altersstudie, dass ab einem Alter von 70 Jahren auch bei der kristallisierten Intelligenz ein Rückgang zu verzeichnen ist. Dieser Rückgang ist jedoch geringer als der Rückgang bei der fluiden Intelligenz[1].

Die Ursache für die Abnahme der fluiden Leistungsfähigkeit wird in **Altersveränderungen im Zentralnervensystem** vermutet. Denn die fluide Intelligenz ist darauf angewiesen, dass Aufnahme, Weiterleitung und Verarbeitung von Reizen im Zentralnervensystem problemlos funktionieren. Biologische Alterungsprozesse können jedoch zu Störungen dieser neurophysiologischen Abläufe führen. Andererseits gilt auch für das alternde Zentralnervensystem, dass sich neurophysiologische Prozesse schneller und präziser vollziehen, wenn sie kontinuierlich aktiviert werden. Es hat sich gezeigt, dass die fluiden Fähigkeiten alter Menschen trainiert werden können und gesunde alte Menschen z. T. beträchtliche Reserven besitzen. In der Gerontologie wird daher auch von der **Plastizität** (Formbarkeit, Entwicklungsfähigkeit) der geistigen Leistungsfähigkeit gesprochen.[2] Wie auch für viele körperliche Funktionen gilt also für die fluide Intelligenz im Laufe des Lebens: Use it or lose it!

Plastizität

Die kristallisierte Intelligenz bleibt im Alter zunächst erhalten oder lässt sich sogar noch steigern, denn mit den Jahren kann ja auch fortwährend zusätzliches Wissen erworben werden und die Erfahrung nimmt zu. Die kristallisierte Intelligenz ist aber wie die fluide Intelligenz – wenn auch anscheinend nicht in so starkem Ausmaß – von biologischen Funktionen abhängig. Es wird davon ausgegangen, dass die biologischen Prozesse mit zunehmendem Alter langsamer und störanfälliger werden. Dies macht sich zuerst bei der fluiden Intelligenz bemerkbar, im hohen Alter schließlich auch in geringerem Ausmaß bei der kristallisierten Intelligenz. Andererseits bleibt die Fähigkeit, Neues zu erlernen bis ins höchste Alter erhalten.

Auswirkungen im Alltag

Wie wirken sich diese Einbußen nun auf den Alltag aus? Die Antwort auf diese Frage lautet: Im Allgemeinen überhaupt nicht, wenn wir von Einbußen in der Größenordnung sprechen, wie sie durchschnittlich gesunde ältere Menschen betreffen. Der zuerst einsetzende Rückgang der fluiden Intelligenz kann ja zunächst mit der gut erhaltenen kristallinen Intelligenz kompensiert werden. Aber auch der später beginnende Rückgang der kristallinen Intelligenz macht sich im Alltag normalerweise nicht bemerkbar. Er wird durch Routine, Interessenverlagerung oder auch durch die bleibende Fähigkeit, Neues zu erlernen, ausgeglichen. Anders ist es bei demenziell erkrankten Menschen. Bei ihnen ist der Verlust der kognitiven Fähigkeiten so gravierend, dass negative Auswirkungen auf die Aktivitäten des täglichen Lebens schnell deutlich werden.

1 Reischies. Lindenberger 1999, S. 359 f.
2 Baltes 1997, S. 206, Dixon 1995, S. 356

6.6.2 Einflüsse auf Lern- und Gedächtnisleistungen im Alter

Die immer wieder beobachteten großen interindividuellen Unterschiede sprechen dafür, dass nicht allein das kalendarische Alter, sondern eine ganze Reihe von verschiedenen Faktoren die Lern- und Gedächtnisleistungen älterer Menschen beeinflussen. Die Ergebnisse, die ältere Menschen in Tests zu Lern- und Gedächtnisleistungen erzielen, unterscheiden sich von Person zu Person zum Teil ganz erheblich. Einzelne Ältere können durchaus bessere Leistungen zeigen als einzelne Jüngere. Die Ursache für schlechtere Leistungen ist nicht einfach „das Alter", auch wenn Ältere *im Durchschnitt* schlechter abschneiden als Jüngere. Wenn also ältere Menschen schlechtere Resultate als jüngere (oder auch als Gleichaltrige) aufweisen, kann dies mit folgenden Bedingungen zusammenhängen:

Mögliche Ursachen für schlechtere Leistungen

- Ein schlechter Gesundheitszustand beeinträchtigt die geistige Leistungsfähigkeit.
- Für eine große Zahl älterer Menschen ist viel Zeit vergangen, seit sie sich das letzte Mal in einer Lernsituation befanden. Sie sind ungeübt in der Verwendung von Lernstrategien und nicht vertraut mit gegenwärtigen Lerninhalten und -materialien.
- Das Bildungsniveau jüngerer Menschen liegt im Durchschnitt wesentlich höher als das der Älteren. Ältere haben Schulen im Durchschnitt kürzer besucht und weit weniger Gelegenheiten zur Fort- und Weiterbildung nutzen können.
- Ältere Menschen besitzen z. T. kein besonders großes Vertrauen in die eigene Lernfähigkeit. Sie unterliegen damit selbst dem gängigen Stereotyp vom auffälligen Abbau geistiger Fähigkeiten im Alter (vgl. 4.1). Dies kann im Sinne einer self-fulfilling prophecy (vgl. 3.8.2) auf die Lernleistungen zurückwirken.

6.6.3 Folgerungen für das Lernen mit älteren Teilnehmerinnen und Teilnehmern

Aus dem, was bisher zu den Lern- und Gedächtnisleistungen älterer Menschen gesagt wurde, lassen sich Prinzipien für Gedächtnistrainings und andere Kurse oder Lernprogramme für ältere Teilnehmerinnen und Teilnehmer ableiten.

- Zunächst sollte auf günstige Rahmenbedingungen wie geeigneter Raum und Termin, Verfügbarkeit von Medien und Lernmaterial und Ausschluss von Störungen und Ablenkungen geachtet werden.
- Das Lerntempo sollte sich nach den Lernenden richten. Zeitdruck wirkt sich häufig negativ auf die Leistungen älterer Menschen aus.
- Man kann das Selbstvertrauen der Lernenden dadurch fördern, dass man sie nicht überfordert und Lerninhalte in kleinere überschaubare Lernschritte gliedert, deren Bewältigung Erfolgserlebnisse bedeuten.
- Lerninhalte sollten sich nach den Interessen der Teilnehmerinnen und Teilnehmer richten. Deren Motivation und aktive Beteiligung wächst, wenn die Inhalte etwas mit ihrem Alltag und ihren Erfahrungen zu tun haben.
- Es sollten nicht nur Inhalte, sondern auch Lern- und Erinnerungsstrategien vermittelt und geübt werden.
- Der Lernstoff sollte gut gegliedert sein und übersichtlich dargestellt werden. Genügend Wiederholungen sollten eingeplant werden.
- Abwechslung bei den Lehrmethoden und den Inhalten beugt einem Absinken der Konzentration vor.

6.7 Wiederholen und Vertiefen

1. *Wie wird Lernen in der Psychologie definiert?*
2. *Unterscheiden Sie die klassische und die instrumentelle Konditionierung.*
3. *Schläge als „Erziehungsmittel“ bewirken bei Kindern häufig eine ganze Reihe von Verhaltensänderungen, die nicht unbedingt etwas mit dem von den Erziehungsberechtigten erwünschten Verhalten zu tun haben. Diskutieren Sie, welche neuen Verhaltensweisen auftreten können und wie ihre Entstehung mit den Lerntheorien der klassischen Konditionierung, der instrumentellen Konditionierung und des Lernens am Modell erklärt werden können.*
4. *Überlegen Sie, welche Verstärker oder Bestrafungen in Ihrem Arbeitsbereich (stationär oder ambulant) eingesetzt werden oder wurden, um das Verhalten von alten Menschen zu beeinflussen.*
5. *Erläutern Sie das Drei-Speicher-Modell des Gedächtnisses.*
6. *Unterscheiden Sie fluide und kristallisierte Intelligenz.*
7. *Beschreiben Sie Veränderungen der fluiden und der kristallisierten Intelligenz im Erwachsenenalter.*
8. *Was ist mit der Plastizität der geistigen Leistungsfähigkeit gemeint?*
9. *Welche Faktoren können Lern- und Gedächtnisleistungen im Alter beeinflussen?*
10. *Analysieren Sie Ihr eigenes Lernverhalten. Welche Bedingungen und Umstände erleichtern Ihnen das Lernen? Wodurch werden Sie besonders in Ihrer Konzentration gestört?*
11. *Welche Prinzipien würden Sie als Kursleiterin oder Kursleiter beachten, um älteren Menschen das Lernen zu erleichtern?*

Anregungen

1. *Eine Bewohnerin kann sich kaum aufraffen, ihre täglichen Gehübungen durchzuführen, obwohl diese notwendig sind, um ihre Mobilität zu verbessern und zu erhalten. Diskutieren Sie, mit welchen Maßnahmen auf der Grundlage der hier vorgestellten Lerntheorien Sie die Bewohnerin zum regelmäßigen Training bewegen könnten.*

Auflösungen zu den Logik-Rätseln unter 6.2.4:

1. Füllen Sie Wasser in die Röhre, bis die Bälle nach oben schwimmen.
2. Nachtigall (Es folgt immer ein Singvogel auf einen Raubvogel).
3. 4 (Die vorhergehende Zahl wird halbiert); 6 (Es werden abwechselnd 4 addiert und 3 subtrahiert); 26 (Es wird abwechselnd 1 addiert und die Zahl mit sich selbst multipliziert).
4. Die Tochter der Frau, die das Foto betrachtet. Da die Betrachterin keine Geschwister hat, muss sie selbst die Tochter ihrer Mutter sein.

7 Entwicklungsprozesse und Persönlichkeit im Alter aus psychologischer Sicht

Liebe Altenpflegeschülerin, lieber Altenpflegeschüler

Einleitung

in diesem Kapitel geht es um Grundwissen aus zwei Subdisziplinen der Psychologie: der Entwicklungs- und der Persönlichkeitspsychologie. Der erste Teil des Kapitels befasst sich mit grundlegenden Fragen zur Entwicklung des Menschen. Der Begriff Entwicklung und Merkmale von Entwicklungsprozessen werden erläutert, die Bedeutung von Anlagen, Umwelteinflüssen und Selbststeuerung für die Entwicklung wird dargestellt. Die Leitsätze einer Entwicklungspsychologie der Lebensspanne zeigen, von welchen Auffassungen Entwicklungspsychologinnen und -psychologen ausgehen, wenn sie Entwicklungsprozesse von der Zeugung bis zum Tod erforschen und beschreiben. Zum Schluss des ersten Teils werden einige wichtige entwicklungspsychologische Konzepte vorgestellt, die das höhere und hohe Erwachsenenalter einbeziehen. Im zweiten Teil des Kapitels geht es um das jeweils vorläufige Ergebnis von Entwicklungsprozessen: um die Persönlichkeit des Menschen. Es wird beschrieben, wie Persönlichkeitsmerkmale erfasst werden können. An zwei Konzepten wird aufgezeigt, dass es in der Persönlichkeitspsychologie unterschiedliche Vorstellungen vom Aufbau der Persönlichkeit und unterschiedliche Erklärungen für typische Verhaltensweisen gibt. Zum Schluss werden aktuelle Ergebnisse der gerontologischen Forschung zur Persönlichkeit im Alter vorgestellt.

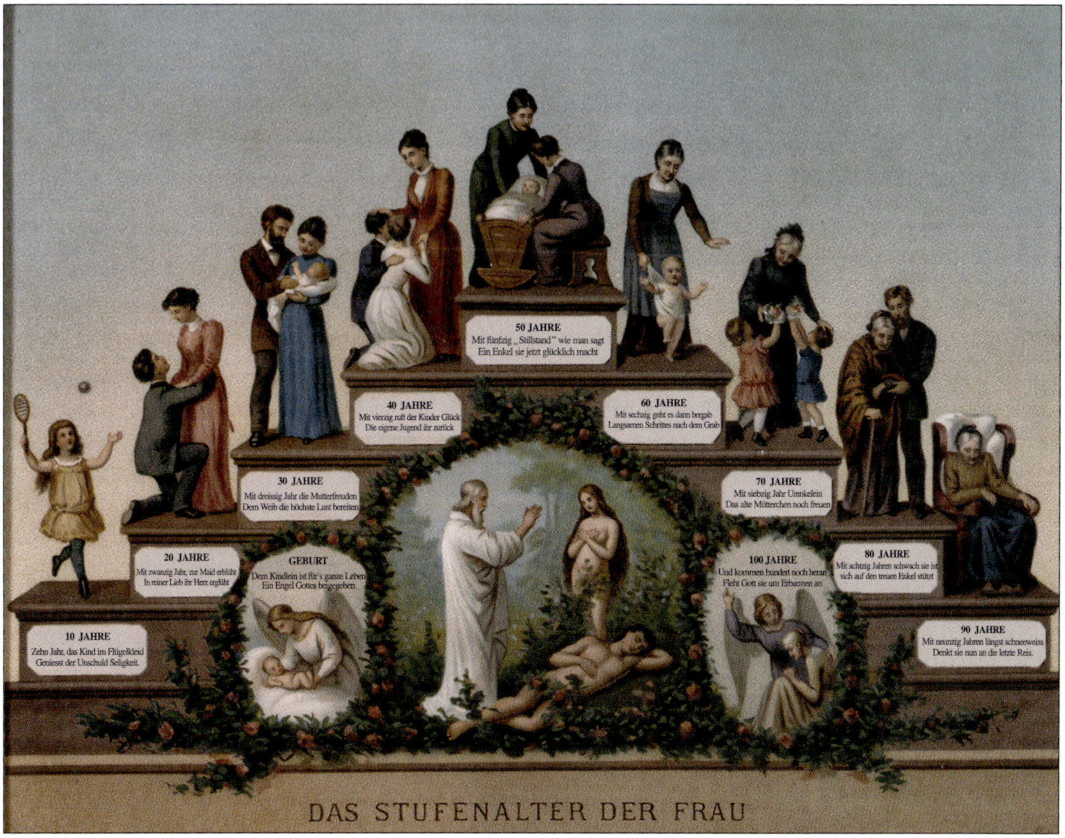

Abb. Das Stufenalter der Frau, Deutsches Historisches Museum, Berlin

7.1 Die Begriffe Entwicklung und Persönlichkeit

Wenn wir einen Menschen und unsere Beziehung zu ihm beschreiben, verwenden wir oft die Begriffe Entwicklung und Persönlichkeit. Wir bezeichnen mit Entwicklung Veränderungen im Laufe der Zeit, z. B. bei jemandem, den wir schon lange kennen. Mit Persönlichkeit meinen wir typische Eigenschaften eines Menschen, die zu ihm gehören und ihn unverwechselbar machen. Wenn wir uns vertieft mit den Begriffen Entwicklung und Persönlichkeit befassen, ergeben sich aus den im Alltag verwendeten Bedeutungen schnell eine Menge von Fragen:

- Kann man auch von Entwicklung sprechen, wenn sich jemand in die „falsche" Richtung verändert? Oder ist Entwicklung immer Entwicklung zum Besseren?
- Wer legt fest, ob ein bestimmter Entwicklungsverlauf gut oder schlecht ist? Gibt es dafür einen allgemeingültigen Maßstab?
- Ist die Entwicklung eines Menschen vorbestimmt? Wenn ja, wodurch?
- Ist Entwicklung ein lebenslanger Prozess oder ist sie irgendwann einmal abgeschlossen?
- Welche Bereiche meinen wir, wenn wir allgemein von Entwicklung sprechen (z. B. körperliche und geistige Entwicklung, berufliche Karriere ...)? Kann man sich in allen diesen Bereichen ein Leben lang weiter entwickeln oder gibt es Grenzen?
- Welche Eigenschaften gehören zur Persönlichkeit eines Menschen?
- Gehört das Äußere eines Menschen auch zu seiner Persönlichkeit oder umfasst die Persönlichkeit nur „innere Werte"?
- Kann ein Mensch seine Persönlichkeit nach seinen eigenen Vorstellungen formen?
- Sind Kinder schon Persönlichkeiten? Hat der Mensch seine Persönlichkeit von Geburt an?
- Kann sich die Persönlichkeit eines Menschen auch im hohen Alter noch verändern?

Diskutiert man diese und ähnliche Fragen, so merkt man, dass es viele unterschiedliche Vorstellungen von den Begriffen Entwicklung und Persönlichkeit gibt und dass es schwierig ist, diese Begriffe genau zu definieren.

Aufgaben Blicken Sie zurück auf die letzten fünf Jahre Ihres Lebens. Wie würden Sie Ihre Entwicklung in diesem Zeitraum beschreiben? In welchen Bereichen (z. B. beruflich oder in Ihren Beziehungen zu anderen Menschen) haben Sie sich entwickelt? In welche Richtung haben Sie sich in den einzelnen Bereichen entwickelt?

Beschreiben Sie die Persönlichkeit eines Freundes oder einer Freundin und überlegen Sie, wodurch er oder sie sich von anderen Menschen unterscheidet.

In Ihrer Klasse können Sie einmal Folgendes ausprobieren: Jeder schreibt auf einen Zettel ohne Namensnennung sechs Eigenschaften, die die eigene Persönlichkeit beschreiben. Schreiben Sie dabei drei Eigenschaften auf, die Sie an sich selbst mögen, und drei, die Ihnen weniger gut gefallen. Die Zettel werden in einem nicht einsehbaren Behälter, z. B. in einer Tüte, gesammelt. Nun zieht sich jeder einen Zettel und versucht, die beschriebene Person zu identifizieren.

Auch die Wissenschaftlerinnen und Wissenschaftler, die sich mit der psychischen Entwicklung und der Persönlichkeit des Menschen beschäftigen, vertreten bei einigen der oben genannten Fragen unterschiedliche Positionen. So sind manche Entwicklungpsychologinnen und -psychologen der Auffassung, dass der Begriff Entwicklung immer Wachstum bedeutet, andere wiederum sind der Meinung, dass auch ein Abbau (z. B. bei körperlichen oder geistigen Leistungen) als Entwicklung zu bezeichnen ist. Kontroversen gibt es auch zu der Frage, ob die Entwicklung und die

Persönlichkeit eines Menschen stärker von seiner genetischen Ausstattung oder von den Bedingungen in seiner Umwelt abhängen.

7.2 Entwicklung

Lange Zeit beschränkte sich die entwicklungspsychologische Forschungsarbeit fast ausschließlich auf das Kindes- und Jugendalter. Heute wird betont, dass Entwicklung ein lebenslanger Prozess ist. Dies kommt auch in der folgenden psychologischen Definition von Entwicklung zum Ausdruck:

Definition Entwicklung

Entwicklung umfasst alle Veränderungen des Verhaltens oder Erlebens eines Menschen, die sich im Laufe des Lebens von der Zeugung bis zum Tod vollziehen.

Dies ist eine sehr weit gefasste Definition. Was konkreter mit dem Begriff Entwicklung gemeint ist, wird im Folgenden erläutert:

Entwicklungsbereiche

Die Veränderungen des Verhaltens und Erlebens im Laufe des Lebens finden in verschiedenen **Bereichen** statt, z. B.
- **kognitive Entwicklung**: die Entwicklung des Denkens, des Erkennens, der Wahrnehmung,
- **emotionale Entwicklung**: die Entwicklung der Gefühle,
- **motorische Entwicklung**: Entwicklung der Willkürbewegungen,
- **Sprachentwicklung**,
- **motivationale Entwicklung**: Entwicklung des Antriebs und der Beweggründe des Handelns.

Wechselwirkungen

Die Entwicklungsprozesse in diesen (und weiteren) Bereichen hängen miteinander zusammen. So ist z. B. ein bestimmter Stand der motorischen Entwicklung Voraussetzung dafür, dass ein Kind differenzierte Laute formen und Wörter aussprechen kann. **Körperliche Entwicklungsprozesse** sind in vielerlei Hinsicht an der Entwicklung des Verhaltens und Erlebens beteiligt. So wirken sich z. B. die hormonellen Veränderungen während der Pubertät auf das Verhalten und das Gefühlsleben aus. Umgekehrt können **psychische Prozesse** zu körperlichen Veränderungen führen, wie z. B. bei psychosomatischen Erkrankungen. Daher gehört auch das Wissen um körperliche Entwicklungsprozesse zur Entwicklungspsychologie.

7.3 Merkmale von Entwicklungsprozessen

In vielen Bereichen lassen sich an den Entwicklungsprozessen eines oder mehrere der folgenden Merkmale beobachten:
- **Logische Abfolge**: Entwicklungsschritte vollziehen sich häufig in einer logischen Reihenfolge. Sie bauen aufeinander auf und die Abfolge kann nicht umgekehrt verlaufen. Beispielsweise sprechen die meisten Kinder zuerst ein Wort, bevor sie lernen, einen ganzen Satz zu sprechen.
- **Altersbezug**: Entwicklungsschritte sind oft an bestimmte Altersphasen gebunden. Dies ist besonders auffällig im Kindes- und Jugendalter. So fangen die meisten Kinder gegen Ende des ersten Lebensjahrs zu sprechen an. Aus dem Altersbezug der Entwicklungsschritte werden häufig **Altersnormen** abgeleitet. Ein Beispiel für eine Altersnorm ist die Schulreife: Es gilt als normal, wenn Kinder im Alter von

sechs Jahren körperlich und geistig so weit entwickelt sind, dass sie am Schulunterricht teilnehmen können.

- **Unterschiedliches Entwicklungstempo**: Obwohl gerade Kinder und Jugendliche die gleichen Entwicklungsschritte oft ungefähr im gleichen Alter machen, gibt es doch große Unterschiede beim Entwicklungstempo. Die Entwicklung kann verlangsamt, beschleunigt oder normal verlaufen. Auch das normale Entwicklungstempo weist eine gewisse Spannbreite auf, die je nach Entwicklungsbereich größer oder kleiner ist.

Aufgabe Finden Sie heraus, ob die folgenden Angaben einem normalem Entwicklungstempo entsprechen:

- Laufen lernen mit 2 Jahren,
- Menarche (erste Menstruation) mit 10 Jahren,
- Menarche mit 17 Jahren,
- Menopause mit 45 Jahren
- Abschluss der Berufsausbildung oder Eintritt in das Berufsleben mit 30 Jahren.

In welchen Entwicklungsbereichen weist das Entwicklungstempo eine große Spannbreite auf?

Diskutieren Sie: In welchen Entwicklungsbereichen sind Altersnormen sinnvoll, in welchen Bereichen nicht?

7.4 Anlage oder Umwelt?

Fallbeispiel Im Dorf wird getratscht: Gestern Nacht soll Fritz mal wieder stockbetrunken nach Hause getorkelt sein. „Kein Wunder," meint Nachbarin Else, „das war bei seinem Vater schon genauso. Der Apfel fällt nicht weit vom Stamm." „Naja, er hat's ja auch nicht einfach gehabt bisher," gibt Nachbarin Hedwig zu bedenken.

Wodurch sind Entwicklungsprozesse stärker bestimmt? Durch die ererbte genetische Ausstattung oder durch Einflüsse aus der Umwelt? Der Versuch, diese Frage zu beantworten, spaltete die Entwicklungspsychologen lange Zeit in zwei Lager.

Die einen nahmen an, Veränderungen des Verhaltens und Erlebens seien genetisch vorbestimmt. Ein neugeborenes Kind bringe die **Anlagen** zu seiner psychischen Entwicklung schon mit auf die Welt. Aus dieser Sichtweise würde das Verhalten von Fritz in unserem Fallbeispiel folgendermaßen erklärt werden:

- Fritz hat von seinen Vater die Anlage zur Alkoholkrankheit **geerbt**. Diese Anlage entfaltet sich und führt irgendwann in seinem Lebenslauf zum Ausbruch der Krankheit.

Vertreter der Gegenposition gingen davon aus, dass Veränderungen des Verhaltens und Erlebens durch **Lernen** zustande kommen. Ein neugeborenes Kind sei demnach ein „unbeschriebenes Blatt". Es entwickele sich, weil es Erfahrungen mache, Umwelteindrücke verarbeite und Verhaltensweisen einübe. Aus dieser Sicht würde die Entstehung einer Alkoholkrankheit folgendermaßen erklärt werden:

- Fritz hat das Verhalten von seinem Vater nicht ererbt, sondern übernommen (Lernen am Modell).
- Oder er übt das Verhalten immer wieder aus, weil es Vorteile für ihn hat, z. B. das Vergessen von Problemen (instrumentelle Konditionierung). So gesehen sind es schwierige Lebensumstände und/oder andere Umwelteinflüsse, die zur Entstehung der Erkrankung führen.

In diesen beiden Fällen handelt es sich um erlerntes und nicht um ererbtes Verhalten.

Der englische Wissenschaftler Sir Francis Galton (1822–1911) stellte fest, dass berühmte Wissenschaftler oft aus den gleichen Familien stammen. In seinem Buch „English Men of Science“ zog er aus dieser Beobachtung die Schlussfolgerung, dass wissenschaftliche Begabung vererbbar sei.

Was kann man aus der Sicht der Lerntheorien gegen Galtons Schlussfolgerung einwenden? **Aufgabe**

Heute sind sich die Wissenschaftler weitgehend darüber einig, dass Entwicklung als **wechselseitige Beziehung** zwischen Anlagen und Umwelteinflüssen verstanden werden muss.

Reifungsprozesse

Die **Anlagen** sind die in den Genen eines Menschen gespeicherten biologischen Merkmale. Die genetisch programmierte Entfaltung dieser Anlagen wird als **Reifung** bezeichnet.

Umwelteinflüsse

Die **Umwelteinflüsse** umfassen alles, was sozusagen von außen auf den Organismus und die Entwicklung einwirkt: Erziehung, Kultur, Ernährung, gesundheitsschädigende und gesundheitsfördernde Bedingungen. Wenn Umwelteinflüsse zu dauerhaften, d. h. nicht nur vorübergehenden Veränderungen in der psychischen Entwicklung führen, spricht man von Lernprozessen. Als **Lernen** werden alle dauerhaften Veränderungen des Verhaltens und Erlebens bezeichnet, die nicht als Reifung zu erklären sind und die nicht durch andere körperliche Einflüsse (z. B. Erkrankungen oder Drogenkonsum) zustande kommen.

Lernprozesse

Die **Interaktion zwischen Anlagen und Umwelt** sieht folgendermaßen aus: In vielen Funktionsbereichen geben die Anlagen einen mehr oder weniger großen Spielraum für die Entwicklung vor. Die Anlagen wiederum können durch Umwelteinflüsse in ihrer Entfaltung gefördert oder gehemmt werden.

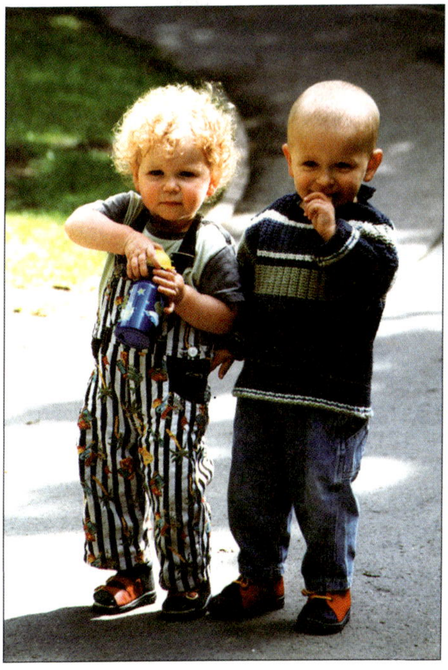

Verglichen mit psychischen Entwicklungsprozessen sind die körperlichen Reifungsprozesse ein Bereich mit relativ geringem Spielraum. Doch selbst hier wirken sich Umwelteinflüsse aus. Wenn ein Kind große Eltern hat, so ist die Wahrscheinlichkeit hoch, dass es selbst einmal eine überdurchschnittliche Körpergröße erreicht. Diese ererbte Anlage wird durch gute Ernährung gefördert, durch mangelhafte Ernährung behindert.

Sammeln Sie weitere Beispiele für körperliche Anlagen, deren Entwicklung durch Umweltbedingungen beeinflusst werden kann. **Aufgabe**

Körperliche Reifungsprozesse bilden besonders häufig in der Kindheit und Jugend die Grundlage für Änderungen des Verhaltens und Erlebens. Beispiele hierfür sind das selbstständige Gehen und die Sprachentwicklung im Kleinkindalter. Durch Üben und Fördern können die Reifungsprozesse nicht beschleunigt werden: Das Kind kann auch durch Erziehung nicht dazu gebracht werden, selbstständig zu gehen oder Wörter zu formulieren, bevor es „reif" dazu ist, d. h. bevor es das Alter erreicht hat, in dem die entsprechenden Muskeln und Nerven miteinander funktionieren. Erst, wenn diese körperlichen Voraussetzungen gegeben sind, werden Üben und Fördern sinnvoll. Biologische und psychische Entwicklungsprozesse sind hier eng miteinander verknüpft.

Selbststeuerung

In der Anlage-Umwelt-Diskussion wird manchmal eine dritte Kraft übersehen, die die Entwicklung erheblich beeinflussen kann: die **Selbststeuerung** des Menschen. Die Entwicklung eines Menschen wird nicht nur von seinen Anlagen und den Einflüssen, die die Umwelt ausübt, bestimmt. In vielen Bereichen gestaltet der Mensch seinen eigenen Entwicklungsverlauf, indem er Ziele wählt oder aufgibt, Anlagen fördert oder bremst und indem er entscheidet, welchen Umweltfaktoren er Einfluss gestattet und welchen nicht.

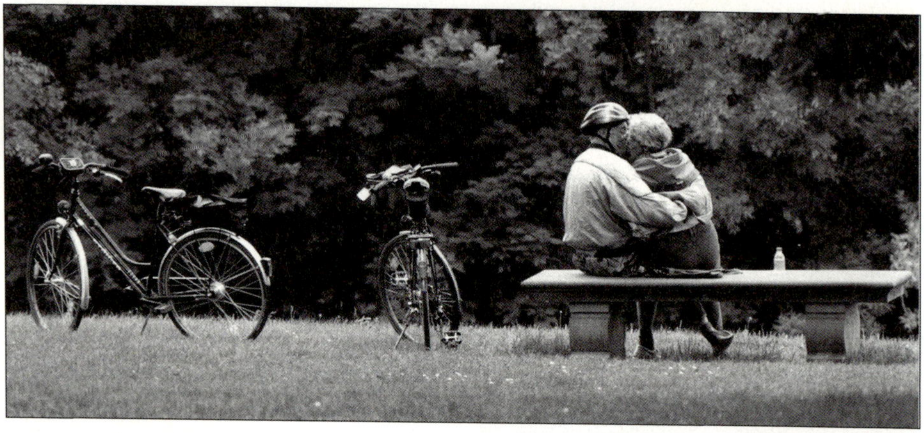

Aufgabe Diskutieren Sie: Ist der Mensch auch Gestalter seiner selbst? In welchen Bereichen kann er sich selbstbestimmt in eine andere Richtung entwickeln, als nach seinen Anlagen und Umweltbedingungen zu erwarten ist?

7.5 Entwicklungspsychologie

Definition Entwicklungspsychologie

Entwicklungspsychologie ist der Teilbereich der Psychologie, der sich mit den durch Reifung, Umwelteinflüsse, Selbststeuerung und deren Interaktionen hervorgerufenen Veränderungen des Verhaltens und Erlebens im Laufe des Lebens befasst.

Aufgaben der Entwicklungspsychologie sind

- Entwicklungsprozesse zu beschreiben,
- Entwicklungsbedingungen zu analysieren,
- Theorien zu Entwicklungsverläufen und ihrem Zusammenhang mit Entwicklungsbedingungen aufzustellen und zu überprüfen,
- Maßnahmen, mit denen Entwicklungsverläufe beeinflusst werden können (Interventionen), zu planen und zu bewerten.

Die große Fülle an entwicklungspsychologischem Wissen kann nach Funktionsbereichen (z. B. kognitive Entwicklung) oder nach Altersphasen (z. B. Kleinkindalter) gegliedert werden. In der Fachliteratur finden wir demnach Bücher und Artikel zu

Themen der Entwicklungspsychologie

- speziellen Entwicklungsbereichen mit ihren Veränderungen im Lebenslauf (z. B. kognitive Entwicklung),
- speziellen Entwicklungsbereichen in einer bestimmten Altersphase (z. B. kognitive Entwicklung im Kleinkindalter),
- einzelnen Altersphasen, die umfassend mit den Entwicklungsprozessen in verschiedenen Bereichen dargestellt werden (z. B. Entwicklung im Jugendalter).

7.5.1 Entwicklungspsychologie der Lebensspanne

Seit den 70er Jahren gibt es in der entwicklungspsychologischen Forschung verstärkte Tendenzen, den Lebenslauf insgesamt zu betrachten und nicht einzelne Altersphasen voneinander getrennt zu untersuchen. Diese Perspektive hat insbesondere in der Gerontologie große Bedeutung erlangt, da ja Entwicklungsprozesse im Alter einerseits auf Entwicklungsprozessen in jüngeren Jahren aufbauen. Andererseits gibt es auch in hohem Alter Entwicklungspotentiale, die einem Lebenslauf eine neue und unerwartete Richtung geben können.

Ziele

Ziele dieser **Entwicklungspsychologie der Lebensspanne** sind, Entwicklungsprozesse im Lebenslauf von der Zeugung bis zum Tod zu beschreiben, zu erklären und zu optimieren.

Leitsätze

Der Gerontologe Paul B. Baltes formulierte sieben Leitsätze, in denen die grundsätzlichen Annahmen einer Entwicklungspsychologie der Lebensspanne enthalten sind[1]:

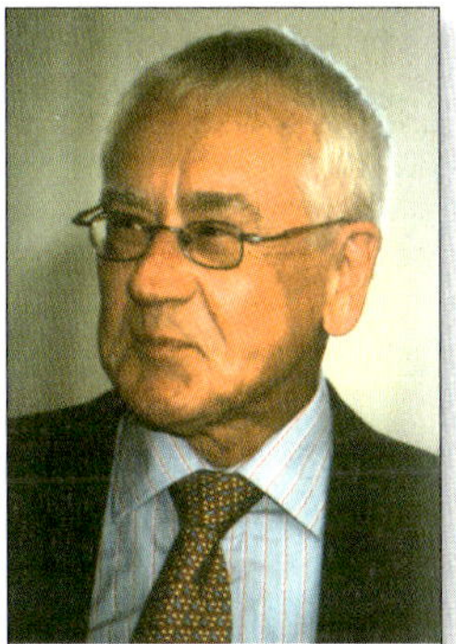

Paul Baltes

1. **Lebenslange Entwicklung**: Entwicklung findet in der gesamten Lebensspanne statt. Es gibt keinen Endzustand der Entwicklung, der zum Beispiel mit Beginn des Erwachsenenalters erreicht wäre. In allen Lebensabschnitten, insbesondere aber in der Kindheit und Jugend, gibt es Entwicklungsprozesse, die eng an das kalendarische Alter gebunden sind (z. B. biologische Reifungsprozesse). Ebenso kommen jedoch in allen Altersphasen lebensverändernde Aufgaben und Herausforderungen vor, die nicht an ein bestimmtes Alter gebunden sind. So kann z. B. der Tod eines nahen Angehörigen einen Menschen auf jeder Altersstufe betreffen und die weitere Entwicklung beeinflussen. Lebenslange Entwicklung heißt, dass auf jeder Altersstufe sowohl altersgebundene als auch nicht altersgebundene Entwicklungsprozesse ablaufen.
2. **Multidirektionalität** (multi = viel, Direktion = Richtung): Ein Lebenslauf darf nicht als geradliniger Weg verstanden werden, der zu einem einzigen, festgelegten Ziel führt. Es gibt prinzipiell viele mögliche Richtungen und Zielsetzungen können sich wandeln. Darüber hinaus müssen Entwicklungsprozesse in verschiedenen Bereichen bei einer Person nicht notwendigerweise in eine einzige Richtung weisen. So zeigen Ergebnisse der Intelligenzforschung, dass bei vielen älteren Menschen die fluide Intelligenz abnimmt, die kristalline Intelligenz hingegen zunimmt (vgl. 6.6.1).

1 Baltes 1990.

Abb. Baltes, Max-Planck-Institut, Berlin

3. **Entwicklung als Gewinn und Verlust**: Entwicklung muss in jeder Altersphase als ein Wechselspiel von Gewinnen und Verlusten gesehen werden. Der Begriff Entwicklung umfasst bei den Vertretern der Entwicklungspsychologie der Lebensspanne positive und negative Veränderungen. Auch in jungen Jahren sind nicht nur Gewinne zu verzeichnen. Denn einen Entwicklungsschritt in eine bestimmte Richtung zu machen, bedeutet auch, Weichen für die Zukunft zu stellen und andere Optionen aufzugeben.
4. **Plastizität** (Veränderbarkeit): In der gesamten Lebensspanne ist ein Mensch lernfähig und kann sich verändern. Die körperliche und die geistige Leistungsfähigkeit kann bis ins hohe Alter durch Training gesteigert werden.
5. **Geschichtliche Einbettung**: Entwicklungsverläufe ereignen sich immer in einem historischen Rahmen und werden durch die jeweils in diesem Rahmen gegebenen Bedingungen beeinflusst. Der Lebenslauf eines Menschen muss daher immer im Zusammenhang mit der Zeit, in der er lebte oder lebt, gesehen werden. Frühere Generationen hatten beispielsweise wesentlich schlechtere Entwicklungsbedingungen in den Bereichen Bildung und Gesundheit.

Bei mir ist das nicht so!

6. **Kontextualismus** (Kontext = Zusammenhang): Um den Entwicklungsverlauf einer Person zu verstehen, müssen wir mehr von ihr wissen als nur ihr Alter. Wie schon mehrfach angesprochen, kann man viele Veränderungen des Verhaltens und Erlebens nicht einfach damit erklären, dass jemand älter geworden ist. Vielmehr muss der gesamte Zusammenhang der Bedingungen, die einen Lebenslauf beeinflussen, betrachtet werden: historische Gegebenheiten, soziale Kontakte, prägende Ereignisse, finanzielle Möglichkeiten, Gesundheitszustand und vieles mehr.
7. **Multidisziplinäre Betrachtung**: Die Vielfalt der Entwicklungsprozesse in den unterschiedlichen Bereichen kann mit einer einzigen Wissenschaft nicht erfasst werden. Erwünscht ist eine ganzheitliche Sicht der Entwicklung der Lebensspanne. Daher ist die Zusammenarbeit vieler Wissenschaften (z. B. Psychologie, Soziologie, Medizin, Biologie, Pflegewissenschaft ...) erforderlich.

Aufgaben Suchen Sie Beispiele für Entwicklungsprozesse nach dem 50. Lebensjahr, die an das kalendarische Alter gebunden sind, d. h. sich innerhalb gewisser Altersgrenzen vollziehen.

Entwicklung ist nach Auffassung des Gerontologen Paul B. Baltes immer eine Bilanz von Gewinnen und Verlusten. Wie sieht Ihre eigene Bilanz für die letzten fünf Jahre Ihres Lebenslaufs aus?

Suchen Sie Beispiele für Gewinne und Verluste im frühen Erwachsenenalter (ca. 20 bis 30 Jahre) und im sehr hohen Alter (80 Jahre und älter).

Paul B. Baltes ist der Meinung, dass die Bilanz von Gewinnen und Verlusten mit zunehmendem Alter immer negativer ausfällt, d. h. immer mehr Verluste aufweist. Bilden Sie zwei Gruppen aus Schülerinnen und Schülern, die dieser Auffassung zustimmen bzw. nicht zustimmen. Sammeln Sie Argumente und diskutieren Sie.

„Herr M. wird immer verbitterter, je älter er wird." Nehmen Sie Stellung zu dieser Aussage unter dem Aspekt des Kontextualismus.

7.6 Konzepte zu Entwicklungsprozessen im Lebenslauf

Aus der Vielzahl der entwicklungspsychologischen Konzepte und Theorien werden hier einige wichtige vorgestellt, in denen auch die Lebensphase Alter berücksichtigt wird.

7.6.1 Entwicklungsaufgaben

Nach Robert Havighurst[1] ist eine Entwicklungsaufgabe eine Aufgabe, die sich einem Individuum in einer bestimmten Lebensperiode stellt. Es gibt jeweils typische Entwicklungsaufgaben für die verschiedenen Altersstufen.

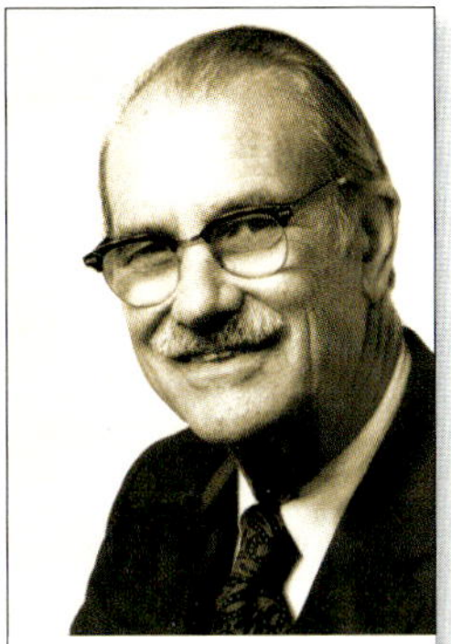

Robert Havighurst

Für das Alter zwischen 19 und 30 Jahren nennt Havighurst die Entwicklungsaufgaben

- Partnerwahl,
- mit dem Partner leben lernen,
- Familiengründung,
- Versorgung der Familie,
- Auf- und Ausbau eines Heimes,
- Beginn einer Erwerbstätigkeit,
- Betätigung als Staatsbürger,
- Integration in eine soziale Gruppe.

Die erfolgreiche Bewältigung der Entwicklungsaufgaben auf der entsprechenden Altersstufe führt zu Zufriedenheit mit sich selbst und zu gesellschaftlicher Anerkennung. Versagt das Individuum bei der Erfüllung der Entwicklungsaufgaben, so

- wird es sich unglücklich fühlen,
- auf Ablehnung innerhalb seiner Gesellschaft stoßen und
- Schwierigkeiten bei der Erledigung späterer Entwicklungsaufgaben haben.

Aufgabe

Welche der oben genannten Entwicklungsaufgaben im frühen Erwachsenenalter halten Sie für wichtig? Haben Sie diese Aufgaben erfüllt? Welche Meinung haben Sie zu den von Havighurst „angedrohten" Folgen bei Nichterfüllen der Entwicklungsaufgaben?

Wer stellt überhaupt die Entwicklungsaufgaben? Laut Havighurst ergeben sie sich aus drei Gründen:

1. **Biologische Reifungsprozesse** führen zu Veränderungen des Verhaltens und Erlebens, Anpassung an körperliche Veränderungen wird erforderlich.
2. Es gibt zahlreiche **gesellschaftliche und kulturelle Erwartungen**, wie sich ein Individuum in einer bestimmtem Altersphase zu verhalten hat.
3. Auch **eigene Zielsetzungen** des Individuums in den verschiedenen Altersphasen spielen eine Rolle.

Entwicklungsaufgaben im Alter

Für das Alter ab 61 Jahren listet Havighurst u. a. die folgenden Entwicklungsaufgaben auf:

- Anpassung an die Abnahme der körperlichen Leistungsfähigkeit,
- Anpassung an den Ruhestand und weniger Einkommen,
- Anpassung an den Tod des Partners, z. B. durch Intensivierung von Kontakten zu Kindern oder Freunden,
- akzeptieren, dass man zur Gruppe der alten Menschen gehört,
- Aufbau altersangemessener Wohnverhältnisse

Aufgabe

Welche weiteren Entwicklungsaufgaben im Alter halten Sie für wichtig? Gibt es spezielle Entwicklungsaufgaben für die Hochaltrigen, die 80 Jahre und älter sind?

1 Havighurst 1972, S. 2.

Abb. Havighurst, University of Oklahoma

7.6.2 Eriksons Modell der psychosozialen Entwicklungskrisen

Ein dem Konzept der Entwicklungsaufgaben ähnliches Modell stammt von Erik H. Erikson. Erikson betrachtet den Bereich der psychosozialen Entwicklung, der Entwicklung des Menschen in seinen sozialen Beziehungen. Er geht davon aus, dass ein Individuum in den verschiedenen Abschnitten seines Lebenslaufs jeweils **typische Krisen** zu bewältigen hat. Das Individuum entwickelt sich weiter, wenn es ihm gelingt, eine konstruktive Lösung der Krise zu finden. Erikson verstand die Weiterentwicklung nicht in dem Sinne, dass eine Krise auf der entsprechenden Altersstufe endgültig gelöst werden muss oder kann. Vielmehr können die Konflikte immer wieder im Lebenslauf aktuell werden. Aber auf der jeweiligen Altersstufe steht eine bestimmte Krise im Vordergrund und muss zufriedenstellend bearbeitet werden, um die nachfolgenden Krisen bewältigen zu können.

Ungefähres Alter	Krise	Erläuterung
bis 18 Monate	Vertrauen versus Misstrauen	Das Kind entwickelt Urvertrauen – eine grundsätzlich positive Einstellung gegenüber seinem sozialen Umfeld – wenn seine grundlegenden Bedürfnisse erfüllt werden und es sich auf seine Bezugspersonen verlassen kann. Urmisstrauen – eine ängstliche und unsichere Haltung gegenüber anderen – entsteht, wenn die Bedürfnisse nicht erfüllt werden und eine stabile, liebevolle Beziehung fehlt.
18 Monate bis 3 Jahre	Autonomie versus Selbstzweifel	Das Kind wird motorisch immer geschickter und beginnt seine Umgebung zu erobern. Es entwickelt das Gefühl, selbstständig handeln zu können und durch seine Handlungen Veränderungen zu bewirken. Es möchte alleine etwas ausprobieren und seinen Fähigkeiten entsprechende Schwierigkeiten alleine meistern. Wird es zu sehr kontrolliert oder aber durch ehrgeizige Bezugspersonen überfordert, so wird es entmutigt und entwickelt Zweifel an seinen Fähigkeiten.
3 bis 6 Jahre	Initiative versus Schuldgefühl	Das Kind gewinnt Mut, von sich aus aktiv zu werden und z. B. mit anderen Kindern zu spielen und Freundschaften zu schließen. Es möchte eigene Ideen in die Tat umsetzen und bei eigenen Vorschlägen Beachtung finden. Wird es dabei zu sehr eingeengt, so entwickelt es Schuldgefühle wegen des Bedürfnisses nach Eigeninitiative.

Ungefähres Alter	Krise	Erläuterung
6 Jahre bis Pubertät	Kompetenz versus Minderwertigkeitsgefühl	Das Kind beginnt, seine Fähigkeiten und Begabungen systematisch zu üben und neue Interessen zu entdecken und konsequent zu verfolgen. In der Beziehung zu Gleichaltrigen werden soziale Kompetenzen eingeübt. Hat das Kind dabei nur Misserfolgserlebnisse, so verliert es das Selbstvertrauen und zieht sich zurück.
Jugend	Identität versus Rollendiffusion	Eine eigene Identität entwickeln, bedeutet für den oder die Jugendliche, sich selbst zu finden. Er/sie muss sich darüber klar werden, welche Ausbildung er/sie durchlaufen möchte, für welche Ziele und Werte er/sie sich einsetzen könnte und wie er/sie seine/ihre Rolle als Mann oder Frau sieht. Gelingt es dabei, eine innere Einheit zu entwickeln, so resultiert daraus Vertrauen in die Stabilität der eigenen Persönlichkeit. Mit Rollendiffusion ist gemeint, dass die eigenen Rollen in den verschiedenen Bereichen unklar (diffus = zerstreut, nicht genau abgegrenzt) bleiben und nicht in das Bild einer einheitlichen Persönlichkeit münden. Daraus ergibt sich Unsicherheit und Labilität.
frühes Erwachsenenalter	Intimität versus Isolierung	Auf dieser Altersstufe geht es darum, die Fähigkeit zur Nähe und Bindung zu entwickeln. Versagen bei dieser Aufgabe führt zum Gefühl der Einsamkeit.
mittleres Erwachsenenalter	Generativität versus Stagnation	Unter Generativität (Fortpflanzungsfähigkeit) verstand Erikson nicht nur, Kinder zu bekommen und aufzuziehen, sondern die allgemeinere Fähigkeit und Bereitschaft, Verantwortung für zukünftige Generationen zu übernehmen. Dies kann z. B. auch durch soziales Engagement geschehen. Bleibt jemand nur an sich selbst interessiert, so bleibt auch seine Entwicklung stehen (stagnieren = stehen bleiben).
höheres Erwachsenenalter	Ich-Integrität versus Verzweiflung	Mit Ich-Integrität (Integrität = Makellosigkeit) meint Erikson das Gefühl, seinen gesamten Lebenslauf rückblickend als gut bewerten und akzeptieren zu können. Verzweiflung hingegen stellt sich ein, wenn man das Gefühl hat, vieles falsch gemacht und versäumt zu haben und gleichzeitig weiß, dass man keine Zeit mehr hat, etwas wieder gut zu machen oder nachzuholen.

7.6.3 Kritische Lebensereignisse

Kritische Lebensereignisse sind Ereignisse in einem Lebenslauf, die die Entwicklung entscheidend prägen können, weil sie oft den Anlass zu einer Neuorientierung geben. Ob ein Lebensereignis kritisch ist oder nicht, hängt davon ab, wie die betroffene Person das Ereignis erlebt. Der Übergang in den Ruhestand ist z. B. für manche Menschen ein kritisches Lebensereignis, für andere wiederum nicht.

Während Havighurst und Erikson davon ausgehen, dass alle Menschen auf den verschiedenen Altersstufen in ihrem Lebenslauf mit den jeweils entsprechenden Entwicklungsaufgaben oder psychosozialen Krisen konfrontiert werden, kann das Konzept der kritischen Lebensereignisse die **individuellen Unterschiede in Lebensläufen** erfassen. Denn

1. es betont die unterschiedliche Bedeutung, die ein und dasselbe Ereignis für verschiedene Personen haben kann. Die Bedeutung ist von vielen Faktoren abhängig, z. B. vom Alter der betroffenen Person, von ihrer sozialen Integration und ihren finanziellen Mitteln, von ihrer psychischen Stabilität, von den historischen und kulturellen Bedingungen, unter denen sie lebt, und vielem mehr.
2. Zudem berücksichtigt das Konzept der kritischen Lebensereignisse auch unvorhersehbare Ereignisse, die in den Vorstellungen vom Verlauf einer Biographie bei Erikson und Havighurst nicht vorkommen. Beispiele für solche Ereignisse sind eine lebensbedrohliche Erkrankung in jungen Jahren oder das Miterleben eine Katastrophe.

Merkmale kritischer Lebensereignisse

Ob ein Lebensereignis kritisch ist oder nicht, kann, wie schon gesagt, nicht allgemeingültig definiert werden, sondern muss nach seinen Auswirkungen beurteilt werden. Kritische Lebensereignisse bedeuten einen Einschnitt im Lebenslauf. Kennzeichnend für kritische Lebensereignisse sind die folgenden Punkte:

1. Sie erzeugen Stress.
2. Sie lassen emotional nicht gleichgültig. Häufig (aber nicht notwendigerweise) sind sie mit Kummer verbunden.
3. Sie erfordern, dass man Gewohnheiten oder Einstellungen ändert.

Aufgabe

Suchen Sie Beispiele für kritische Lebensereignisse und überprüfen Sie, inwiefern die drei genannten Merkmale zutreffen.

Normative und nicht normative Ereignisse

Man kann Lebensereignisse unterteilen in normative und nicht normative Ereignisse.

- **Normative Ereignisse**, sind diejenigen, die mit großer Wahrscheinlichkeit viele Menschen innerhalb eines Kulturkreises betreffen. Es wird als „normal“ angesehen, dass sie im Laufe des Lebens vorkommen. Meistens sind sie mehr oder weniger stark an eine bestimmte Altersphase gebunden. Beispiele sind die Geburt eines Kindes oder der Austritt aus dem Berufsleben.
- **Nicht-normative Ereignisse** sind nicht an den Lebenslauf gebunden und können nicht (oder nicht leicht) vorausgesehen werden. Beispiele sind Arbeitslosigkeit oder der unerwartete Tod einer Bezugsperson

Sowohl normative als auch nicht-normative Ereignisse können für eine Person zu kritischen Lebensereignissen werden, sie müssen es aber nicht. Die Wahrscheinlichkeit, dass ein Ereignis kritische Bedeutung erhält, besteht um so mehr,

- je weniger Einfluss die Person darauf hat, ob das Ereignis eintritt oder nicht;
- je weniger das Ereignis vorhersehbar ist. Auf vorhersehbare Ereignisse kann man sich vorbereiten;

- wenn das Ereignis zu einem ungewöhnlichen Zeitpunkt im Lebenslauf eintritt (off-time-Ereignis). Der Tod eines Elternteils trifft z. B. ein Kind in anderer Weise als einen Erwachsenen;
- wenn das Ereignis einen Verlust des Selbstwertgefühls mit sich bringt.

Aufgaben

Von welchen möglicherweise kritischen Lebensereignissen sind alte Menschen häufig betroffen?

Verfassen Sie eine kurze Biographie eines Ihrer Vorfahren. Gehen Sie dabei auf die in seinem Lebenslauf vorkommenden kritischen Lebensereignisse ein.

7.6.4 Das SOK-Modell: Selektive Optimierung mit Kompensation

Gewinne und Verluste

Paul B. Baltes wies darauf hin, dass Entwicklung immer Gewinne und Verluste mit sich bringt. Besonders im hohen Alter sei eine **wachsende Negativ-Bilanz**, eine Zunahme der Verluste, zu verzeichnen. Dies liegt, so Baltes, daran, dass körperliche, aber auch viele psychische Fähigkeiten und Fertigkeiten darauf angewiesen sind, dass biologische Prozesse einwandfrei funktionieren. Mit zunehmendem Alter jedoch nimmt die Leistungsfähigkeit der biologischen Prozesse ab. Für den Bereich der kognitiven Leistungsfähigkeit wiesen Baltes und sein Mitarbeiter Kliegl nach, dass alte Menschen mehr Übung und Unterstützung brauchen, um die gleichen Lernerfolge wie jüngere Menschen zu erzielen und dass alte Menschen die Obergrenze ihrer Leistungsfähigkeit schneller erreichen.[1] Es wird angenommen, dass dies mit biologischen Veränderungen des Nervensystems zusammenhängt. Baltes meint dazu: „Die Biologie ist keine Freundin des Alters.“[2]

Trotz dieser Verluste kommen die meisten alten Menschen in ihrem **Alltag** prima zurecht und fühlen sich wohl. Sie können die Aufgaben, die ihnen wichtig sind, bewältigen. Viele bleiben aufgrund ihrer Lebens- und Berufserfahrung leistungsfähig und können auf speziellen Gebieten ohne Weiteres mit jüngeren Menschen konkurrieren. Margret Baltes und Paul B. Baltes fragten sich, welche Strategien alte Menschen anwenden, um sich an Verluste anzupassen und diese auszugleichen.

Zunächst beschrieben Baltes und Baltes drei Verhaltensweisen, deren Zusammenspiel in jedem Entwicklungsverlauf und in jedem Alter von Bedeutung ist: Selektion, Optimierung und Kompensation.

- **Selektion** (Auswahl) bedeutet die Konzentration und Spezialisierung auf persönlich wichtige Bereiche und Ziele.
- **Optimierung** (beste Gestaltung) umfasst alle Bemühungen, die eigene Funktionstüchtigkeit zu steigern, also mehr zu leisten, z. B. durch Übung, Konzentration oder Informationssuche.
- **Kompensation** (Ausgleich) bezeichnet alle Mittel, die ergriffen werden, um den gewohnten Funktionsstand aufrechtzuerhalten, wenn ein Verlust eingetreten ist. Prinzipiell kann es sich dabei um die gleichen Maßnahmen handeln, die auch zur Optimierung eingesetzt werden, aber das Ziel ist eben nicht die Steigerung, sondern der Erhalt des Funktionsniveaus bei Verlusten.

---

1 Kliegl, Baltes 1991.

2 Baltes 1997, S. 194.

Unterschiedliche Gewichtung

Alle drei Komponenten des SOK-Modells können bewusste und unbewusste, aktive und passive Verhaltensweisen umfassen. Selektion, Optimierung und Kompensation werden in allen Lebensphasen eingesetzt. Mit zunehmendem Alter gewinnen aber Selektion und Kompensation immer mehr an Gewicht. In sehr hohem Alter scheint, so Paul B. Baltes, Kompensation die dominierende Strategie der Alltagsbewältigung zu werden.

Baltes und Baltes erläuterten das SOK-Modell am Beispiel des Pianisten Arthur Rubinstein:

Selektion	Optimierung	Kompensation
Auswahl bestimmter Lebensbereiche, Ziele, Aktivitäten: Rubinstein spielte im Alter weniger Stücke.	Steigerung der Kompetenz in den ausgewählten Bereichen: Rubinstein übte die Stücke häufiger	Ersatz, Hilfsmittel, andere (vielleicht indirekte) Wege, ein Ziel zu erreichen: Rubinstein soll vor schnellen Passagen Ritardandi (Tempoverzögerungen) gespielt haben, so dass die nachfolgenden Stellen schneller erschienen.

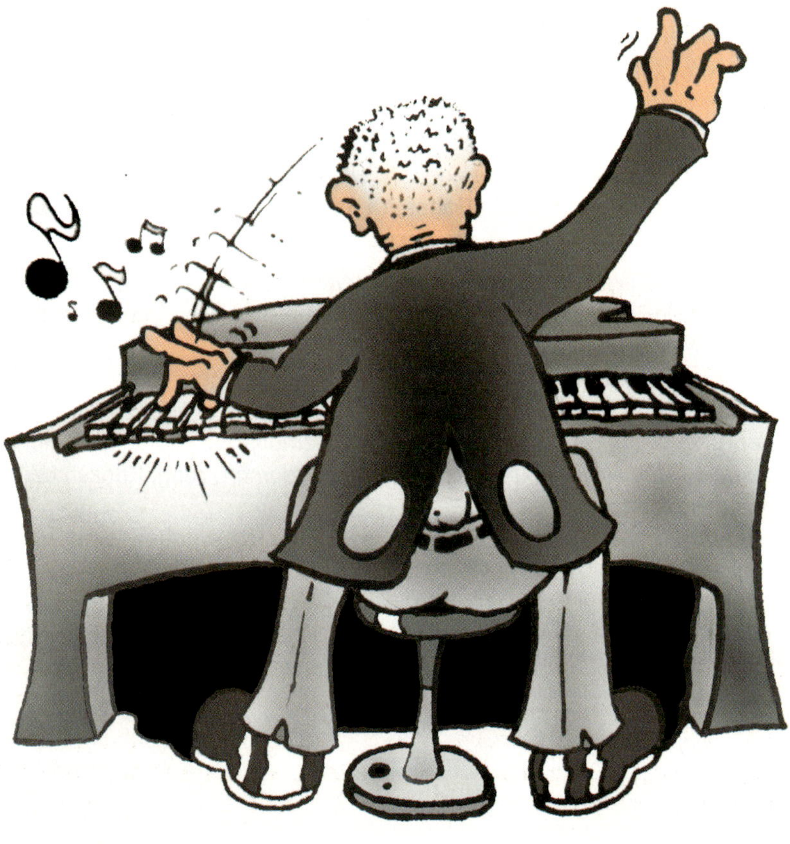

Aufgaben

Könnten die Schwierigkeiten in den folgenden beiden Fällen durch Selektion, Optimierung und/oder Kompensation bewältigt werden? Führen Sie mit Herrn A. und Frau B. ein Gespräch und schlagen Sie Verhaltensweisen entsprechend dem SOK-Modell vor.

- Herr A. ist 61 Jahre alt und spielt noch in der Altherrenfußballmannschaft. In letzter Zeit hat er jedoch nach jedem Training Schmerzen im Kniegelenk. Sein Arzt rät ihm, das Fußball spielen aufzugeben. Herr A. möchte auf jeden Fall sportlich aktiv bleiben.
- Frau B. ist eine ausgezeichnete und begeisterte Köchin. An Feiertagen lud sie immer gerne Kinder und Enkel zu sich ein und verwöhnte ihre Verwandten mit einem mehrgängigen Mal aus feinsten frischen Zutaten. Nach einer Hüftgelenksoperation ist für sie das Einkaufen sehr viel beschwerlicher geworden. Aus diesem Grund hat sie ihre Angehörigen schon länger nicht mehr eingeladen. Einerseits würde sie dies gerne einmal wieder tun, andererseits scheut sie die Mühe.

7.7 Persönlichkeit

Definition Persönlichkeit

Als Persönlichkeit wird in der Psychologie die einzigartige Kombination von relativ stabilen individuellen Merkmalen bezeichnet, durch die sich ein Mensch von anderen Menschen unterscheidet.

Zu den Merkmalen gehören z. B. das Aussehen, Interessen, Begabungen, Einstellungen, Wünsche, die Bereitschaft, in bestimmten Situationen ein bestimmtes Verhalten zu zeigen und vieles mehr. Diese und andere Merkmale sind von Person zu Person ganz unterschiedlich ausgeprägt und miteinander kombiniert.

Welche Persönlichkeitsmerkmale sich entwickeln und wie sie sich entwickeln, hängt von Anlagen, Umwelteinflüssen und der Selbststeuerung des Menschen ab.

Als **relativ stabil** werden die Persönlichkeitsmerkmale und damit auch die Gesamtpersönlichkeit deswegen bezeichnet, weil sie sich einerseits nicht nur in einer einzigen Situation, sondern **situationsüberdauernd** zeigen, andererseits aber auch **veränderbar** sind.

7.8 Persönlichkeitsbeurteilung im Alltag

Wie gehen wir im Alltag vor, wenn wir die Persönlichkeit eines Menschen einschätzen?

Die Zivildienstleistenden Michael und Oliver fahren „Essen auf Rädern“ aus. Michael erzählt von einem Kunden.

Michael: Herr W. ist ganz schön geizig.

Oliver: Wie kommst du darauf?

Michael: Er bestellt immer das billige Menü, und das nur jeden zweiten Tag. Ich wette, er hebt sich immer die Hälfte für den nächsten Tag auf.

Oliver: Lass ihn doch. Vielleicht hat er einfach nicht so viel Hunger. Und warum soll er die Hälfte wegschmeißen, wenn er am nächsten Tag noch davon essen kann?

Michael: Ja, aber man sieht es auch an der Kleidung. Die Pantoffeln mit Löchern, die Strümpfe mit Löchern ... Er spart auch an der Heizung. Es ist immer kalt bei ihm und bevor er die Heizung aufdreht, wickelt er sich lieber in zwei Decken.

Oliver: Vielleicht hat er kein Geld.

Michael: Das stimmt nun nicht. Das Haus gehört ihm und er war Schulleiter, er hat eine gute Pension.

Michael hat bei Herrn W. in mehreren Situationen Verhaltensweisen beobachtet, die seiner Meinung nach zusammenpassen und auf ein Persönlichkeitsmerkmal hindeuten. Er nimmt an, dass Herr W. eine Charaktereigenschaft besitzt, die dazu führt, dass er in unterschiedlichen Situationen immer wieder in typischer Art und Weise handelt. Von den Verhaltensweisen, die er bei Herrn W. beobachten konnte, schließt Michael auf das Persönlichkeitsmerkmal Geiz. Oder war es umgekehrt? Hat Michael Herrn W. schon beim ersten Kennenlernen als geizig eingestuft und anschließend zahlreiche Verhaltensweisen beobachtet, die diese Eigenschaft zu bestätigen scheinen?

Ob nun Michael zuerst Verhaltensweisen beobachtete und daraus auf ein Persönlichkeitsmerkmal schloss oder ein Persönlichkeitsmerkmal vermutete und anschließend dafür Beweise sammelte, in beiden Fällen könnten ihm einige Beurteilungsfehler bei der sozialen Wahrnehmung unterlaufen sein (vgl. 3.8.1).

Aufgabe Michaels Einschätzung ist nicht wissenschaftlich begründet, sondern alltagspsychologisch. Überlegen Sie, inwiefern sich Michaels Beurteilung von einer wissenschaftlichen Vorgehensweise unterscheidet (vgl. 4.1).

7.9 Wissenschaftliche Persönlichkeitsbeurteilung

Zur wissenschaftlichen Persönlichkeitsbeurteilung werden meistens Tests oder Fragebögen verwendet (vgl. 4.2.2). Voraussetzung für die wissenschaftliche Erfassung von Persönlichkeitsmerkmalen sind präzise Definitionen. Jedes Merkmal muss beschrieben und von ähnlichen Merkmalen unterschieden werden. Da man viele Persönlichkeitsmerkmale nicht direkt beobachten kann, muss genau festgelegt und begründet werden, in welchen Verhaltensweisen sich das betreffende Merkmal ausdrückt. Um diese Verhaltensweisen beobachten oder erfragen zu können, müssen **Items** (einzelne Fragen oder Aufgaben eines Tests oder Fragebogens) formuliert werden. Damit der Test die wissenschaftlichen Gütekriterien (vgl. 4.2.1) erfüllt, muss er selbst getestet werden:

- Der Test wird an einer repräsentativen Stichprobe (vgl. 4.1) durchgeführt.
- Seine Ergebnisse werden, wenn möglich, mit Ergebnissen anderer Tests zur gleichen Thematik verglichen.
- Ob die einzelnen Items zur Identifizierung des zu erforschenden Persönlichkeitsmerkmals beitragen, kann berechnet werden. Je nach Ergebnis muss der Test überarbeitet werden.
- Eine genaue Anleitung zur Durchführung des Tests soll die Objektivität gewährleisten.

Persönlichkeitstests werden auf der Basis von psychologischen Konzepten entwickelt d. h. die Forschenden haben eine theoretische Vorstellung davon, wie sich eine Persönlichkeit zusammensetzt und wie man sie beschreiben kann. Diese Vorstellungen müssen begründet und logisch nachvollziehbar sein, dennoch können sie sich unterscheiden. Im Folgenden lernen Sie zwei unterschiedliche Persönlichkeitskonzepte kennen.

7.9.1 Ein eigenschaftstheoretisches Konzept: die „big five“

Ein bekannter Persönlichkeitsfragebogen, der die wissenschaftlichen Gütekriterien erfüllt, ist das NEO-FFI (Neurotizismus-Extraversion-Offenheit-Fünf-Faktoren-Inventar).

Die Autoren, Costa und McCrae, sind Vertreter einer einflussreichen theoretischen Richtung in der Persönlichkeitspsychologie, der **Eigenschafts- oder Trait-Theorie** (engl.: trait = Charakterzug).

Erinnern wir uns noch einmal an den Zivildienstleistenden Michael und seine Einschätzung, dass Herr W. geizig sei (vgl. 7.7). Er schloss diese Eigenschaft entweder aus den Verhaltensweisen, die er an Herrn W. beobachtete und als typisch wahrnahm. Oder er hatte schon die Vermutung, dass Herr W. geizig sei und sah diese Vermutung in der Folgezeit durch die beobachteten Verhaltensweisen bestätigt.

Die Eigenschaftstheoretiker setzen im Grunde mit ähnlichen Überlegungen an. Sie gehen davon aus, dass es Eigenschaften – auch **traits** genannt – gibt, die jeder Mensch mehr oder weniger stark ausgeprägt besitzt. So sind Menschen in unterschiedlicher Ausprägung sportlich oder musikalisch. Einige sind z. B. sehr sportlich, andere sind ganz unsportlich. Die traits beeinflussen das Verhalten in konkreten Situationen. Wenn man weiß, wie stark ausgeprägt ein trait bei einer Person ist, kann man – so die Schlussfolgerung der Eigenschaftstheoretiker – unter Umständen auch das Verhalten einer Person voraussagen. Umgekehrt kann man, wenn man viele ähnliche Verhaltensweisen in unterschiedlichen Situationen beobachten kann, auch auf eine Eigenschaft und ihren Ausprägungsgrad schließen.

Menschen sind z. B. mehr oder weniger zuverlässig. Wenn man feststellen will, wie zuverlässig ein Mensch ist, muss man zunächst bestimmen, an welchen Verhaltensweisen man Zuverlässigkeit erkennen kann. Hat man eine ausreichende Anzahl von Verhaltensweisen identifiziert, in denen sich Zuverlässigkeit ausdrückt, kann man die Person, die untersucht werden soll, beobachten oder nach diesen Verhaltensweisen fragen.

Trait-theoretische Persönlichkeitstests

Die **Persönlichkeitstests mit eigenschaftstheoretischem Hintergrund** bestehen oft aus Items in Form von Aussagen in der Ich-Form zu typischen oder häufigen Verhaltensweisen oder Einstellungen. Die Probandin/der Proband kann dann ankreuzen, inwieweit er oder sie der Aussage zustimmt. Ein Test, der Zuverlässigkeit messen soll, könnte u. a. folgende Items enthalten:

- Ich bin immer pünktlich, wenn ich mich mit jemandem verabredet habe.
- Wenn ich etwas versprochen habe, halte ich mein Versprechen.
- Ich verspreche nie etwas, von dem ich weiß, dass ich es nicht einhalten kann.
- Ich nehme es nicht so genau mit Terminen. Es kann immer mal etwas dazwischen kommen.

Häufig werden für jedes Item mehrere Möglichkeiten zum Ankreuzen vorgegeben, z. B.:

- trifft voll und ganz zu,
- trifft meistens zu
- trifft manchmal zu
- trifft überhaupt nicht zu

Für die Antworten werden Punkte vergeben und je nach erreichter Punktzahl kann auf die Ausprägung des Persönlichkeitsmerkmals Zuverlässigkeit geschlossen werden.

Ein Persönlichkeitstest kann ein Persönlichkeitsmerkmal oder mehrere erfassen. Auch bei Tests, die mehrere Merkmale messen wollen, müssen für jedes einzelne Merkmal mehrere Items formuliert werden. Alle Items, die sich auf dasselbe Merkmal beziehen, bilden zusammen eine Subskala, für die man einen Punktwert berechnen kann.

Ein Test mit fünf Subskalen zu jeweils zwölf Items ist das schon erwähnte **NEO-FFI**. Die fünf Subskalen sollen die folgenden Persönlichkeitsmerkmale erfassen:

- **Neurotizismus**: Wer auf dieser Skala hohe Punktwerte erzielt, ist ängstlicher und nervöser und stärker um seine Gesundheit besorgt als eine Person mit niedrigen Werten. Mit Stress kann er schlechter umgehen.
- **Extraversion**: Gesellige, unternehmungslustige und optimistische Personen erreichen hier hohe Werte.
- **Offenheit für Erfahrung**: Probandinnen und Probanden mit hohen Werten sind wissbegierig, kreativ, vielfältig interessiert und unkonventionell.
- **Verträglichkeit**: Mit dieser Skala werden Eigenschaften wie Einfühlungsvermögen, Uneigennützigkeit, Nachgiebigkeit und Harmoniebedürfnis erfasst.
- **Gewissenhaftigkeit**: Menschen mit hohen Werten auf dieser Skala sind zuverlässig, ordentlich, genau, diszipliniert und ehrgeizig.

„Big five"

Costa und McCrae, die Autoren des NEO-FFI, beanspruchen, mit diesen fünf Faktoren nicht nur einzelne Persönlichkeitsfacetten zu erfassen, sondern die **gesamte Persönlichkeit** umfassend beschreiben zu können. (Deswegen wird der Fragebogen als Inventar bezeichnet.) Dieser Anspruch bedeutet, dass sich die typischen Verhaltensweisen eines Menschen in allen Lebensbereichen und Situationen letztendlich darauf zurückführen lassen, wie stark die fünf Faktoren bei ihm ausgeprägt sind. Die Unterschiede im Verhalten zwischen zwei Menschen erklären sich dann durch die Unterschiede in der Ausprägung der fünf Faktoren. Die fünf Faktoren sind in der Persönlichkeitspsychologie so bekannt geworden, dass sie auch „**big five**" genannt werden.

Stabilität der „big five"

Für die Gerontologie hat das trait-Modell von Costa und McCrae eine besondere Bedeutung erlangt, denn die Autoren gingen auch der Frage nach, ob sich die Ausprägung von dreien der „big five", nämlich Neurotizismus, Extraversion und Offenheit, mit der Zeit ändern. Wie stabil bleiben diese Persönlichkeitszüge, wenn man älter wird? In einer Längsschnittstudie konnten Costa und McCrae nachweisen, dass sich die Werte für die drei Skalen über einen Zeitraum von zehn Jahren bei den Probanden kaum änderten[1].

Kritik an den trait-Modellen

Kritisiert wird an den „big five" und an anderen trait-Modellen, dass das Vielschichtige der menschlichen Persönlichkeit auf wenige Persönlichkeitszüge reduziert wird. Umstritten ist auch die Annahme der trait-Theoretiker, dass die traits das Verhalten so stark bestimmen, dass es in einzelnen Situationen vorhergesagt werden kann. Denn das Verhalten eines Menschen – so argumentieren die Kritikerinnen und Kritiker – wird nicht allein von relativ stabilen Persönlichkeitsmerkmalen bestimmt, sondern in erheblichem Maße von den Bedingungen der jeweiligen Situation beeinflusst. Dabei spielen die sozialen Beziehungen zu den Interaktionspartnern, die Umgebung, die individuelle Befindlichkeit und vieles mehr wichtige Rollen. Das Verhalten eines Menschen ergibt sich demnach nicht geradlinig aus seinen Persönlichkeitszügen, sondern erweist sich unter dem Einfluss wechselnder äußerer Bedingungen als variabel oder sogar widersprüchlich und unerwartet. Eine Person, die z. B. nach dem NEO-FFI einen überdurchschnittlich hohen Wert für Extraversion besitzt, kann dennoch – je nach Situation – zurückhaltend reagieren.

---

1 vgl. hierzu auch Smith, Baltes 1999, S. 229.

Die trait-Modelle sind eher **statische** (unbewegliche) Modelle. Sie stellen eine Persönlichkeit als feste Struktur dar und zwar so, wie sie sich zum Testzeitpunkt zeigt. Das **Dynamische** (von Kräften in Bewegung gebrachte) an einer Persönlichkeit, also Veränderungen im Laufe der Zeit, Flexibilität und Anpassungsprozesse an unterschiedliche Situationen, steht dabei nicht im Zentrum des Interesses.

7.9.2 Ein psychodynamisches Konzept: Freuds Instanzenmodell

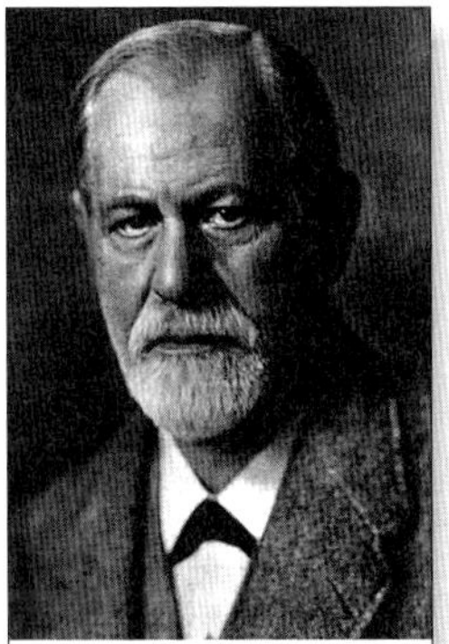
Sigmund Freud

Die psychodynamischen Theorien basieren auf einer anderen Vorstellung von Persönlichkeit als die Eigenschaftstheorien. Persönlichkeit wird nicht als eine gleich bleibende Kombination von relativ zeit- und situationsüberdauernden Eigenschaften gesehen, sondern als Ort des Wechselspiels und der Auseinandersetzung zwischen verschiedenen, oft auch sich widersprechenden Kräften. Zahlreiche im Laufe der Biographie erworbene Einstellungen, Ideale, Vorlieben, Abneigungen, Ideale sowie angeborene Triebe und andere Bedürfnisse müssen miteinander in Einklang gebracht werden. Je nach Situation können sie geäußert und ausgelebt werden oder sie müssen verborgen bleiben oder aufgeschoben werden. Daraus ergeben sich die Motivationen, die unser Handeln bestimmen. Viele dieser Motivationen sind uns nicht einmal bewusst.

Bedeutung des Unbewussten

Sigmund Freud kommt das Verdienst zu, die große Bedeutung unbewusster Motive herausgestellt zu haben. Er stellte sich vor, dass **drei Schichten des menschlichen Bewusstseins** existieren: das Bewusste, das Vorbewusste und das Unbewusste.

1. das **Bewusste**: Bewusst sind Gedanken, Gefühle und Wahrnehmungen, die direkt zugänglich sind.
2. das **Vorbewusste**: Vorbewusstes wurde vergessen, aber man kann es sich durch angestrengtes Nachdenken wieder bewusst machen.
3. das **Unbewusste**: Es ist die größte der drei Schichten. Die Inhalte sind sehr schwer zugänglich. Sie können in der Regel nur durch psychoanalytische Therapie wieder bewusst gemacht werden. Im Unbewussten finden sich z. B. Wünsche und Bedürfnisse, die man nicht wahrhaben will, bedrohliche Konflikte, peinliche Erlebnisse und traumatische Erfahrungen aus der Kindheit. Obwohl wir uns an die Inhalte des Unbewussten nicht erinnern können, beeinflussen sie das Verhalten und Erleben.

Fehlleistungen

Wie sich das Unbewusste in unser alltägliches Leben einmischt, zeigt sich nach Freud in **Fehlleistungen**. Wenn man z. B. eine Verabredung vergisst, so ist das nach Freud kein Zufall, sondern hängt damit zusammen, dass man diesen Termin nicht wahrnehmen *will*. Der unbewusste Wunsch, jemandem aus dem Weg zu gehen, bewirkt, dass man die Verabredung vergisst. Auch Versprecher offenbaren nach Freud, was wir wirklich wollen. Freud hätte seine Freude an dem – nicht erfundenen – Beispiel einer Buchhändlerin gehabt, die anlässlich der Eröffnungsfeier ihres Ladens einen Gast bat, eine Flasche Sekt zu öffnen, allerdings mit den Worten: „Werner, kannst Du mal Sex aufmachen?“

Aufgabe

Suchen Sie einige Beispiele für Freud'sche Versprecher oder andere Freud'sche Fehlleistungen.

Abb. Freud, Ullstein Bild

Instanzenmodell Die Vorstellungen, die Freud zu den unterschiedlichen Bewusstseinsschichten entwickelte, spielen eine Rolle in seinem **Instanzenmodell**, das zu einem der bekanntesten Persönlichkeitsmodelle wurde.

Eine Instanz ist eine Stelle, die für die Bearbeitung bestimmter Aufgabengebiete zuständig ist. Die Persönlichkeit eines Menschen unterteilt Freud in drei Instanzen, die sozusagen verschiedene Bereiche zu verwalten haben: Es, Ich und Über-Ich.

Es Das **Es** funktioniert nach dem Lustprinzip. Es ist die Instanz der Wünsche, Triebe und Bedürfnisse und drängt auf sofortige Befriedigung. Das Es arbeitet impulsiv; es ist ihm egal, ob die unmittelbare Erfüllung von Wünschen in einer bestimmten Situation angemessen ist oder nicht. Das Es denkt auch nicht darüber nach, ob sich aus einem Verhalten schädliche Folgen ergeben könnten.

> Frau Bauer nimmt an einem Gottesdienst teil. Sie hat nicht gefrühstückt und verspürt großen Hunger. In ihrer Handtasche befindet sich eine Tafel Marzipanschokolade, als Geschenk verpackt, ein Mitbringsel für ihre Enkelin Bianca. Der Pfarrer liest aus der Bibel: „Ich will heute durch alle deine Herden gehen und aussondern alle gefleckten und bunten Schafe und alle schwarzen Schafe ..."
>
> Der Es-Anteil in Frau Bauers Persönlichkeit will die Verpackung aufreißen und die Schokolade verspeisen.

Über-Ich Das **Über-Ich** ist die moralische Instanz. Das Über-Ich verlangt, dass der Mensch nach seinem Gewissen handelt. Es erinnert an allgemein anerkannte Werte und Normen, gute Vorsätze, Verbote und Gebote und ideale Vorstellungen von der eigenen Person, die man gerne verwirklichen würde.

> Das Über-Ich in Frau Bauers Persönlichkeit bemerkt, was das Es vorhat, und meldet sofort massive Bedenken an: ‚Im Gottesdienst? Was sollen denn die Leute denken? Das wäre doch ausgesprochen schlechtes Benehmen. Außerdem ist die Schokolade für Bianca, sie wäre sicher sehr enttäuscht ...'
>
> Der Pfarrer fordert die Gemeinde auf: „Lasset uns nun singen: Ein feste Burg ist unser Gott."

Ich Das **Ich** orientiert sich an der Realität. Es ist der Anteil der Persönlichkeit, der überlegt, was in der gegenwärtigen Situation machbar ist und welche Folgen eine Handlung wahrscheinlich nach sich ziehen wird. Kann man den Impulsen des Es nachgeben oder tut man das besser nicht? Naturgemäß kommt es häufig zu Konflikten zwischen Es und Über-Ich. In diesen Fällen, versucht das Ich, einen Kompromiss zwischen den beiden zu finden.

> Das Ich in Frau Bauers Persönlichkeit wägt ab: ‚Eigentlich ist die Gelegenheit jetzt ja günstig. Wenn alle singen, hört niemand das Geraschel. Ich könnte die Handtasche jetzt öffnen, die Packung in der Handtasche aufreißen und nur zwei Stücke essen, dann wäre der schlimmste Hunger gestillt. Allerdings, die Frau neben mir könnte was merken, und wenn ich dann kaue, sieht es vielleicht sogar der Pfarrer. Bianca wäre enttäuscht, ich bringe ihr sonst immer Marzipanschokolade mit. Aber am Kiosk kann ich möglicherweise noch eine Tafel kaufen ...'
>
> Die Orgel setzt ein und spielt die ersten Takte von ‚Ein feste Burg ...'

Was wird Frau Bauer tun? Das hängt davon ab,

- ob sie ein starkes Ich hat oder nicht. Ein starkes Ich wird einen Kompromiss zwischen Es und Über-Ich aushandeln.
- ob eine der anderen beiden Instanzen, das Es oder das Über-Ich, ihre Persönlichkeit dominiert. Dann besteht eine große Wahrscheinlichkeit, dass sie sich auch in dieser Situation entsprechend der stärkeren Instanz verhält.

Die individuelle Persönlichkeit eines Menschen ist dadurch charakterisiert, wie stark Ich, Es und Über-Ich jeweils ausgeprägt sind. So wird z. B. eine Person mit ausgeprägten Über-Ich und schwachem Ich eher dazu neigen, triebhafte Impulse des Es zu unterdrücken. Das Gewicht der drei Instanzen kann sich aber auch im Verlauf der Persönlichkeitsentwicklung ändern.

Psychodynamik

Als Dynamik der Persönlichkeit oder **Psychodynamik** wird das ständige Wechselspiel zwischen den drei Instanzen bezeichnet. Wenn es zu starken Konflikten zwischen Es und Über-Ich kommt und es dem Ich nicht gelingt, zu vermitteln, greift das Ich zu Abwehrmechanismen.

Abwehrmechanismen

Abwehrmechanismen dienen dazu, extreme Ansprüche des Es und nicht auflösbare Konflikte zwischen den Instanzen unbewusst zu machen. Denn schwer kontrollierbare Triebe können den normalen Verlauf des Alltags stören und zu unangenehmen Konsequenzen führen. Auch muss ein Mensch, der merkt, wie wenig er seine Impulse (z. B. Aggressionen) beherrschen kann, eventuell das Bild, das er von sich selbst hat, in Frage stellen. Dies alles löst Angst aus; es ist oft einfacher und weniger bedrohlich, gar nicht wahrzunehmen, was das Es will. Das Ich setzt Abwehrmechanismen ein, um nicht akzeptable Wünsche des Es zu unterdrücken. Darüber hinaus erlebt jeder Mensch Enttäuschungen, wenn das Es grundlegende Bedürfnisse anmeldet und diese nicht erfüllt werden. Kinder sind z. B. darauf angewiesen, dass ihre grundlegenden Bedürfnisse nach Nahrung, Sicherheit, Geborgenheit, Körperkontakt usw. von Erwachsenen wahrgenommen und befriedigt werden. Werden solche Bedürfnisse nicht oder nur unzureichend und unzuverlässig erfüllt, so erleben Kinder diesen Mangel auf Grund ihrer Abhängigkeit als existentiell bedrohend. Die schmerzhafte Erinnerung an diese in der Kindheit erfahrenen Enttäuschungen kann ebenfalls mit Hilfe der Abwehrmechanismen unbewusst gemacht werden.

Übermäßiger Gebrauch von Abwehrmechanismen

Die Verwendung von Abwehrmechanismen ist bis zu einem gewissen Ausmaß **normal** und kann bei allen Menschen beobachtet werden. Denn nach Freud besitzt jeder Mensch Es-Impulse, die nicht oder nicht immer ausgelebt werden können. Manche Menschen jedoch gebrauchen dauernd Abwehrmechanismen, weil sie jegliche Ansprüche des Es (z. B. Sexualität, Bedürfnis nach Nähe) als bedrohlich empfinden und diese deshalb nicht mehr wahrnehmen wollen. In diesen Fällen liegt nach Freud eine **psychische Störung** vor.

Sigmund Freuds Tochter Anna beschrieb zahlreiche Abwehrmechanismen. Fünf der bekanntesten sind:

- **Verdrängung**: Bedrohliche Gedanken und Impulse oder unangenehme Erinnerungen werden ins Unbewusste geschoben und nicht mehr bewusst wahrgenommen.
- **Regression**: Eine Person fällt auf eine frühere Entwicklungsstufe zurück. Ein Fünfjähriger möchte beispielsweise nach der Geburt einer Schwester wieder aus der Babyflasche trinken.

- **Projektion**: Ein Mensch nimmt eine Eigenschaft oder einen Wunsch bei sich selbst nicht wahr, sondern schreibt die Eigenschaft oder den Wunsch einer anderen Person zu.
- **Sublimierung**: Wünsche oder Bedürfnisse werden nicht direkt ausgelebt, sondern in Form von gesellschaftlich anerkannten Tätigkeiten. Aggressivität kann z. B. in Kreativität umgewandelt werden und musikalischen Ausdruck finden.
- **Rationalisierung**: Für ein Bedürfnis oder ein Verhalten werden vernünftige, einleuchtende, vom Über-Ich erlaubte Gründe angeführt. In Wirklichkeit handelt es sich bei den Gründen jedoch um nicht eingestandene Triebimpulse aus dem Es.

Aufgabe Welche Abwehrmechanismen könnten sich hinter den folgenden Verhaltensweisen verbergen? Welche Gefühle, Bedürfnisse oder Erfahrungen werden möglicherweise abgewehrt?

Herr A. möchte vom Pflegepersonal gewaschen werden, obwohl er es noch ganz gut selbst tun kann.

Obwohl Herr B. mit seinem Arzt darüber gesprochen hat, dass es keine Möglichkeit gibt, seine Krebserkrankung zu heilen, plant er zahlreiche Unternehmungen, Er überlegt, wie er im nächsten Frühjahr den Garten neu anlegen kann und möchte im Wohnmobil durch Skandinavien reisen.

Die Laster, die man selber verbirgt, verurteilt man am lautesten. (Brendan Behan, irischer Schriftsteller).

Erschrocken stellt Marita fest, dass ihr Konto schon wieder im Minus ist, weil sie viel Geld für Designer-Kleidung ausgegeben hat. „Aber ich brauche die Sachen wirklich." sagt sie, „im Geschäft habe ich mit Kunden zu tun, die sehr auf gute Kleidung achten."

Ein Sportler erzählt, was ihm der Wettkampf bedeutet: „Ich brauche das Kräftemessen mit anderen. Wenn ich mich im Sport nicht austoben könnte, hätte ich sicher viel öfter Streit.

Frau Meier hat völlig vergessen, dass sie gestern zum Geburtstag ihrer Cousine eingeladen war. Frau Meier findet diese Familienfeste immer ziemlich langweilig, aber weil es der Cousine so wichtig ist, mit allen Verwandten zu feiern, hatte sie zugesagt, zu kommen.

Vater: „David, da war doch noch eine ganze Packung Kekse. Wer hat die gegessen?"
David: „Katja!"
Vater: „Das glaube ich nicht! Du sollst doch nicht lügen! Lügen darf man einfach nicht! Ich weiß gar nicht, wo du dir das angewöhnt hast. Ich lüge doch auch nicht!"
Das Telefon klingelt.
Vater: „Oh je, das ist sicher Onkel Rudi. David, geh bitte ans Telefon und sag, dass ich nicht zu Hause bin."

Funktionen von Abwehrmechanismen Abwehrmechanismen – sofern sie nicht unangemessen häufig benutzt werden – dienen dazu, das Selbstbild eines Menschen zu stabilisieren und sein relatives Wohlbefinden zu erhalten, wenn das Gleichgewicht der drei Instanzen gestört wird. Sie verhindern, dass die Erlebensinhalte, die das Gleichgewicht der Instanzen bedrohen, ins Bewusstsein dringen. Abgewehrt werden z. B.:

- triebhafte Bedürfnisse aus dem Es, die im Moment nicht erfüllt werden können,

- unlösbare Konflikte zwischen Es und Über-Ich. Diese Konflikte entstehen entweder, weil das Es übermäßig starke Bedürfnisse anmeldet oder weil ein strenges Über-Ich die Persönlichkeit dominiert oder weil das Ich nicht angemessen funktioniert.
- Im Laufe der Erziehung und Sozialisation werden dem Es eines Kindes durch die Erzieher und durch gesellschaftliche Normen zahlreiche Grenzen gesetzt. Je rigider dies geschieht, desto wahrscheinlicher ist es, dass das Kind im Zuge dieses Anpassungsprozesses seelisch verletzende Erfahrungen macht. Auch die Erinnerungen an diese Erfahrungen können mittels Abwehrmechanismen ins Unbewusste geschoben werden.

Kritik an psychodynamischen Modellen

Ein ernst zu nehmender Kritikpunkt an psychodynamischen Persönlichkeitsmodellen ist, dass die Einflüsse der **aktuellen Lebenssituation** auf die Persönlichkeitsentwicklung vernachlässigt werden. Denn die Stabilität des Selbstbildes und das Wohlbefinden werden nicht nur von inneren Konflikten bedroht, sondern auch von belastenden äußeren Bedingungen. Psychodynamische Persönlichkeitsmodelle bergen die Gefahr, dass wichtige Bereiche wie z. B. kritische Lebensereignisse und ihr Einfluss auf die Persönlichkeitsentwicklung nicht genügend Beachtung finden.

Aus dem Blickfeld geraten auch die zahlreichen und vielschichtigen Strategien, mit denen Belastungen bewältigt werden, die man nicht oder nicht nur als Abwehr von Triebimpulsen erklären kann. Zwar können Abwehrmechanismen als Bewältigungsstrategien betrachtet werden, aber sie sind nur ein kleiner und sehr spezieller Ausschnitt aus der großen Menge der Möglichkeiten zur Stabilisierung der Persönlichkeit in kritischen Situationen. Hier bietet die Stress- und Coping-Forschung (engl.: to cope with = fertig werden mit) differenziertere Möglichkeiten zur Analyse der Persönlichkeit im **Umgang mit Belastungen** als das Instanzenmodell.

7.10 Persönlichkeit im Alter

Zu den negativen Altersstereotypen gehört die Vorstellung, dass nicht nur die kognitive Leistungsfähigkeit, sondern auch die Persönlichkeit alter Menschen in vielen Bereichen Einbußen zu verzeichnen hat. Gerontologische Forschungsarbeiten zeichnen aber die Persönlichkeit alter Menschen keineswegs als ein eintöniges „Grau in Grau“, sondern als ein positiv gefärbtes und facettenreiches Bild.

Wichtige Beiträge zu einer optimistischen Beurteilung der Persönlichkeit im Alter erbrachte z. B. die Berliner Altersstudie[1], in der 516 Menschen im Alter von 70 bis 103 Jahren untersucht wurden.

Selbstdefinition im Alter

Befragt man jüngere Erwachsene, wie sie die Persönlichkeit alter Menschen beurteilen, so hört man z. B. häufig, dass alte Menschen hauptsächlich in der Vergangenheit leben. Die Zukunft spiele für sie keine Rolle mehr, höchstens in Form der Beschäftigung mit dem nahenden Tod. In der Berliner Altersstudie wurden die Probandinnen und Probanden mit der Frage „Wer bin ich?“ dazu aufgefordert, Bereiche zu beschreiben, die zum eigenen „**Selbst**“ gehören. Hier wurden häufig aktuelle Interessen und Beziehungen genannt und nicht, wie das Stereotyp nahelegt, Tätigkeiten und Rollen aus der Vergangenheit. Daraus kann geschlossen werden, dass alte Menschen sich selbst hauptsächlich über das, was sie in der Gegenwart tun und erleben, definieren. In der Berliner Altersstudie wird auch nach Hoffnungen und

1 Mayer, Baltes 1999.

Befürchtungen für die Zukunft gefragt. Die Antworten zeigen, dass alte Menschen durchaus über die Gestaltung ihrer Zukunft nachdenken und Möglichkeiten der weiteren Entwicklung sehen. Nur sehr selten kommen bei der Frage nach Hoffnungen und Befürchtungen Gedanken an den Tod zur Sprache.

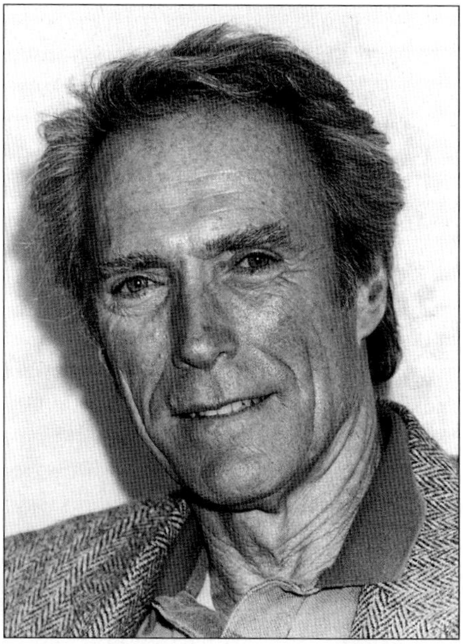

„Facelifting? Nein, dann würde ich ja alle diese großartigen Falten zerstören." (Clint Eastwood, amerikanischer Schauspieler)

Lebenszufriedenheit im Alter

In der Berliner Altersstudie gaben 63 % der Studienteilnehmerinnen und -teilnehmer an, mit ihrem gegenwärtigen Leben zufrieden oder sogar sehr zufrieden zu sein[1]. Es wurde auch festgestellt, dass objektive Lebensbedingungen (z. B. die Größe des Einkommens, Mobilität, Anzahl an Erkrankungen) sich nicht so stark auf das Wohlbefinden auswirkten wie erwartet. Wichtiger war, wie diese Lebensbedingungen *subjektiv* bewertet wurden: Beispielsweise fühlten sich Personen mit einem niedrigen Einkommen nicht in jedem Fall in ihrem Wohlbefinden beeinträchtigt. Das Wohlbefinden war deutlicher bei denjenigen Personen geschmälert, die mit ihrer finanziellen Situation unzufrieden waren, unabhängig davon, wie viel Geld ihnen zur Verfügung stand.

Bewältigungsstrategien

Die recht hohe Anzahl der zufriedenen und sehr zufriedenen Personen in der Berliner Altersstudie führte zu der Frage, wie es alten Menschen gelingt, relativ oder sehr zufrieden mit ihrem Leben bleiben, obwohl sie im Verlauf des Alterns doch auch Einbußen hinnehmen müssen. Gerontologinnen und Gerontologen gehen davon aus, dass alte Menschen wirksame Bewältigungsstrategien anwenden, mit denen sie die Auswirkungen verschlechterter Lebensbedingungen mildern können. Ein Beispiel für eine solche Strategie ist die unter 7.6.4 vorgestellte selektive Optimierung mit Kompensation.

Plastizität der Persönlichkeit

Ein verbreitetes Vorurteil lautet, dass alte Menschen eine starre Persönlichkeit besäßen und nicht mehr in der Lage seien, auf veränderte Situationen zu reagieren. Dies spiegelt sich in Redensarten wie „Einen alten Baum verpflanzt man nicht" oder auch in der abwertenden Vokabel „Altersstarrsinn" wider. Aber schon allein die im vorherigen Absatz angesprochene Fähigkeit, das subjektive Wohlbefinden trotz einer Verschlechterung der objektiven Lebensbedingungen zu erhalten, beweist die Flexibilität und das Anpassungsvermögen der alternden Persönlichkeit. Ein weiterer Beweis für die **Plastizität** (vgl. 7.5.1) der Persönlichkeit im Alter sind die guten Erfolge, die bei psychischen Erkrankungen älterer Menschen mit psychotherapeutischer Behandlung erzielt werden.[2]

Psychotherapieerfolge

1 Smith et al 1999, S. 509.
2 Kruse, Wahl 1999, S. 288.

Abb. Eastwood, Ullstein Bild

7.11 Wiederholen und Vertiefen

1. *Definieren Sie den Begriff Entwicklung.*
2. *Worum geht es bei der Anlage-Umwelt-Diskussion?*
3. *Unterscheiden Sie Reifung und Lernen.*
4. *Berichten Sie über das Leben des Kaspar Hauser oder der „Wolfskinder" von Midnapore[1]. Erörtern Sie an diesen Beispielen die Bedeutung von Umwelteinflüssen und Anlagen für die Entwicklung.*
5. *Erläutern Sie die von Paul B. Baltes aufgestellten Leitsätze einer Entwicklungspsychologie der Lebensspanne.*
7. *Welche Entwicklungsaufgaben stellen sich für Sie in Ihrer aktuellen Lebensphase aufgrund biologischer Veränderungen, gesellschaftlicher Erwartungen und eigener Werte und Ziele?*
8. *Was kann man an Havighursts Konzept der Entwicklungsaufgaben kritisieren?*
9. *Was bedeutet selektive Optimierung mit Kompensation?*
10. *Erläutern Sie an einem Beispiel, wie man durch selektive Optimierung mit Kompensation trotz verschlechterter Bedingungen im Alter zufrieden bleiben kann.*
11. *Was versteht man in der Persönlichkeitspsychologie unter traits?*
12. *Welche Eigenschaften wurden als „big five" bekannt?*
13. *Was meinte Sigmund Freud mit bewusst, vorbewusst und unbewusst?*
14. *Was versteht man unter einem Freud'schen Versprecher?*
15. *Erklären Sie das Instanzenmodell der Persönlichkeit. Verdeutlichen Sie dabei, dass die drei Instanzen nicht identisch mit den drei Schichten des Bewusstseins sind.*
16. *Wie funktionieren Abwehrmechanismen? Nennen und erläutern Sie drei Abwehrmechanismen.*
17. *Stellen Sie den Zusammenhang zwischen Abwehrmechanismen und Fehlern bei der sozialen Wahrnehmung dar.*
18. *Informieren Sie sich über Bewältigungsstrategien und Reaktionen auf Belastungen im Alter[2]. Suchen Sie Reaktionsformen und Bewältigungsstile, die nicht oder nicht nur als Abwehrmechanismen erklärt werden können.*
19. *Argumentieren Sie gegen die Behauptung, alte Menschen seien in ihrer Persönlichkeit unflexibel.*

---

1 z. B. in Singh 1964.
2 z. B. in Saup 1990 oder in Lehr 2000.

Anregungen

1. *Berichten Sie über körperliche Altersveränderungen bei gesunden Menschen.*
2. *Verfassen Sie ein Referat zum Thema Sexualität im Alter. Autorinnen und Autoren, die sich wissenschaftlich mit dem Thema Sexualität im Alter befasst haben, sind z. B. Kirsten von Sydow, Susanne Zank und Elmar Brähler.*

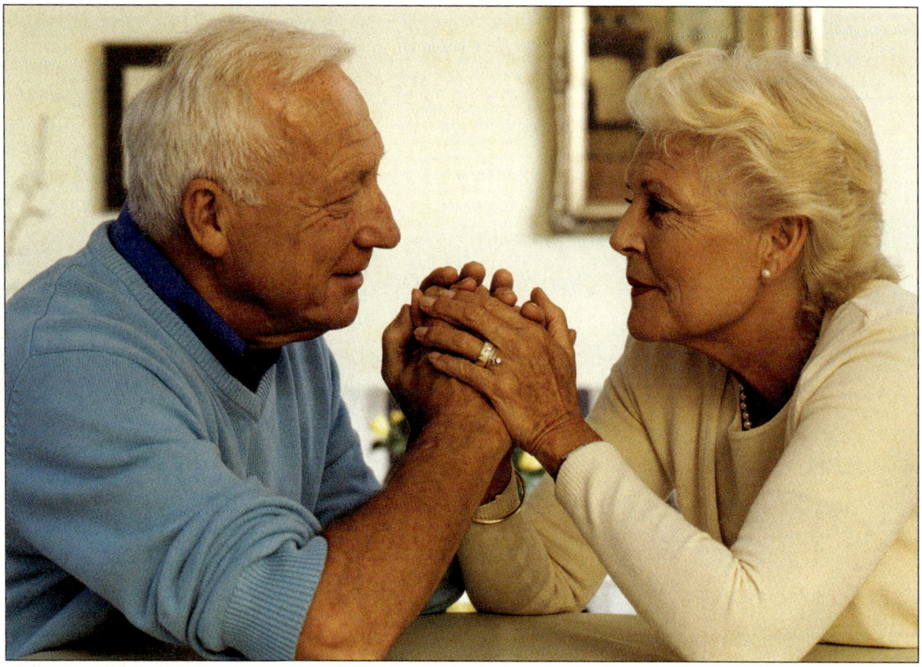

Abb. MEV

8 Lebensbedingungen und soziale Situation alter Menschen in unserer Gesellschaft

Liebe Altenpflegeschülerin, lieber Altenpflegeschüler,

Einleitung

das achte Kapitel informiert Sie zunächst über den Altersaufbau der Bevölkerung und über die Lebenserwartung in Deutschland. Des Weiteren geht es um die spannende Frage, welche Umstände und Bedingungen ein langes Leben begünstigen können. Um soziale Aspekte der Lebenssituation älterer Menschen zu erläutern, werden Fakten und Daten zum Familienstand und zum Einkommen, zum Austritt aus dem Berufsleben, zur Wohnsituation, zu Pflegebedürftigkeit, zur Teilhabe am öffentlichen Leben und zu Einrichtungen und Angeboten für ältere und alte Menschen vorgestellt. Den Schluss des Kapitels bildet ein Überblick über Theorien zur Beteiligung alter Menschen an gesellschaftlichen Aufgaben und zu ihren sozialen Beziehungen.

Dieses Kapitel wird Sie in einigen Abschnitten mit relativ vielen Zahlen und Daten konfrontieren. Bitte bemühen Sie sich nicht, die Zahlen (von denen sich viele nach Ablauf eines Jahres wieder geändert haben werden) bis auf die letzte Ziffer auswendig zu lernen. Die statistischen Angaben sollen Ihnen vielmehr Trends in der Bevölkerungsentwicklung verdeutlichen und eine Vorstellung von der Ausprägung einiger demographischer Merkmale vermitteln. Einen Überblick über die aktuelle Datenlage können Sie sich mit den neuesten Veröffentlichungen des Statistischen Bundesamtes verschaffen.

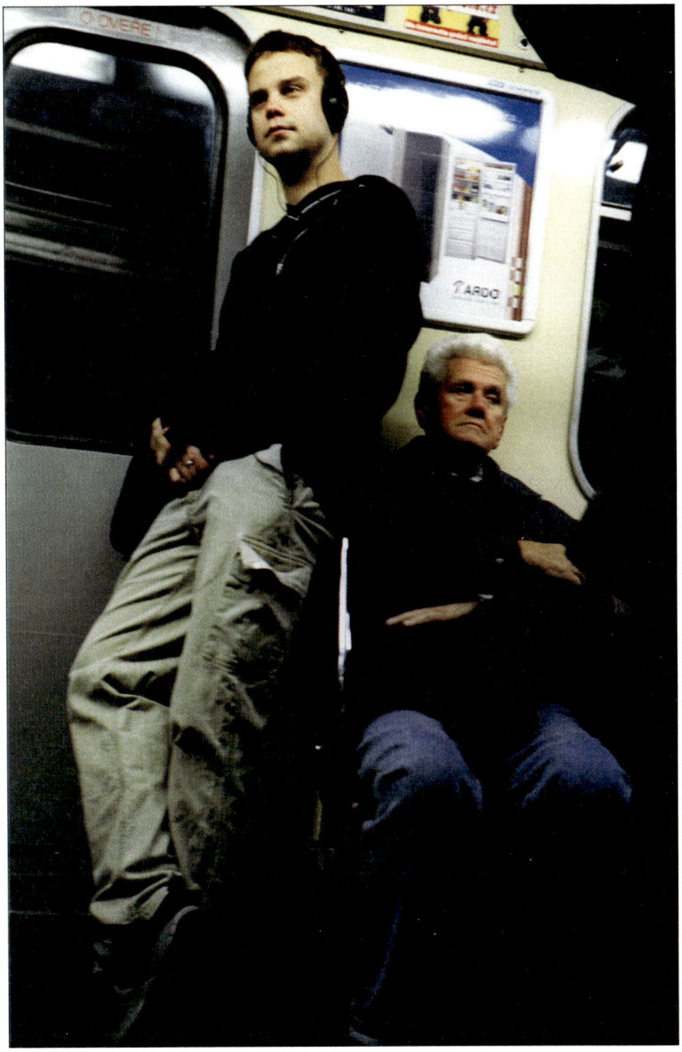

8.1 Altersstruktur der deutschen Bevölkerung

Aus der graphischen Darstellung der Altersstruktur lässt sich leicht ablesen, *wie viele* Menschen *in welchem Alter* zu einem bestimmten Zeitpunkt in einem Gebiet leben oder lebten. Wenn wir die beiden Darstellungen der Altersstruktur der deutschen Bevölkerung der Jahre 1910 und 2006[1] miteinander vergleichen, fällt auf, dass die erste Graphik wie eine gleichmäßig aufgebaute Pyramide, die zweite jedoch eher wie eine etwas ungleichmäßig gewachsene Tanne aussieht.

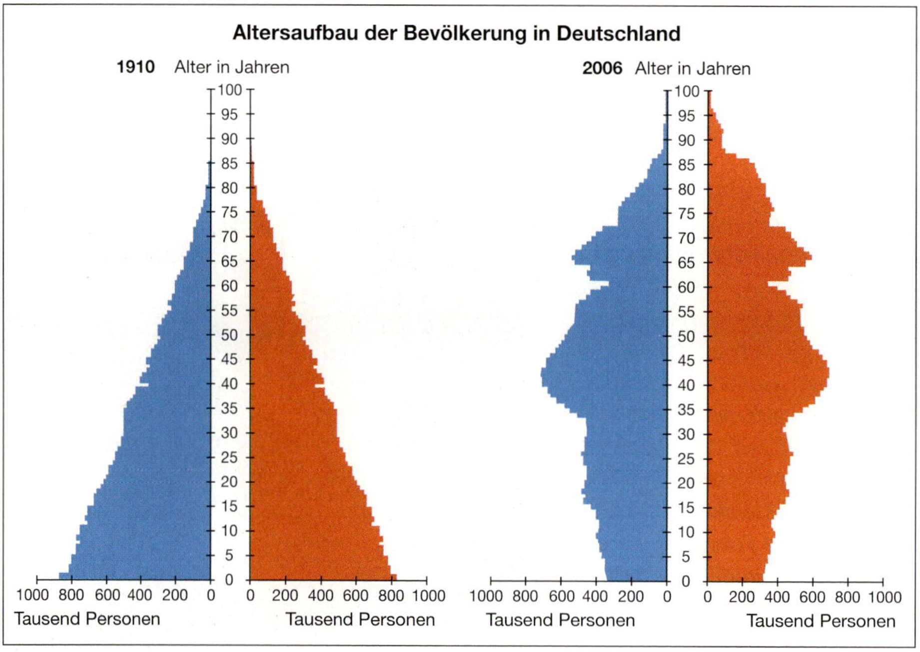

Dieser Wandel der Form spiegelt die folgenden historischen **Entwicklungen in der Bevölkerung:**

1. gesunkene Geburtenrate
2. gestiegene Lebenserwartung
3. gestiegene Anzahl von alten Frauen
4. Geburtenrückgang in Krisenzeiten.

Gesunkene Geburtenrate

zu 1. 1910 wurden mehr Kinder geboren als 2006, was sich in der breiten Pyramidenbasis zeigt. Die „Tanne" lässt einen etwa Mitte der 60er Jahre bis in die 70er Jahre dauernden Geburtenrückgang erkennen. Anschließend blieb die Geburtenrate auf dem niedrigen Stand. Daher der breite Stamm der „Tanne".

Ursachen

Was sind die Ursachen für das Sinken der Geburtenrate? Zunächst einmal haben sich das Angebot und die Sicherheit von Verhütungsmitteln verbessert und damit eine verlässlichere Familienplanung ermöglicht. Zudem bedeutete die Anzahl der Kinder um die Wende vom 19. zum 20. Jahrhundert und davor für eine Familie etwas völlig anderes als heute. Salopp gesagt, mussten wegen der hohen Kindersterblichkeit viele Kinder zur Welt kommen, damit wenigstens

1 Quelle: Statistisches Bundesamt

einige bis zum Erwachsenenalter überlebten. Kinder dienten als Arbeitskräfte und zur Altersversorgung. Bei Krankheit und im Alter war man in hohem Maße auf Hilfe von Familienmitgliedern angewiesen, da entsprechende öffentliche Versorgungsinstitutionen fehlten. (Renten- und Krankenversicherung wurden Ende des 19. Jahrhunderts eingeführt). Weitere Gründe für die heute geringere Geburtenrate mögen in der für Frauen schlechten Vereinbarkeit von Kindererziehung und Berufstätigkeit oder in finanziellen Nachteilen liegen.

zu 2. Verglichen mit heute starben im Jahre 1910 und vorher viel mehr Menschen schon als Kinder und nur sehr wenige erreichten ein hohes Alter. Die durchschnittliche Lebenserwartung Neugeborener lag im Zeitraum 1901 bis 1910 für Männer bei 44,8 Jahren, für Frauen bei 48,3 Jahren. Im Jahr 2006 hingegen hatten männliche Neugeborene im Durchschnitt die Aussicht, ca. 77 Jahre alt zu werden, weibliche Neugeborene ca. 82 Jahre[1]. Die viel geringere Anzahl alter und sehr alter Menschen zeigt sich bei der Pyramide von 1910 in der immer schmaler werdenden Spitze, die nur noch wenige Achtzigjährige und Ältere aufweist. Auf die Ursachen für die gestiegene Lebenserwartung gehe ich unter 8.2 ein.

Gestiegene Lebenserwartung

zu 3. Die „Tanne" ist im Wipfelbereich auf der Seite, die die Altersstruktur der weiblichen Bevölkerung darstellt, dicker: Es gibt im Gegensatz zu 1910 heute erheblich mehr alte Frauen als alte Männer. Die größere Anzahl von Frauen im Alter erklärt sich einmal durch die höhere Lebenserwartung der Frauen und zweitens dadurch, dass mehr Männer als Frauen im Zweiten Weltkrieg starben.

größere Anzahl von Frauen im Alter

Ursachen

zu 4. Die beidseitigen Einschnürungen, die der „Tanne" ein etwas zerrupftes Aussehen geben, zeigen Geburtenausfälle in Kriegs- und anderen Krisenzeiten an. Während des Ersten Weltkrieges und der Wirtschaftskrise von 1932 und gegen Ende des Zweiten Weltkrieges wurden weniger Kinder geboren als vorher und nachher. Wie erklären sich diese Geburtenausfälle in Krisenzeiten? In Krisenzeiten werden sich natürlich viele Paare eher und bewusst gegen Nachwuchs entscheiden, da man nicht weiß, welche Zukunft sich den in unsicheren Zeiten geborenen Kindern bieten wird. Während der Kriege lebten viele Paare im „besten zeugungs- und gebärfähigen Alter" längerfristig getrennt, da die Männer als Soldaten eingezogen wurden. Bedenken muss man auch, dass Frauen durch Unterernährung und Dauerstress vorübergehend unfruchtbar werden können.

Geburtenausfälle in Krisenzeiten

Ursachen

8.1.1 Prognosen – wie wird sich die Altersstruktur der BRD weiterhin entwickeln?

Wenn wir davon ausgehen, dass die Geburtenrate weiterhin niedrig bleibt und die Lebenserwartung entweder gleich bleibt oder sogar noch etwas höher wird, so wird die „Tanne" in den nächsten 50 Jahren ihre Gestalt weiterhin verändern. Der Anteil alter Menschen wird kontinuierlich zunehmen. Im Jahr 2003 betrug der Anteil derjenigen, die 65 Jahre und älter waren, in der Bundesrepublik Deutschland 18 %. Setzen sich die oben geschilderten Trends fort, so wird er bis 2050 auf 29,6 % ansteigen[2].

1 Statistisches Bundesamt: Sterbetafel 2004/2006.

2 Bundesministerium für Familie, Senioren, Frauen und Jugend 2006.

Zu erwarten ist außerdem, dass der Anteil der Hochaltrigen, die 80 Jahre und älter sind, ansteigt. Dieser Anteil lag im Jahr 2003 bei 4,2 %. Es wird geschätzt, dass er 2050 12,2 % betragen wird.

Entwicklung der Bevölkerungszahl[1] und des Anteils älterer Menschen in Deutschland, 1953–2050
Bundesministerium für Familie, Senioren, Frauen und Jugend (2006): 5. Altenbericht, S. 51.

Alter (in Jahren)	Kalenderjahr (jeweils 31.12.)					Zu-/Abnahme	
	1953	1971	2003	2020[2]	2050[2]	1953–2003	2003–2050[2]
Bevölkerungszahl:							
Insgesamt	70.567.928	78.556.202	82.531.671	82.882.100	75.117.300	*17,0 %*	*– 9,0 %*
20 bis u. 65	41.786.897	44.083.040	50.767.361	50.050.823	40.783.328	*21,5 %*	*– 19,7 %*
65 und älter	7.314.832	10.995.701	14.859.995	18.219.000	22.240.200	*103 %*	*49,7 %*
80 und älter	825.713	1.575.056	3.448.363	5.727.000	9.124.700	*317,6 %*	*164,6 %*
90 und älter	33.934	109.414	598.227	882.900	1.904.500	*1.662,9 %*	*218,4 %*
Anteil der Altersgruppen an der Bevölkerung (in %):							
20 bis u. 65	*59,2*	*56,12*	*61,5*	*60,4*	*54,3*	*+ 2,3 %-Pkte.*	*– 7,2 %-Pkte.*
65 und älter	*10,4*	*14,00*	*18,0*	*21,9*	*29,6*	*+ 7,6 %-Pkte.*	*+ 11,6 %-Pkte.*
80 und älter	*1,4*	*2,01*	*4,2*	*6,9*	*12,2*	*+ 3,0 %-Pkte.*	*8,0 %-Pkte.*
90 und älter	*0,1*	*0,1*	*0,7*	*1,1*	*2,5*	*+ 0,7 %-Pkte.*	*+ 1,8 %-Pkte.*
Altenquotient[3]	*17,5*	*24,9*	*29,3*	*36,4*	*54,5*	*67,2 %*	*86,3 %*

Probleme für die Zukunft

Es ist vorauszusehen, dass in naher Zukunft eine sich verringernde Anzahl von Berufstätigen einer steigenden Anzahl von nicht mehr Erwerbstätigen gegenüberstehen wird. Aufgabe der Sozialpolitik ist es, Konzepte zur Sicherung der Renten und zur gerechten Verteilung finanzieller Lasten zu entwickeln.

Aufgabe

Verfolgen Sie die aktuelle Rentendebatte in den Medien. Welche Reformen zur Sicherung der Renten werden zur Zeit vorgeschlagen und verabschiedet?

Ein weiteres Problem, dem sich die Politiker stellen müssen, wird die adäquate Versorgung einer wachsenden Anzahl pflegebedürftiger Personen sein, die bei einem zunehmendem Anteil hochbetagter Menschen zu erwarten ist.

„Rentnerschwemme“ und „Altenlast“ sind Wörter, die leider schon in der Diskussion um die möglichen Folgen eines steigenden Anteils alter Menschen an der Bevölkerung gefallen sind. Mit Recht wehren sich ältere Menschen gegen diese abwertenden Bezeichnungen und weisen darauf hin, dass sie für ihre Rente gearbeitet haben und Partner eines Generationenvertrages mit der erwerbstätigen Bevölkerung sind.

8.2 Lebenserwartung

Der Historiker Arthur E. Imhof veröffentlichte in seinem Buch „Die gewonnenen Jahre“ einen Auszug aus dem Sterberegister einer Berliner Kirchengemeinde mit dem Alter und den Todesursachen von zehn Personen, die zwischen dem 7. und dem 10. September 1719 starben.[4]

1 Wohnbevölkerung am Jahresende.
2 Die Angaben für die Jahre 2020 und 2050 sind Schätzwerte auf der Grundlage der 10. koordinierten Bevölkerungsvorausberechnung des Statistischen Bundesamtes (Variante 5).
3 Altenquotient: Bevölkerung im Alter 65 und mehr Jahren je hundert 20- bis 64-Jährige
4 Imhof 1981, S. 76, 78.

Laufende Jahres-Nr.	Name des Verstorbenen	Alter	Todesursache
127	Eva Zimmermann	40 Jahre	Rote Ruhr
128	Peter Kuno, ein Gens des Armes	24 Jahre	Rote Ruhr
129	Johann Christian Schlüter, ein Candidatus Theologie	30 Jahre	Schwindsucht
130	Christian Hilling, ein Barbier	32 Jahre	Hitziges Fieber
131	Christian Haffenberger, ein unechtes Kind	5 Jahre	Durchfall
132	Sophia Charlotte Linstorff, ein unehlich Kind	7 Vierteljahre	Rote Ruhr
133	Maria Paffen, des Küsters Frau allhier	53 Jahre	Durchfall
134	Wilhelm Bagandt, ein Bombardier Kind	1 Jahr	an den Zähnen
135	Johann Christoph Riese, ein gewesener Kaufmann	65 Jahre	Durchfall
136	Dorothea Loyse Teflacker, ein Canonier Kind	4 Jahre	Rote Ruhr

Dieser Auszug aus einem Sterberegister kann wegen der geringen Anzahl der Fälle und der Ungenauigkeit der Diagnosen nicht als repräsentativ gelten. Wir können aus den Angaben nicht auf die Haupttodesursachen und die durchschnittliche Lebenserwartung der deutschen Bevölkerung im Jahre 1719 schließen. (Verlässliche Daten, aus denen man die Lebenserwartung errechnen kann, liegen für Deutschland erst ab 1871 vor.)

Dennoch wäre es interessant, zum Vergleich eine ähnliche Liste mit Todesursachen und Sterbealter von zehn Personen aufzustellen, die zwischen dem 7. und 10. September dieses oder des vergangenen Jahres gestorben sind. Wir würden höchstwahrscheinlich ein weitaus höheres Alter der meisten Verstorbenen und andere Todesursachen vorfinden.

Aufgabe

Sehen Sie sich die Todesanzeigen in einer Tageszeitung an. Über die genauen Todesursachen werden Sie dort nicht viel erfahren. Aber Sie können das Durchschnittsalter der Verstorbenen berechnen.

Seit dem Ende des 19. Jahrhunderts haben sich die Lebensbedingungen für einen großen Teil der Bevölkerung in den Industrienationen so sehr verbessert, dass die Chancen, das Erwachsenenalter zu erreichen, sich enorm vergrößerten. Der Lebensstandard erhöhte sich u. a. wegen folgender Veränderungen:

Verbesserung der Lebensbedingungen

- **Medizinische Fortschritte**: Mit der Entwicklung und Verbreitung neuer Impfstoffe und anderer Medikamente konnten Krankheiten, die zuvor viele Todesopfer forderten (z. B. die Pocken) eingedämmt werden.
- **Verbesserte hygienische und sanitäre Bedingungen**: Das Wissen um Ansteckungsquellen und der Einsatz von Desinfektionsmitteln sowie der Bau von funktionsfähigen Trink- und Abwassersystemen verminderten die Infektionsgefahren.

- **Fortschritte in der Landwirtschaft**: Der Einsatz von Maschinen und Düngemitteln vergrößerte die Erträge und erlaubte eine bessere Versorgung der Bevölkerung mit Nahrungsmitteln. Mangel- und Unterernährung nahmen ab, durch Missernten ausgelöste Hungersnöte kamen immer weniger vor.
- Der **Ausbau des Transport- und Nachrichtenwesens** (Straßenbau, Bahn, Post, Telefon etc.) trug ebenfalls zu einer besseren und schnelleren Verfügbarkeit von Lebensmitteln und anderen Waren bei.
- **Verbesserte Arbeitsbedingungen**: Arbeitsschutzgesetze wurden erlassen, die Arbeitszeit wurde begrenzt und Kinderarbeit eingeschränkt.
- **Einrichtung eines Sozialversicherungssystems**: Ende des 19. Jahrhunderts wurden Kranken-, Unfall-, Alters- und Invalidenversicherung eingeführt und in den nachfolgenden Jahren ausgeweitet.

8.2.1 Durchschnittliche Lebenserwartung in Deutschland

Die durchschnittliche Lebenserwartung in Deutschland beträgt zur Zeit für neugeborene Mädchen 82,1 und für neugeborene Jungen 76,6 Jahre. Je älter man wird, desto größer wird die Chance auf ein langes Leben. Ein 60-jähriger Mann kann heutzutage 20,6, eine 60-jährige Frau 24,5 weitere Lebensjahre erwarten. Er hat also gute Aussichten, fast 81 Jahre alt zu werden, sie kann damit rechnen, ein Alter von mehr als 84 Jahren zu erreichen.

Durchschnittliche Lebenserwartung[1]

Alter	Frauen	Männer
0	82,08	76,64
20	62,56	57,24
40	42,92	37,98
60	24,49	20,58
80	8,87	7,51

Aufgabe Überlegen Sie, woran es liegt, dass die Chancen auf ein langes Leben mit zunehmendem Alter steigen.

Betrachtet man die Lebenserwartung in verschiedenen Regionen in Deutschland, so kann man feststellen, dass die Bevölkerung der westlichen Bundesländer durchschnittlich etwas älter wird als die Bevölkerung im Osten. Die höchste Lebenserwartung haben die Menschen in Baden-Württemberg (weibliche Neugeborene: 83 Jahre, männliche Neugeborene: 78 Jahre).

1 Statistisches Bundesamt: Sterbetafel 2004/2006

8.2.2 Langlebigkeit

Lässt sich das menschliche Leben verlängern? Wie alt könnten wir werden, wenn medizinische, technische, soziale und wirtschaftliche Fortschritte unsere Lebensbedingungen weiterhin verbessern würden und keine neuen schädlichen Einflüsse hinzukämen?

Viele Wissenschaftlerinnen und Wissenschaftler gehen davon aus, dass manche Menschen von ihrer biologischen Ausstattung her unter optimalen Bedingungen ein Alter von allerhöchstens 110 bis 120 Jahre erreichen könnten. Für die meisten dürfte jedoch die Grenze irgendwo zwischen 80 und 100 Jahren liegen.

Aufgabe

Wollen Sie wissen, wie alt Sie wahrscheinlich werden? Diese Frage ist nicht allzu ernst gemeint, denn eine Vorausberechnung der Jahre, die Ihnen noch zur Verfügung stehen, ist natürlich nicht möglich. Es können jedoch Risiken aufgezeigt werden. Der folgende „Lebenserwartungstest"[1] zeigt Ihnen an der jeweiligen Punktzahl, wie stark sich einzelne Faktoren auf die Lebenserwartung auswirken können.

Das Ergebnis dieser groben Wahrscheinlichkeitsrechnung gibt Ihre ungefähre Lebenserwartung an, je nachdem, wie Ihr Lebensstil in Ihrer weiteren Zukunft aussehen wird. Die Rechnung basiert auf den wichtigsten lebensverlängernden und lebensverkürzenden Faktoren. Sie geht von der ungefähren durchschnittlichen Lebenserwartung aus. Für lebensverlängernde Faktoren werden Pluspunkte, für lebensverkürzende Faktoren Minuspunkte vergeben. (Wenn ein Faktor nicht zutrifft oder unbekannt ist, gibt es 0 Punkte.)

1. Wenn Sie eine Frau sind, beginnen Sie bitte mit der Zahl 82, wenn Sie ein Mann sind mit der Zahl 77.
2. Wenn Sie in einer Großstadt mit mehr als 500 000 EinwohnerInnen wohnen, subtrahieren Sie zwei, leben Sie in einer Gemeinde mit weniger als 10 000 EinwohnerInnen, addieren Sie zwei.
3. Wenn ein Großelternteil 85 Jahre oder älter (geworden) ist, addieren Sie bitte eins. Sind alle vier Großeltern 80 Jahre alt (geworden), dürfen Sie sechs addieren. Ist ein Elternteil an einen Herzinfarkt oder Schlaganfall gestorben und war noch keine 50 Jahre alt, so subtrahieren Sie vier. Leidet oder litt eine Schwester oder ein Bruder unter 50 an einer Herzkrankheit, Krebs oder seit der Kindheit an Diabetes? Dann subtrahieren Sie drei.
4. Haben Sie das Abitur? Dann addieren Sie eins. Für einen Studienabschluss können Sie zwei addieren.
5. Wenn Sie mit einem Partner/einer Partnerin zusammenleben, addieren Sie fünf. Wenn Sie Single sind, subtrahieren Sie eins für jedes Jahrzehnt, das Sie seit dem Alter von 25 Jahren alleine lebten.
6. Verbringen Sie einen großen Teil des Tages sitzend? Subtrahieren Sie bitte drei. Arbeiten Sie körperlich anstrengend? Dann addieren Sie zwei.

1 modifiziert und aktualisiert nach Psychologie heute Mai 1993, S. 23.

7. Wenn Sie fünfmal die Woche Sport treiben (mindestens je 30 Minuten Joggen, Schwimmen etc.) addieren Sie vier. Trainieren Sie zwei- bis dreimal die Woche, addieren Sie zwei.
8. Sind Sie häufig angespannt, aggressiv oder regen Sie sich leicht auf? Dann subtrahieren Sie drei. Sind Sie meistens locker, guter Laune und entspannt, addieren Sie drei.
9. Wenn Sie mehr als zwei Päckchen Zigaretten pro Tag rauchen, subtrahieren acht (und regeln Sie Ihren Nachlass). Bei ein bis zwei Päckchen subtrahieren Sie sechs, bei einem halben bis einem Päckchen drei.
10. Haben Sie im letzten Jahr eine Verwarnung wegen zu schnellen Fahrens erhalten? Subtrahieren Sie eins.
11. Trinken Sie mehr als ein Glas Alkohol pro Tag? Subtrahieren Sie eins.
12. Wenn Sie mehr als 20 Kilo Übergewicht haben, subtrahieren Sie acht. 12 bis 20 Kilo Übergewicht ergibt minus vier. 5 bis 12 Kilo: minus zwei.
13. Wenn Sie älter als 40 Jahre sind und sich einmal jährlich vom Arzt untersuchen lassen, addieren Sie zwei.
14. Wenn Sie eine Frau zwischen 40 und 50 Jahre alt sind, addieren Sie eins. Zwischen 50 und 60 ergibt zwei Pluspunkte. Wenn Sie ein Mann sind und zwischen 40 und 54 Jahre alt, dürfen Sie zwei Pnkte hinzurechnen. Zwischen 55 und 60 Jahre ergibt drei zusätzliche Punkte.

Aufgaben Bringen Sie die einzelnen Faktoren nach der Stärke des Einflusses auf die Lebenerwartung in eine Rangfolge.

Überlegen Sie, was man selbst dazu beitragen kann, sein Leben zu verlängern und auf welche Faktoren man keinen oder wenig Einfluss nehmen kann.

Wieso kann das Abitur oder ein Studium das Leben verlängern? Überlegen Sie, welche Chancen, die eigenen Lebensbedingungen positiv zu gestalten, ein hoher Bildungsgrad mit sich bringt.

Was hat Ihrer Meinung nach eine Partnerschaft mit einem langen Leben zu tun? Gibt es nicht auch Fälle, in denen eine Partnerschaft lebensverkürzend wirkt?

Wieso kann es sich auf die Lebenserwartung auswirken, wenn man zu schnell fährt und dabei erwischt wird?

Beurteilen Sie den „Lebenserwartungstest" kritisch. Gibt es lebensverlängernde oder lebensverkürzende Faktoren, die Ihrer Meinung nach nicht berücksichtigt wurden?

Faktoren der Langlebigkeit

Ein allgemeingültiges, einfaches Rezept, wie man bei körperlichem und geistigem Wohlbefinden steinalt werden kann, gibt es nicht. Man hat jedoch eine Reihe von Faktoren gefunden, die – rein statistisch gesehen – in einem Zusammenhang mit der hohen Lebenserwartung stehen. Aber sie garantieren kein langes Leben. Wenn von „lebensverlängernden" Faktoren gesprochen wird, so sind im Grunde Umstände gemeint, die in den Statistiken sehr häufig zusammen mit einem hohem Alter auftreten.

- Ein langes Leben ist vermutlich zu einem großen Teil erblich bedingt. Sind Eltern und Großeltern sehr alt geworden, so steigt die Wahrscheinlichkeit, dass auch die Nachkommen ein hohes Alter erreichen.

- Frauen leben länger als Männer. Als Ursachen werden neben biologisch-hormonellen Unterschieden wie einer eventuell vor bestimmten Krankheiten schützenden Wirkung von Östrogenen das gesundheitsbewusstere und weniger risikofreudige Verhalten von Frauen diskutiert. Männer sterben weitaus häufiger als Frauen an Krebsarten, die durch Rauchen hervorgerufen werden, an alkoholbedingten Krankheiten, an Unfällen und Suizid.
- Eine gesunde Lebensführung geht mit einem langen Leben einher. Übergewicht, Rauchen, zu viel Alkohol und zu wenig Bewegung führen zu den „Zivilisationskrankheiten“, die als häufige Todesursachen in den Sterbestatistiken erscheinen.
- Es scheint einen Zusammenhang zwischen dem Familienstand und der Lebenserwartung zu geben. Nach den Statistiken leben Verheiratete am längsten, gefolgt von Ledigen. An dritter Stelle stehen Verwitwete, an letzter Geschiedene. Ein schlüssiger Erklärungsansatz für diese Reihenfolge steht noch aus. Vermuten könnte man, dass Verheiratete den Vorteil haben, dass sie sich auf einen Partner verlassen können, in Krisensituationen nicht alleine stehen und mehr Gelegenheiten haben, mit jemandem über ihre Gefühle zu sprechen. Außerdem führen Verheiratete oft ein geregelteres, gesünderes und weniger riskantes Leben als Alleinlebende. Geschiedene hatten zumindest in vergangenen Jahrzehnten unter einem gewissen sozialen Druck zu leiden. Sollten diese Annahmen stimmen, so müsste sich der beschriebene Zusammenhang zwischen Familienstand und Lebenserwartung in Zukunft verändern, da sich auch die Haushaltsformen und -größen verändern oder schon geändert haben. Das Single-Dasein wird inzwischen nicht mehr nur als bald zu überwindende Notlösung angesehen, und man muss auch nicht mehr heiraten, um die Vorteile einer gut funktionierenden Partnerschaft genießen zu können.
- Je besser die Schul- und Ausbildung, desto höher die Wahrscheinlichkeit eines langen Lebens. Ein hoher Bildungsabschluss eröffnet gute Berufschancen, und ein guter Beruf bringt in vielen Fällen selbstständiges Arbeiten, interessante Tätigkeitsfelder, soziale Anerkennung und nicht zuletzt einen hohen Verdienst mit sich. Dies alles kann sich positiv auf die psychische und körperliche Verfassung auswirken.

8.3 Familienstand alter Menschen

Die Daten zum Familienstand alter Menschen sollen Ihnen vor allem verdeutlichen, wie unterschiedlich die Familienbeziehungen für Männer und für Frauen aussehen.

Die folgende Tabelle entstammt dem 5. Altenbericht und zeigt den Familienstand in verschiedenen Altersgruppen ab 65 Jahre für das Jahr 2002 in Deutschland.[1]

Sie sehen, dass in allen Altersgruppen die Mehrzahl der Männer verheiratet ist, die Mehrzahl der Frauen hingegen nicht verheiratet, sondern verwitwet, ledig oder geschieden ist.

1 Bundesministerium für Familie, Senioren, Frauen und Jugend 2006, S. 175.

Familienstandsstrukturen der 65 Jahre und älteren Männer und Frauen, 2002[1]

von 100 waren:	65 Jahre u. m.		65–69 Jahre		70–74 Jahre		75–79 Jahre		80 Jahre u. m.	
	Männer	Frauen	Männer	Frauen	Männer	Frauen	Männer	Frauen	Männer	Frauen
Deutschland										
Ledig	3,8	6,3	5,0	4,7	3,5	6,2	2,7	7,8	2,4	7,0
Verheiratet	79,7	43,5	83,4	64,5	82,0	49,9	77,1	35,1	67,1	16,0
Verwitwet	13,2	45,2	7,0	25,0	11,4	38,8	17,9	52,5	28,8	72,9
Geschieden	3,4	5,0	4,6	5,8	3,2	5,1	2,3	4,6	1,6	4,1
Westdeutschland										
Ledig	4,1	6,3	5,5	4,7	3,8	6,3	2,8	7,7	2,6	7,1
Verheiratet	79,0	42,6	82,9	64,4	81,7	50,1	77,6	36,1	65,7	15,0
Verwitwet	13,5	46,4	6,8	24,9	11,2	38,6	17,3	52,1	30,1	74,3
Geschieden	3,4	4,7	4,8	6,0	3,3	4,9	2,2	4,1	1,6	3,6
Ostdeutschland										
Ledig	2,1	5,9	2,9	4,7	1,6	5,6	1,7	8,3	1,5	5,6
Verheiratet	80,2	41,2	85,7	63,5	83,6	48,0	74,2	30,2	62,5	12,7
Verwitwet	14,8	45,9	7,9	24,9	12,2	39,4	21,6	54,0	34,1	75,0
Geschieden	2,9	7,0	3,6	7,0	2,6	7,0	2,6	7,4	1,8	6,7

Quelle: Mai & Roloff 2004a: 10, 13. Datenbasis: Mikrozensus 2002.

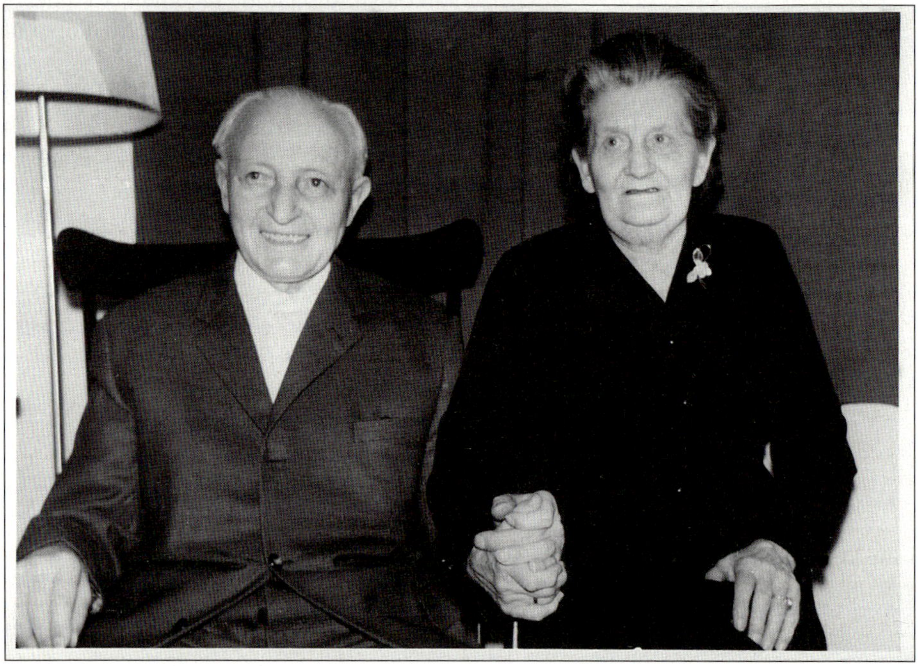

Nach langen Jahren Ehe ...

Verwitwung In allen Altersgruppen und bei beiden Geschlechtern sind die meisten derjenigen, die nicht verheiratet sind, verwitwet. Frauen besitzen jedoch ein weitaus höheres Risiko der Verwitwung als Männer. Beachten Sie, dass Frauen im Alter von 80 Jahren und älter zu ca. 73 % verwitwet sind, bei den Männern der gleichen Altersgruppe hingegen sind es knapp 29 %. In den Sozialwissenschaften spricht man auch von einer

1 Fünfter Altenbericht 2006, S. 175.

Foto privat

„**vorprogrammierten Witwenschaft**" der Frauen. Sie ergibt sich zum einen aus der höheren Lebenserwartung der Frauen und zum anderen aus der Tatsache, dass bei Ehepaaren die Frauen meistens jünger sind als die Männer.

8.4 Einkommen alter Menschen

Die Sicherung des Lebensunterhalts im Alter kann durch unterschiedliche Einkommensquellen erfolgen. Die wichtigsten sind **staatlich organisierte Vorsorgesysteme** wie die gesetzliche Rentenversicherung mit Alters- und Hinterbliebenenrente, die Beamtenversorgung und die Pflichtversicherungen für bestimmte Berufsgruppen (z. B. für Landwirte) oder Künstler. Darüber hinaus gibt es **betriebliche Altersversorgungssysteme**, **Zusatzversorgung im öffentlichen Dienst** und alle möglichen Formen der **privaten Vorsorge**, welche in Versicherungen oder Erträgen aus Vermögen, Verpachtungen und Vermietungen bestehen können. Seit Anfang 2003 gibt es die so genannte **Grundsicherung** für über 65jährige und erwerbsunfähige Personen mit nicht ausreichenden Renten. Sie wurde eingeführt, weil vermutet wurde, dass manche ältere Menschen trotz Bedürftigkeit keine Sozialhilfe beantragen, damit ihre Kinder nicht zum Unterhalt verpflichtet werden. Bei der Grundsicherung wird lediglich das Einkommen des Partners angerechnet. Kinder oder andere Verwandte müssen bei Bezug der Grundsicherung nicht zum Lebensunterhalt beitragen, es sei denn, sie verdienen mehr als 100 000 Euro netto im Jahr. Falls die Einkünfte nicht ausreichen (z. B. wegen stationärer Pflege) und Angehörige den Lebensunterhalt nicht mitfinanzieren können, besteht Anspruch auf **Sozialhilfe**.

Das durchschnittliche monatliche Nettoeinkommen von Personen ab 65 Jahre pro Haushalt im Jahr 2003 ist in der folgenden Tabelle angegeben:

Durchschnittliches Monatsnettoeinkommen 2003 nach Haushalten mit Personen ab 65 Jahren[1]		
Ehepaare	**allein stehende Männer**	**allein stehende Frauen**
2159 Euro	1476 Euro	1171 Euro

Dazu muss gesagt werden, dass die durchschnittlichen **Renten** geringer sind als diese Einkommensbeträge, da in das durchschnittliche Einkommen auch die wesentlich höher liegenden Pensionen eingerechnet werden. Außerdem umfasst das Einkommen auch Einkünfte wie Mieten, Pacht, Zinserträge usw.

Die folgende Tabelle zeigt die durchschnittlichen Beträge, die im Jahr 2003 aus der gesetzlichen Rentenversicherung an Personen ab 55 Jahre mit eigenem Rentenansprüchen ausgezahlt wurden.

Durchschnittliche Monatsnettobezüge 2003 aus der gesetzlichen Rentenversicherung für Personen ab 55 Jahre mit eigener Alterssicherung[2]			
Männer		**Frauen**	
Neue Länder	**Alte Länder**	**Neue Länder**	**Alte Länder**
1073 Euro	1104 Euro	673 Euro	493 Euro

Ältere Menschen sind in Deutschland zur Zeit noch nicht stärker als andere Altersgruppen von Armut bedroht. Doch *bestimmte Gruppen alter Menschen* unterliegen einem erhöhten **Armutsrisiko**. **Armutsrisiko**

1 Bundesministerium für Gesundheit und Soziale Sicherung 2005.
2 Bundesministerium für Gesundheit und Soziale Sicherung 2005.

- Das Einkommen **allein stehender Frauen im Alter ab 80 Jahre** liegt deutlich unter dem Einkommen der gleichaltrigen Männer.
- Stationär pflegebedürftige Personen unterliegen einem erhöhten Armutsrisiko, denn die Leistungen der Pflegeversicherung reichen zusammen mit den eigenen Einkünften häufig nicht aus, um die Heimkosten zu decken.[1]

8.5 Der Austritt aus dem Berufsleben

1889 wurde in Deutschland im Rahmen der Sozialgesetzgebung eine Alters- und Invalidenversicherung eingeführt. Anspruch auf den Bezug der Altersrente bestand für Versicherte, wenn sie 70 Jahre alt waren. 1916 wurde die Altersgrenze auf 65 Jahre herabgesetzt. Nur 4,4 % der Bevölkerung erreichten damals dieses Alter.[2] Vor 1889 gab es keine festgelegte Altersgrenze. Man arbeitete, so lange man konnte, und beendete die Erwerbstätigkeit häufig aus Krankheitsgründen. Zur Zeit wird die Altersgrenze schrittweise wieder angehoben.

Wegen der gestiegenen Lebenserwartung ist die nachberufliche Phase heute durchschnittlich gesehen eine lange Phase geworden. Der Eintritt in den „wohlverdienten Ruhestand" bedeutet für viele Menschen einen tiefen Einschnitt, der ihr Leben grundlegend verändert. Das Leben im Ruhestand bringt Vor- und Nachteile mit sich und wird ganz unterschiedlich erlebt und bewertet. Während einige sich wünschen, weiterhin – vielleicht in begrenzterem Umfang – berufliche Aufgaben wahrnehmen zu können, sind andere froh, das Arbeitsleben hinter sich zu lassen.

Aufgaben

Bitte machen Sie sich Notizen zu den folgenden Fragen:
Was bedeutet Arbeit für Sie?
Würden Sie auch dann noch weiter arbeiten, wenn Sie es aus finanziellen Gründen nicht mehr müssten?
Wie alt werden Sie sein, wenn Sie in Rente gehen können?

Einleuchtend ist, dass ein älterer Arbeitnehmer oder eine ältere Arbeitnehmerin die Berufstätigkeit gerne aufgeben und sich auf die nachberufliche Phase freuen wird, wenn er oder sie die Arbeit als belastend empfindet. Der Übergang in den Ruhestand fällt auch denjenigen leichter, die ihre Arbeit als reinen Gelderwerb betrachten und darüber hinaus kein Interesse für ihre Beschäftigung aufbringen, und denjenigen, die sich mit dem Betrieb oder den Arbeitskollegen nicht besonders verbunden fühlen.

Doch selbst wenn die Erwerbstätigkeit strapaziös war, kann man sich nur dann auf den Ruhestand freuen, wenn die nachberufliche Phase finanziell abgesichert ist. Sehr schwierig stellt sich auch oft die Lage älterer Arbeitnehmerinnen und Arbeitnehmern dar, wenn sie arbeitslos werden. Es bestehen für sie so gut wie keine Aussichten, noch einmal eine Arbeitsstelle zu finden.

Veränderungen durch das Ende der Berufstätigkeit

Es folgt nun eine Zusammenstellung von wichtigen Veränderungen, die das Ende der Berufstätigkeit mit sich bringen kann:

1. Der Austritt aus dem Berufsleben bedeutet häufig eingeschränkte finanzielle Möglichkeiten, da die Ruhestandsbezüge in der Regel unter dem letzten Nettoeinkommen liegen.
2. Die durch die Berufstätigkeit vorgegebene Zeiteinteilung fällt plötzlich weg. Jahrzehntelang waren Tage, Wochen und Jahre durch denn Wechsel von Arbeit und

1 Bundesministerium für Familie, Senioren, Frauen und Jugend 2002, S. 109.
2 Lehr, Niederfranke 1991, S. 377.

Freizeit strukturiert. Es gab den Arbeitstag und den Feierabend, das freie Wochenende, Feiertage, den Jahresurlaub. Nun muss ein selbstbestimmter Rhythmus für die zur Verfügung stehende Zeit gefunden werden.

3. Auch die Paarbeziehung kann sich verändern. Plötzlich verbringt man viel mehr Zeit miteinander, was nicht in jedem Fall von allen Beteiligten begrüßt wird. Herrschte z. B. eine strikte Rollenverteilung, in der der Mann für das Geldverdienen, die Frau für den Haushalt zuständig war, so ist es der Ehefrau nun unter Umständen nicht recht, wenn sich der Mann in ihren Bereich einmischt.
4. Die regelmäßigen Kontakte zu Arbeitskolleginnen und -kollegen fehlen. Das schmerzt besonders, wenn diese Kontakte gut waren und wenn außerhalb des Berufslebens nur wenige soziale Beziehungen gepflegt wurden. Leider brechen manchmal selbst intensive Freundschaften ab, wenn der Rahmen regelmäßiger, nicht verabredeter Zusammentreffen nicht mehr gegeben ist. Diese Gefahr besteht vor allem dann, wenn die gemeinsame Betriebszugehörigkeit die Basis der Freundschaft bildete und Gespräche sich hauptsächlich um die Arbeit und den Betrieb drehten.
5. Das Ende der Berufstätigkeit kann zu einem Statusverlust führen. Der soziologische Begriff **Status** bezeichnet die mehr oder weniger hohe Stellung, die eine Person im Vergleich zu anderen in einer Gruppe oder in der Gesellschaft einnimmt. Ein hoher Status geht in unserer westlichen Gesellschaft meistens mit Macht, Reichtum, einem hohem Bildungsniveau, einem angesehenen Beruf usw. einher. Wenn ein älterer Mensch innerhalb der Gruppe seiner Arbeitskollegen einen hohen Status hatte, so bedeutet das, dass seine Berufsrolle ihm zu Ansehen verhalf und sich damit wohl auch positiv auf sein Selbstbild auswirkte. Im Ruhestand fehlt dann unter Umständen die gewohnte Anerkennung und der Respekt, der ihm an seiner Arbeitsstelle entgegengebracht wurde.

Älteren Menschen, die noch im Berufsleben stehen, wird immer wieder empfohlen, sich frühzeitig mit diesen möglicherweise problematischen Veränderungen auseinanderzusetzen.

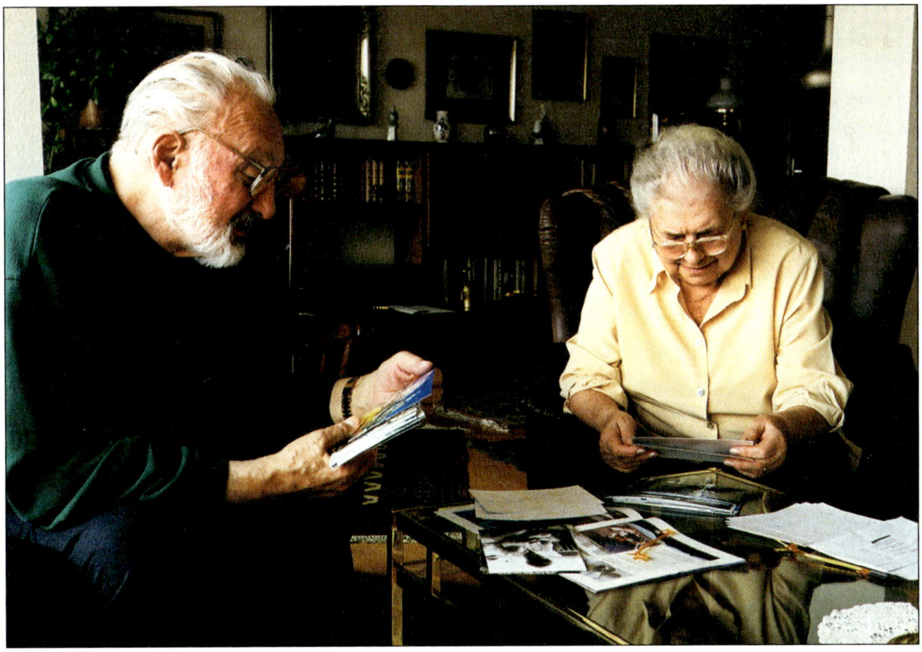

Positive Seiten Die positiven Seiten des Lebens im Ruhestand sind – Gesundheit und finanzielle Sicherheit vorausgesetzt – die Befreiung von mit der Berufstätigkeit verbundenen Stressfaktoren, Chancen der Selbstverwirklichung und Zeit für Familie, Freunde und das, was man schon immer tun wollte.

8.6 Privathaushalte älterer Menschen

Mehr als 96 % der Menschen, die 65 Jahre und älter sind, leben in Privatwohnungen, die übrigen in Heimen, in Wohnanlagen mit „Betreutem Wohnen" und zu einem ganz geringen Anteil in alternativen Wohnformen wie Wohngemeinschaften für Alt und Jung. Im Alter von 75 und mehr Jahren lebten Ende 2005 noch 93 % in Privathaushalten.

Wie sich in Befragungen herausgestellt hat, wünschen sich die meisten älteren Menschen, so lange es geht, in ihrer Wohnung in vertrauter Umgebung zu bleiben. Auch von den Pflegebedürftigen leben weniger als ein Drittel in einem Heim, mehr als zwei Drittel werden zu Hause gepflegt[1].

Multilokale Mehrgenerationenfamilie Einpersonenhaushalte bei den über 65-Jährigen sind in Deutschland häufig, seltener als in vielen anderen europäischen Ländern wohnen mehrere Generationen unter einem Dach[2]. Das bedeutet aber nicht, dass ältere Menschen in Deutschland keine Kontakte zu ihren erwachsenen Kindern pflegen. Sie ziehen es vor, ihren eigenen Haushalt zu führen, gerne in erreichbarer Nähe der Kinder. In der Gerontologie nennt man diese Form von Gemeinschaft **„multilokale Mehrgenerationenfamilie"**, d. h. Kinder und Eltern wohnen zwar an verschiedenen Orten, jedoch in räumlicher Nähe, und fühlen sich miteinander verbunden.

Die folgende Abbildung zeigt den Anteil der Haushalte mit Personen ab 65 Jahre an allen Privathaushalten in Deutschland für die Jahre 1991 und 2006[3].

Privathaushalte mit und ohne Senioren[1)] in % aller Privathaushalte Deutschland

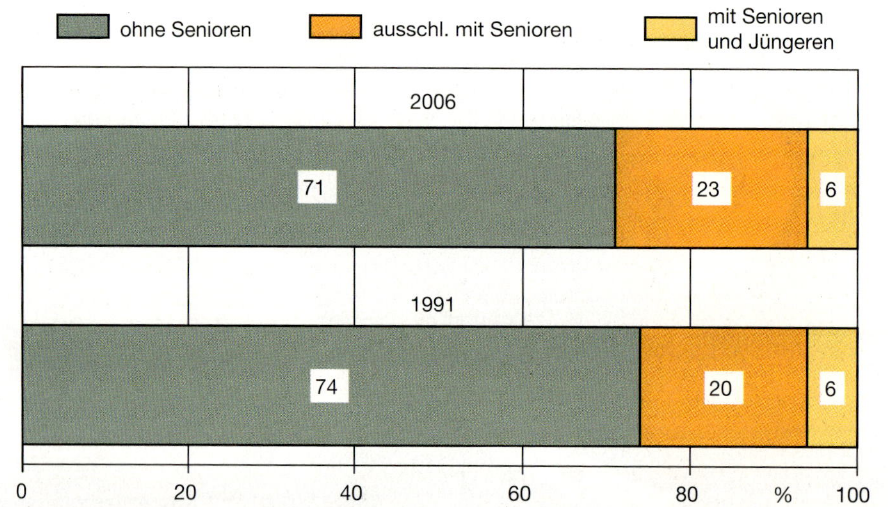

Ergebnisse des Mikrozensus - Bevölkerung in Privathaushalten.

[1)] Senioren: Personen ab 65 Jahren. Statistisches Bundesamt 2008 - 15 - 0234

1 Statistisches Bundesamt 2007: Pflegestatistik 2005.

2 Bundesministerium für Familie, Senioren, Frauen und Jugend 2006, S. 181.

Die folgende Abbildung gibt den Anteil der Einpersonenhaushalte in der jeweiligen Altersgruppe und nach Geschlecht an[1].

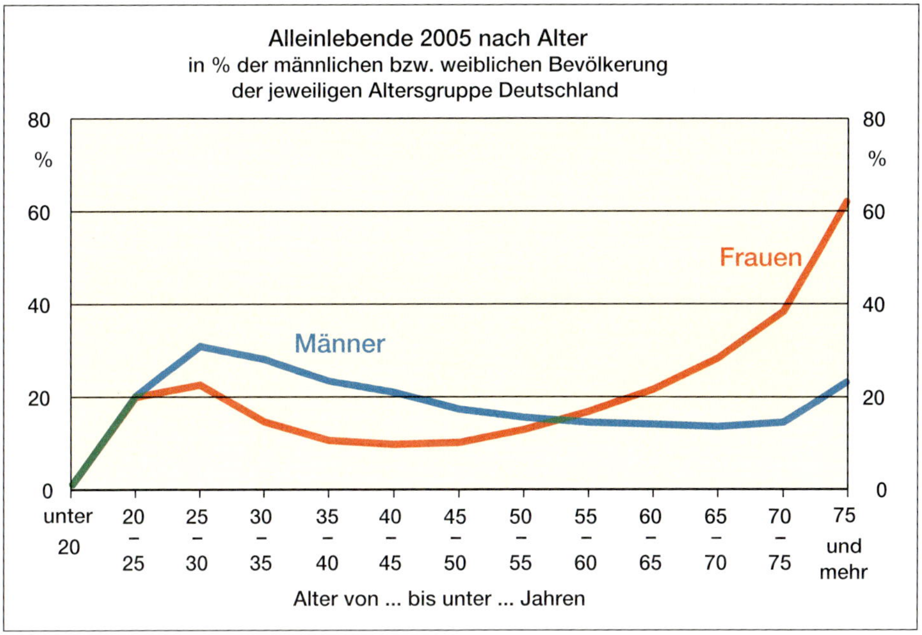

Deutlich zeigt diese Tabelle den großen Unterschied zwischen den Haushalten der alten Frauen und Männer.

8.7 Pflegebedürftigkeit

Nach der Pflegestatistik des Statistischen Bundesamtes[2] waren im Jahr 2005 2,13 Millionen Menschen pflegebedürftig im Sinne des Pflegeversicherungsgesetzes. Dabei handelt es sich jedoch nicht nur um alte Menschen. 82 % der Pflegebedürftigen waren 65 Jahre und älter. Der Anteil der Frauen ist unter den pflegebedürftigen Menschen mehr als doppelt so groß wie der Anteil der Männer.

Wie schon erwähnt, wird die Mehrzahl der pflegebedürftigen Menschen zu Hause versorgt. Nur 32 % leben in Pflegeheimen. Die Pflege zu Hause leisten in knapp 68 % der Fälle ausschließlich die Angehörigen.

1 Statistisches Bundesamt 2006, S. 39.
2 Statistisches Bundesamt 2007b: Pflegestatistik 2005, S. 4.

Versorgung bei Pflegebedürftigkeit[1]

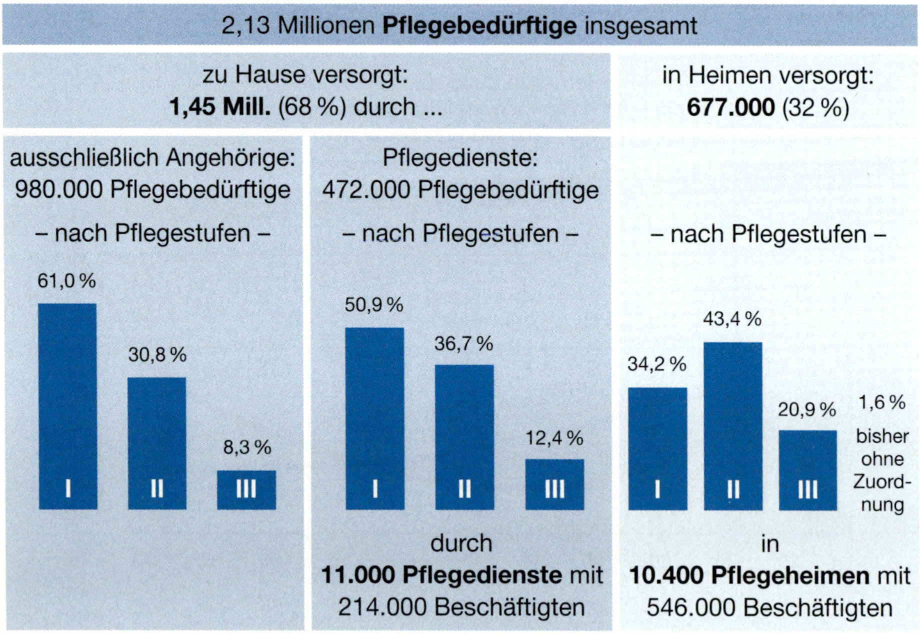

8.8 Alte Menschen und ihre Teilhabe am öffentlichen Leben

In diesem Abschnitt geht es um Situationen, in denen alte Menschen außerhalb ihrer Wohnung, ihrer Familie und ihres Freundeskreises mit anderen Menschen zusammentreffen. Dies kann beim Einkaufen sein oder auf Behörden, im Straßenverkehr, beim Besuch kultureller oder politischer Veranstaltungen und zu vielen anderen Gelegenheiten. Besonders **hochbetagte Menschen** sind in solchen Situationen häufig überfordert und gegenüber Jüngeren benachteiligt. Denn bei Planung, Bau und Organisation öffentlicher Einrichtungen haben die Verantwortlichen oft nicht die besonderen Bedürfnisse sehr alter, vielleicht behinderter Bürgerinnen und Bürger vor Augen, sondern orientieren sich, so lange es sich nicht um Spezialeinrichtungen handelt, eher an dem Bild eines gesunden Mannes mittleren Alters. Als Folge von mangelndem Verständnis und fehlender Rücksicht ziehen sich alte Menschen häufig aus der Öffentlichkeit zurück. Dadurch fehlt ihnen die Routine in Situationen, die anderen Menschen ganz alltäglich erscheinen. Und so ernten ältere Menschen Kopfschütteln von jüngeren, wenn sie unsicher und hilflos reagieren, wo andere keinerlei

1 Statistisches Bundesamt 2007b: Pflegestatistik 2005, S. 11.

Probleme erkennen können. Es kann sein, dass sie den Anschluss an neuere Entwicklungen verlieren und es ihnen dadurch immer schwerer fällt, sich zurechtzufinden. Wir haben hier einen Kreislauf vor uns:

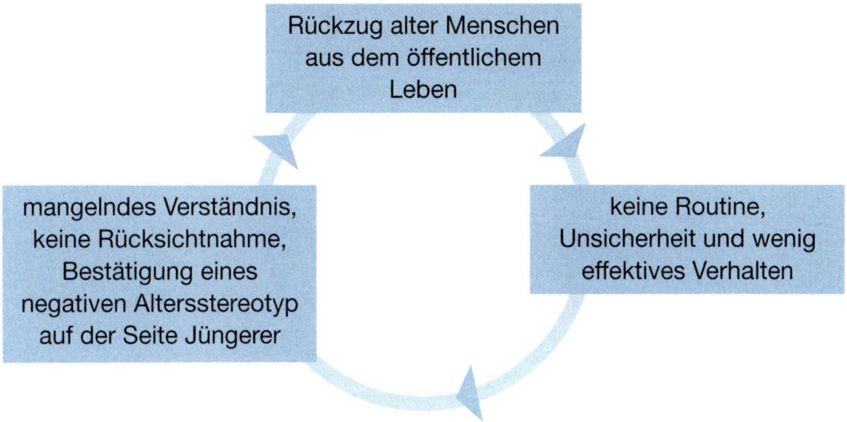

Als Beispiele mögen hier ganz alltägliche Situationen dienen, in denen alte Menschen oft mit Schwierigkeiten zu kämpfen haben: **Benachteiligungen**

- **Beim Einkaufen**
  Gerade preiswertere Waren stehen oft so weit oben oder unten in den Regalen, dass es für alte Menschen beschwerlich ist, sie zu erreichen. Preisauszeichnungen sind bei Sehschwäche manchmal schwer zu entziffern. Wegen ihrer schwerfälligeren Motorik brauchen viele alte Menschen länger, um den Einkaufswagen zu schieben, Waren auf das Band zu legen, den Geldbeutel zu öffnen, das Geld abzuzählen und alles einzupacken, was oft die Ungeduld Jüngerer hervorruft.

- **Im Straßenverkehr**
  Alte Menschen sind im Straßenverkehr besonders gefährdet, weil Unfälle wesentlich häufiger als in anderen Altersgruppen tödlich verlaufen.

  Ältere **Fußgängerinnen und Fußgänger** sind benachteiligt, wenn Hör- und Sehvermögen nachlassen und sie sich nicht mehr so schnell wie jüngere fortbewegen können. Die Grünphase ist bei vielen Fußgängerampeln zu kurz für alte Menschen. Fußgängerinnen und Fußgänger ab 75 Jahre zählen verglichen mit anderen Altersgruppen häufig zu den Todesopfern bei Unfällen[1].

  Älteren **Autofahrerinnen und -fahrern** wird oft von vornherein eine gewisse Trotteligkeit unterstellt. So kommt immer wieder die Diskussion auf, ob Autofahrer ab einem bestimmten Alter ihren Führerschein zurückgeben sollten oder nicht. Jedoch kann man aus dem kalendarischen Alter nicht unbedingt auf die Fahrtüchtigkeit schließen kann und die Unterschiede der Leistungs-und Reaktionsfähigkeit älterer Menschen des gleichen Jahrgangs können sehr hoch sein. Zudem zeichnen sich ältere Menschen durch weniger riskantes Fahrverhalten aus. Hinsichtlich der Unfallursachen gibt es Unterschiede zwischen älteren und jüngeren

1 Quelle: Statistisches Bundesamt.

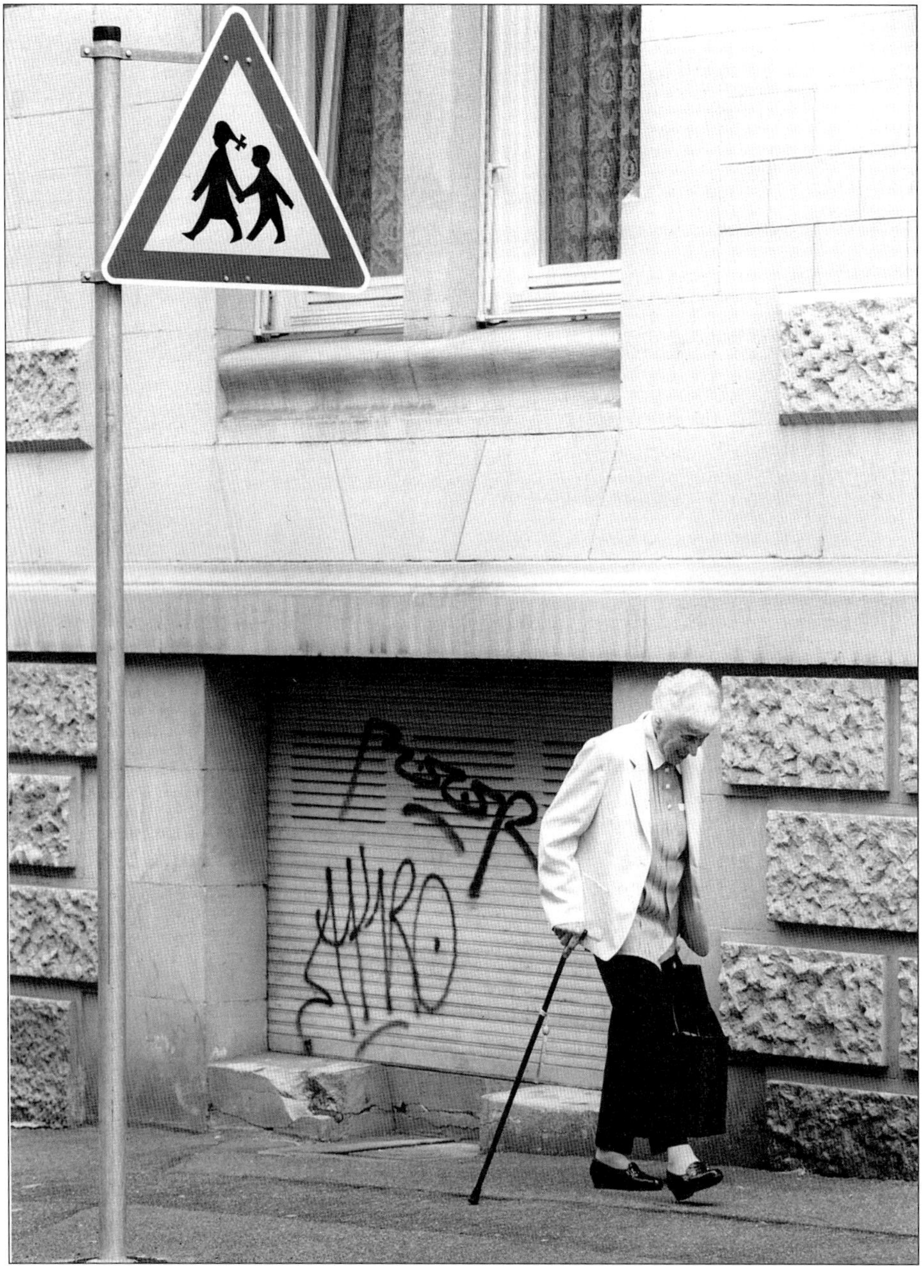

Pkw-Fahrern: Wenn ältere Menschen einen Unfall verursachen, liegt es häufiger an Fehlern beim Beachten der Vorfahrt oder beim Abbiegen, jedoch seltener als bei jüngeren Fahrern daran, dass sie von der Fahrbahn abkommen oder an Trunkenheit am Steuer. Nach den Unfallstatistiken sind zur Zeit Männer unter 30 Jahren mit Abstand die schlechtesten Autofahrer[1].

1 Die Rheinpfalz vom 29. 8. 2003.

8.9 Kultursensible Pflege

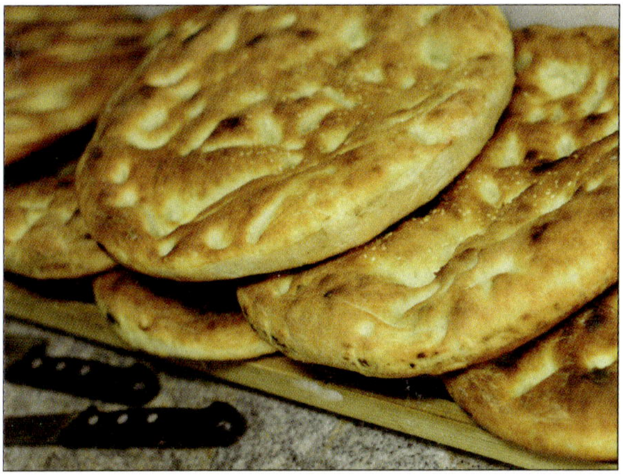

Der demographische Wandel mit seiner Zunahme alter Menschen betrifft auch die in Deutschland lebenden Personen mit **Migrationshintergrund**. Ältere Migrantinnen und Migranten bilden eine stark wachsende Bevölkerungsgruppe, die in zunehmenden Maße auf pflegerische Versorgung angewiesen sein wird. Insbesondere in Großstädten mit hohem Ausländeranteil beginnen Behörden und Pflegeeinrichtungen, sich mit der Situation dieser neuen Zielgruppe auseinander zu setzen. Die Bedürfnisse von Menschen mit Migrationshintergrund können je nach Herkunftsland, Aufenthaltsdauer, Religiosität, finanziellen Ressourcen und sozialen Netzwerken sehr unterschiedlich sein. Von einem dem Bedarf entsprechenden Angebot professioneller Pflege für ältere Migrantinnen und Migranten kann bisher nicht gesprochen werden. Zudem wird die Inanspruchnahme der bestehenden stationären und ambulanten Versorgungsmöglichkeiten durch eine Reihe von **Barrieren** erschwert wird. Hinderlich sind vor allem

Barrieren

- Kommunikationsprobleme,
- Informationsdefizite,
- die fehlende Berücksichtigung der kulturell bedingten Unterschiede bei der Gestaltung des täglichen Lebens.

Aufgabe

Können Sie sich vorstellen, Ihren Lebensabend im Ausland zu verbringen? Falls Sie dann auf professionelle Pflege angewiesen wären, was wäre Ihnen dann wichtig?

Migration

Migrationshintergrund

Zunächst müssen einige Begriffe geklärt werden. Das lateinische Verb migrare bedeutet wandern, **Migration** heißt also eigentlich Wanderung. Politologisch oder soziologisch ist damit Zuwanderung oder Abwanderung in ein anderes Land gemeint. **Emigration** ist Auswanderung und **Immigration** Einwanderung. Das statistische Bundesamt bezeichnet Personen, die im Ausland geboren und nach Deutschland gezogen sind, als **Migrantinnen und Migranten**.[1] Sie können ausländische, aber auch deutsche Staatsangehörige, z. B. Spätaussiedler/innen sein. Der Begriff **Migrationshintergrund** ist weiter gefasst: Er bezieht sich nicht nur auf zugewanderte Personen, sondern schließt auch in Deutschland geborene Ausländer/innen und Kinder mit deutscher Staatsangehörigkeit, bei denen wenigstens ein Elternteil ausländischer

1 Statistisches Bundesamt 2007a, S. 337.

Staatsangehörigkeit oder zugewandert ist, ein. Das statistische Bundesamt definiert die **Bevölkerung mit Migrationshintergrund** wie folgt:

Definition Bevölkerung mit Migrationshintergrund

„Zu den Menschen mit Migrationshintergrund zählen alle nach 1949 auf das heutige Gebiet der Bundesrepublik Deutschland Zugewanderten, sowie alle in Deutschland geborenen Ausländer und alle in Deutschland als Deutsche Geborenen mit zumindest einem zugewanderten oder als Ausländer in Deutschland geborenen Elternteil.[1]"

Personen mit Migrationshintergrund können demnach eingeteilt werden in **Zugewanderte** mit eigener Migrationserfahrung und **nicht Zugewanderte**, die in Deutschland geboren sind und keine eigene Migrationserfahrung besitzen.

Fallbeispiel

Franco F, kam als 20-jähriger in den 50er Jahren aus Italien nach Deutschland als damals so genannter „Gastarbeiter". Später eröffnete er zusammen mit seiner deutschen Frau Lore eine Pizzeria. Er besitzt die italienische Staatsangehörigkeit.

Lore ist in Deutschland geboren, ebenso wie Francos und Lores Tochter Silvia. Silvia ist ausgebildete Hotelfachfrau und hat von den Eltern die Pizzeria übernommen.

Die Eheleute Eugenia und Sascha S. kamen als Spätaussiedler aus Kasachstan nach Deutschland. Sie haben zwei Kinder, Valentin und Irina. Valentin wurde in Kasachstan geboren, Irina in Deutschland.

Karim A., 45 Jahre wurde in seiner Heimat politisch verfolgt und ist in Deutschland asylberechtigt.

Reyhan G. wurde als Tochter türkischer Eltern in Deutschland geboren. Sie studierte in Deutschland, arbeitet als Rechtsanwältin und hat die türkische Staatsangehörigkeit zugunsten der deutschen aufgegeben.

Aufgabe Welchen Migrationshintergrund haben diese Personen? Wer ist Migrantin bzw. Migrant?

Zählen Sie selbst zum Kreis der Personen mit Migrationshintergrund? Wie wirkt sich dieser Hintergrund auf Ihren Alltag in Deutschland aus? Nehmen wir an, Sie werden in Deutschland alt und sind schließlich auf professionelle Pflege angewiesen. Was erwarten Sie von den Pflegekräften und wie soll die Pflege aussehen?

Interviewen Sie einen älteren Menschen mit Migrationserfahrung zu seiner Biographie, seinem Leben in Deutschland und seinen Vorstellungen vom Älterwerden.

Die Ergebnisse des Mikrozensus[2] 2005 zeigen, dass in Deutschland im Jahr 2005 ungefähr 15,3 Mio. (18,6 %) Menschen mit Migrationshintergrund lebten, davon 7,3 Millionen Ausländerinnen und Ausländer und 8 Millionen Deutsche. In manchen Großstädten macht der Bevölkerungsanteil der Menschen mit Migrationshintergrund (Deutsche und Ausländer/innen) mehr als ein Drittel aus, z. B. in Stuttgart, (38,9 %), Frankfurt (37,6 %) und Nürnberg (36,1 %). Der überwiegende Anteil der ausländischen Bevölkerung in Deutschland stammt aus der Türkei. Über 1,2 Millionen der in Deutschland lebenden Personen mit Migrationshintergrund sind 65 Jahre alt oder

1 ebenda, S. 6.

2 Statistisches Bundesamt 2007a, S.15.

älter, 646 000 davon Frauen und 600 900 Männer. Der Frauenanteil ist somit wesentlich kleiner als bei den Personen ohne Migrationshintergrund derselben Altersgruppe.

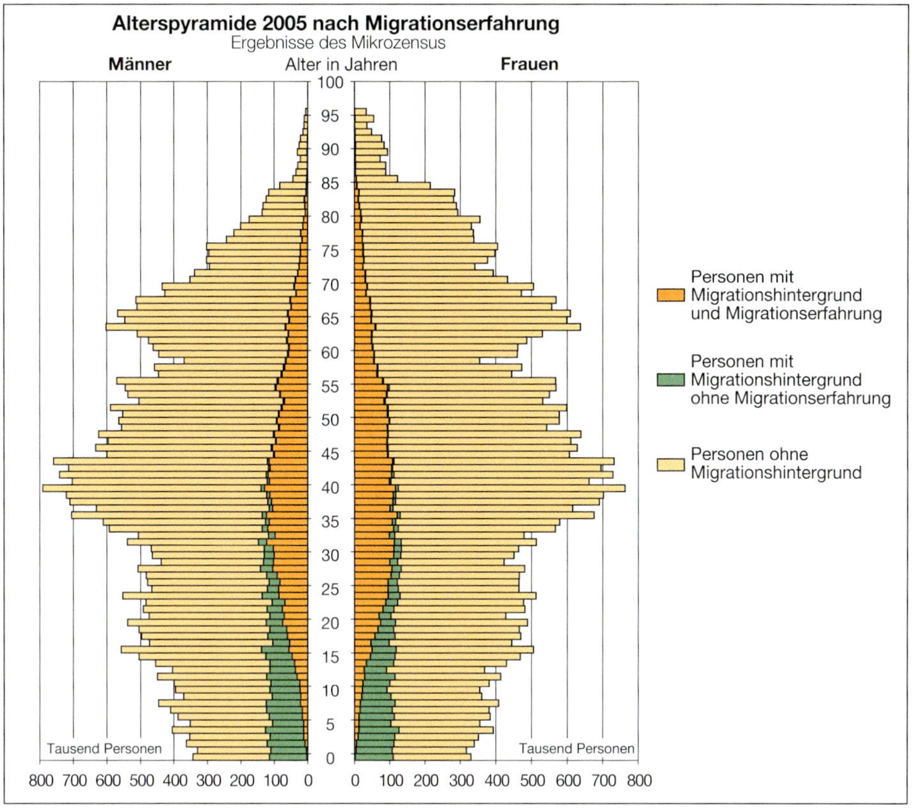

Wie sich aus der Graphik erkennen lässt, handelt sich bei den meisten Personen mit Migrationshintergrund im höheren Alter um Menschen, die nicht in Deutschland geboren sind. Ihre Biographien weisen häufig eine ganze Reihe von auf, die sich nachteilig auf das Gesundheitsverhalten und den Gesundheitszustand auswirken können:

Gesundheitsrisiken

- Viele wurden für körperlich anstrengende und gesundheitsgefährdende Tätigkeiten wie Schicht- und Akkordarbeit angeworben.
- Hinzu traten psychisch belastende Erfahrungen wie Trennung von Familienangehörigen, Verlust von Heimat und Traditionen und Benachteiligungen im privaten und beruflichen Alltag. Manche verzichteten trotz Heimweh darauf, in ihr Herkunftsland zurückzukehren, weil sich frühere Bindungen gelockert hatten oder weil die Kinder in Deutschland bleiben wollten.
- Im Vergleich zur deutschen Bevölkerung ist die Lebenslage der älteren Migrantinnen und Migranten durch geringeres Einkommen, schlechtere Wohnbedingungen und niedrigeres Bildungsniveau gekennzeichnet.

Schädliche Folgen für die Gesundheit können darüber hinaus durch mit Mitarbeiterinnen und Mitarbeitern des Gesundheitswesens entstehen. Mangelnde Sprachkenntnisse und kulturelle Unterschiede in der Auffassung von Gesundheit, Krankheit und Krankheitssymptomen führen zu Missverständnissen und schlimmstenfalls zu Fehldiagnosen und Fehlbehandlungen.

Gesundheit

In mehreren Studien zeigt sich, dass ältere Migrantinnen und Migranten früher und häufiger von Einschränkungen der körperlichen und psychischen Gesundheit betroffen sind als gleichaltrige Deutsche[1]. Die Männer leiden überdurchschnittlich häufig an Ernährungs- und Stoffwechselkrankheiten, Herz-Kreislauf-Krankheiten, Erkrankungen des Bewegungsapparates und des Atmungssystems, die Frauen an psychischen Krankheiten und Krankheiten des Bewegungsapparates. Außerdem haben Frauen und Männer ein höheres Risiko als Deutsche gleichen Alters, an einer Demenz zu erkranken.

Probleme bei der medizinischen Versorgung

Der Diabetesberater und Dialysepfleger Hüseyin Kavala arbeitet in einem Krankenhaus in Speyer und hat ein medizinisches Wörterbuch für die Sprachen Deutsch und Türkisch herausgegeben, das außer Fachausdrücken auch alltägliche Begriffe und Redewendungen enthält. In einem Zeitungsartikel setzt er sich mit Problemen der medizinischen Versorgung älterer Migrantinnen und Migranten auseinander:

„Sie nutzen zwar die medizinische Erst- und Notfallversorgung ... aber Vorsorge, Diabetes-Schulungen, Reha-Maßnahmen und Kuren nehmen sie wesentlich seltener in Anspruch. Das liegt zum einen an der Sprachbarriere und zum anderen an der oft fehlenden Berücksichtigung kultureller Eigenarten wie Essgewohnheiten, Hygiene, Sitte und Tradition durch das deutsche Pflegepersonal und die Ärzte. Auch wird bei Untersuchungen oft nicht auf das kulturell bedingte Schamempfinden genügend Rücksicht genommen. Ein weiteres Problem sind die extrem kurzen Untersuchungszeiten in deutschen Arztpraxen“[2].

Patientinnen und Patienten aus südeuropäischen Ländern drücken sich oft anders als deutsche Patientinnen und Patienten aus, wenn sie über ihr Befinden sprechen. Kavala schreibt, dass eine Aussage wie „Mein Bauch ist wie ein Stein“ Verschiedenes bedeuten kann: Es können Verdauungsstörungen, aber auch seelische Probleme gemeint sein. Auf die übliche Frage „Wo tut es denn weh?“ wird oft geantwortet: „Überall“, weil Schmerzen im ganzen Körper und nicht nur an einer Stelle empfunden werden. Psychische Probleme werden häufig als körperliche Beschwerden empfunden und beschrieben. Es ist klar, dass es in einem unter Zeitdruck geführten Arztgespräch zu zahlreichen Fehlinterpretationen kommen kann.

Kultursensible Pflege

Kultursensible Pflege bedeutet, dass Pflegemaßnahmen mit Verständnis für und Achtung vor dem kulturellen Hintergrund der zu pflegenden Person durchgeführt werden. Es gilt, Sensibilität und Aufmerksamkeit für die jeweils kulturspezifischen Einstellungen, Normen, Werte, Gewohnheiten und Rituale zu entwickeln und der zu pflegenden Person nicht einfach unsere Regeln und Vorstellungen überzustülpen. Dies betrifft besonders

- Höflichkeitsregeln,
- Tabus, Themen, über die man nicht spricht,
- Schmerzäußerungen,
- Essgewohnheiten,
- Hygienevorstellungen,
- Schamgrenzen,
- religiöse Vorschriften,
- den Umgang mit Tod und Sterben.

1 Schopf, Nägele 2005, S. 391.
2 Die Rheinpfalz, 13. 04. 2005.

Erstellen Sie eine Pflegeplanung mit Problemen und Ressourcen für eine Migrantin oder einen Migranten. Gehen Sie dabei von einem Pflegemodell der Aktivitäten des täglichen Lebens (z. B. AEDL nach Monika Krohwinkel) aus. **Aufgabe**

Inzwischen gibt es überzeugende Beispiele kultursensibler Pflege in der **Praxis**. In vielen größeren Städten haben sich ambulante Pflegedienste auf den wachsenden Pflegebedarf älterer Migrantinnen und Migranten und ihre Bedürfnisse eingestellt. Sie beschäftigen beispielsweise Mitarbeiterinnen und Mitarbeiter mit Migrationshintergrund, die die Sprache der zu Pflegenden beherrschen. Oft genanntes „best practice" Beispiel für die stationäre Pflege ist das 1997 eröffnete multikulturelle Seniorenzentrum „Haus am Sandberg" in Duisburg[1]. In diesem Haus leben deutsche und ausländische Bewohner/innen zusammen und arbeiten zweisprachige Pflegekräfte. Es gibt einen Saal für christliche Gottesdienste, aber auch einen muslimischen Gebetsraum und eine Waschgelegenheit für die rituelle Reinigung. Ein muslimischer Seelsorger arbeitet im Haus und bei der Zubereitung der Mahlzeiten werden islamische Vorschriften berücksichtigt. Zum türkischen Frühstück mit Schafskäse und Oliven kommen auch die deutschen Bewohnerinnen und Bewohner, während die Türkinnen und Türken umgekehrt morgens auch Butter und Marmelade genießen. Die verschiedenen religiösen Feste werden zusammen gefeiert. Es geht also nicht darum, getrennte Angebote entsprechend der jeweiligen Kultur oder Religion zu machen, sondern ein tolerantes Miteinander zu ermöglichen. Zitat einer 79-jährigen deutschen Bewohnerin: „So'n bisschen Multikulti – dat hält doch auch jung."

Um dem wachsenden Pflegebedarf der Menschen mit Migrationshintergrund gerecht zu werden, empfehlen Expertinnen und Experten:

- Vernetzung bereits bestehender Angebote und Kooperation zwischen Institutionen der Bereiche Altenarbeit und Migration
- Abbau der Zugangsbarrieren, z. B. durch zielgruppenorientierte Öffentlichkeitsarbeit, muttersprachliche Informationen und Dolmetscherdienste
- Förderung der interkulturellen Kompetenz des Pflegepersonals
- Qualifizierung muttersprachlichen Pflegepersonals
- Beratungsangebote für pflegende Angehörige mit Migrationshintergund

Auf überregionaler Ebene und in größeren Städten wurde schon viel getan, um diese Empfehlungen in die Praxis umzusetzen. So veröffentlichte 2002 der Arbeitskreis „Charta für eine kultursensible Altenpflege" in Zusammenarbeit mit dem Kuratorium Deutsche Altershilfe ein Positionspapier zur interkulturellen Öffnung von Altenpflegeeinrichtungen, das „Memorandum für eine kultursensible Altenhilfe"[2], und startete die Kampagne „Kultursensible Altenhilfe". Diese Arbeit wird heute vom „Forum kultursensible Altenhilfe"[3], einem Zusammenschluss verschiedener Organisationen der Altenhilfe und der Migrationsarbeit, weiter geführt. Das Forum will die Angebote der Alten- und der Migrationsarbeit besser miteinander vernetzen und Initiativen kultursensibler Pflege auch auf regionaler Ebene fördern. Pflegekräfte, Träger, Einrichtungsleiter/innen und Schulen können vom Forum kultursensible Altenhilfe Informationen und Materialien erhalten, z. B. Checklisten für ein kultursensibles Pflegeprofil von ambulanten Pflegediensten oder stationären Pflegeeinrichtungen und Hinweise zur Pflege demenziell erkrankter Migrantinnen und Migranten.

1 Berufsgenossenschaft für Gesundheitsdienst und Wohlfahrtspflege 2006, S. 4 f.
2 Kuratorium Deutsche Altershilfe 2002.
3 www.kultursensilbe-Altenhilfe.net

8.10 Einrichtungen und Angebote für ältere Menschen

Dieser Abschnitt bringt ohne Anspruch auf Vollständigkeit einen knappen Überblick über Einrichtungen und Angebote, die für ältere Menschen nützlich sein können, die zu einem großen Teil aber auch für andere Altersgruppen in Frage kommen. Informationen zu Angeboten in Ihrer Umgebung erhalten Sie vom Sozialdezernat oder vom Seniorenbeauftragten Ihrer Stadt- oder Kommunalverwaltung, in Ambulante-Hilfe-Zentren (Informations- Anlauf- und Vermittlungsstellen, Beratungs- und Koordinierungsstellen) oder in Seniorenbüros.

Beratung	**Finanzielle und materielle Ansprüche und Hilfen bei geringem Einkommen**	**Stationäre Pflege und Behandlung**
• Seniorenbüros/ Seniorenbeauftragte • Ambulante-Hilfe-Zentren • Wohnberatungsstellen, die weiterhelfen, wenn z. B. eine Wohnung behindertengerecht umgebaut werden soll. • Gesprächskreise für pflegende Angehörige • Gemeinnützige Vereine, die im Fall schwerer Erkrankungen Betroffenen und Angehörigen zur Seite stehen können, z. B. Alzheimer-Gesellschaft.	• Leistungen der Kranken- und Pflegeversicherung • Grundsicherung • Hilfe zur Pflege • Hilfe zur Hauswirtschaftlichen Versorgung • Wohngeld • Wohnberechtigungsschein: berechtigt bei geringem Einkommen zur Miete einer Sozialwohnung • Telefongebührenermäßigung • Rundfunkgebührenbefreiung • Ermäßigungen für Seniorinnen und Senioren, z. B. bei Fahr- und Eintrittskarten • Blindenhilfe, Sehbehindertenhilfe	• Altenpflegeheime • Krankenhäuser und Rehabilitationskliniken • Geriatrische Stationen in Kliniken • Gerontopsychiatrische Stationen in Kliniken • Hospize: stationäre Pflege und Begleitung Sterbender

Ambulante Pflege und Behandlung	**Mobile soziale Dienste/ mobile Hilfsdienste und andere ambulante Hilfen**	**Teilstationäre Einrichtungen**
• Ambulante Pflegedienste, die zur Grund- und Behandlungspflege ins Haus kommen • 24-Stunden-Betreuung durch einen ambulanten Pflegedienst	• Besuchsdienste, die zu kranken oder behinderten Personen nach Hause oder in eine stationäre Einrichtung kommen.	• Tagespflegestätte: Pflege und Betreuung tagsüber, die Nacht verbringt die pflegebedürftige Person zu Hause bei ihren Angehörigen.

Ambulante Pflege und Behandlung	Mobile soziale Dienste/ mobile Hilfsdienste und andere ambulante Hilfen	Teilstationäre Einrichtungen
• Wohngemeinschaft für demenziell erkrankte Menschen mit Betreuung durch einen ambulanten Pflegedienst • Ambulante Rehabilitation: Krankengymnastik, Ergotherapie und Logopädie in der eigenen Wohnung • Ambulante Reha-Maßnahmen in Wohnortnähe	• Einige Dienste bieten auch Begleitung und Hilfe z. B. bei Behördengängen. • Dienste, die hilfsbedürftige Personen tagsüber betreuen. • Ambulante Hospizhilfe: Begleitung Sterbender und ihrer Angehörigen zu Hause oder in stationären Einrichtungen • Hauswirtschaftliche Hilfen • Essen auf Rädern • Fahrdienste, Hol- und Bringdienste	• Kurzzeitpflege: Ein Angebot von stationären Einrichtungen oder ambulanten Pflegediensten, z. B. wenn Angehörige wegen Urlaub, Krankheit etc. vorübergehend die Pflege nicht übernehmen können. • Nachtpflegestätte • Tagesklinik mit Betreuung, Pflege und therapeutischen Angeboten tagsüber bei körperlichen oder psychischen Erkrankungen

Bildung, Freizeit und Kultur	Selbsthilfeprojekte	Wohnen
• Kurse für Ältere an Volkshochschulen und Universitäten • Sport für gesunde Ältere • Gymnastik und Sport bei bestimmten Erkrankungen wie Osteoporose, Herzerkrankungen, Rheuma • Gedächtnistraining • Seniorentreff oder -stammtisch • Altennachmittag • Reisen und Ausflüge für Ältere • Großdruckbücher und „sprechende Bücher“ (Literatur auf Tonträgern)	• Telefonkette: Man verabredet, sich zu einer bestimmten Uhrzeit reihum anzurufen. Wenn man nichts voneinander hört, weiß man, dass etwas nicht stimmt. • Senioren helfen Senioren: Eine Tauschbörse für Wissen, Erfahrung, Geschicklichkeit, handwerkliche Fähigkeiten und vieles mehr, z. B.: Suche Hilfe beim Tapezieren, biete Pflege von Haustieren und Garten während Ihres Urlaubs. • Nachbarschaftshilfe	• Altenheime • Altenwohnheime • Betreutes Wohnen • Haus- oder Wohngemeinschaften • Mehrgenerationen-Wohnen • Wohngemeinschaften für demenziell erkrankte Menschen

8.11 Modelle und Theorien zur Lebenssituation alter Menschen in unserer Gesellschaft

Bei den hier vorgestellten sozialwissenschaftlichen Theorien geht es um unterschiedliche Aspekte der sozialen Wirklichkeit alter Menschen.

- Bei den Kompetenzmodellen geht es um die Fähigkeit, den Alltag auch bei Belastungen zur eigenen Zufriedenheit zu bewältigen.
- Die Aktivitätstheorie, die Disengagement-Theorie und die Kontinuitätstheorie befassen sich mit dem Zusammenhang zwischen der Beteiligung an gesellschaftlichen Prozessen und Lebenszufriedenheit im Alter.
- Die Theorien zur sozioemotionalen Selektivität, zur intergenerationellen Solidarität und das dependency support script beschäftigen sich mit sozialen Kontakten alter Menschen.

8.11.1 Kompetenzmodelle[1]

In der Alltagssprache bedeutet Kompetenz zum einen Zuständigkeit, z. B. für ein Gebiet oder einen Aufgabenbereich und zum anderen Fähigkeit, Sachverstand. In der Gerontologie ist **Kompetenz im Alter** zu einem wichtigen Schlüsselbegriff geworden, der jedoch sehr uneinheitlich verwendet wird. So gibt es im Grunde auch nicht *ein* Kompetenzmodell, sondern mehrere mit unterschiedlichen Akzenten. Als gemeinsamen Nenner kann man formulieren:

Definition Kompetenz

Eine Person wird als **kompetent** bezeichnet, wenn sie Mittel und Wege findet, ihre jeweilige Lebenssituation so zu gestalten und Belastungen so zu bewältigen, dass sie ein zufriedenes Leben führen kann.

Diese Mittel und Wege können einerseits in **Ressourcen** in der Person selbst, andererseits in Ressourcen aus der Umwelt (d. h. des Umfelds oder der Umgebung) bestehen. Jeder Mensch hat also **innere und äußere Ressourcen**.

Definition Ressourcen

Ressourcen sind zur Verfügung stehende Hilfen, Reserven oder Quellen, auf die man zur Bewältigung einer kritischen Situation zurückgreifen kann.

Ressourcen können auch Fähigkeiten sein, die die Person lange Zeit nicht genutzt hat oder die ihr sogar unbekannt sind.

Die **Kompetenz** einer Person zeigt sich, wenn sie in der Lage ist, bei Belastungen innere und äußere Ressourcen zu mobilisieren und Hilfsangebote zu nutzen.

Aufgabe Sammeln Sie Beispiele für innere und äußere Ressourcen.

Von Mensch zu Mensch und von Situation zu Situation können sich die Ressourcen, auf die zurückgegriffen wird, stark unterscheiden. Es ist daher nicht möglich, die Begriffe Kompetenz und Ressource allgemeingültig zu definieren. Im Falle einer lebensbedrohlichen Erkrankung können die inneren Ressourcen z. B. in einer robusten körperlichen Konstitution und in einem starken Überlebenswillen bestehen, die äußeren Ressourcen in ausgezeichneter medizinischer und pflegerischer Versorgung und hilfsbereiten Angehörigen.

---

1 Olbrich, Kruse.

Der große **Vorteil der Kompetenzmodelle** ist die Blickrichtung: Weg von den Defiziten, hin zu den Ressourcen. Es macht einen großen Unterschied, ob ich angesichts der schlechten Verfassung eines anderen nur frage: Wo liegen seine Schwächen? oder zusätzlich auch: Wo liegen seine Stärken (die ihm in seiner momentanen Lage helfen könnten)? Diese ressourcenorientierten Sichtweise macht auch die Bedeutung der Kompetenzmodelle für die Pflegepraxis aus.

Kritisiert wird, dass viele Vertreter der Kompetenzmodelle als ein Ziel kompetenten Handelns eine selbstständige Lebensführung nennen. Was aber heißt das genau? Inwieweit kann z. B. ein pflegebedürftiger Mensch, der ständig auf die Hilfe anderer angewiesen ist, durch kompetentes Handeln Selbstständigkeit erreichen? Vernachlässigt das Kompetenzmodell nicht die Situation demenziell erkrankter und schwer pflegebedürftiger alter Menschen? **Kritik**

Denken Sie an eine demenziell erkrankte Patientin oder einen demenziell erkrankten Patienten, den Sie gut kennen. Welche Ressourcen sehen Sie? **Aufgabe**

8.11.2 Aktivitätstheorie[1]

Die Aktivitätstheorie befasst sich mit der Frage, wie Zufriedenheit im Alter erreicht werden kann.

Für die Vertreter der Aktivitätstheorie entsteht Zufriedenheit, wenn man aktiv ist und das Gefühl hat, für andere nützlich zu sein. Mit zunehmendem Alter jedoch werden Aufgaben in Familie und Arbeitswelt und soziale Kontakte weniger. Zudem haben Rollen wie die Großelternrolle oder die Rolle als Vermittler von Erfahrung und Traditionen, die alten Menschen früher die Anerkennung ihrer Mitmenschen einbrachten, in unserer heutigen Gesellschaft an Bedeutung verloren.

Nach der Aktivitätstheorie kann Lebenszufriedenheit im Alter nur erlangt werden, wenn der Verlust an Rollen und Aktivitäten ausgeglichen und das Aktivitätsniveau des mittleren Erwachsenenalters beibehalten wird. Dies kann erreicht werden, indem man gewohnte Aktivitäten weiterhin ausführt oder neue Aufgaben übernimmt. **Grundlegende Aussage**

Der **Pluspunkt der Aktivitätstheorie** ist, dass sie nicht von dem Altersstereotyp des passiven und hilflosen alten Menschen ausgeht, sondern alten Menschen zutraut, einen aktiven und dadurch befriedigenden Lebensstil beizubehalten. Das Alter wird als eine Lebensphase angesehen, die aus eigener Kraft so erfreulich gestaltet werden kann wie andere Phasen auch.

Weiterhin ist positiv zu bewerten, dass sich aus der Aktivitätstheorie für die Altenarbeit die Konsequenz der Aktivierung ergibt. Mit Hilfe aktivierender Maßnahmen und Angebote kann der Gefahr vorgebeugt werden, dass Heimbewohnerinnen und -bewohner infolge von Unterforderung und Langeweile in einer wenig anregenden Umgebung in zunehmende Passivität verfallen.

„Sich aktivieren lassen“ besitzt jedoch eine andere Qualität als aus eigenem Antrieb und Bedürfnis aktiv sein. Altenpflegerinnen und Altenpfleger wissen, dass sich manche alte Menschen nicht gerne aktivieren lassen. Hier setzt auch die Kritik an der Aktivitätstheorie an: Die Theorie ist zu pauschal. Der Zusammenhang zwischen Zufriedenheit und hohem Aktivitätsniveau lässt sich nicht auf alle alten Menschen und auch nicht auf jede Lebenssituation übertragen. **Kritik**

1 Tartler, Havighurst.

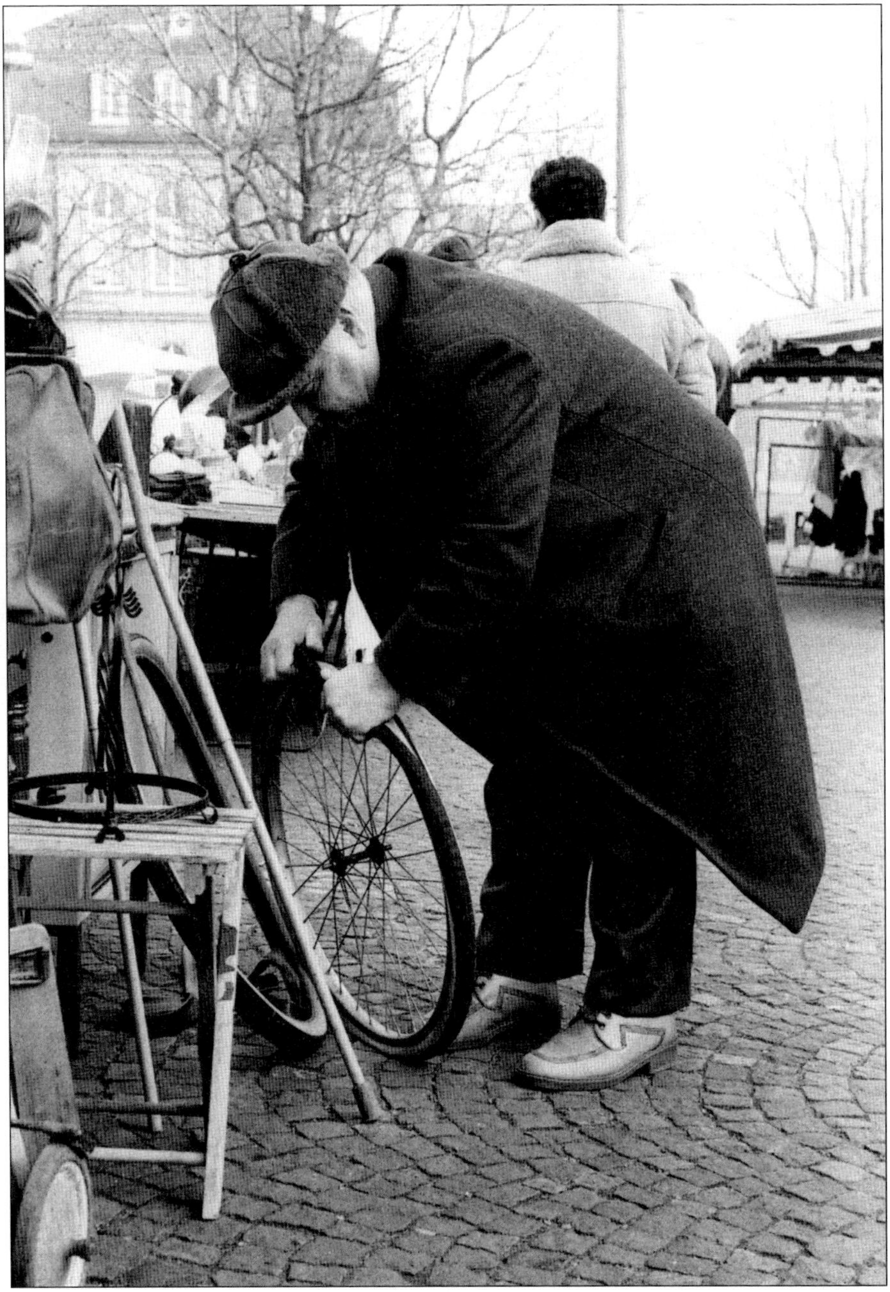

- Aktiv sein um jeden Preis macht nicht zufrieden. Es muss sich schon um sinnvolle Aktivitäten handeln. Was aber sinnvoll ist, kann niemand anderer als der betroffene Mensch selbst entscheiden.
- Es gibt immer wieder Phasen im Leben eines Menschen, in denen er sich zurückzieht, etwa Zeiten der Trauer oder des Abschiednehmens oder des Aufarbeitens von Vergangenem. Aktivierungsversuche können in solchen Phasen als lästig empfunden werden.

- Die Aktivitätstheorie thematisiert nicht die zahlreichen Umstände, die ein aktives Altern behindern können: Dazu gehören Armut, Krankheit und Pflegebedürftigkeit, aber auch alle Formen von Benachteiligung alter Menschen und Missachtung ihrer Bedürfnisse. Es hat nicht jeder alte Mensch die Chance, seinen Lebensabend so zu gestalten, wie die Aktivitätstheorie es nahelegt.

8.11.3 Disengagement-Theorie[1]

Die Disengagement-Theorie setzt sich ebenfalls mit der Frage der Lebenszufriedenheit im Alter auseinander, steht jedoch im krassen Gegensatz zur Aktivitätstheorie. Sie behauptet nämlich:

Grundlegende Aussage

Zufriedenheit im Alter entsteht durch einen **Rückzug** von Rollen, Aufgaben und Aktivitäten. **Disengagement** heißt Entbindung (von Verpflichtungen), Loslösen, Befreiung.

Die Vertreter der Disengagement-Theorie gehen davon aus, dass der Rückzug von gesellschaftlichen Rollen und Aufgaben im Alter normal und auch wünschenswert ist, da die Älteren den Jüngeren Platz machen sollten. Dieser Rückzug – so die Vertreter der Disengagement-Theorie – entspricht zudem den Bedürfnissen der Älteren, da sie beginnen, sich auf das nahende Ende des Lebens einzustellen. Den Wunsch, sich weiterhin nützlich zu machen, haben alte Menschen nur dann, wenn sie befürchten müssen, andernfalls aus der Gesellschaft ausgestoßen zu werden. Hier berufen sich die Vertreter der Disengagement-Theorie auf eine Analyse des Alternsprozesses bei Naturvölkern von L. W. Simmons aus dem Jahre 1945[2].

Kritisiert werden an der Disengagement-Theorie vor allem die folgenden Punkte:

Kritik

- Individuelle Unterschiede werden zu wenig berücksichtigt. Sicherlich sind einige ältere Menschen zufrieden damit, Verpflichtungen und Tätigkeiten des mittleren Lebensalters aufgeben zu können, andere wiederum sind glücklicher, wenn sie statt dessen neue Aufgaben finden.
- Ein Rückzug von Aktivitäten kann eine vorübergehende Phase sein. So ist es verständlich, wenn auf kritische Lebensereignisse, die Veränderungen von Gewohnheiten erfordern, eine Zeit der verstärkten Konzentration auf die neue Lebenssituation folgt. Die Disengagement-Theorie berücksichtigt nicht, dass sich danach wieder einen aktivere Lebensphase anschließen kann. Im Übrigen ist ein Rückzug während der Auseinandersetzung mit einem kritischen Lebensereignis eine altersunabhängige Verhaltensweise.
- Der Disengagement-Theorie wird eine gewisse Oberflächlichkeit vorgeworfen. Denn sie untersucht nicht, ob Ältere vielleicht deswegen dazu neigen, sich aus dem sozialen Geschehen zurückzuziehen, weil ihnen eine engagierte Teilhabe in einer nicht unbedingt altenfreundlichen Gesellschaft erschwert wird. Es wurde in diesem Kapitel bereits darauf hingewiesen, dass alte Menschen in vielen alltäglichen Situationen (z. B. einkaufen, Straßenverkehr) gegenüber jüngeren benachteiligt sind.

1 Cumming und Henry.

2 Lehr 1996, S. 261.

8.11.4 Kontinuitätstheorie[1]

Die Kontinuitätstheorie – **Kontinuität** heißt Fortdauer – zeichnet sich gegenüber der Aktivitäts- und der Disengagement-Theorie durch eine etwas differenziertere Betrachtungsweise der Voraussetzungen für Zufriedenheit im Alter aus.

Grundlegende Aussage

Die Kontinuitätstheorie geht davon aus, dass der Prozess der Anpassung an körperliche, psychische und soziale Altersveränderungen positiver verläuft, wenn man seinen im Laufe der Jahre entwickelten persönlichen Lebensstil über die Zeit hinweg beibehalten kann. Der Lebensstil kann ebensogut durch ein hohes Aktivitätsniveau wie durch Rückzugstendenzen gekennzeichnet sein.

Zufriedenheit wird also durch Kontinuität erreicht. Dabei geht es um zwei Formen von Kontinuität:

- Internale Kontinuität bedeutet das Beibehalten von Überzeugungen, Werten und emotionalen Einstellungen.
- Externale Kontinuität ist das Beibehalten von Rollen, Aktivitäten, Wohnumfeld und Bekanntenkreis. Externale Kontinuität besteht, wenn man im Alter vertraute Aktivitäten mit vertrauten Personen in vertrauter Umgebung ausführen kann.

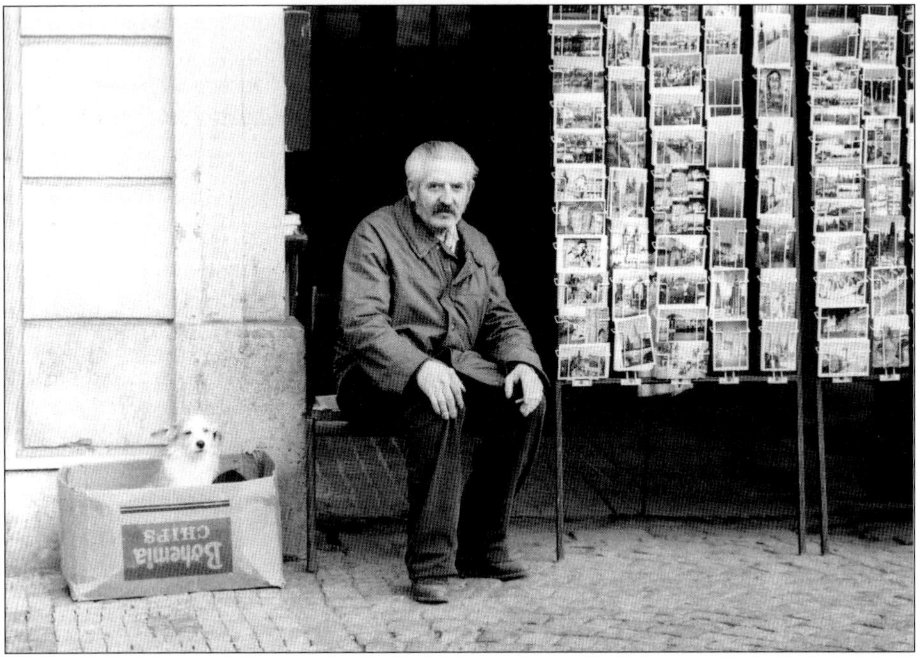

Kritik

Wie die Aktivitäts- und die Disengagement-Theorie klammert auch die Kontinuitätstheorie die Frage aus, welche gesellschaftlichen Strukturen die Lebenszufriedenheit älterer Menschen beeinträchtigen und was man daran ändern könnte.

1 Atchley.

8.11.5 Etikettierungsansatz[1]

Der Etikettierungsansatz erklärt, wie Unsicherheiten bei alten Menschen entstehen. Die Vertreter des Etikettierungsansatzes gehen davon aus, dass Menschen dazu neigen, sich selbst so zu sehen, wie ihre Bezugspersonen sie sehen. Man bekommt sozusagen von den anderen ein **Etikett** aufgeklebt, auf dem z. B. „schusselig" „penibel", „frech" oder eine andere Eigenschaft steht, und man beginnt, sich entsprechend dieser Aufschrift zu verhalten.

Grundlegende Aussage

Etikettierung beschreibt die Tendenz, sich selbst so zu definieren, wie wichtige Bezugspersonen dies tun. Das Verhalten richtet sich nach dem „Etikett", das die Bezugspersonen vergeben haben. Dadurch wird das Etikett in den Augen der Bezugspersonen wiederum bestätigt.

Bei alten Menschen wird oft das Etikett „unsicher" vergeben. Kleine Fehler oder Unsicherheiten, die einem alten Menschen unterlaufen, werden von den Bezugspersonen stärker beachtet, als es notwendig wäre. Bei einer jüngeren Person würde man einen kleinen Fehler vielleicht sogar ignorieren. Die Überbewertung von Unsicherheiten bei alten Menschen führt dann zu weiterer Unsicherheit, Abhängigkeit und Inkompetenz.

Das Selbstvertrauen kann wieder aufgebaut werden, indem man alten Menschen ermöglicht, selbstbestimmt tätig zu werden und Einfluss auf ihre Umwelt zu nehmen.

Aufgaben

Können Sie aufgrund Ihrer praktischen Erfahrung über Beispiele solcher Etikettierungsvorgänge in der Altenpflege berichten?

Erklären Sie die unter 8.8 beschriebenen Benachteiligungen älterer Menschen im öffentlichen Leben mit dem Etikettierungsansatz

8.11.6 Sozioemotionale Selektivität[2]

In vielen Studien wurde festgestellt, dass die Anzahl von Bekannten, Freunden und Angehörigen, zu denen man Kontakte pflegt, im Alter kleiner ist als in jungen Jahren. Anders ausgedrückt: Die Größe des sozialen Netzwerks reduziert sich im Alter. Gleichzeitig wurde aber auch festgestellt, dass alte Menschen dadurch nicht unzufriedener sind und sich auch nicht einsamer fühlen als jüngere Menschen.

Die Theorie der sozioemotionalen Selektivität beschreibt, wodurch das soziale Netzwerk alter Menschen gekennzeichnet ist. **Selektivität** bedeutet auswählendes Verhalten. Hier geht es um das bewusste Auswählen von Kontakten. Das Adjektiv **sozioemotional** sagt nun noch genauer aus, nach welchen Kriterien ausgewählt wird: Gewählt werden soziale Kontakte, die emotional wichtig sind.

Grundlegende Aussage

Mit **sozioemotionaler Selektivität im Alter** wird ausgedrückt, dass alte Menschen ihre sozialen Beziehungen sorgfältig auswählen. Emotional wichtige Beziehungen werden aufrechterhalten und eher oberflächliche Beziehungen werden aufgegeben.

Da oberflächliche Kontakte bewusst aufgegeben werden und intensive Beziehungen weiterhin gepflegt werden, kommt es nicht zu Unzufriedenheit oder Einsamkeitsgefühlen.

---

1 Kuypers, Bengtson.
2 Lang und Carstensen.

Kritik Der Vorstellung von der sozioemotionalen Selektivität im Alter wird entgegengehalten, dass nicht alle alten Menschen ihre sozialen Beziehungen so gestalten können, wie sie es wollen. Insbesondere sehr alte Menschen verlieren gleichaltrige Freunde, wenn diese vor ihnen sterben. Für Menschen mit eingeschränkter Mobilität ist es dann schwierig, neue Kontakte zu knüpfen.

Bezweifelt wird auch, dass sozioemotionale Selektivität im Alter häufiger zu beobachten ist als in jüngeren Jahren.

8.11.7 Intergenerationelle Solidarität[1]

Intergenerationelle Solidarität meint Unterstützung und Bindung zwischen den Generationen. Die Gerontologen Vern Bengtson und Peter Martin haben in ihren Studien festgestellt, dass **Solidarität zwischen den Generationen** nicht die Ausnahme, sondern die Regel ist. Sie befürchten daher nicht, dass es in naher Zukunft Kämpfe um die Verteilung wirtschaftlicher Ressourcen und dadurch eine immer tiefere Kluft zwischen der älteren und der jüngeren Generation geben wird. Sie stellen vielmehr fest:

Grundlegende Aussage

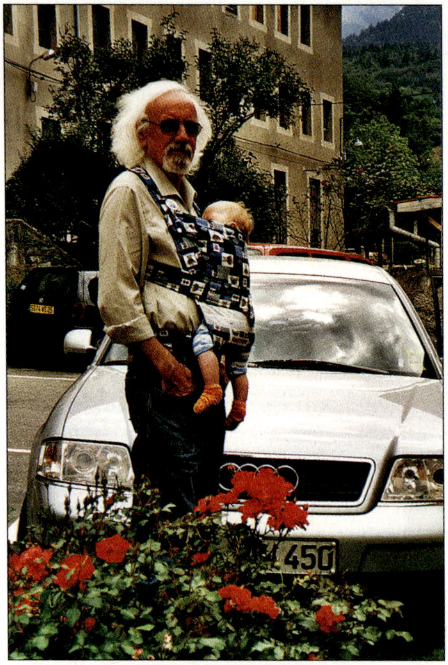

Alexander Walter mit Enkel Nils

Gegenseitige Unterstützung ist heutzutage die Regel, angefangen von der Fürsorge für Kinder bis zur Unterstützung der alten Eltern. Auch wenn Familien heute nicht unbedingt unter einem Dach leben, fühlen sie sich dennoch als Familie.

Durch die gestiegene Lebenserwartung sind die Bindungen zwischen den Generationen stärker geworden. Man erlebt sich gegenseitig über ein längeren Zeitraum und unterstützt sich auch länger.

Zu beachten ist auch, dass nicht traditionelle Familienformen (mit Stiefeltern, Stiefgeschwistern) häufiger geworden sind. Auch in diesen Familienformen besteht Solidarität zwischen den Generationen.

Neu ist im 21. Jahrhundert, dass die Älteren ein erhebliches Maß an Ressourcen (Geld, Kinderbetreuung) für die Jungen zur Verfügung stellen und damit die Geber und nicht die Empfänger im sozialen Netzwerk sind.

Zu einem Streit zwischen den Generationen wegen der Verteilung öffentlicher Mittel muss es nach Meinung der Gerontologen Bengtson und Martin nicht kommen, weil mit der Abnahme der Geburtenrate weniger Geld für Kinder investiert werden muss, das dann wieder den Alten zu Gute kommen kann.

Kritik Kritisiert wird an der These von der intergenerationellen Solidartät vor allem eine zu optimistische Einschätzung der wirtschaftlichen und sozialpolitischen Entwicklung.

1 Bengtson und Martin.

Foto privat

8.11.8 Dependency Support Script[1]

Dependency heißt Abhängigkeit, **support** Unterstützung und **script** Drehbuch oder Rollenanweisung. Alle drei Wörter kommen aus dem Englischen. Mit dem dependency support script wird erklärt, wie unselbstständiges und abhängiges Verhalten bei alten Menschen im Verlauf der Interaktionen mit ihren Bezugspersonen entstehen kann.

Grundlegende Aussage

Das **dependency support script** besagt, dass viele Interaktionen zwischen alten Menschen und ihrem sozialen Umfeld durch ein stabiles Muster gekennzeichnet sind: Abhängigkeit wird verstärkt und Unabhängigkeit ignoriert oder sogar bestraft. Auf unselbstständiges Verhalten erfolgt Aufmerksamkeit und Zuwendung, selbstständiges Verhalten hingegen wird oft nicht beachtet. Daraus folgt, dass man sich eher unselbstständig verhalten muss, wenn man Beachtung finden will. Alte Menschen halten sich an dieses Script, um soziale Kontakte aufrechtzuerhalten und Einsamkeit zu vermeiden.

Unselbstständiges Verhalten bei alten Menschen kann somit nicht nur als unangemessen angesehen werden. Es ist vielmehr manchmal die einzige oder auch die einfachste Möglichkeit, Einfluss auf andere zu nehmen und sich das zu holen, was man braucht. Es entlastet alte Menschen von der Sorge, zu wenig Zuwendung zu erhalten und ermöglicht ihnen, andere Interessen zu verfolgen.

Zuwendung von anderen zu erhalten ist ein menschliches Grundbedürfnis. Wenn man Zuwendung aber nur in Situationen erfährt, in denen man sich hilflos zeigt, während man bei selbstständigem Verhalten von niemandem beachtet wird, wird unselbstständiges Verhalten gefördert.

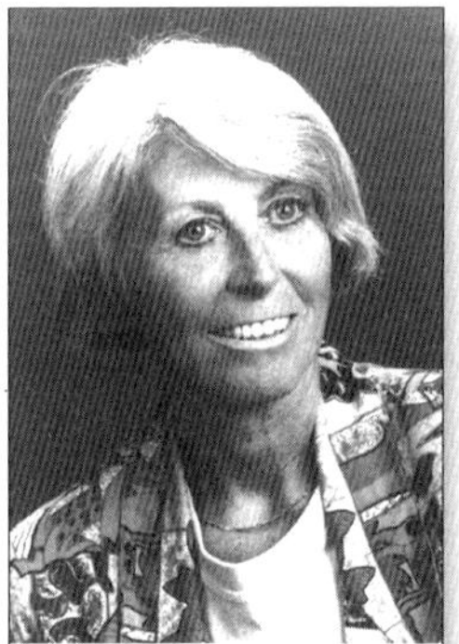
Margret Baltes

Dependency support script in der Pflege

Das dependency support script ist ein wichtiger Beitrag zur Analyse von Interaktionen zwischen Pflegepersonal und zu pflegenden alten Menschen. Dabei muss unbedingt beachtet werden, dass das unselbstständige Verhalten hier nicht als unnütz, unehrlich oder unzulässig verurteilt wird. Die Gerontologin Margret Baltes, die das „Drehbuch“ in Pflegesituationen beobachtete, betonte, dass das unselbstständige Verhalten eine Anpassung an die jeweilige Situation darstellte und somit eine nützliche Strategie zur Vermeidung von Einsamkeit war.

Aufgabe

Konnten Sie in Ihrem Arbeitsumfeld schon einmal Interaktionen beobachten, die nach dem dependency support script abliefen?

Pflege hat das Ziel Selbstständigkeit zu fördern. Deswegen ist es wichtig, das Pflegepersonal für die Interaktionen, die nach dem dependency support script ablaufen, zu sensibilisieren. Aber welche Konsequenzen sollten gezogen werden, wenn solche Verhaltensmuster erkannt werden? Der größte Fehler, der hier gemacht werden könnte, wäre, zu erwarten, dass der alte Mensch sein Verhalten ändert, während alle

1 M. Baltes.

Abb. Baltes, Max-Planck-Institute for Human Development

anderen Rollen im „Drehbuch" beibehalten werden. Gehen Sie immer davon aus, dass jeder Mensch Zuwendung und Aufmerksamkeit braucht, um sich wohl zu fühlen. Der Wunsch danach ist also absolut berechtigt. Das gesamte „Drehbuch" müsste geändert werden, wenn man vermeiden will, das Unselbstständigkeit unbewusst gefördert wird. Für Bewohnerinnen und Bewohner von Pflegeheimen sollten soziale Kontakte und Zuwendung in ausreichendem Maße möglich sein, ganz unabhängig davon, ob sie selbstständig sind oder auf Hilfe angewiesen.

Fallbeispiel

Im Pflegeheim „Waldblick" bewohnen Frau P. und Frau S. ein Doppelzimmer.

Frau P., 78 Jahre, ist verwitwet und lebt seit einem Jahr im Heim. Nach mehreren Schlaganfällen leidet sie an einer rechtsseitigen Hemiparese und einer Demenz im mittleren Stadium mit zeitlicher und örtlicher Desorientierung. Schon seit vielen Jahren hat sie Diabetes mellitus. Sie ist auf einen Rollstuhl angewiesen und benötigt Unterstützung bei allen Aktivitäten des täglichen Lebens.

Frau S., 87 Jahre, hat Arthrose in den Fingern, den Knien und der Hüfte, kann sich aber im Heim mit einer Gehhilfe noch gut fortbewegen. Sie zog vor einem halben Jahr ins Alten- und Pflegeheim Waldblick, weil sie in ihrer Altbauwohnung ohne Aufzug nicht mehr zurechtkam. Sie benötigt nur wenig Unterstützung bei der Körperpflege und kann ihre Mahlzeiten selbstständig im Speisesaal einnehmen.

In letzter Zeit bittet Frau S. oft um Hilfe bei Alltagsaktivitäten, die sie eigentlich noch ganz gut selbst ausführen kann. So bat sie neulich Pflegerin Katja, die gerade zu Frau P. gekommen war, sie zu kämmen. Als Katja sich dann etwas Zeit für Frau S. nahm, sie kämmte und mit ihr scherzte, strahlte Frau S. und bedankte sich herzlich. Später sagte Pflegerin Waltraut zu Katja: „Der Frau S. würde ich nicht beim Kämmen helfen, die kann das noch selbst. Die will nur Aufmerksamkeit".

Aufgabe Zeigen Sie am Beispiel von Frau S. auf, wie das dependency support script funktioniert.

Welche Argumente können aus Sicht des dependency support scripts gegen die Einstellung der Pflegerin Waltraut angeführt werden?

Kritik Das dependency support script trifft auf alte Menschen zu, die eigentlich noch selbstständige Verhaltensweisen aktivieren könnten, nicht aber auf schwer pflegebedürftige Personen. Es ist nicht immer einfach, zu erkennen, welche Tätigkeiten eine Person noch selbstständig ausführen kann und wo sie Hilfe braucht. Damit besteht die Gefahr, dass ein auf Hilfe angewiesener Mensch überfordert wird, weil man denkt, er verhalte sich nach dem dependency support script.

8.12 Wiederholen und Vertiefen

1. *Nennen Sie Faktoren, die die Lebenserwartung beeinflussen.*
2. *Diskutieren Sie die sogenannte Berufsstressthese. Sie besagt, dass Männer in stärkerem Maße als Frauen unter Stress im Berufsleben zu leiden haben und daher früher sterben.*
3. *Versuchen Sie, in einer Diskussion Erklärungen dafür zu finden, warum weniger alte Frauen heiraten als alte Männer.*
4. *Frauen erreichen im Alter durchschnittlich eine weitaus niedrigere Rente als Männer. Welche Bedingungen im Berufs- und Privatleben von Frauen führen zu dieser Benachteiligung?*
5. *Befragen Sie ältere Fußgänger/innen, wie sicher sie sich im Straßenverkehr fühlen.*
6. *Beschreiben Sie Probleme älteren Migrantinnen und Migranten.*
7. *Stellen Sie Angebote und Einrichtungen für ältere Menschen in Ihrer näheren Umgebung zusammen.*
8. *Suchen Sie ausführliche Informationen zu einer Einrichtung/einem Angebot, das Sie besonders interessiert, und stellen Sie es Ihren Mitschülerinnen und Mitschülern vor.*
9. *Wie entsteht unselbstständiges Verhalten bei alten Menschen nach Margret Baltes und wie wird diese Theorie genannt?*
10. *Aus welcher der unter 8.11 vorgestellten Theorien zur sozialen Teilhabe und zu sozialen Beziehungen im Alter lassen sich Ihrer Meinung nach brauchbare Grundsätze und praktische Konsequenzen für die Altenpflege ableiten? Wie könnten diese Grundsätze und Konsequenzen aussehen?*

Anregungen

1. *In der Zeit von 1933 bis 1940 gab es in Deutschland mehr Geburten als vorher und nachher. Können Sie diesen „Babyboom" vor dem geschichtlichen Hintergrund erklären?*
2. *Diskutieren Sie sozialpolitische Maßnahmen zur Sicherung der Renten unter dem Aspekt der sozialen Gerechtigkeit, z. B.*
   - *Verlängerung der Lebensarbeitszeit*
   - *Erhöhung der Rentenversicherungsbeiträge*
   - *Senkung des Rentenniveaus*
   - *geringerer Anstieg bei der jährlichen Erhöhung der Renten, Nullrunden*
   - *Senken der Rente für Kinderlose*
3. *Recherchieren Sie die aktuellsten Daten zur demographischen Entwicklung, zur Lebenserwartung, zur Pflegestatistik und zu verschiedenen Aspekten der Lebenssituation älterer Menschen in Deutschland im Internet oder in den Jahrbüchern des Statistischen Bundesamtes.*

4. *Fallbeispiel:*

Herr B., 74 Jahre, lebt seit einem halben Jahr im Altenheim. Er arbeitete bis zum Alter von 68 Jahren als selbstständiger Tischlermeister. Von einem Schlaganfall vor drei Jahren erholte er sich relativ gut, es blieb lediglich eine leichte Gehbehinderung zurück. Bei der Körperpflege und beim Essen benötigt Herr B. keine Unterstützung. Trotz dieser Ressourcen beteiligt sich Herr B. nicht an den sozialen Aktivitäten im Heim, sondern zieht sich meistens in sein Zimmer zurück und schaut aus dem Fenster. Wenn die Pflegenden ihn fragen, ob er an einem Ausflug oder einem Gruppenangebot teilnehmen möchte, antwortet er, dass er lieber seine Ruhe haben will.

a) *Stellen Sie die Hauptaussagen der Aktivitätstheorie, der Disengagementtheorie und der Kontinuitätstheorie dar.*
b) *Was wäre nach diesen Theorien jeweils zu tun, um Herrn B.s Wohlbefinden zu erhalten oder zu steigern?*
c) *Welche der drei Theorien ist Ihrer Meinung nach am besten dazu geeignet, Maßnahmen für Herrn B. zu planen? Begründen Sie Ihre Meinung.*

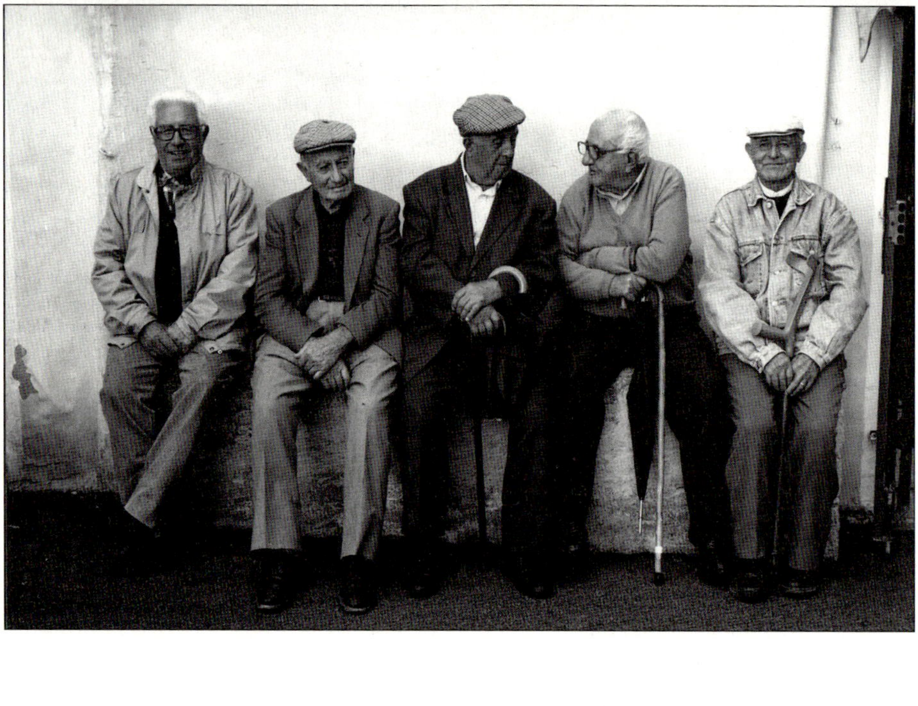

9 Wohnen im Alter

Liebe Altenpflegeschülerin, lieber Altenpflegeschüler,

Einleitung

die meisten alten und sehr alten Menschen leben in Privatwohnungen und möchten dort auch gerne bleiben. Die Privatwohnungen sind jedoch oft nicht so gebaut und ausgestattet, dass sie bei gesundheitlichen Beeinträchtigungen bequem genutzt werden können. In diesem Kapitel erfahren Sie, welche Mindestbedingungen eine Privatwohnung und die nähere Umgebung erfüllen sollten, um alten Menschen eine selbstständige Lebensführung auch bei Einschränkungen zu ermöglichen. Der Umzug in ein Heim bedeutet für viele alte Menschen eine große Umstellung. Viele jüngere Menschen können sich nicht vorstellen, jemals in ein Altenheim zu ziehen. Aber das Leben im Heim bietet auch Vorteile. Auch im Heim können die Wohnbedingungen so gestaltet werden, dass man sich zu Hause fühlt. In zahlreichen Initiativen haben öffentliche und private Träger neue Angebote des gemeinschaftlichen Wohnens für ältere Menschen geschaffen.

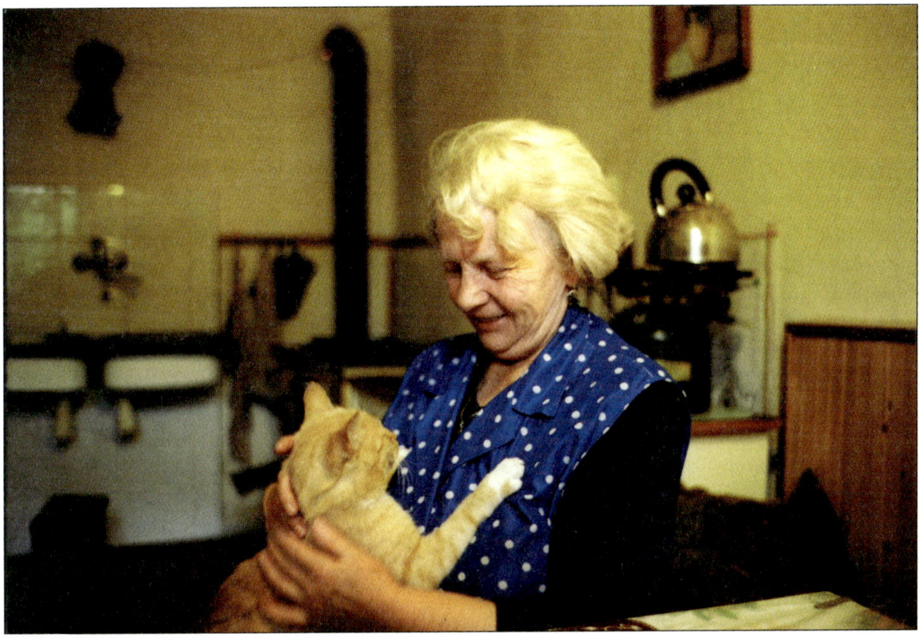

9.1 Wohnen in Privatwohnungen

Aufgabe

Nehmen Sie sich zehn Minuten Zeit und stellen Sie sich vor, wie Sie wohnen möchten, wenn Sie 75 Jahre alt und Rentner/in sind.

Was wünschen Sie sich für diese Zeit? Ein Haus mit Garten oder lieber eine Stadtwohnung? Wie groß soll das Haus oder die Wohnung sein und wie die Umgebung beschaffen sein? Können Sie sich vorstellen, in einem Heim zu wohnen? Wenn ja, was sollte Ihnen dieses Heim bieten? Würde es Ihnen gefallen, mit Kindern und Enkeln unter einem Dach zu leben?

Die wichtigste Wohnform für alte Menschen ist die private Wohnung. Viele leben in ihrer Wohnung schon sehr lange und möchten sie auch bei Einschränkungen nicht verlassen. Die selbstständige Lebensführung wird allerdings oft durch die baulichen Gegebenheiten und die Ausstattung der Wohnung erschwert. Zwar ist die Mehrzahl der Wohnungen der älteren Bevölkerung inzwischen mit Bad, WC und Zentralheizung ausgestattet, aber das bedeutet nicht, dass sie barrierefrei sind oder keine Risiken wie z. B. Sturzgefahren bergen. Die häufigsten **Mängel** in Privatwohnungen alter Menschen, die die Aktivitäten des täglichen Lebens erschweren, betreffen das Bad und die Zugänglichkeit (Treppen).

Mängel in Privatwohnungen

Wenn man trotz Beeinträchtigungen in der eigenen Wohnung verbleiben will, kann die Wohnung durch Umbaumaßnahmen an die veränderten Bedürfnisse angepasst werden. Für Maßnahmen zur Verbesserung des Wohnumfelds bei Pflegebedürftigkeit kann die Pflegekasse Zuschüsse gewähren, wenn diese Maßnahmen die häusliche Pflege ermöglichen oder erheblich erleichtern oder eine möglichst selbstständige Lebensführung wieder hergestellt wird. Informationen zur Wohnraumanpassung erhält man von Wohnberatungsstellen oder Ambulante-Hilfe-Zentren.

Aufgabe Besuchen Sie eine Wohnberatungsstelle in Ihrer Nähe und informieren Sie sich über deren Arbeit. Oder laden Sie eine Mitarbeiterin der Beratungsstelle zu einem Gespräch in Ihre Schule ein.

9.2 Wohnen im Heim

Die bekanntesten stationären Einrichtungen, in denen alte Menschen wohnen können, sind **Altenpflegeheime**, **Altenheime** und **Altenwohnheime**, davon kommen Altenpflegeheime am häufigsten vor. Viele **mehrgliedrige Einrichtungen** (oft Altenzentren oder Seniorenzentren genannt) bieten zwei oder alle dieser Wohnformen an.

- **Altenwohnheime** bestehen aus barrierefrei eingerichteten, mit Notrufsystem ausgestatteten Wohnungen mit Bad und Küche für Bewohnerinnen und Bewohner, die ihren eigenen Haushalt führen möchten. Bei Bedarf ist die hauswirtschaftliche und pflegerische Versorgung gesichert. Je nach Wunsch und von Einrichtung zu Einrichtung verschieden können zusätzliche Angebote, z. B. gemeinsamer Mittagstisch, in Anspruch genommen werden.
- In **Altenheimen** können Zimmer oder kleine Appartements mit Bad bezogen werden. Die Haushaltsführung wird vom Personal der Einrichtung übernommen. Altenheime eignen sich für ältere Menschen, die nicht oder kaum auf Pflege, jedoch auf Hilfen im Alltag angewiesen sind. In dieser reinen Ausprägung hat das Altenheim im Zuge des Ausbaus der ambulanten Versorgung inzwischen jedoch erheblich an Bedeutung verloren. Viele Altenheime werden zu Wohnheimen oder zu Pflegeheimen umgestaltet.
- **Altenpflegeheime** bieten umfassende pflegerische und hauswirtschaftliche Versorgung in Einzel- oder Mehrbettzimmern.

Nicht immer können stationäre Einrichtungen für ältere Menschen eindeutig einer dieser drei Wohnformen zugeordnet werden. Es gibt auch Mischformen, z. B. Altenheime mit einem mehr oder weniger großem Angebot an Pflegemaßnahmen.

Mehrgliedrige Einrichtungen haben den Vorteil, dass ein Wechsel zwischen den einzelnen Wohnformen leichter organisiert und bewältigt werden kann.

9.2.1 Der Umzug ins Heim – eine schwierige Entscheidung

Es wurde schon erwähnt, dass die meisten alten Menschen es vorziehen, so lange wie möglich in ihrer Wohnung zu bleiben und ihren eigenen Haushalt zu führen.

Wer sich zu einem Umzug ins Heim entschließt, tut dies meist aus gesundheitlichen Gründen und selbst bei Pflegebedürftigkeit nur dann, wenn andere Möglichkeiten wie häusliche Pflege durch Angehörige oder durch einen ambulanten Pflegedienst ausscheiden. Manchmal fehlen auch Informationen und qualifizierte Beratung in Bezug auf Alternativen zum Heim. So kommt es leider immer noch vor, dass sich jemand im Anschluss an einen Krankenhausaufenthalt relativ unvorbereitet und kurzfristig in einem Heim anmeldet, ohne dass diese Entscheidung, die doch das weitere Leben stark verändern wird, reifen und in all ihren Konsequenzen bedacht werden konnte. Befragt man Heimbewohnerinnen und -bewohner, wie sie inzwischen zu der Entscheidung, dass sie ihre Wohnung aufgaben, stehen, so erfährt man oft, dass diejenigen am zufriedensten sind, die

- sich in Ruhe auf den Umzug vorbereiten konnten,
- die Entscheidung freiwillig trafen, ohne von anderen Personen dazu gedrängt zu werden und
- vorher verschiedene Einrichtungen besichtigten. (Einige Heime bieten sogar die Möglichkeit des Probewohnens.)

Eine sehr schwierige Situation haben wir vor uns, wenn andere Personen an Stelle eines alten Menschen über seine Heimunterbringung entscheiden müssen, wie dies bei demenziell Erkrankten der Fall sein kann. Auch hier ist eine gute Beratung im Vorfeld wichtig, um herauszufinden, welche Einrichtung sich am besten für den Betroffenen eignet. Viele Heime haben spezielle beschützende Wohnbereiche für demenziell erkrankte Bewohnerinnen und Bewohner eingerichtet. Wenn z. B. Angehörige trotz offensichtlicher Überbelastung einen an einer Demenz erkrankten Menschen nicht in einer stationären Einrichtung unterbringen möchten, kommt vielleicht eine Tagesstätte oder eine Einrichtung, die Nachtpflege bietet, in Frage. Auch Wohngemeinschaften für demenziell erkrankte Menschen, in denen ein ambulanter Pflegedienst die professionelle Versorgung übernimt, können eine Alternative zur Heimunterbringung bilden.

9.2.2 Vorstellungen vom Leben im Heim

In der Alltagssprache wird oft nicht zwischen den Heimtypen unterschieden. Die Bezeichnung Altenheim wird vielmehr entweder als Oberbegriff für alle Typen oder häufiger noch als Synonym von Pflegeheim verwendet. Letzteres hängt auch damit zusammen, dass das Altenheim in seiner ursprünglichen Form immer seltener vorkommt. Befragt man also Mitbürgerinnen und -bürger zu ihren Vorstellungen vom Leben im Heim, so stößt man oft auf ein relativ stereotypes, bedrückendes Bild vom Leben im Pflegeheim: Krankheit, Sterben, Hilflosigkeit, Ausgeliefertsein, Abgeschobensein sind die Assoziationen, die sich bei vielen Menschen einstellen, wenn sie an ein Pflegeheim denken.

Ergebnisse einer Umfrage

In der Fußgängerzone der südpfälzischen Kleinstadt Bad Bergzabern führten Altenpflegeschülerinnen und -schüler eine (nicht repräsentative) Umfrage durch. Die Frage, die sie den Vorübergehenden stellten, lautete: Was fällt Ihnen spontan zu dem Begriff

Altenheim ein? Sie erhielten Antworten von Passantinnen und Passanten im Alter von 14 bis 92 Jahren:

- Öfters fiel das Stichwort Endstation.
- Die extremste Einschätzung kam von jemandem, der sagte, das Altenheim sei für ihn so etwas wie „das letzte Tor vor der Hölle“.
- Insgesamt überwogen die negativen Aussagen.
- Es zeigten sich geringfügige Altersunterschiede: Personen mittleren oder höheren Alters sahen etwas häufiger als die Jüngeren auch Vorteile des Lebens im Heim und differenzierten auch häufiger zwischen Altenheim und Altenpflegeheim.

Aufgabe Überprüfen Sie mit einer ähnlichen Befragung, ob sich dieses Negativbild inzwischen geändert hat.

Positive Seiten Wer informiert ist und stationäre Einrichtungen kennengelernt hat, kann auch die positiven Seiten des Lebens im Heim sehen. Schülerinnen im Alter von 16 Jahren z. B. äußerten nach einem Besuch eines Seniorenzentrums über den Altenheim- und Altenwohnheimbereich: „Hier würde ich auch gerne wohnen und das nicht erst, wenn ich alt bin.“ Ihnen gefielen die kleinen, hauptsächlich mit eigenen Möbeln eingerichteten Wohnungen und Einzelzimmer, der bepflanzte Innenhof, die Cafeteria, die Möglichkeit sozialer Kontakte, die Nähe zum Stadtzentrum. Alle diese Pluspunkte wurden auch von den Bewohnerinnen, die den Schülerinnen die Einrichtung zeigten, genannt. Darüber hinaus war den Bewohnerinnen wichtig, dass das Seniorenzentrum über eine eigene Physiotherapieabteilung, eine Arztpraxis im Haus und eine gute Küche verfügte. Von großer Bedeutung ist eine gute Beziehung zum Pflegepersonal. Je größer die Pflegebedürftigkeit, desto direkter hängt die Lebensqualität der Bewohnerinnen und Bewohner von Fachkompetenz und Einfühlungsvermögen des Personals ab.

9.2.3 Vor- und Nachteile des Lebens im Heim

Vorteile:

- Sicherheit,
- schnelle Hilfe in Notlagen,
- professionelles Personal,
- bei Bedarf umfassende Pflege und Betreuung rund um die Uhr,
- soziale Kontakte,
- Entlastung der Angehörigen.

Nachteile:

- Ein Umzug bedeutet immer Verlust von Vertrautem und je nachdem, wie der Vergleich mit den vorherigen Wohnbedingungen ausfällt, ist dieser Verlust mehr oder weniger schmerzlich.
- Mit wachsender Pflegebedürftigkeit und dem in ein Pflegeheim verstärkt sich der Zwang der Anpassung an eine durchorganisierte Institution.
- Verlust an Selbstständigkeit,
- Verlust an Privatsphäre, insbesondere bei Unterbringung in Mehrbettzimmern,
- Gefühl der Abhängigkeit von anderen, damit auch oft der Wehrlosigkeit.

Die Nachteile hängen sehr stark mit dem Grad der Pflegebedürftigkeit und dem Heimtyp zusammen. So erfordert ein Altenwohnheim weniger Anpassung an veränderte Wohn- und Lebensbedingungen als ein Pflegeheim.

Aufgaben

Bitte ergänzen Sie diese Aufzählung von Vor- und Nachteilen um die Punkte, die Ihnen wichtig sind. Überlegen Sie auch, welche Verluste ein Umzug für alte Menschen im Einzelnen mit sich bringen kann.

Stellen Sie sich vor, Sie sind pflegebedürftig und Bewohner/in eines Pflegeheims. An welche Regeln und Gegebenheiten werden Sie sich anpassen müssen, damit die Organisation Heim reibungslos funktioniert? Was wird Ihnen dabei leicht, was schwer fallen?

9.2.4 Das Pflegeheim als „totale Institution"?

Typen der totalen Institution

Die Bezeichnung „totale Institution" stammt von dem Soziologen **Erving Goffman** (1922–1982). Er versteht darunter eine Institution, in der Menschen miteinander wohnen und eventuell auch arbeiten, die für längere Zeit von der übrigen Gesellschaft abgeschnitten sind und ein durch Vorschriften und Regeln bestimmtes Leben führen. In seinem 1961 erstmals erschienenem Buch „Asyle" unterscheidet er **fünf Typen der totalen Institution**:[1]

1. Institutionen, die der Fürsorge von Menschen dienen sollen, die als unselbstständig und harmlos gelten. Als Beispiele nennt Goffman u. a. „Altersheime" und „Waisenhäuser".
2. Institutionen für Menschen, von denen angenommen wird, dass sie nicht für sich selbst sorgen können und dass eine – wenn auch unbeabsichtigte – Gefahr für die Gesellschaft von ihnen ausgeht. Hierzu zählt Goffman Sanatorien für Kranke mit ansteckenden Krankheiten und „Irrenhäuser".
3. Institutionen, in denen Personen untergebracht werden, von denen angenommen wird, dass sie andere Menschen absichtlich gefährden. Es geht bei diesem Typ der totalen Institution nicht in erster Linie um die Versorgung der darin lebenden Personen, sondern um den Schutz der Gesellschaft. Beispiele sind u. a. Gefängnisse oder Kriegsgefangenenlager.
4. Institutionen wie Kasernen, Arbeitslager, Schiffe, Internate, die angeblich dazu dienen sollen, bestimmte Arbeiten effektiver verrichten zu können.
5. Institutionen wie Klöster, die als Zufluchtsort vor der Welt und religiöse Ausbildungsstätte dienen.

Alle Typen der totalen Institution besitzen nach Goffman **ein gemeinsames Grundmerkmal** und dadurch unterscheidet sich das Leben innerhalb totaler Institutionen vom Leben außerhalb:

Grundmerkmal totaler Institutionen

In totalen Institutionen sind die drei Lebensbereiche Privat-/Familienleben, Freizeitaktivitäten und Arbeit nicht in der Art voneinander abgegrenzt wie außerhalb von totalen Institutionen.

Goffman schreibt, dass Menschen normalerweise an verschiedenen Orten schlafen, spielen und arbeiten. Zudem sind in jedem dieser drei Lebensbereiche *andere* Personen als Bezugspersonen wichtig. Auf unsere heutige Lebenssituation übertragen könnte man sagen: Arbeitswelt, Freizeitbereich und der Teil des Lebens, der nur den engsten Familienkreis etwas angeht, sind üblicherweise voneinander getrennt und finden an unterschiedlichen Orten statt. Wir üben die jeweiligen Aktivitäten nicht immer mit den gleichen Personen zusammen aus und diejenigen, die in den einzelnen Bereichen das Sagen haben, wechseln ebenfalls. Für einen Schüler z. B. kann es eine sehr wichtige Erfahrung sein, dass die Autoritäten, die täglich sein Leben beein-

1 Goffman 1973, S. 16.

flussen, verschiedene Persönlichkeiten mit unter Umständen ganz unterschiedlichen Einstellungen und Umgangsformen sind. Seine Lehrerin (Bereich Arbeit), seine Eltern (Bereich Privat-, Familienleben) und der Fußballtrainer (Bereich Freizeitaktivitäten) müssen durchaus nicht gleiche Meinungen vertreten.

In einer totalen Institution hingegen werden die drei Bereiche nicht getrennt. Das bedeutet im Einzelnen:

- Privatleben, Arbeit und Freizeitaktivitäten finden in der gleichen Umgebung statt, zusammen mit den gleichen Mitbewohnern und in allen drei Bereichen entscheidet in Zweifelsfällen die gleiche Autorität.
- Außerdem sind in einer totalen Institution alle Aktivitäten in den drei Bereichen immer dem Ziel unterworfen, dass die Einrichtung reibungslos funktioniert. Außerhalb einer totalen Institution jedoch haben unsere Freizeitbeschäftigungen (meistens jedenfalls) nichts mit den Arbeitsabläufen in unserer Firma zu tun.
- Der Tagesablauf in einer totalen Institution ist durchgeplant, die Abfolge der einzelnen Tätigkeiten ist durch Regeln festgelegt.

„Insassen" und Personal

Darüber hinaus ist eine totale Institution dadurch gekennzeichnet, dass die große Gruppe der – wie Goffman sich ausdrückt – „Insassen" deutlich von der kleineren Gruppe des Personals zu unterscheiden ist. Die „**Insassen**" müssen in der Einrichtung bleiben und haben nur beschränkten Kontakt zur Außenwelt, das **Personal** kann in den meisten Fällen nach der Arbeit nach Hause gehen und ist sozial in die Außenwelt eingebunden. Goffman schreibt, dass sich diese beiden Gruppen „durch die Brille enger, feindseliger Stereotypien" betrachten:

> Das Personal hält die Insassen häufig für verbittert, verschlossen und wenig vertrauenswürdig, während die Insassen den Stab oft als herablassend, hochmütig und niederträchtig ansehen. Das Personal hält sich für überlegen und glaubt das Recht auf seiner Seite, während die Insassen sich – zumindest in gewissem Sinn – unterlegen, schwach, tadelnswert und schuldig fühlen.[1]

Aufgabe Diskutieren Sie: Würden Sie Pflegeheime als totale Institutionen bezeichnen? Welche Merkmale totaler Institutionen treffen Ihrer Meinung nach auch heute noch auf Pflegeheime zu? Glauben Sie, dass das Konzept der totalen Institution zum besseren Verständnis der Lebenssituation von Pflegeheimbewohner/innen beitragen kann?

9.3 Geeignete Wohnbedingungen für alte Menschen

Es gibt zahlreiche Konzepte „altengerechten Wohnens", jedoch keine einheitlichen Vorschriften, die festlegen, was genau darunter zu verstehen sei. In den meisten Bundesländern werden jedoch inzwischen nur diejenigen Neubauten als Altenwohnungen gefördert, die bestimmte, in der Norm „Planungsgrundlagen barrierefreier Wohnungen" (DIN 18025) aufgestellte Anforderungen erfüllen. Interessiert man sich für eine sogenannte „altengerechte" Wohnung, so ist es sehr wichtig, sich zu erkundigen, was nun im Einzelnen mit „altengerecht" gemeint ist und ob bauliche Eigenschaften, Ausstattung und Lage der Wohnung den persönlichen Bedürfnissen auch im Falle einer Verschlechterung des Gesundheitszustandes entsprechen können.

Eine für alte Menschen geeignete Wohnung sollte so gebaut und ausgestattet sein, dass man darin ohne Gefährdungen ein selbstständiges Leben führen kann und da-

1 Goffman 1973, S. 19.

rüber hinaus bei Bedarf Pflegemaßnahmen durchgeführt werden können. Folgende Empfehlungen werden gegeben:

- Die Wohnungsgröße sollte für eine Person 40 m^2, für zwei Personen 50 m^2 nicht unterschreiten.
- **Barrierefreies Wohnen** heißt, dass Rollstuhlfahrer/innen jeden Raum der Wohnung ungehindert nutzen und alle Einrichtungs- und Ausstattungsgegenstände erreichen können. Daher sollten bei Neubauten Schwellen und Stufen, enge Türrahmen, zu hohe Fenstergriffe, Armaturen etc. vermieden werden. Die Räume müssen so groß sein, dass der Rollstuhl gewendet werden kann.
- Die Wohnung sollte mit einem Notrufsystem ausgestattet sein.

Das **Wohnumfeld**, die nähere Umgebung, ist ebenfalls wichtig. Es eignet sich gut für ältere Menschen, wenn **Wohnumfeld**

- die Verkehrsverbindungen es erlauben, dass man auch ohne Auto bequem dorthin kommt, wo man hin will,
- man Lebensmittel und andere Waren für den täglichen Bedarf problemlos in der Nähe einkaufen kann,
- Post, Bank, Ärzte und Apotheken gut erreichbar sind,
- ein ambulanter Pflegedienst und mobile Hilfsdienste in der Nähe angesiedelt sind,
- ein Gemeinschaftsraum oder Treffpunkt zur Pflege nachbarlicher Kontakte vorhanden ist,
- man in Grünanlagen oder Parks in der Umgebung spazieren gehen kann,
- man sich sicher fühlt und nicht etwa aus Angst vor Belästigungen oder Überfällen zu Hause bleibt,
- Freizeitangebote und kulturelle Veranstaltungen für ältere Menschen interessant und zugänglich sind.

9.3.1 Anforderungen an das Wohnen im Heim

Seit den achtziger Jahren werden Ideen und Konzepte diskutiert, wie Heime wohnlicher und menschlicher gestaltet werden können und damit die Lebensqualität der Bewohnerinnen und Bewohner verbessert werden kann. Auch ein Pflegeheim kann so geplant und gebaut, die Pflege kann so organisiert und durchgeführt werden, dass das Heim möglichst wenige Merkmale einer totalen Institution, dafür aber möglichst viele Merkmale des Lebens in einer Privatwohnung aufweist. Einer der wichtigsten Schritte in diese Richtung ist sicherlich die Auflage, bei Heimneubauten hauptsächlich Einzelzimmer zu planen, um einen besseren Schutz der **Privatsphäre** zu gewährleisten.

In der Schrift „Heimkonzepte der Zukunft“[1] werden verschiedene Grundsätze zur Anpassung von Heimen an individuelle Bedürfnisse erörtert.

- Eines dieser Prinzipien ist die „**Normalisierung des Heimalltags**“. Darunter verstehen die Autoren eine weitgehende Angleichung des Lebens im Heim an ein „normales“ Leben, d. h. an ein Leben außerhalb des Heims. So ist es „normal“, selbst zu entscheiden, zu welcher Zeit man aufsteht oder zu Bett geht, einen Spaziergang zu machen, wann immer man dazu Lust verspürt oder in einer eigenen Wohnung ein Haustier zu halten, wenn man dies will. Zum „normalen“ Leben gehört auch die Möglichkeit, erotische und sexuelle Bedürfnisse auszuleben.

1 Deutsches Zentrum für Altersfragen/Kuratorium Deutsche Altershilfe 1991.

- Die **Individualisierung der Dienstleistungen** im Heim ist ein Mittel, die Normalisierung des Heimalltags zu verwirklichen. Wenn die Autoren der oben genannten Schrift von Dienstleistungen sprechen, so bringen sie damit zum Ausdruck, dass sie Heimbewohnerinnen und -bewohner als Kundschaft betrachten, auf deren individuelle Bedürfnisse und Wünsche selbstverständlich eingegangen werden sollte. Individualisierung der Essensversorgung bedeutet beispielsweise Auswahlmöglichkeiten bei den Speisen und flexible Essenszeiten.

9.4 Betreutes Wohnen

Betreutes Wohnen wird inzwischen in vielen Städten und Gemeinden von unterschiedlichen Trägern angeboten. Der Begriff „Betreutes Wohnen" bezeichnet Projekte, die die Vermietung bzw. den Verkauf von kleinen, in sich abgeschlossenen, barrierefreien Wohnungen – meist innerhalb einer Wohnanlage – mit Betreuungsleistungen kombinieren. Oft werden ein Grundservice (z. B. Anschluss an ein Tag und Nacht besetztes Notrufsytem, Erledigung kleiner Reparaturen, Bereitstellung von Gemeinschaftsräumen) und ein Wahlservice (z. B. Essensversorgung, ambulante Pflege) angeboten. Da der Begriff „Betreutes Wohnen" nicht geschützt ist, unterscheidet sich die Palette der Leistungen von Träger zu Träger sehr. Es empfiehlt sich also, sich die Wohnungen, das Leistungsangebot und die Verträge genau anzusehen und sich von einer neutralen Stelle beraten zu lassen.

Wohnungen des Betreuten Wohnens müssen nicht entsprechend der Norm für barrierefreie Wohnungen (DIN 18025) erbaut sein. Daher muss man als Interessentin oder Interessent selbst darauf achten, dass diese Anforderungen erfüllt sind. Nützlich sind in diesem Fall Checklisten und Ratgeber (z. B. der Verbraucherzentralen), mit denen man alle wichtigen Kriterien überprüfen kann.[1] Auch der zweite Altenbericht enthält eine Zusammenstellung von Anforderungen an „Betreutes Wohnen", die aus der Sicht von Interessentinnen und Interessenten wichtig sind.

Anforderungen an Betreutes Wohnen aus der Sicht von Interessentinnen und Interessenten[2]

Lage	Ist Mobilität auch ohne eigenen PKW gewährleistet? Können Besucher die Wohnung gut erreichen? Gibt es in der Nähe Einkaufsmöglichkeiten? Sind Apotheke, Bank, Post etc. gut zu erreichen?
Größe der Wohnanlage	Ist die Zahl der Wohnungen überschaubar?
Barrierefreiheit	Sind alle Räume mit einem Rollstuhl befahrbar? Sind Küche und Bad barrierefrei eingerichtet? Sind Bewegungen mit einem Elektrorollstuhl möglich?
Notruf	Gibt es ein rund um die Uhr besetztes Notrufsystem? Kann der Notruf an mindestens zwei Stellen in der Wohnung oder über Funk ausgelöst werden?

1 Verbraucherzentrale Nordrhein-Westfalen e. V. 2002.

2 modifiziert nach Bundesministerium für Familie, Frauen, Senioren und Jugend 1998, S. 118.

Grundservice	Funktioniert die Haustechnik zuverlässig? Gibt es einen haustechnischen Notdienst auch an Wochenenden und Feiertagen? Ist gewährleistet, dass immer eine kompetente Person ansprechbar ist? Sind pauschale und andere Kosten für den Grundservice und Einzelleistungen transparent und im Vertrag aufgeführt?
Wahlservice	Gibt es einen Wahlservice mit freier Auswahl unterschiedlicher Anbieter? Gibt es ein Beratungs- und Koordinierungsangebot bei der Auswahl von Diensten und Leistungen? Sind die Kosten für die Leistungen des Wahlservices transparent und werden sie einzeln abgerechnet? Ist die zuverlässige professionelle Versorgung durch einen ambulanten Pflegedienst gewährleistet?

9.5 Haus- und Wohnungsgemeinschaften

Haus- und Wohngemeinschaften

Im Alter mit Menschen zusammen zu leben, mit denen man sich versteht, gemeinsam etwas unternehmen zu können und sich in Notlagen gegenseitig zu unterstützen – das sind die Motive für ältere Menschen, in eine **Haus-** oder **Wohngemeinschaft** zu ziehen oder selbst eine zu gründen.

Wohngemeinschaften verfügen über Einzelzimmer innerhalb einer Wohnung oder eines Hauses, Küche und Bad werden gemeinsam genutzt. Eine **Hausgemeinschaft** hingegen bietet mehr Rückzugsmöglichkeiten, da es sich um den Zusammenschluss mehrerer in sich abgeschlossener Wohnungen in einem Gebäude mit zusätzlichen Gemeinschaftsräumen handelt. Man kann zwischen privat organisierten und von gemeinnützigen Trägern oder anderen Organisationen eingerichteten Formen unterscheiden.

Inzwischen wurden zahlreiche Projekte gemeinschaftlichen Wohnens für unterschiedliche Zielgruppen verwirklicht.

Es gibt z. B.
- Wohn- und Hausgemeinschaften für ältere Menschen,
- generationenübergreifende Projekte, in denen Alt und Jung zusammenwohnen und sich gegenseitig unterstützen,
- neu gegründete Genossenschaften, deren Mitglieder meistens jüngeren oder mittleren Alters sind, in denen gemeinsam geeignete Wohnräume für das Alter geplant und gebaut werden,
- Wohngemeinschaften für demenzkranke Menschen mit einzeln vermieteten Zimmern, Gemeinschafträumen, Versorgung durch einen ambulanten Pflegedienst und Unterstützung durch Alltagsbegleiter/innen.

Aufgaben

Gibt es in Ihrer Umgebung Möglichkeiten des gemeinschaftlichen Wohnens im Alter? Wenn ja, informieren Sie sich über die Projekte und stellen Sie sie Ihren Mitschüler/innen vor.

Im Internet werden Sie viele Berichte zu schon realisierten Projekten gemeinschaftlichen Wohnens im Alter finden. Stellen Sie in Ihrer Klasse eins vor, das Sie besonders beeindruckt.

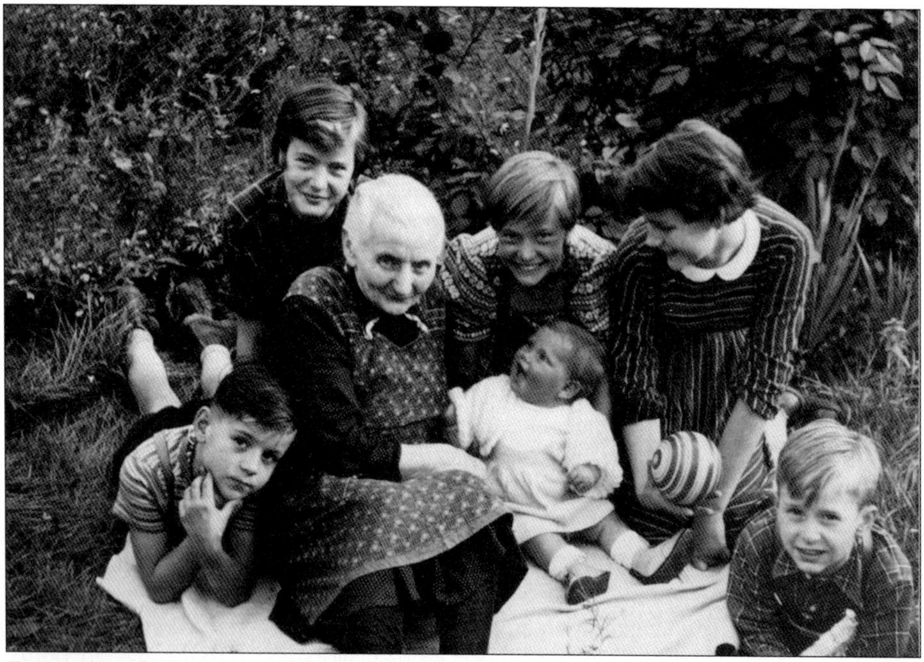

Zwar lebten die Personen auf diesem Foto aus den 50er Jahren nicht unter einem Dach, aber in nächster Nachbarschaft, und sie kamen prima miteinander aus. (Das wohl genährte Baby in der Mitte bin ich.)

9.6 Wiederholen und Vertiefen

1. *Erläutern Sie, was unter einer totalen Institution zu verstehen ist.*
2. *Befragen Sie Heimbewohner/innen, was ihnen am meisten am Leben im Heim gefällt und was sie am meisten stört. Bitten Sie sie um Veränderungsvorschläge.*
3. *Überlegen Sie, ob Sie im Falle der Pflegebedürftigkeit gerne Bewohner/in des Heims wären, in dem Sie arbeiten oder Ihre Ausbildung machen. Begründen Sie Ihre Antwort.*
4. *Erkundigen Sie sich nach Einrichtungen des Betreuten Wohnens in Ihrer Nähe und vergleichen Sie die Angebote miteinander.*

Anregungen

1. *Wenn Sie während Ihrer Ausbildung für einen ambulanten Pflegedienst arbeiten oder gearbeitet haben, wissen Sie, welche Mängel in Privatwohnungen die Pflege und die selbstständige Lebensführung erschweren können. Gehen Sie in Gedanken durch eine Wohnung, die Sie gut kennen. Listen Sie (anonym!) die Barrieren auf, die in dieser Wohnung Pflege und Aktivitäten des täglichen Lebens behindern und überlegen Sie, wie Abhilfe geschaffen werden könnte.*

Foto privat

10 Kommunikation und Gesprächsführung

Liebe Altenpflegeschülerin, lieber Altenpflegeschüler,

dieses Kapitel vermittelt grundlegende Kenntnisse zu Kommunikationsprozessen und -inhalten, zu Bedingungen, die den Verlauf eines Gesprächs beeinflussen können und zu Möglichkeiten, einen Gesprächsverlauf positiv zu gestalten. Sie lernen verschiedene Kommunikationsmodelle kennen und erfahren, wie Kommunikationsstörungen entstehen. Es werden verschiedene Methoden der Gesprächführung vorgestellt, mit denen Sie Missverständnisse vermeiden oder aufklären können. Besonders ausführlich wird behandelt, welche Methoden geeignet sind, um ein helfendes Gespräch in einer Problemsituation zu führen. Das Kapitel endet mit der Darstellung von Gesprächssituationen, die häufig im Alltag von Pflegekräften vorkommen. **Einleitung**

10.1 Wie wir anderen etwas mitteilen

Kommunizieren heißt jemandem etwas mitteilen, sich miteinander verständigen. Das lateinische Wort communis wird u. a. mit gemeinschaftlich oder gemeinsam übersetzt. Ein äußerst wichtiges Kommunikationsmittel ist die **Sprache**. Ganz offensichtlich gibt es aber außer der mündlichen oder schriftlichen Formulierung von Worten noch andere Wege, sich miteinander zu verständigen.

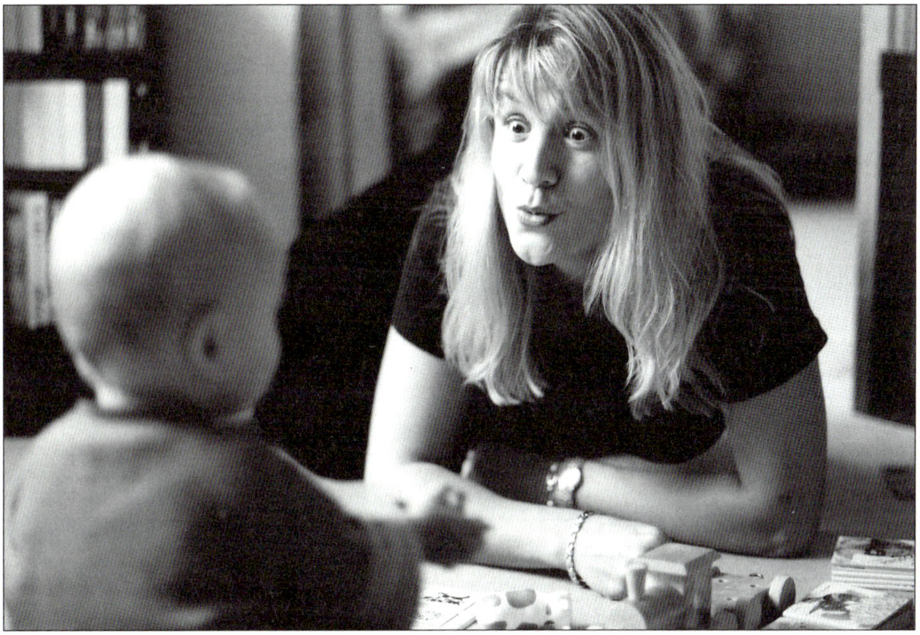

Man unterscheidet verbale, nonverbale und paraverbale Kommunikation.

- **Verbale Kommunikation** bezeichnet mündliche und schriftliche Kommunikation mit Worten (lateinisch: verbum = das Wort).
- **Nonverbale Kommunikation** ist demnach Verständigung ohne Worte. Meist wird darunter die Sprache des Körpers verstanden: Mimik, Gestik und Haltung. Im Grunde kann aber auch die Art und Weise, sich zu kleiden, dazu gerechnet werden, denn auch dies ist eine Möglichkeit, anderen etwas mitzuteilen.

- Der Begriff **paraverbale Kommunikation** ist nicht ganz so bekannt wie die beiden vorher genannten. Er umfasst sprechbegleitende Merkmale, d. h. es geht nicht darum, *was* jemand sagt, sondern, *wie* jemand etwas sagt. Zur paraverbalen Kommunikation gehören Aussprache, Betonung, Lautstärke, Tonhöhe, ein Dialekt und vieles mehr.

Deutungen para- und nonverbaler Signale

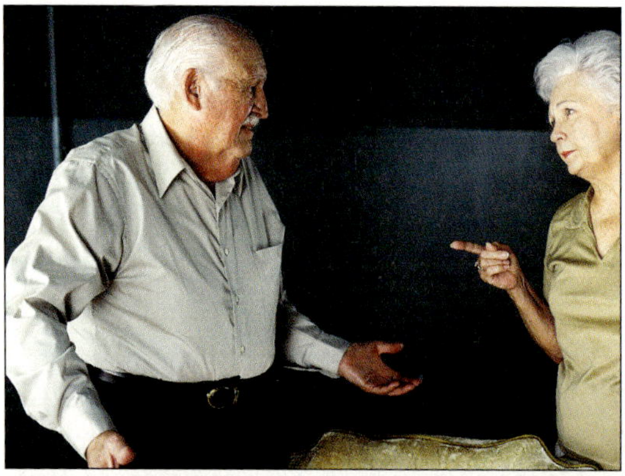

In Gesprächen werden nicht nur Worte ausgetauscht, sondern gleichzeitig eine große Anzahl nonverbaler und paraverbaler Signale. Diese können etwas über Emotionen und Stimmungen aussagen. Bewusst oder unbewusst nehmen wir diese Signale wahr. Sie können unsere Einstellung gegenüber unserem Gesprächspartner stark beeinflussen. So wird oft von der Körperhaltung eines Menschen auf seine momentane emotionale Befindlichkeit (z. B. bei eher gebeugter Haltung auf eine gedrückte, niedergeschlagene Stimmung) oder sogar auf seinen Charakter geschlossen. (Steht nicht eine aufrechte Haltung oder auch ein fester Händedruck in der Meinung mancher Menschen für einen „aufrechten" Charakter?) Nonverbale und paraverbale Signale sind aber **nicht eindeutig.** Verschränkt z. B. jemand die Arme vor der Brust, so wird diese Haltung häufig als Ablehnung, Skepsis oder Distanz gegenüber dem Gesprächspartner gedeutet. Es können aber auch zahlreiche andere Erklärungen für diese Körperhaltung zutreffend sein: Frieren, eine unangenehme Empfindung, wenn die Hände längere Zeit herunterhängen oder anderes. Wir können also nie mit Sicherheit davon ausgehen, dass diesem oder jenem paraverbalem oder nonverbalem Signal diese oder jene (einzige) Bedeutung zukommt.

Aufgabe Was könnten die Gestik und Mimik der Personen auf dem Foto ausdrücken? Was empfinden Sie, wenn Sie die Körpersprache der Dame und des Herrn nachahmen? Versehen Sie das Foto mit einem Text: Was sagt sie, was sagt er gerade im Moment?

10.2 Zwei Axiome zur menschlichen Kommunikation

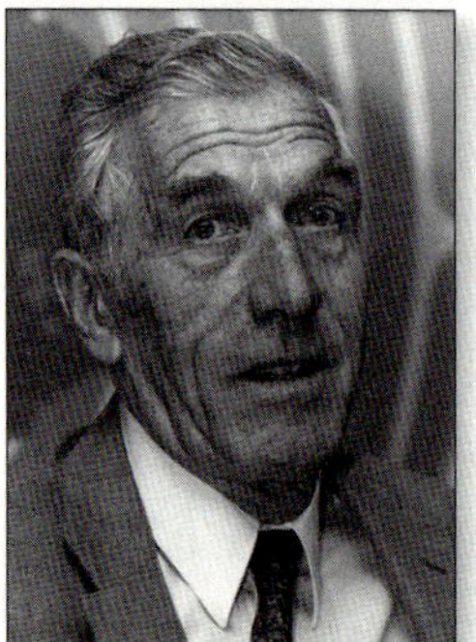

Paul Watzlawick

Der in Österreich geborene und in die USA emigrierte Psychologe Paul Watzlawick (1921–2007) und seine Mitautoren Beavin und Jackson stellten fünf Axiome zur menschlichen Kommunikation auf. Ein **Axiom** ist ein Grundsatz, der nicht bewiesen werden muss, sondern als wahr gilt, weil er unmittelbar einleuchtet. Man kann dann weitere theoretische Gedanken darauf aufbauen. Wir stellen hier zwei der von Watzlawick formulierten Axiome zur Kommunikation vor:

1. Man kann nicht *nicht* kommunizieren.

Damit ist gemeint, dass wir, sobald wir mit einer anderen Person zusammen sind, ihr etwas mitteilen, auch dann, wenn wir nicht mit ihr sprechen wollen.

Abb. Stockbyte Senior Portraits; Abb. Watzlawick, Ullstein Bild

Versetzen Sie sich in folgende Situation:

Sie befinden sich auf einer Bahnreise, sind gerade umgestiegen und freuen sich darüber, ein leeres Abteil gefunden zu haben. Wenige Sekunden vor der Abfahrt des Zuges betritt ein Mann das Abteil, der Ihnen auf Anhieb unsympathisch ist. Nach kurzer Zeit spricht er Sie an und fragt, wohin Sie fahren. Sie geben eine knappe Antwort, packen eine Zeitung aus, die Sie aufschlagen und sich vor das Gesicht halten, und beginnen zu lesen.

Obwohl Sie nicht mit Ihrem Mitreisenden sprechen, teilen Sie ihm deutlich mit, dass Sie sich nicht mit ihm unterhalten wollen.

2. Jede Kommunikation hat einen Inhalts- und einen Beziehungsaspekt.

Das heißt, dass eine Mitteilung, die wir einer anderen Person machen, einerseits eine Information zu einem Sachverhalt oder einem Thema, andererseits aber auch immer eine Aussage über unsere Beziehung zum Gesprächspartner enthält.

Altenpflegerin Sabine zur Wohnbereichsleiterin: „Jetzt hätte ich beinahe einen großen Fehler gemacht und die Tabletten von Frau M. und Frau G. verwechselt."

Diese Äußerung hätte Sabine sicher nicht gemacht, wenn sie keine gute Beziehung zur Wohnbereichsleiterin hätte. Anscheinend verstehen sich die beiden so gut, dass Sabine offen eingestehen kann, dass ihr beinahe ein Fehler unterlaufen wäre.

10.3 Kommunikationsmodelle

Kommunikationsmodelle dienen dazu, den Vorgang der Verständigung veranschaulichen. Bei den drei Kommunikationsmodellen, die hier besprochen werden, stehen unterschiedliche Aspekte der Kommunikation im Vordergrund. Während das Sender-Empfänger-Modell das Augenmerk besonders auf den **Weg** oder Transport einer Mitteilung richtet, beschäftigt sich Schulz von Thuns Modell „Die vier Seiten einer Nachricht" mit den **Bedeutungen**, die eine Mitteilung haben kann. Das transaktionsanalytische Modell hingegen beschreibt Kommunikationsmuster ausgehend von wechselnden Ich-Zuständen der miteinander sprechenden Menschen.

10.3.1 Sender-Empfänger-Modell

Viele Psychologen, die sich mit dem Thema Kommunikation befassen, benutzen ein einfaches Sender-Empfänger-Modell als Basisvorstellung für ihre Theorien.

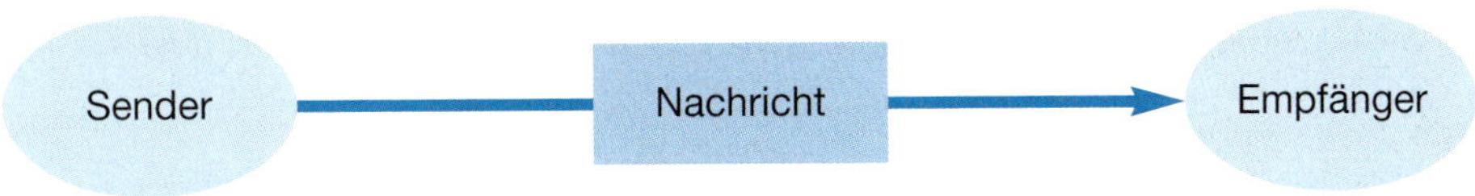

Damit die Nachricht beim Empfänger so ankommt, wie der Sender sie gemeint hat, muss er sie in einen dem Empfänger verständlichen **Code** übertragen. Bei diesem Code kann es sich um eine gemeinsame Sprache oder um andere Zeichen, z. B. Körpersprache handeln. Der Vorgang des Übertragens in einen Code wird auch **verschlüsseln** oder **codieren** genannt. Wenn der Empfänger den Code nicht kennt,

Code

Codierung und Decodierung

kann er die Nachricht nicht **entschlüsseln** oder **decodieren**. Kommunikationsstörungen werden aus der Sicht des Sender-Empfänger-Modells durch Verschlüsselungs- oder Entschlüsselungsprobleme verursacht.

Kritik

Das Sender-Empfänger-Modell vereinfacht den komplexen Vorgang der Kommunikation sehr stark. Es ist daher immer wieder mit unterschiedlichen Ergänzungen versehen worden. Wenn Sie die Graphik oben noch einmal betrachten, wird Ihnen auffallen, dass Kommunikation als ein einseitiger Vorgang, ausgedrückt durch die Pfeilrichtung vom Sender zum Empfänger, dargestellt wird. Das entspricht aber nicht der Realität. In dem Moment, in dem der Sender eine Nachricht sendet, kann der Empfänger seinerseits schon zum Sender werden.

Um die Wechselseitigkeit von Kommunikationsabläufen stärker hervorzuheben, wurde die folgende Variante des Modells entworfen:

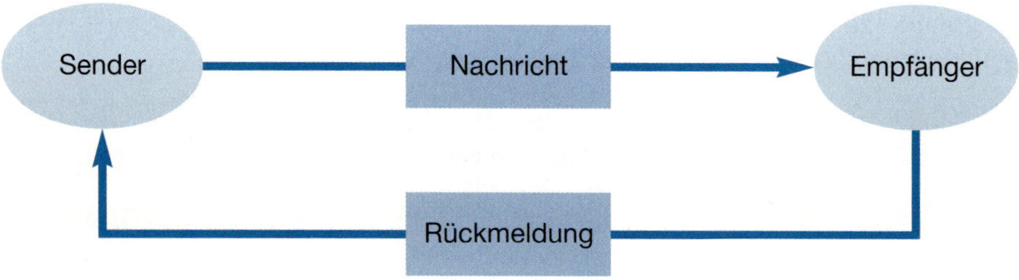

Die **Rückmeldung** ist die Reaktion des Empfängers auf die Nachricht des Senders.

10.3.2 Die vier Seiten einer Nachricht

Friedemann Schulz von Thun hat, ausgehend vom Sender-Empfänger-Modell, den Begriff **Nachricht** näher unter die Lupe genommen. Er nannte seine Weiterentwicklung des Modells **„Die vier Seiten einer Nachricht"**. Die vier Seiten stehen für die Aspekte **Sachinhalt, Appell, Beziehung** und **Selbstoffenbarung.**

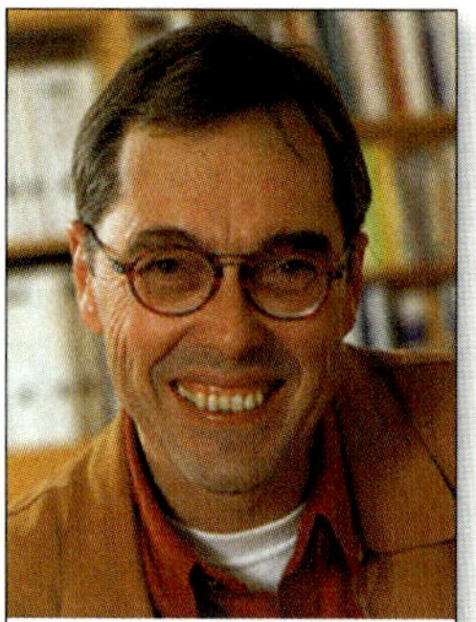

F. Schulz von Thun

Vier Seiten einer Nachricht

- **Sachinhalt**
  Der Sachinhalt ist bei Schulz von Thun dasselbe, was Watzlawick mit dem Inhaltsaspekt der Kommunikation meint: eine Information über einen Sachverhalt.
- **Appell**
  Schulz von Thun ist der Meinung, dass der Sender mit jeder Nachricht beim Empfänger etwas erreichen will. Er will ihn zu etwas veranlassen, er appelliert an ihn. Deswegen enthält jede Nachricht auch eine Appell-Seite.

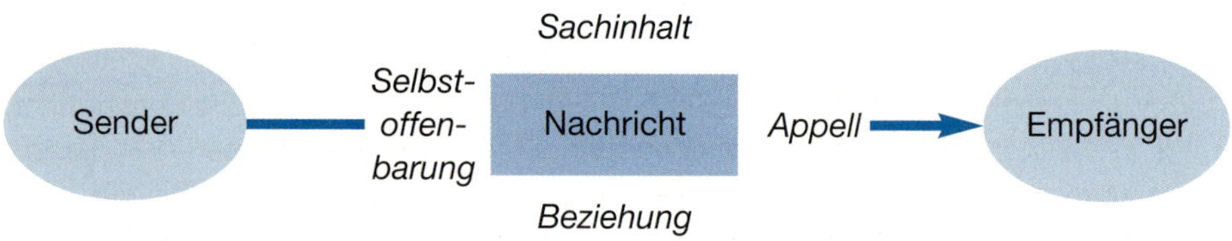

Abb. Schulz v. Thun

- **Beziehung**
  Diese Seite entspricht dem Beziehungsaspekt bei Watzlawick. Mit der Beziehungsseite der Nachricht wird ausgedrückt, wie der Sender zum Empfänger steht, was er von ihm hält, wie er ihn einschätzt.
- **Selbstoffenbarung**
  Jede Nachricht sagt etwas über die Befindlichkeit des Senders aus, wie es ihm geht, welche Gefühle er hat. Es kann auch sein, dass der Sender, eventuell ohne es zu wollen, z. B. über nonverbale und paraverbale Signale etwas über sich persönlich mitteilt, obwohl der verbale Teil der Nachricht nur eine neutrale Sachinformation enthält.

Schauen wir uns ein Beispiel an:

> Altenpflegerin Julia bringt Frau S. eine Tasse Kaffee aufs Zimmer. Frau S. nimmt einen Schluck und sagt: „Der Kaffee ist kalt.“

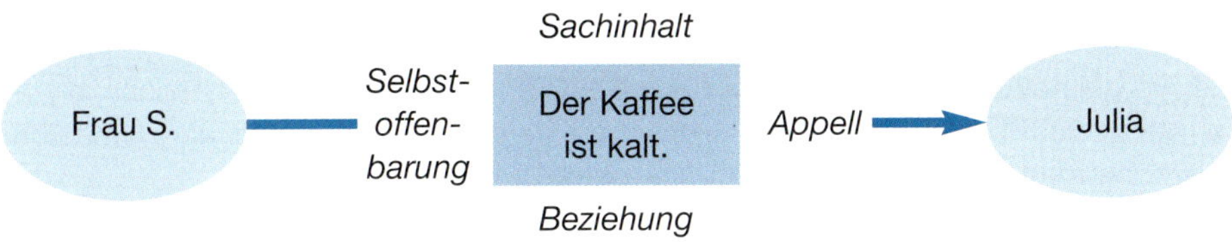

Aufgabe

Versuchen Sie – am besten zu zweit oder in einer kleinen Gruppe – die vier Seiten dieser Nachricht zu formulieren. Wie lautet z. B. der Appell, d. h. zu welcher Handlung will Frau S. die Altenpflegerin veranlassen? Und wie lauten die übrigen drei Seiten? (Es gibt mehrere Antwortmöglichkeiten.)

Hier sind einige Vorschläge:

- Der **Sachinhalt** entspricht oft genau oder ungefähr dem Wortlaut der Nachricht. Hier könnte diese Seite in etwa lauten: Der Kaffee ist nicht heiß genug. Der Kaffee hat eine (zu) niedrige Temperatur.
- **Appell**: Holen Sie mir bitte einen heißen Kaffee!
- **Beziehung**: Hier gibt es viele Möglichkeiten, z. B.: Die Beziehung ist gut. Frau S. denkt: Bei Ihnen kann man auch mal etwas kritisieren, ohne dass Sie beleidigt sind.
  Oder, wieder vorausgesetzt, dass die Beziehung gut ist: Frau S. denkt: Sie nehmen mich eigentlich immer ernst und werden sich bestimmt bemühen, mir zu helfen.
  Oder: Die Beziehung ist nicht gut. Frau S. denkt: Ich hab’ mir gleich gedacht, dass das nichts wird, wenn Sie mir den Kaffee holen.
  Oder: Frau S. geht von der professionellen Beziehung zwischen ihr und Julia aus und denkt: Die Pflegerin ist dafür zuständig, dass ich heißen Kaffee bekomme.
- **Selbstoffenbarung**: Auch hier kann alles Mögliche zutreffend sein. Zunächst einmal ganz einfach: Ich mag keinen kalten Kaffee.
  Oder: Frau S. hat einen schlechten Tag. Sie denkt: Ich bin heute sowieso schon schlecht gelaunt, jetzt auch noch das.
  Oder: Frau S. denkt: Jetzt muss ich auch einmal den Mut haben, mich zu beschweren, wenn mir etwas nicht gefällt.

Eine der vier Seiten kann für die sprechende Person im Vordergrund stehen, das heißt aber noch nicht, dass dies beim Empfänger auch so ankommt. Schulz von

Thun schreibt, dass der Hörer unter Umständen eine bestimmte Seite der Nachricht besonders stark heraushört und auch dementsprechend reagiert, obwohl der Sprecher gerade diese Seite nicht betont hat.

So könnte es sein, dass Julia die Bemerkung von Frau S. als Kritik an ihrer Person auffasst (Beziehungsseite) und gekränkt reagiert, obwohl Frau S. nur einen Appell aussprechen wollte.

Aufgabe Spielen Sie einmal die folgende Szene in vier Versionen durch. Bei jeder Version steht eine andere Seite der Nachricht im Vordergrund. Überlegen Sie, wie die entsprechenden Antworten des Empfängers lauten könnten.

> Einige Tage vor einer Klassenarbeit fragt eine Altenpflegeschülerin einen Mitschüler: „Hast du schon für die Arbeit gelernt?"

10.3.3 Transaktionsanalyse

Der Psychiater und Psychotherapeut Eric Berne entwickelte die Transaktionsanalyse. Er teilte die Persönlichkeit des Menschen in drei Ich-Zustände ein: **Kind-Ich, Erwachsenen-Ich** und **Eltern-Ich.**

Ich-Zustände

- Das **Kind-Ich** (K) umfasst spontane, unkontrollierte Impulse und Gefühle sowie frühkindliche Erfahrungen und Verhaltensmuster.
- Das **Erwachsenen-Ich** (Er) ist der vernünftige, realistische Teil der Persönlichkeit, der Eindrücke bewusst und rational verarbeitet und den Umständen angemessen reagiert.
- Das **Eltern-Ich** (El) enthält Normen und Wertvorstellungen, die von den Eltern und anderen Vorbildern übernommen wurden. Dazu gehören auch Vorurteile. Das Eltern-Ich verhält sich anderen gegenüber fürsorglich, bemutternd, bevormundend, tadelnd, lobend usw.

Mit **Transaktionen** bezeichnete Berne Nachrichten, die von einem der drei Ich-Zustände zu einem Ich-Zustand einer anderen Person geschickt werden. Wird eine Nachricht von Erwachsenem-Ich zu Erwachsenem-Ich geschickt, sieht das so aus:

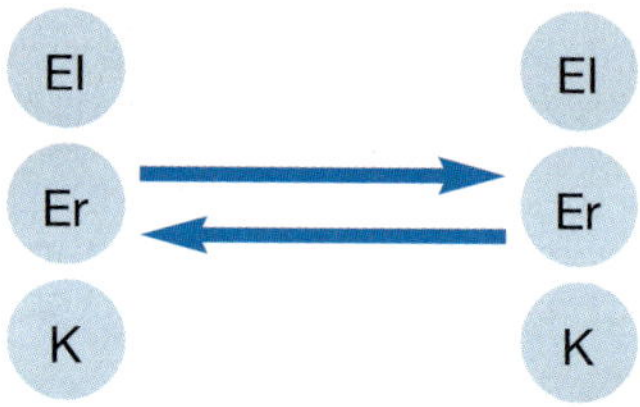

Beispiel:

Heimbewohnerin:	Wieviel Uhr ist es?
Altenpflegerin:	12 Uhr 30.

Auf die gleiche Frage hätte die Altenpflegerin auch reagieren können, indem sie von ihrem Eltern-Ich aus das Kind-Ich der Heimbewohnerin anspricht.

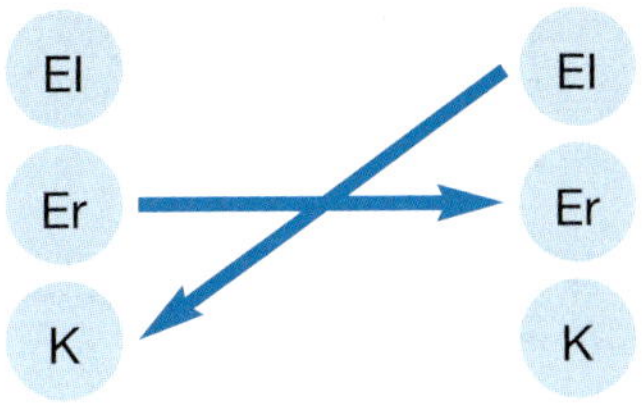

Heimbewohnerin: Wieviel Uhr ist es?

Altenpflegerin: Jetzt fragen Sie doch nicht schon wieder! Sie fragen ja alle halbe Stunde.

Die Transaktionsanalyse eignet sich gut, um immer wiederkehrende Kommunikationsmuster in der Beziehung zwischen zwei Personen aufzudecken und zu beschreiben. Diese Muster tragen erheblich dazu bei, die Gesprächspartner auf bestimmte Rollen festzulegen. Werden die Muster nicht erkannt und durchbrochen, so erstarrt die Beziehung in immer gleich verlaufenden Interaktionen, die oft bei beiden ein ungutes Gefühl hinterlassen. Für Pflegekräfte ist es daher wichtig, sich des eigenen Gesprächsverhaltens bewusst zu werden. Wenn sich z. B. im Umgang zwischen einer Pflegekraft und einem Heimbewohner ein Gesprächsstil einschleicht, bei dem vorwiegend vom Eltern-Ich der Pflegekraft zum Kind-Ich des Bewohners kommuniziert wird, kann keine gleichberechtigte, partnerschaftliche Beziehung entstehen.

10.4 Einflüsse auf den Verlauf von Gesprächen

Mit Hilfe der drei oben beschriebenen Kommunikationsmodelle können einzelne Äußerungen oder einfache kurze Dialoge in Form von Frage und Antwort analysiert werden. Die Modelle bieten auch Erklärungsansätze für das Misslingen von Kommunikation. Aber sie können die meisten Gesprächssituationen nicht umfassend beschreiben. Dazu muss man eine ganze Reihe von Faktoren einbeziehen, die den Gesprächsverlauf beeinflussen. Anhand dieser Faktoren lassen sich völlig verschiedene Gesprächsarten wie mit den Regieanweisungen eines Theaterstücks beschreiben. Bestimmend sind u. a.:[1]

- Anzahl der beteiligten Personen,
- ihre Rollen (z. B. Chef/in und Angestellte/r, alter Mensch und junger Mensch, Altenpfleger/in und Heimbewohner/in, Ehefrau und Ehemann, Mutter und Tochter ...). Merkmale wie Geschlecht, Alter, Beruf, Status etc. bestimmen, welches Verhalten von einer Person erwartet wird.
- Anlass und
- Ziel des Gespräches oder Absichten der Personen,
- ihre Beziehungen zueinander,
- ihre Bedürfnisse,
- die Umgebung (z. B. der Raum, in dem das Gespräch stattfindet) und
- der Zeitpunkt des Gesprächs.

Je nach dem Schwerpunkt, den man bei der Betrachtung eines Gesprächsverlaufs setzen möchte, kann man andere oder weitere Faktoren auflisten.

1 Vgl. Geißner 1982, S. 39.

So könnten z. B. die konkreten Bedingungen eines Gesprächs aussehen, in dem sich eine Altenpflegerin um eine Stelle bei einem privaten ambulanten Pflegedienst bewirbt:

Beteiligte Personen	**Frau A**	**Herr B**	**Frau C**
Rollen	Stellenbewerberin, Altenpflegerin mit sehr guten Zeugnissen, allein erziehende Mutter, Alter: 36 Jahre	Krankenpfleger, Sozialarbeiter, Leiter eines ambulanten Pflegedienstes, selbständiger Unternehmer, Lebenspartner von Frau C, Alter: 39 Jahre	Krankenpflegerin, Mitarbeiterin von Herrn B, geschieden, Mutter von zwei Kindern, Lebenspartnerin von Herrn B, Alter: 32 Jahre
Anlass	will wieder ins Berufsleben einsteigen, Stellenanzeige in der Zeitung	braucht Arbeitskräfte	entscheidet mit bei Personalfragen
Ziele, Absichten	möchte einen guten Eindruck hinterlassen, will Herrn B und Frau C kennenlernen, will Arbeitsbedingungen besprechen, will die Stelle bekommen	will eine gute Pflegekraft finden, will Frau A und ihre Fähigkeiten einschätzen können, will Arbeitsbedingungen besprechen	will eine gute Mitarbeiterin finden und Frau A und ihre Fähigkeiten einschätzen können, will Herrn B bei der Entscheidung beraten können
Beziehungen	kann Herrn B nicht einschätzen, findet Frau C sympathisch	hält Frau A für kompetent und sympathisch, vertraute Beziehung zu Frau C	hält Frau A für kompetent und sympathisch, vertraute Beziehung zu Herrn B
Bedürfnisse	sucht eine neue Herausforderung, sucht wegen des Kindes eine Teilzeitstelle	braucht möglichst bald eine Ganztagskraft, ist müde, hat Hunger	hat Hunger
Ort	Büro des Pflegedienstes, ein mittelgroßer, heller, mit Büromöbeln eingerichteter Raum		
Zeit	ein Freitag im September, Uhrzeit: 12.15		

Aufgaben Überlegen Sie, inwiefern die hier genannten Faktoren ausschlaggebend für den Verlauf des Gesprächs sein können.

Schreiben Sie ähnliche Einflussfaktoren als „Regieanweisungen“ für einen Flirt auf.

10.5 Missverständnisse und Kommunikationsstörungen

Mit den Erkenntnissen, die wir bis hierher über Kommunikationsprozesse gewonnen haben, können wir die Entstehung von häufigen Missverständnissen und Kommunikationsstörungen erklären. Als **Hauptursachen** von Missverständnissen finden wir meistens eine unklare, **nicht eindeutige Ausdrucksweise** des Senders oder **Fehlinterpretationen** des Empfängers. **Ursachen**

- Erinnern Sie sich an die drei Ebenen verbale, nonverbale und paraverbale Kommunikation? Wenn der verbale Ausdruck des Sprechers oder der Sprecherin dem nonverbalen oder paraverbalen Ausdruck widerspricht, kommt es zu einer Störung im Fluss der Kommunikation, da der Hörer nicht weiß, auf was er nun reagieren soll. Eine solche Situation wird auch als **double-bind (Doppelbindung)** bezeichnet. Tritt uns jemand mit gleichgültigem Gesichtsausdruck gegenüber und sagt mit eintöniger Stimme: „Ich freue mich so sehr, Sie zu sehen.", so wirkt diese Unstimmigkeit zwischen den Kommunikationsebenen befremdend. Ein double-bind liegt auch vor, wenn eine Nachricht schon allein auf der verbalen Ebene in sich widersprüchlich ist. Ein bekanntes Beispiel dafür ist die Aufforderung: „Sei spontan!"
- Missverständnisse entstehen auch, wenn der Sprecher eine der vier Seiten einer Nachricht, etwa den Appell, eigentlich in den Vordergrund rücken möchte, aber er sich nicht eindeutig ausdrücken kann oder will.
- Wenn der Hörer eine bestimmte Seite der Nachricht heraushört, obwohl dies vom Sprecher nicht beabsichtigt war, z. B. überwiegend auf dem „Beziehungsohr" hört und eine sachliche Kritik deswegen zu persönlich nimmt, ergeben sich ebenfalls Komplikationen.
- Viele Menschen haben Schwierigkeiten, mit Bestimmtheit „nein" zu sagen, wenn sie sich überfordert fühlen. Das Missverständnis, das sich daraus ergibt, besteht darin, dass andere häufig nicht die Grenzen des Zumutbaren erkennen, mit der Folge, dass diese überschritten werden.
- Fehlinterpretationen von non- und paraverbalen Signalen (deren Bedeutung selten während eines Gesprächs geklärt wird) können ebenfalls zu Missverständnissen führen.

10.6 Methoden der Gesprächsführung

Methoden der Gesprächsführung wurden entwickelt, um den Gesprächsverlauf positiv zu beeinflussen und die Gefahr von Missverständnissen zu verringern. Viele Regeln für ein gutes Gespräch sind einfach und eigentlich kennt sie jeder. Dennoch werden sie selten konsequent eingehalten. Wann haben Sie das letzte Mal ein Gespräch miterlebt, bei dem

- man sich über die Redeabfolge einig war,
- alle einander ausreden ließen und
- Zuhören genauso wichtig war wie Sprechen?

10.6.1 Metakommunikation

Metakommunikation ist Kommunikation über Kommunikation, d. h. man macht ein Gespräch, das man geführt hat, und das Gesprächsverhalten zum Thema. Im Idealfall läuft Metakommunikation folgendermaßen ab:

- Die Gesprächspartner reflektieren ihr eigenes Gesprächsverhalten und machen sich die Gefühle bewusst, die das Gespräch bei ihnen auslöste.

- Sie tauschen sich darüber aus, wie sie den Verlauf des Gesprächs wahrgenommen haben und welche Gefühle auftraten.
- Sie klären, ob und wodurch es zu Missverständnissen kam.

Doch selbst, wenn der Austausch mit dem Gesprächspartner nicht möglich sein sollte, ist der **selbstreflektierende Teil** der Metakommunikation ein konstruktives Mittel, um Ursachen für das Misslingen der Kommunikation ausfindig zu machen. Wenn man aus einem Gespräch mit dem unbefriedigenden Gefühl herausgeht, dass man nicht das erreicht hat, was man wollte, kann man das Gespräch noch einmal aus einer größeren Distanz betrachten und überlegen:

- Was war mein Anliegen?
- Wusste ich eigentlich genau, was ich mit dem Gespräch erreichen wollte?
- Ist es mir gelungen, mich so auszudrücken, dass mein Gesprächspartner verstand, was ich wollte?
- Welche Gefühle hatte ich während des Gesprächs?
- Wodurch wurden sie ausgelöst?
- Welche Vermutungen hatte oder habe ich über Gefühle und Absichten meines Gesprächspartners?
- Wie könnten meine Äußerungen auf ihn gewirkt haben?
- Mit wem kann ich über meine Eindrücke vom Ablauf des Gesprächs sprechen?

Aufgabe

Erinnern Sie sich an einen Streit in der letzten Zeit, der Sie innerlich beschäftigt hat? Können Sie die Fragen für diesen Fall beantworten? Glauben Sie, dass es möglich gewesen wäre, solche oder ähnliche Fragen während oder kurz nach der Auseinandersetzung mit der Person, mit der Sie sich stritten, zu besprechen?

10.6.2 Ich-Botschaften formulieren

In seinem Buch „Familienkonferenz" beschreibt Thomas Gordon, wie Eltern mit Hilfe von Ich-Botschaften ihre Kinder auf problematische Verhaltensweisen hinweisen können – und zwar, ohne sie zu beschimpfen, ihnen zu drohen oder ihr Selbstwertgefühl in irgendeiner Weise herabzusetzen. Die Wirkung der Ich-Botschaften zeigt sich auch bei Auseinandersetzungen zwischen Erwachsenen.

Ich-Botschaften bei Konflikten

Ich-Botschaften helfen, gemeinsame Lösungen für Konflikte zu finden, denn sie vermeiden es, den anderen zu beschuldigen oder einseitig von ihm zu verlangen, dass er sein Verhalten ändert. Sie sind so formuliert, dass die eigene Betroffenheit, die eigenen Gefühle und Wünsche erkennbar werden. Sie signalisieren dem Gesprächspartner, dass man an einer für beide Seiten annehmbaren Beilegung des Konflikts interessiert ist.

Du-Botschaften

Statt Ich-Botschaften auszusenden, verwenden wir bei einem Streit häufig **Du-Botschaften**, die dem anderen Vorwürfe machen, ihn kritisieren und fordern, dass er sich ändert. Sie tragen aber nicht dazu bei, sich gegenseitig besser zu verstehen. Es ist ein Unterschied, ob ich jemandem z. B. mit einer Du-Botschaft sage: „Du regst mich auf, weil du immer so egoistisch bist!" oder mit einer Ich-Botschaft: „Ich rege mich auf, weil ich das Gefühl habe, zu kurz zu kommen." Es ist allerdings nicht immer einfach, Ich-Botschaften zu formulieren, zumal man unter emotionaler Anspannung oft nicht auf seine Wortwahl achtet. Auch genügt es nicht, einen Satz mit „Ich habe das Gefühl, dass ..." zu beginnen, um ihn zu einer Ich-Botschaft zu machen. Viele scheinbare Ich-Botschaften sind nichts anderes als verkappte

Verkappte Du-Botschaften

Du-Botschaften, z. B. „Ich habe das Gefühl, du gibst dir keine Mühe ..." oder „Ich bin enttäuscht von dir, weil du immer ...".

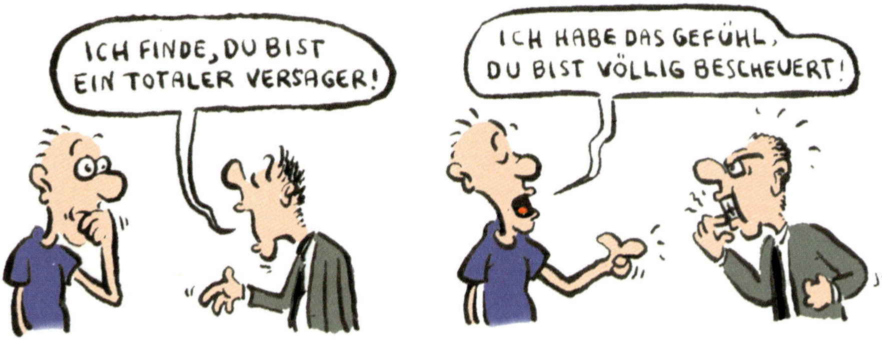
ICH FINDE, DU BIST EIN TOTALER VERSAGER!
ICH HABE DAS GEFÜHL, DU BIST VÖLLIG BESCHEUERT!

Wichtiger, als sich zu bemühen, ausschließlich in der Ich-Form zu reden, ist es, dem Gesprächspartner zu vermitteln:

- Ich möchte, dass jeder die Position des anderen versteht.
- Ich möchte, dass wir eine für beide akzeptable Lösung finden.

Ich-Botschaften in Alltagsgesprächen

Ich-Botschaften sind nicht nur ein geeignetes Mittel, um Streitigkeiten für beide Seiten zufriedenstellend beizulegen und Eskalationen zu vermeiden, sie verhelfen auch bei Alltagsgesprächen zu einer angenehmeren Atmosphäre. Denn sie sind Ausdruck eines respektvollen Umgangs miteinander, weil sie Verhaltensweisen, Einstellungen und Meinungen des Gegenübers nicht abwerten.

Aufgaben

Versetzen Sie sich bei den folgenden Beispielen in die Lage des Empfängers. Der Sender sendet Ihnen entweder Botschaft a) oder Botschaft b). Notieren Sie, welche Gefühle die Botschaften a) und b) jeweils bei Ihnen auslösen.

Während Sie ihm beim Ankleiden helfen, beginnt ein Heimbewohner, Herr M., von einem Streit mit einer Mitbewohnerin zu erzählen. Sie hören jedoch nicht sehr aufmerksam zu, weil Sie überlegen, ob Sie am Wochenende den Dienst für eine plötzlich erkrankte Kollegin übernehmen müssen. Da sagt Herr M.:
a) „Sie hören mir nie zu."
b) „Ich weiß im Moment nicht, ob ich weiterreden soll."

Sie haben sich die Haare schneiden und färben lassen und kommen mit Ihrer neuen Frisur zur Arbeitsstelle. Eine Kollegin sagt:
a) „Findest Du das etwa hübsch?"
b) „Ich glaube, mir gefiel es vorher besser."

Sie unterhalten sich mit einer Kollegin, während die Wohnbereichsleiterin einer neuen Praktikantin den Dienstplan erklärt. Plötzlich sagt die Wohnbereichsleiterin:
a) „Ihr seid ganz schön rücksichtslos."
b) „Ich kann mich nicht konzentrieren, wenn Ihr so laut redet."

Versuchen Sie, ein Konfliktgespräch, das Sie kürzlich geführt haben, zu rekonstruieren. Wie ist es verlaufen? Welche Ich- und Du-Botschaften wurden verwendet? Welche Du-Botschaften hätte man auch als Ich-Botschaften formulieren können?

10.6.3 Feed-back geben und entgegennehmen

Das englische Verb feed back heißt rückmelden (eigentlich: zurückfüttern). Wenn ich jemandem ein Feed-back gebe, teile ich ihm mit, wie sein Verhalten auf mich wirkt. Feed-back-Runden werden häufig bei Therapie- oder Selbsterfahrungsgruppen durchgeführt. Sie können aber auch in einer anderen Gruppe zur Klärung von Beziehungen, Spannungen und Konflikten oder auch zur Bewertung von Arbeitsergebnissen eingesetzt werden. Die eigene Position innerhalb eine Gruppe kann oft mit Hilfe eines Feed-backs besser eingeschätzt werden. Feed-backs können entweder auf Wunsch einzelner Gruppenmitglieder oder innerhalb einer regelmäßig gehaltenen Feed-back-Runde gegeben werden.

Wenn eine Person ein Feed-back wünscht, sollte sie sagen, zu welchem Verhalten sie die Rückmeldung erbittet, z. B.: Wie zufrieden sind Sie mit meinem Unterrichtsstil?

Mit einem Feed-back soll ein Verhalten nicht als falsch oder richtig beurteilt werden. Es ist eher als ein Angebot gedacht, die eigene Wirkung auf andere zu erfahren, zu reflektieren und gegebenenfalls – wenn man das will – auch zu ändern. Ein Feed-back hat daher nur einen Sinn, wenn es einerseits ehrlich, andererseits nicht verletzend ist. Damit ein Feed-back wirklich zur Verbesserung des Gruppenklimas und als Möglichkeit zur Selbsterfahrung genutzt werden kann, sollten einige Regeln beachtet werden.

Feed-back-Regeln

Wenn Sie ein Feed-back geben:

- Beschreiben Sie das Verhalten der Person, der Sie ein Feed-back geben wollen, sachlich und ohne es zu interpretieren. Lassen Sie Bewertungen und Vermutungen über die Ursachen des Verhaltens weg.
- Verwenden Sie Ich-Botschaften, um Ihrem Gegenüber mitzuteilen, wie sein Verhalten auf Sie wirkt.
- Fordern Sie nicht, dass ihr Gegenüber sein Verhalten ändert. Sie können ihm aber sagen, welche Schwierigkeiten Sie eventuell mit seinem Verhalten haben und warum es Ihnen wichtig ist, diese Schwierigkeiten auszuräumen.
- Ein Feed-back sollte möglichst bald gegeben werden, wenn sich die beteiligten Personen noch an das Verhalten und dessen Wirkung erinnern können.
- Ein Feed-back sollte aber auch nur dann gegeben werden, wenn die beteiligten Personen genügend Zeit haben, sich damit auseinanderzusetzen.

Wenn Sie ein Feed-back erhalten:

- Lassen Sie ihr Gegenüber ausreden und versuchen Sie, seine Gefühle zu verstehen. Fragen Sie nach, wenn Ihnen etwas unklar ist.
- Fangen Sie nicht sofort an, sich zu verteidigen oder zu rechtfertigen.
- Geben Sie ein Feed-back über das Feed-back. Teilen Sie Ihrem Gesprächspartner mit, ob Sie das Feed-back als nützlich oder verletzend empfanden.
- Vielleicht hat Ihr Verhalten auf andere Gruppenmitglieder völlig anders gewirkt als auf die Person, die Ihnen das Feed-back gab. Daher kann es sehr aufschlussreich sein, wenn Sie auch andere um ein Feed-back bitten.
- Überlegen Sie sich, ob Sie das in dem Feed-back beschriebene Verhalten ändern wollen oder nicht.

10.6.4 Themenzentrierte Interaktion

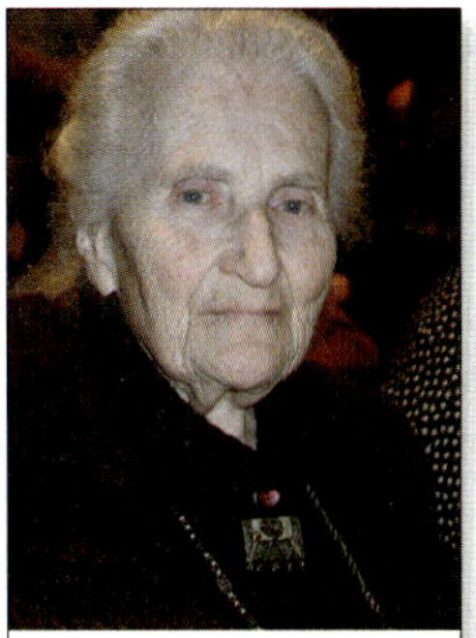

Ruth Cohn

Die themenzentrierte Interaktion (TZI) wurde von Ruth Cohn entwickelt. Sie stellte die TZI-Regeln für Gespräche auf, die in Gruppen zu einem bestimmten Thema geführt werden; sie ging zunächst von Unterrichtsgesprächen aus. **Themenzentriert** heißt das Verfahren, weil das Thema im Mittelpunkt steht. Mit **Interaktion** bezeichnet man wechselseitig aufeinander bezogenes Handeln von zwei oder mehr Personen. Damit will Ruth Cohn darauf hinweisen, dass, auch wenn das Thema im Mittelpunkt steht, die wechselseitigen Beziehungen zwischen den Gruppenmitgliedern von großer Bedeutung für den Fortgang des Gruppengeschehens sind. Mit folgender Graphik verdeutlicht sie, was sie meint:

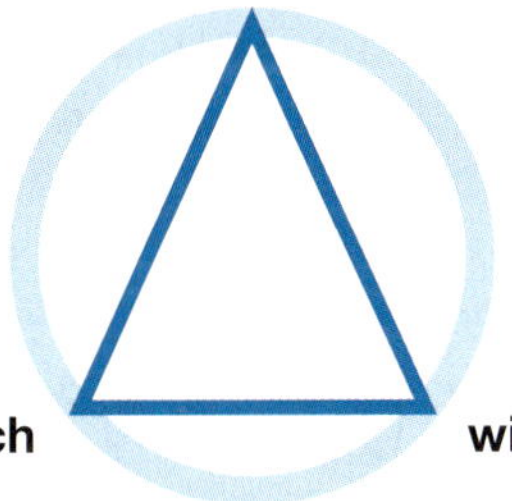

„Es“ ist das Thema, **„ich“** steht für die Befindlichkeit des Einzelnen und **„wir“** für die Gruppenbeziehungen. Das Dreieck es – wir – ich ist in eine Kugel eingebettet, die die **Umgebung** mit Bedingungen wie Ort, Zeit, geschichtlichem und sozialem Hintergrund darstellen soll. Alle diese Faktoren können die Gesprächssituation in einer Gruppe beeinflussen. Ruth Cohn ging bei ihren Überlegungen von der Erfahrung aus, dass Gefühle in Unterrichtssituationen üblicherweise nicht zur Sprache gebracht werden, selbst dann nicht, wenn sie die Aufmerksamkeit für das Thema beeinträchtigen. Sie spricht in diesem Fall von einer Überbetonung des „es“ und einer Vernachlässigung der beiden anderen Dreieckpunkte „ich“ und „wir“.

Sicherlich haben Sie selbst schon einmal erlebt, dass ein Problem aus Ihrem persönlichen Umkreis Sie auch im Unterricht gedanklich so sehr beschäftigte, dass Sie sich kaum konzentrieren konnten. Oder ein noch schwelender Streit mit einem Mitschüler hinderte Sie, sich am Unterrichtsgeschehen zu beteiligen.

Die Aufgabe eines Gruppenleiters besteht darin, für die Ausgewogenheit der Eckpunkte zu sorgen und darauf zu achten, dass „ich“ und „wir“ nicht ständig in den Hintergrund gedrängt werden, aber auch darauf, dass die Gruppe wieder zum „es“, zum Thema, zurückkehrt. Allerdings hat sich eine systematische Beachtung der TZI-Regeln in Unterrichtssituationen nicht allgemein durchgesetzt. In psychotherapeutischen Gruppen hingegen finden die Regeln recht häufig Anwendung.

Abb. David Keel, Schweiz

TZI-Regeln

Einige wichtige **TZI-Regeln** lauten:

1. Übernimm Verantwortung für dich selbst, d. h. bestimme selbst, wann du reden oder schweigen möchtest und was du sagst.
2. Störungen haben Vorrang. Mit Störungen sind Spannungen oder Probleme gemeint, die dich hindern, am Gruppengeschehen teilzunehmen. Wenn du dich nicht konzentrieren kannst, unterbrich das Gespräch und sprich über dein Problem.
3. Sprich für dich selbst. Sage nicht „wir" oder „man", sondern „ich".
4. Sei zurückhaltend damit, andere zu interpretieren.
5. Sei zurückhaltend mit Verallgemeinerungen.
6. Seitengespräche sollten möglichst in die Gruppe eingebracht werden, denn ihr Inhalt ist meist für alle wichtig und interessant.

Aufgabe

Überlegen Sie, ob es Sinn hätte, einige oder alle der hier genannten TZI-Regeln im Unterricht einzuführen. Was spricht dafür, was dagegen?

10.6.5 Partnerzentrierte Gesprächsführung

Die Prinzipien der partnerzentrierten Gesprächsführung entstammen der von Carl Rogers begründeten Gesprächspsychotherapie und wurden auch auf nicht-therapeutische Gesprächssituationen übertragen. Sie sind wichtige Voraussetzungen für das Gelingen eines Gesprächs mit einem Menschen in einer Krisensituation.

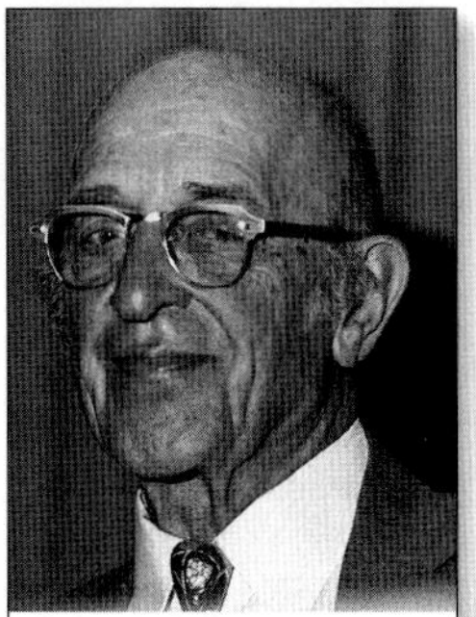
Carl Rogers

Wenn ich ein Gespräch partnerzentriert führe, bedeutet das, dass nicht *ich* mit meinen Wünschen, Absichten, Bedürfnissen und mit meiner Meinung im Mittelpunkt des Gesprächs stehe, sondern mein Gesprächspartner.

Merkmale partnerzentrierter Gesprächsführung sind:

- Man lässt dem Gegenüber Zeit, seine Gedanken zu entwickeln und erträgt es auch, wenn Pausen im Gespräch entstehen.
- Man versucht nicht, sie oder ihn abzulenken oder in eine bestimmte Richtung zu drängen.
- Man richtet die Aufmerksamkeit auch auf nonverbale und paraverbale Signale.
- Man versucht, die Gefühle des Gesprächpartners wahrzunehmen, auch wenn sie nicht ausgesprochen werden. Um Fehlinterpretationen zu vermeiden, kann man die Gefühle, die man wahrnimmt oder wahrzunehmen glaubt, ansprechen: „Hatten Sie das Gefühl, dass ... ?" oder: „War Ihnen ... zumute?". Sie können also die gefühlmäßigen Inhalte des Gesprächs versuchsweise in Worten ausdrücken (**verbalisieren**), auch wenn Ihre Gesprächspartnerin/Ihr Gesprächspartner sie nicht verbal geäußert hat. *(Randnotiz: Verbalisieren von Gefühlen)*
- Im Laufe des Gesprächs vergewissert man sich, dass man die Aussagen der Gesprächspartnerin/des Gesprächspartners richtig verstanden hat. Dies kann geschehen, indem man Äußerungen **paraphrasiert,** d. h. noch einmal mit eigenen Worten umschreibt und zusammenfasst, z. B.: „Sie meinen also ..." oder „Sie wollen damit sagen, dass ...". *(Randnotiz: Paraphrasieren)*

Abb. Dr. Peter F. Schmid, Schweiz

- Mit schnellen Ratschlägen sollte man sich zurückhalten, um der Gesprächspartnerin/dem Gesprächspartner Gelegenheit zu geben, eigene Lösungsideen darzustellen oder im Gespräch zu entwickeln.

10.6.6 Empathie, Akzeptanz, Kongruenz

Carl Rogers forderte als Voraussetzung für erfolgreiches therapeutisches Handeln, dass Psychotherapeutinnen und -therapeuten ihren Klienten mit **Empathie, Akzeptanz** und **Kongruenz** begegnen. Doch auch außerhalb therapeutischer Beziehungen und ganz besonders bei Gesprächen in Krisen sind diese Grundhaltungen wesentlich, damit Vertrauen entstehen kann.

Empathie ist Einfühlungsvermögen und -bereitschaft. Es handelt sich um die Fähigkeit und das Bemühen, die Situation, das Erleben und die Gefühle der Gesprächspartnerin/des Gesprächspartners einfühlend zu verstehen. Zeigen kann man seinem Gegenüber Empathie, indem man ihm rückmeldet, was man von seinen Gefühlen und seinem Erleben wahrgenommen hat. **Empathie**

Unter **Akzeptanz** wird eine den anderen annehmende und achtende Haltung verstanden. Der Gesprächspartner wird als einzigartiger Mensch respektiert, wie er ist. Das bedeutet auch, dass man ihm nicht eigene Wertvorstellungen und Meinungen aufdrängt. **Akzeptanz**

Mit **Kongruenz** ist eine aufrichtige, ehrliche, mit sich selbst übereinstimmende Haltung gemeint. Kongruenz wird auch mit Echtheit übersetzt. In der Mathematik spricht man von Kongruenz, wenn zwei Figuren, z. B. Dreiecke deckungsgleich sind. Davon abgeleitet könnte man sich Kongruenz bei einem Menschen auch so vorstellen, dass seine innere Einstellung sich mit seinem äußerem Verhalten deckt. **Kongruenz**

10.6.7 Aktives Zuhören

Aktives Zuhören wird oft als Voraussetzung für das Gelingen eines Gesprächs in Problemsituationen genannt. Eigentlich versteht es sich von selbst, dass ohne gegenseitiges Zuhören kein Gespräch gelingen kann und Zuhören an sich schon ein aktiver, bewusster Vorgang ist. Thomas Gordon, von dem der Ausdruck stammt, wollte jedoch durch den Zusatz **aktiv** besonders betonen, dass die zuhörende Person der sprechenden Person Interesse und Zuwendung bewusst und deutlich zeigt. Darüber hinaus bemüht sich eine Person, die aktiv zuhört, im Gesprächsverlauf zurückzumelden, inwieweit sie dem Gespräch folgen kann oder nicht. Es ging Gordon um die Rückmeldung, die der Empfänger dem Sender gibt, um sich zu vergewissern, ob er die Nachricht richtig entschlüsselt hat.

In den Fach- und Lehrbüchern ist der Begriff „aktives Zuhören“ nicht immer einheitlich definiert. Meist werden darunter verschiedene, teils von Rogers, teils von Gordon beschriebene Verhaltensweisen zusammengefasst.

Hier werden einige oft erwähnte **Merkmale** aktiven Zuhörens wiedergegeben:

- Vorausgesetzt wird **aufrichtiges Interesse** am Gesprächspartner. Darüber hinaus ist es wichtig, dieses Interesse auch deutlich zu zeigen. Man wird kaum jemanden beobachten können, der einem Gesprächspartner völlig bewegungslos und ohne einen Laut von sich zu geben, zuhört. Dies würde der redenden Person auffallen und sie verunsichern. Vielmehr können durch verbale und nonverbale Mittel **Interesse**

Minimale sprachliche Verstärker

Zuwendung und Aufmerksamkeit signalisiert werden. Verbal geschieht dies z. B. mit den in das Gespräch eingestreuten **minimalen sprachlichen Verstärkern** („ja“, „aha“, „hm“ usw.). Nonverbal signalisiert man Anteilnahme durch Blickkontakt, Kopfnicken oder eine bestimmte Körperhaltung. Dadurch, dass man sein Interesse deutlich zeigt, ermuntert man den Gesprächspartner zum Weiterreden.

Paraphrasieren

- Hinzu kommt die Technik des **Paraphrasierens von Gesprächsinhalten**, die aus der Gesprächspsychotherapie nach Rogers stammt und mit der man sich vergewissern kann, ob man den Gesprächspartner richtig verstanden hat (vgl. 10.6.5).
- Wichtig ist auch, auf nonverbale und paraverbale Signale zu achten, die etwas über die Gefühle des Gesprächspartners aussagen können, auch wenn diese nicht direkt geäußert werden. Auch bezüglich der Gefühle kann der Empfänger dem Sender zurückmelden, welche Nachricht bei ihm angekommen ist und so feststellen, ob seine Wahrnehmung richtig war. Das **Verbalisieren der Gefühle** des Gesprächspartners ist ebenfalls eine Technik aus Rogers' Gesprächspsychotherapie und hat zweierlei Wirkung: Es verhindert einerseits Fehlinterpretationen und es zeigt andererseits dem Gesprächspartner, dass er auch dort verstanden wird, wo Worte manchmal fehlen (vgl. 10.6.5).

Verbalisieren von Gefühlen

- Das aktive Zuhören ist ein **Zuhören** und kein Senden eigener Botschaften wie Meinungen, Ratschläge, Beurteilungen usw.

10.6.8 Was häufig falsch gemacht wird

Ich komme nun zu einigen Verhaltensweisen, die die Kommunikation erheblich stören und insbesondere Gespräche über Probleme abblocken können.

- Ein Gespräch mit einem Menschen in Schwierigkeiten sollte nicht unter **Zeitdruck** geführt werden. Wenn Sie am Bett von Frau M., die gerade anfängt zu erzählen, dass sie sich im Heim schlecht einleben kann, daran denken, dass Sie sich beeilen müssen, weil Herr X. schon auf Sie wartet, können Sie sich nicht wirklich auf das Gespräch einlassen. Es ist dann besser, Frau M. die Lage zu erklären und mit ihr einen günstigeren Zeitpunkt, der dann auch eingehalten werden sollte, zu vereinbaren.
- Wer mit Floskeln wie „Es gibt Schlimmeres“ oder „Das geht schnell wieder vorbei“ auf die Schilderung eines Problems reagiert, verkleinert es und behandelt es, als ob es unwichtig wäre. Diese Verhaltensweise wird **bagatellisieren** genannt.
- Auch das **Generalisieren** (Verallgemeinern) wird von den Betroffenen nicht als besonders trostreich empfunden. Äußerungen wie „Das haben andere auch“ oder „Im Alter müssen alle mit diesen Schwierigkeiten rechnen“ sind Beispiele für Generalisierungen.
- Wer moralisiert, verurteilt das Verhalten des Gesprächspartners, weil es eigenen Wertmaßstäben widerspricht. Wenn z. B. eine Heimbewohnerin einer Altenpflegerin anvertraut, dass sie manchmal Suizidgedanken habe und die Altenpflegerin antwortet: „So etwas dürfen Sie nicht denken“, handelt es sich um **moralisieren**.
- Eine immer noch beobachtete Unsitte bei medizinisch-pflegerischen Informationsgesprächen (aber auch bei anderen Gesprächen) ist der allzu häufige und verallgemeinernde Einsatz des Pronomens „wir“: „Wie geht's uns denn heute?“ „Jetzt müssen wir noch unsere Tabletten nehmen“, „Jetzt müssen wir einen Moment

tapfer sein" oder Ähnliches. Die folgende kleine Szene – ein schönes Beispiel für eine schlagfertige Reaktion – spielte sich in einer Zahnarztpraxis ab:

> Nach der Betäubungsspritze beim Zahnarzt wird einer Patientin plötzlich schlecht und schwindlig, der Schweiß bricht ihr aus. Der Zahnarzt bringt den Behandlungsstuhl in eine flach liegende Position und unterbricht die Behandlung. Nach einigen Minuten geht es der Patientin besser, die Behandlung kann fortgesetzt werden.
> Zahnarzt: „Wir sind ein bisschen kollabiert."
> Patientin: „Ach, ist Ihnen auch so schlecht?"

Kennen Sie weitere Verhaltensweisen, die ein Gespräch über Probleme rasch ersterben lassen? Haben Sie selbst schon die Erfahrung gemacht, dass bestimmte Reaktionen Sie ganz schnell zum Schweigen bringen? **Aufgabe**

10.7 Gesprächssituationen in der Altenpflege

Wenn man Ziele und Anlässe von Gesprächen im Berufsfeld Altenpflege betrachtet, kann man u. a. folgende Gesprächssituationen unterscheiden:

- Gespräche über Alltägliches, „Small talk"
- Informationsgespräche, z. B. bei der Schichtübergabe
- Anleitungsgespräche
- Beratungsgespräche
- Konfliktgespräche
- Gespräche in Krisensituationen

Man kann Gespräche auch nach den beteiligten Personen einteilen, z. B. in Angehörigengespräch, Teamgespräch usw.

Im Folgenden werden einige Gesprächssituationen beschrieben, die in der Altenpflege häufig vorkommen. Für alle Gespräche gilt, dass die routinierteste Beherrschung von Gesprächsführungstechniken fehlendes Interesse und mangelnde Akzeptanz nicht ausgleichen kann. Spezielle Anforderungen stellen Gespräche in Krisensituationen und die Kommunikation mit Menschen, die sich verbal nicht äußern können.

- **Gespräche über Alltägliches**, die der Unterhaltung dienen, sollten keineswegs als überflüssig oder unwichtig angesehen werden. Sie sind geeignet, sich gegenseitig kennenzulernen, Beziehungen aufrecht zu erhalten und das menschliche Grundbedürfnis nach Kommunikation zu erfüllen. Pflegesituationen gestalten sich für beide Seiten lockerer, wenn sie von einer angenehmen Unterhaltung begleitet werden.
- **Informationsgespräche** vermitteln Wissen, z. B. wenn die Notwendigkeit und Durchführung von Pflegemaßnahmen und medizinischen Behandlungen erklärt wird oder einer neuen Mitarbeiterin die Einrichtung gezeigt wird. Ein gutes Informationsgespräch setzt voraus, dass man nicht gestört wird und genügend Zeit mitbringt, um auch auf Rückfragen eingehen zu können. Man sollte beim Wissensstand der zu informierenden Person ansetzen, verständlich und klar formulieren, gegebenenfalls Fachausdrücke erklären und sich während und zum Schluss des Gesprächs vergewissern, dass die Informationen richtig aufgenommen wurden. Außerdem muss man wissen, wer welche Informationen geben kann und darf, und

muss entsprechend weitervermitteln können. So sind Pflegekräfte nicht berechtigt, über Krankheiten aufzuklären, sondern dies ist Aufgabe der Ärzte.

- **Interdisziplinäre Teamgespräche** sind Informationsgespräche zwischen verschiedenen Berufsgruppen, z. B. Pflege, Physiotherapie, Ergotherapie, Medizin, Sozialarbeit, die bei Behandlung und Pflege zusammenarbeiten. Der Austausch im interdisziplinären Team führt zu einer ganzheitlichen Sichtweise mit umfassender Kenntnis der Situation der zu Pflegenden. Weitere Vorteile sind, dass Expertenwissen aus unterschiedlichen Fachgebieten zusammengeführt wird, die Pflege gemeinsam geplant wird und einzelne Interventionen entsprechend der individuellen Situation der zu Pflegenden aufeinander abgestimmt werden können. Voraussetzungen für das Gelingen der interdisziplinären Zusammenarbeit sind
  - regelmäßige Besprechungen,
  - Gleichberechtigung der Berufsgruppen,
  - Bereitschaft, gemeinsam Entscheidungen zu treffen und diese in die Praxis umzusetzen
  - Beachtung von Regeln der Gesprächsführung,
  - Protokollierung der Entscheidungen.
- Das **Übergabegespräch** ist das notwendige Informationsgespräch, das regelmäßig beim Schichtwechsel geführt wird. Da es schichtüberlappend stattfindet, muss für die Zeit des Gesprächs ein Bereitschaftsdienst organisiert sein. Inhalte des Übergabegesprächs sind
  - Informationen über neu eingezogene Bewohnerinnen und Bewohner, bzw. bei ambulanten Pflegediensten über neue Kundinnen und Kunden,
  - Veränderungen und Auffälligkeiten des Gesundheitszustandes der zu Pflegenden,
  - Weiterleitung von Aufgaben,
  - Klärung von Fragen,
  - Besprechung der Dokumentation,
  - sonstige organisatorische Absprachen.

  Zu beachten ist, dass Informationen über die zu Pflegenden sachlich und neutral formuliert werden und Datenschutzregelungen eingehalten werden.
- **Anleitungsgespräche** haben zum Ziel, dass etwas erlernt wird. Im Berufsfeld Altenpflege geht es meistens um drei Anleitungssituationen:
  - Eine Pflegekraft unterstützt einem alten Menschen beim Wiedererwerb von Alltagskompetenzen.
  - Eine Pflegekraft zeigt Angehörigen, wie sie eine zu pflegende Person unterstützen können.
  - Eine examinierte Pflegekraft bzw. eine Praxisanleiterin weist eine Praktikantin oder Auszubildende in bestimmte Pflegehandlungen ein.

  Insbesondere in der Ausbildung ist es notwendig, sich bei Anleitungen an einen systematischen Ablauf zu halten, z. B.
  1. Erklären
  2. Vormachen
  3. Nachahmen
  4. Analyse, Nachgespräch

  Wenn sich im Nachgespräch gezeigt hat, dass die Handlung korrekt ausgeführt wird, kann sie in der Folgezeit geübt und später erneut überprüft werden.
- **Beratungsgespräche** enthalten viele Elemente des Informationsgesprächs, gehen aber etwas darüber hinaus. Die ratsuchende Person wendet sich mit einem

Problem an jemanden, den sie für kompetent hält. Sachbezogene Informationen sind nützlich, es gilt aber noch, eine Lösung zu entwickeln. Dabei ist es wichtig, den anderen darin zu unterstützen, seinen eigenen Weg zu finden und dies auch dann zu akzeptieren, wenn man selbst das Problem ganz anders angehen würde. Wie beim Informationsgespräch muss unter Umständen an zuständige Stellen und Fachleute weitervermittelt werden.

- Bei **Konfliktgesprächen** steht ein Streitpunkt im Vordergrund. Um zu einem für alle Beteiligten zufriedenstellenden Ergebnis zu kommen, müssen zunächst die gegensätzlichen Positionen klar dargestellt und anschließend verschiedene Lösungsmöglichkeiten diskutiert werden. Die Bereitschaft, auf die Argumente der Gegenseite einzugehen und eine gemeinsame Lösung zu finden, ist ausschlaggebend für einen konstruktiven Verlauf.

10.7.1 Gespräche mit alten Menschen in Krisensituationen

Als Altenpflegerin oder Altenpfleger werden Sie sehr wahrscheinlich öfters damit konfrontiert werden, dass ein alter Mensch, der ein Problem zu bewältigen hat, das Gespräch mit Ihnen sucht. Denn Sie sind eine regelmäßige, schnell erreichbare, eventuell auch vertraute und manchmal sogar die wichtigste Kontaktperson.

Probleme älterer Menschen

- Die Probleme älterer Menschen stehen oft im Zusammenhang mit einem oder mehreren derjenigen kritischen Lebensereignisse, die im Alter mit relativ großer Wahrscheinlichkeit und manchmal auch gehäuft auftreten, z. B. Austritt aus dem Berufsleben, Krankheit, Tod des Lebenspartners/der Lebenspartnerin, Verlust der vertrauten Umgebung.
- Probleme können sich – wie in anderen Lebensphasen auch – im täglichen Umgang mit Mitmenschen ergeben.
- Zeiten, in denen ein Mensch verstärkt – vielleicht zum wiederholten Mal – vergangene Geschehnisse und Entscheidungen überdenkt, können, je nach Ergebnis der Lebensbilanz, die gezogen wird, in einer Krise gipfeln.

Um einen alten Menschen bei der Bewältigung einer Problemsituation wirksam zu unterstützen, genügt es nicht, auf Alltagswissen oder Erfahrungen aus dem persönlichen Bereich (obwohl diese oft hilfreich sind) zurückzugreifen. Man braucht außer Interesse am Gesprächspartner und der Bereitschaft zuzuhören, Kenntnisse der Lebenssituation älterer Menschen und der Gesprächsführung. Zudem ist es für Pflegekräfte wichtig, realistisch einschätzen zu können, in welchen Fällen sie der betroffenen Person mit einem Gespräch weiterhelfen können und in welchen Fällen sie Fachleute aus anderen Berufsgruppen einbeziehen sollten.

Aufgabe

Nehmen Sie sich einige Minuten Zeit und überlegen Sie, wie es Ihnen geht, wenn ein alter Mensch mit Ihnen über ein Problem reden möchte.

- Haben Sie im Allgemeinen Zeit und Bereitschaft, auf ihn einzugehen?
- Glauben Sie, dass Sie ihm eine Hilfe sein können? Wenn ja, wodurch? Wenn nein, warum nicht?
- Fühlen Sie sich überfordert? Wenn ja, wodurch?

Gefühl der Überforderung

Das Gefühl der Überforderung kann leicht und aus verschiedenen Gründen entstehen:

- Altenpflegerinnen und Altenpfleger sind häufig dann überfordert, wenn sie von den Anforderungen des Berufsalltags so in Anspruch genommen werden, dass sie einem alten Menschen in einer Problemsituation nicht zuhören können, ohne gleichzeitig mit schlechtem Gewissen daran zu denken, welche Aufgaben noch zu erledigen sind. Würden sie jedoch das Gespräch abbrechen, hätten sie ebenfalls ein schlechtes Gewissen. Dies ist ein typisches Beispiel für einen **Intrarollenkonflikt**, d. h. einem Konflikt, der sich daraus ergibt, dass an den Inhaber einer beruflichen oder anderen Rolle einander widersprechende Erwartungen gestellt werden. Einerseits sollen die Pflegetätigkeiten in knapp bemessener Zeit gründlich und vollständig durchgeführt werden, andererseits sollen die Pflegekräfte auf die psychosozialen Bedürfnisse der zu Pflegenden eingehen, denn der Altenpflegeberuf definiert sich als sozialpflegerischer Beruf mit einem ganzheitlichen Verständnis von Pflege. Das Eingehen auf psychosoziale Bedürfnisse, z. B. auf das Bedürfnis, sich in einer Problemsituation aussprechen zu können, lässt sich jedoch nicht leicht in einen vorgegebenen Zeitrahmen pressen.

- Das Gefühl der Überforderung entsteht auch oft dadurch, dass man sich selbst unter Umständen sehr hilflos vorkommt, wenn man einem Menschen in einer Krise zuhört. Wir wollen helfen, und helfen heißt im Verständnis vieler Menschen: etwas unternehmen oder einen Rat geben, um die Situation zu verändern. Andernfalls haben wir das **Gefühl zu versagen**. Gleichzeitig wissen wir, dass in vielen Fällen zunächst weder Ratschläge noch Aktivitäten etwas bewirken können. Das sind die z. B. Fälle, in denen der betroffene Mensch sich mit einer unveränderbaren Situation auseinandersetzen muss und eine verständnisvolle Person sucht, mit der er über seine Ängste und Verzweiflung sprechen kann. Wenn sich z. B. ein schwer erkrankter alter Mensch an Sie wendet und über seine Angst vor dem Sterben spricht, helfen Sie ihm zunächst wahrscheinlich am besten dadurch, dass Sie diesem Thema und den damit verbundenen Gefühlen nicht ausweichen.
- Damit sind wir bei einem dritten Punkt, der häufig mit dem Gefühl der Überforderung zusammenhängt. Wir können die starken Emotionen, die in **Grenzsituationen** auftreten, bei anderen nur so weit wahrnehmen und zulassen, wie wir sie bei uns selbst nicht verdrängen müssen. Wenn sich eine Altenpflegerin nicht mit dem vielleicht Angst auslösenden Gedanken an das Sterben auseinandersetzen will, wird sie wahrscheinlich eher versuchen, einen schwer kranken Menschen, der ihr seine Gefühle mitteilen will, aus diesen Gefühlen herauszuführen, als ihn in diesen Gefühlen zu akzeptieren und zu begleiten.
- Das Gefühl der Überforderung kann aber auch dadurch aufkommen, dass man mit psychischen Reaktionen konfrontiert wird, die therapiebedürftig sind. In diesem Fall ist jede Person ohne entsprechende Ausbildung und Behandlungsbefugnis überfordert. Das Gespräch zwischen einem alten Menschen, der sich in einer Krise befindet, und einer Pflegekraft kann und darf kein eventuell notwendiges Therapiegespräch ersetzen. Dies würde die Kompetenzen der Pflegekraft deutlich überschreiten. Gespräche zwischen Pflegekräften und alten Menschen in Krisensituationen dienen nicht dazu, **psychische Erkrankungen** zu behandeln, sondern einen Mitmenschen bei der Bewältigung einer schwierigen Lage unterstützen.

Gefühle der Überforderung sollten nicht einfach beiseite geschoben werden, sondern als Hinweis zum aufmerksamen **Umgang mit den eigenen Belastungsgrenzen** ernst genommen werden. Im Altenpflegeberuf lässt sich die Beschäftigung mit den z. T. gravierenden Problemen anderer Menschen nicht vermeiden. Eine gute Ausbildung, Fortbildungen und der fachliche Austausch mit Kolleginnen und Kollegen und Mitarbeiterinnen und Mitarbeitern aus anderen Berufsgruppen können den Pflegekräften professionelle Möglichkeiten aufzeigen, den hohen sozialen Anforderungen ihres Berufs gerecht zu werden, ohne das eigene psychische Wohlbefinden zu gefährden.

Information und Beratung bei Problemen

Es gibt natürlich auch die Fälle, in denen man über einfühlendes Zuhören hinaus etwas für einen Menschen in einer Krise tun kann: wenn man feststellt, dass z. B. sachliche Informationen fehlen oder die Veränderung pflegerischer oder organisatorischer Maßnahmen die Situation erleichtern könnte. Hier vermischt sich das Krisengespräch mit einem Informations- oder einem Beratungsgespräch, wobei darauf geachtet werden muss, dass Bedenken und Ängste der Rat suchenden Person auch wirklich ausgesprochen werden können und nicht sofort mit gutgemeinten Ratschlägen und schnellen Lösungsvorschlägen überdeckt werden. Das heißt, dass der betroffenen Person Zeit gelassen werden muss, ihre Lage darzustellen und dass ihre Gefühle ernst genommen werden müssen.

Es gilt, in jedem einzelnen Fall, in dem ein Mensch mit Ihnen über seine Probleme spricht, sich bewusst zu machen:

- Geht es darum, dass er sich mit einer nicht veränderbaren Situation auseinandersetzen muss? Sucht er jemanden, der ihm zuhört, ihn akzeptiert und seine Lage nachvollziehen kann? In einem solchen Fall hilft es nichts, krampfhaft zu überlegen: Was soll ich ihm sagen? Was kann ich machen? Ich kann ihm vielleicht sogar am besten helfen, indem ich gar nichts sage oder mache, sondern für ihn da bin, aufmerksam und offen bin und seinen Gefühlen nicht ausweiche.
- Oder geht es – eventuell zusätzlich – darum, dass er Beratung und Informationen sucht, um seine Situation besser bewältigen zu können? Kann ich ihm die entsprechenden Informationen geben? Kann ich ihm den Kontakt zu Personen vermitteln, die in seinem Fall zuständig oder Experten sind? Verstehe ich, was er will und braucht? Es ist wichtig, im Team und mit anderen Berufsgruppen (z. B. Ärzten, Sozialarbeiterin) zu besprechen, was zu unternehmen ist.

Aufgabe

Können Sie sich an eine Zeit erinnern, in der Sie selbst von einem kritischen Lebensereignis betroffen waren? Haben Sie damals Gespräche über Ihre Situation geführt? Welche Reaktionen und Verhaltensweisen Ihrer Gesprächspartnerinnen oder -partner empfanden Sie als hilfreich, welche nicht?

Gesprächsführungsmethoden in Krisensituationen

Auch ein hilfsbereiter und wohlmeinender Gesprächspartner kann durch ungeschickte Gesprächsführung den Zugang zu einem Menschen, der sich in einer Krise befindet, verlieren. Gerade bei einem helfenden Gepräch ist es daher wichtig, Gesprächsführungsmethoden zu beherrschen, die Vertrauen fördern. Zu diesen Methoden ist zu bemerken, dass sie nur dann hilfreich sind, wenn sie mit **echtem Interesse** am Gesprächspartner einhergehen. Selbst die perfekteste Gesprächsführungstechnik garantiert nicht das Gelingen eines Gesprächs, sondern wirkt aufgesetzt, wenn Einfühlungsvermögen und Akzeptanz fehlen. Der Einsatz antrainierter Reaktionen ohne die Bereitschaft oder Fähigkeit, sich auf den anderen einzustellen, nimmt einem Gespräch die Lebendigkeit. Bei gegenseitigem Vertrauen hingegen ist es oft möglich, „Fehler" bei der Gesprächsführung zu korrigieren, während man miteinander spricht.

Geeignete Methoden sind die partnerzentrierte Gesprächsführung und aktives Zuhören. Voraussetzungen für ein Gelingen des Gesprächs sind Empathie, Akzeptanz und Kongruenz.

10.7.2 Kommunikation mit Menschen, die sich verbal nicht äußern können

Eine Situation, die besondere Sensibilität erfordert, ist die Kommunikation mit Menschen, die nicht bzw. nicht mehr sprechen können. Wenn ein schwer erkrankter Mensch nicht mehr sprechen kann, heißt das noch nicht, dass er nichts versteht und schon gar nicht, dass er nichts empfindet. Es ist also grundsätzlich falsch und nicht achtsam, z. B. das Zimmer eines Menschen, der im Koma liegt, zu betreten mit der inneren Haltung: „Er kriegt sowieso nichts mehr mit." Es ist ganz im Gegenteil angebracht, ihn anzureden und mit ihm zu sprechen, auch wenn er nicht antworten kann.

Auf der Ebene nonverbaler Kommunikation ist es Pflegekräften möglich, mit Menschen, die sich verbal nicht mehr ausdrücken können, in Kontakt zu treten:

- Die Pflegekräfte können sich auf Mimik, Bewegungen und Laute der pflegebedürftigen Person konzentrieren und darauf reagieren.
- Sie können Achtung, Hilfsbereitschaft und Zuverlässigkeit durch behutsame, einfühlende Pflege ausdrücken.

10.8 Wiederholen und Vertiefen

1. *Nonverbale Signale sind oft nicht eindeutig zu entschlüsseln. Stellen Sie, am besten in einer Kleingruppe, so viele Interpretationen wie möglich für die folgenden (oder andere) nonverbalen und paraverbalen Signale zusammen.*
   Was kann es bedeuten, wenn eine Person stottert,
   errötet,
   die Hände in die Hüften stemmt,
   zittert,
   das Kinn in die Hand stützt,
   die Arme ausbreitet,
   mit sehr leiser Stimme spricht?
2. *Erarbeiten Sie ein kurzes Referat über Unterschiede in der Körpersprache von Männern und Frauen.*
3. *Die Antwort auf die Frage „Wie geht's?" lautet häufig: „Gut." Diese Antwort kann aber durchaus unterschiedliche Bedeutungen haben. Versuchen Sie, mit paraverbalen und nonverbalen Mitteln der Antwort „Gut" folgende Färbungen zu geben:*
   a) „Nicht besonders."
   b) „Darüber möchte ich jetzt nicht reden."
   c) „Ausgezeichnet."
4. *Erklären Sie die Axiome von Watzlawick mit Beispielen.*
5. *Das Sender-Empfänger-Modell beschreibt Kommunikation wie einen Vorgang der Informationsübermittlung aus der Nachrichtentechnik. Es verwendet auch das entsprechende Vokabular. Kann der Prozess des miteinander Sprechens mit der Übertragung von Signalen von einem Gerät zu einem anderen verglichen werden? Welchen Nutzen bringt das Sender-Empfänger-Modell für das Verständnis der menschlichen Kommunikation? Versuchen Sie eine begründete Kritik.*
6. *Erklären Sie das Kommunikationsmodell „Die vier Seiten einer Nachricht" von Schulz von Thun.*

7. *Ein häufig zitiertes Beispiel von Schulz von Thun ist die folgende Szene[1]:*

   Ein Ehepaar sitzt abends vor dem Fernseher. Da sagt der Mann: „Erna, das Bier ist alle."

   Wie könnten die vier Seiten dieser Nachricht lauten? Wie antwortet Erna auf die vier Seiten?
8. *Erklären Sie das transaktionsanalytische Kommunikationsmodell von Berne.*
9. *Analysieren Sie einen kurzen Dialog aus Ihrem Arbeitsfeld nach dem transaktionsanalytischen Modell.*
10. *Überlegen Sie, welche Faktoren den Verlauf eines Gesprächs zwischen einer Altenpflegerin im Alter von 23 Jahren und einem 84-jährigem Heimbewohner beeinflussen können.*
11. *Was ist Metakommunikation?*
12. *Diskutieren Sie die Brauchbarkeit der TZI-Regeln.*
13. *Erklären Sie die Begriffe Empathie, Akzeptanz und Kongruenz.*
14. *Wodurch ist eine partnerzentrierte Gesprächsführung gekennzeichnet?*
15. *Bitte lesen Sie noch einmal nach, was unter 10.6.8 zum verallgemeinernden Einsatz des Pronomens „wir" in Informations- und anderen Gesprächen steht. Was ist an einem solchen Gesprächsverhalten zu kritisieren? Was bewirkt es bei der angesprochenen Person?*
16. *Reagieren Sie auf die folgenden Äußerungen mit aktivem Zuhören. Geben Sie dabei jeweils an, ob Sie paraphrasieren oder Gefühle verbalisieren und warum.*
    - *Bewohnerin Frau S.: „Hier im Heim kann ich nichts machen, als nur herumsitzen. Wozu soll ich morgens überhaupt aufstehen?"*
    - *Bewohner Herr D.: „Ich möchte nicht im Rollstuhl in die Caféteria. Da sehen alle, wie es mir geht."*
    - *Frau H.: „Wenn mein Mann noch da wäre, wäre für mich alles einfacher."*
    - *Herr T.: „Meinen Wein brauche ich abends. Sonst kommen die schweren Gedanken und ich kann nicht einschlafen."*

Fallbeispiel:

Anna S., 71 Jahre, ist Witwe, hat keine Kinder und wohnt alleine in einem kleinen Reihenhaus. Sie leidet an Arthrose in beiden Kniegelenken.

Bis zum Alter von 63 Jahren arbeitete Frau S. in einer Bibliothek. Zu Beginn ihres Lebens als Rentnerin fühlte sie sich nicht ausgelastet. So kam sie auf die Idee, einen Bibliotheksservice für das örtliche Altenheim zu organisieren. Zusammen mit anderen Ehrenamtlichen sammelte sie ausrangierte Bücher und brachte diese einmal wöchentlich zum Ausleihen in die Zimmer von interessierten Bewohnerinnen und Bewohnern. Außerdem veranstaltete sie Lesungen und Buchvorstellungen im Heim. Bald hatte sie so viel zu tun, dass ihr Mann sich manchmal beschwerte, dass sie kaum noch Zeit für ihn habe.

1 Schulz von Thun 1986, S. 32.

Als Anna S. 69 Jahre alt war, erkrankte ihr Mann unheilbar an Krebs. Frau S. übernahm die Grundpflege ihres Mannes. Er sagte, er wolle sich nur, wenn es sich nicht vermeiden ließe, von Fremden anfassen lassen. Mit der Behandlungspflege wurde der ambulante Pflegedienst „Optima" beauftragt. Frau S. gab ihre Mitarbeit im Bibliotheksservice auf. Sie wollte ihren Mann nicht so oft alleine lassen. Mit der Altenpflegerin Tanja, einer Mitarbeiterin des Pflegedienstes, verstand sich Frau S. besonders gut. Tanja kümmerte sich nicht nur um Herrn S., sondern fand auch immer ein aufmunterndes Wort für Frau S. und half ihr, wenn es Schwierigkeiten bei der Grundpflege gab.

Nachdem Anna S. ihren Mann etwa ein Jahr gepflegt hatte, erlitt sie einen Bandscheibenvorfall. Sie wurde in ein Krankenhaus eingewiesen, der Pflegedienst „Optima" übernahm für diese Zeit auch die Grundpflege ihres Mannes. Während dieses Krankenhausaufenthalts starb Herr S.

Auf ihrem Weg vom Büro des Pflegedienstes „Optima" nach Hause fährt Altenpflegerin Tanja fast jeden Tag am Haus ihres früheren Patienten Herrn S. vorbei. Etwa ein Jahr nachdem Herr S. gestorben war, entschloss sich Tanja eines Abends zu einem spontanen Besuch bei Anna S. Es entwickelt sich das folgende Gespräch zwischen Tanja und Frau S.:

Tanja: Wie geht es Ihnen denn inzwischen?

Frau S.: Ach, ich kann mich zu nichts aufraffen. Ich gehe kaum noch aus dem Haus, weil die Arthrose schlimmer geworden ist. Da kann man wohl nichts gegen machen.

Tanja: Ich kann Ihnen ja ab und zu etwas vom Supermarkt mitbringen, wenn es Ihnen nicht gut geht.

Frau S.: Es sind ja nicht nur die Schmerzen. Nachts liege ich wach, weil ich immer daran denken muss, dass mein Mann gestorben ist, als ich im Krankenhaus war. Das bedrückt mich sehr.

Tanja: Wir haben uns damals viel Mühe gegeben. Glauben Sie denn, dass wir Ihren Mann nicht gut genug gepflegt haben?

Frau S.: Doch, Sie haben das natürlich gut gemacht. Es war mein Fehler, ich hätte ihn nicht allein lassen dürfen. Vielleicht wollte er mir noch etwas sagen. Jetzt ist es zu spät.

Tanja: Sie sollten sich keine Vorwürfe machen. Sie müssen einfach wieder aktiver werden. Wollen Sie nicht wieder mit dem Bibliotheksservice anfangen?

Frau S.: Ich habe schon einmal dort angerufen. Da habe ich erfahren, dass jetzt ganz andere Leute mitarbeiten, die sind alle jünger als ich. Da passe ich jetzt nicht mehr dazu, das ist vorbei.

Aufgaben zum Fallbeispiel

1. a) Erläutern Sie das Kommunikationsmodell „Vier Seiten einer Nachricht".
b) Analysieren Sie die folgenden Reaktionen Tanjas nach diesem Kommunikationsmodell:
- Ich kann Ihnen ja ab und zu etwas vom Supermarkt mitbringen ...
- Glauben Sie denn, dass wir Ihren Mann nicht gut genug gepflegt haben?
Mit welchen „Ohr" hat Tanja jeweils zugehört?

2. a) Stellen Sie die Äußerungen von Frau S. zusammen, bei denen aktives Zuhören eine sinnvolle Reaktion wäre.
b) Wie können Sie auf diese Äußerungen einfühlend reagieren?

3. Üben Sie ein partnerzentriertes Gespräch mit Frau S. im Rollenspiel.

Anregungen

1. Überlegen Sie Regeln zur Gesprächsführung, die das Arbeitsklima während einer Teamsitzung mit Ihren Kolleginnen und Kollegen positiv beeinflussen können.

2. Üben Sie unterschiedliche Formen von Gesprächen zwischen einer Pflegekraft und einem alten Menschen in Rollenspielen. Wählen Sie Themen, mit denen Sie in ihrem Arbeitsbereich konfrontiert werden. Wenn Sie Dreiergruppen bilden, können zwei Personen die Rollen der beiden Gesprächspartner übernehmen, die dritte Person kann den Gesprächsverlauf beobachten und in Stichworten protokollieren.

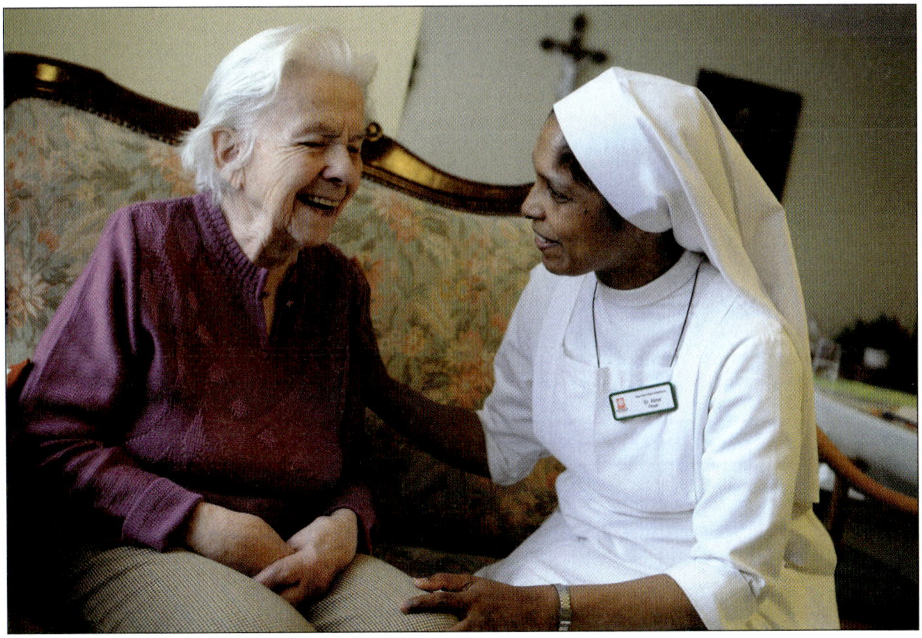

11 Gruppenprozesse verstehen und Gruppenaktivitäten unterstützen

Liebe Altenpflegeschülerin, lieber Altenpflegeschüler,

Einleitung *der erste Teil dieses Kapitels handelt von dem Beziehungsgefüge, das entsteht, sobald eine Anzahl von Menschen eine Gruppe bildet. Wichtige Grundbegriffe der Gruppensoziologie werden erklärt und typische Entwicklungsphasen von Gruppen beschrieben. Mit diesen Informationen kann das Gruppengeschehen analysiert und besser verstanden werden. In jeder Gruppenphase stehen andere Bedürfnisse der Gruppenmitglieder im Vordergrund und die Beziehungen untereinander verändern sich immer wieder. So ergeben sich für die Gruppenleitung immer wieder neue Aufgaben. Sie werden einige bewährte Methoden kennenlernen, die Sie in den verschiedenen Gruppenphasen einsetzen können, um Gruppenaktivitäten zu unterstützen und ein gutes Gruppenklima zu fördern. Im zweiten Teil des Kapitels geht es um ältere Menschen als Gruppenmitglieder und spezielle Angebote für diese Zielgruppe. Abschließend wird ein Beispiel aus der Praxis vorgestellt: Ein Interview mit dem Redaktionsteam einer Heimzeitung zeigt, wie eine selbst bestimmte und daher als sinnvoll empfundene Gruppenarbeit in einer stationären Einrichtung durchgeführt werden kann.*

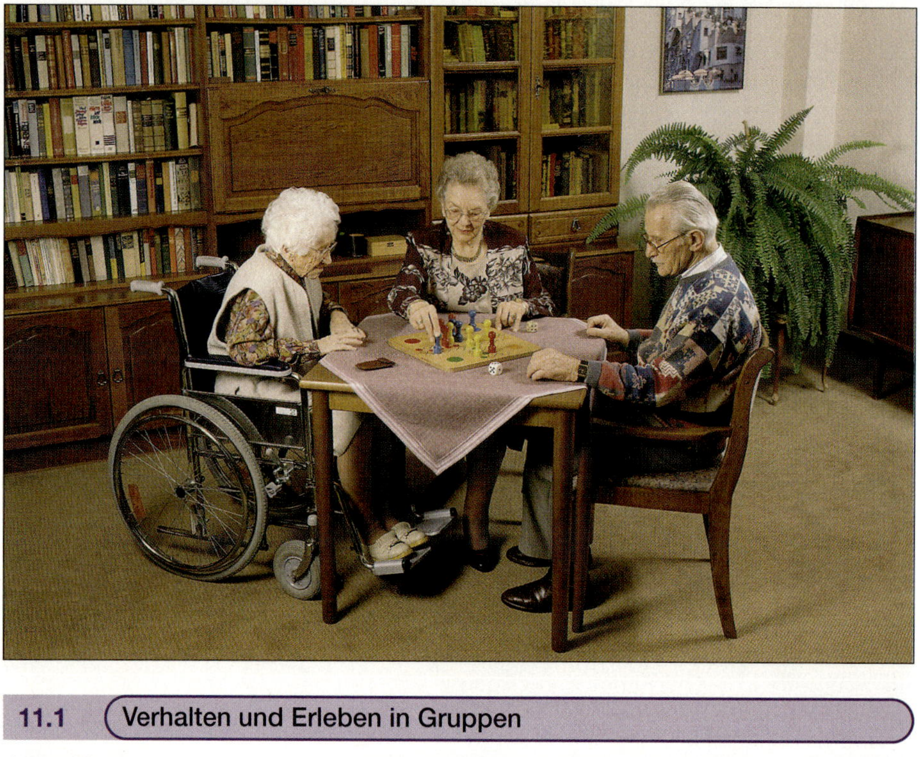

11.1 Verhalten und Erleben in Gruppen

Jeder Mensch ist von Kindesbeinen an Mitglied von Gruppen. Die Familie, in der wir aufwachsen, ist eine Gruppe, die unser Verhalten und Erleben beeinflusst, ebenso wie die Schulklasse, der Freundeskreis oder die Gruppe der Arbeitskolleginnen und -kollegen. Jeder Mensch ist einerseits ein unverwechselbares Individuum mit ganz eigenen Gedanken und Gefühlen, andererseits ein soziales Wesen, dessen Verhalten und Erleben auch von seinen Beziehungen zu anderen Menschen bestimmt wird.

Abb. MEV

Im Laufe seines Lebens erfährt ein Mensch immer wieder, dass er darauf angewiesen ist, in einer Gruppe Hilfe, Unterstützung, Bestätigung, Förderung oder Anregung zu finden. Dieses Angewiesensein kann unterschiedlich stark ausgeprägt sein, je nachdem, welche Bedürfnisse gerade im Vordergrund stehen und wie wichtig die jeweilige Gruppe für die Erfüllung dieser Bedürfnisse ist. Ein kleines Kind ist z. B. darauf angewiesen, dass Bedürfnisse wie diejenigen nach Nahrung, Sicherheit, Körperkontakt, Zuwendung, Wertschätzung oder Anregung von den Menschen, mit denen es zusammenlebt, gestillt werden. Ohne seine Bezugspersonen (in den meisten Fällen seine Eltern) kann es nicht überleben. Diese Bezugspersonen kann es sich nicht selbst auswählen. Wenn man älter wird, kann man sich zumindest einige seiner Bezugsgruppen, etwa den Freundeskreis, selbst aussuchen. Außerdem stehen einem erwachsenen Menschen im Allgemeinen viel mehr Wege offen, für die Befriedigung seiner Bedürfnisse zu sorgen. So ist er nur in Ausnahmefällen (etwa bei Krankheit oder bei schweren Beeinträchtigungen) darauf angewiesen, dass ihm Nahrung zubereitet und gereicht wird. Erwachsene Menschen können also in der Regel leichter als Kinder die Erfüllung elementarer Bedürfnisse ohne die Hilfe anderer Personen bewerkstelligen.

Lebenslange Bedürfnisse

Zu den grundlegenden Bedürfnissen gehören auch das **Bedürfnis nach Zugehörigkeit** (sich mit anderen verbunden fühlen) und das **Bedürfnis nach Anerkennung**[1] (von anderen geschätzt und gelobt werden). Diese Bedürfnisse begleiten uns ein Leben lang und beeinflussen unser Verhalten und Erleben in Gruppen.

In einer Gruppe, in der man geschätzt und geachtet wird, fühlt man sich wohl. In einer anderen Gruppe, in der die Anerkennung, die man braucht, fehlt, ist man eher angespannt, unsicher und zurückhaltend. Um von den anderen anerkannt zu werden oder um sich der Gruppe zugehörig zu fühlen, passt man sich eventuell auch an Regeln an, die man eigentlich nicht so gut findet.

Aufgabe

Überlegen Sie, zu welchen Gruppen (Familie, Schulklasse, Verein ...) Sie zur Zeit gehören. Wie erleben und verhalten Sie sich in diesen Gruppen? Wie stark fühlen Sie sich mit den anderen Mitgliedern dieser verschiedenen Gruppen verbunden? Erhalten Sie so viel Anerkennung, wie Sie es sich wünschen?

Mit den Bedürfnissen nach Zugehörigkeit und Anerkennung hängt ein weiteres lebenslanges Bedürfnis zusammen, das das Verhalten und Erleben in Gruppen beeinflusst: das **Bedürfnis nach Sicherheit**. Wie die anderen beiden Bedürfnisse auch, ist das Bedürfnis nach Sicherheit von Mensch zu Mensch unterschiedlich stark ausgeprägt. Sicher fühlt man sich in einer Gruppe beispielsweise dann,

- wenn man von den anderen akzeptiert wird,
- wenn man ungefähr einschätzen kann, was in der Gruppe passieren wird und wie sich die anderen verhalten werden,
- wenn man eine Aufgabe hat, die einen nicht überfordert,
- wenn die Stellung, die man innerhalb der Gruppe hat, nicht gefährdet ist.

Das Gefühl der Unsicherheit tritt häufig auf:

- in Anfangssituationen,
- wenn ein neues Mitglied in eine schon länger bestehende Gruppe kommt,

1 vgl. die Maslow'sche Bedürfnispyramide

- bei Machtkämpfen und anderen Konflikten,
- wenn nicht klar ist, welche Aufgaben man übernehmen soll,
- wenn man sich einer Aufgabe nicht gewachsen fühlt.

Viele Verhaltensweisen in Gruppen lassen sich dadurch erklären, dass man Veränderungen vermeiden will, um sich das Gefühl der Sicherheit zu erhalten. Wenn zum Beispiel die Gruppenmitglieder bei jedem Treffen immer wieder die gleichen Sitzplätze einnehmen, obwohl keine Sitzordnung vorgeschrieben ist, so tun die einzelnen Teilnehmer dies vielleicht – mehr oder weniger unbewusst – weil es ihnen eine gewisse Sicherheit gibt.

Aufgabe Überlegen Sie, was Ihnen dabei hilft, sich in einer Gruppe sicherer zu fühlen. Was tun Sie selbst, um Unsicherheit zu vermeiden? Welche Bedingungen müssen erfüllt sein, damit Sie sich in einer Gruppe sicher fühlen können?

Es ist wichtig, sich klar zu machen, dass *alle* Mitglieder einer Gruppe die angesprochenen Bedürfnisse nach Anerkennung, Zugehörigkeit und Sicherheit haben, d. h., dass jeder Gefühle der Verunsicherung, des Ausgeschlossenseins oder fehlender Bestätigung kennt. Das Gruppenklima gewinnt erheblich an Qualität,

- wenn die Teilnehmerinnen und Teilnehmer sich dieser Gefühle und Bedürfnisse bewusst werden und sie bei sich und den anderen akzeptieren,
- wenn man seine Bedürfnisse äußert und sich gleichzeitig dafür interessiert, wie sich die anderen in der Gruppe fühlen.

11.2 Merkmale von Gruppen

Der Begriff Gruppe kann in der Alltagssprache unterschiedliche Bedeutungen haben: Es kann z. B. eine Menschenansammlung ohne persönliche Beziehungen zueinander gemeint sein oder eine Firmengruppe oder eine **Kleingruppe**, d. h. eine überschaubare Anzahl von Menschen, die sich persönlich kennen. In der Soziologie wird der Begriff Gruppe oft gleichbedeutend mit Kleingruppe verwendet und auch in diesen Buch geht es ausschließlich um die Gruppe als Kleingruppe.

Definition (Klein-) Gruppe

Als Kleingruppe wird eine Anzahl von Menschen bezeichnet, die sich kennen und sich über einen längeren Zeitraum oder in regelmäßigen Abständen in einer relativ beständigen Zusammensetzung zur Erreichung eines gemeinsamen Ziels treffen.

Eine Kleingruppe ist durch die folgenden **Merkmale** gekennzeichnet:

- Face-to-face-Kontakte, d. h. die Mitglieder kommunizieren direkt und persönlich miteinander,
- regelmäßige Treffen oder längeres Beisammensein in relativ gleichbleibender Zusammensetzung,
- gemeinsames Ziel,
- **„Wir-Gefühl"** mehr oder weniger stark ausgeprägte Gruppenkohäsion („Wir-Gefühl"),
- System von Normen, das den Umgang miteinander regelt,
- Verteilung von Rollen, d. h. von Erwartungen und Aufgaben, die die Mitglieder zu erfüllen haben.

In dieser Aufzählung kommen einige wichtige Grundbegriffe der Gruppensoziologie vor, die in den nächsten Abschnitten erläutert werden.

11.2.1 Gruppenkohäsion

Als **Gruppenkohäsion** oder auch **„Wir-Gefühl"** wird der **Zusammenhalt** einer Gruppe bezeichnet. Die Gruppenmitglieder fühlen sich miteinander verbunden. Sie nehmen sich als eine einheitliche Gruppe wahr, die von anderen Gruppen deutlich abgegrenzt ist. (Wir sind die Klasse 1b, die anderen sind die 1a ...). Wie stark das „Wir-Gefühl" ausgeprägt ist, ist von Gruppe zu Gruppe sehr unterschiedlich und kann von den folgenden Faktoren abhängen:

- **Gruppengröße**: In einer kleinen Gruppe entwickelt sich oft ein stärkeres „Wir-Gefühl", in großen Gruppen bilden sich häufiger kleinere Teilgruppen.
- **Gruppenziel**: Handelt es sich um ein gemeinsames Ziel, mit dem sich alle identifizieren können und für das sich alle engagieren, so ist der Zusammenhalt stärker.
- **Reaktionen von Außenstehenden:** Anerkennung und Erfolg, aber auch Widerstand und Anfeindungen von außen können die Gruppenkohäsion steigern.
- **Sympathie** der Mitglieder untereinander fördert das „Wir-Gefühl".
- **Gewinn**: Was bringt die Gruppe den einzelnen Mitgliedern? Wenn z. B. die elementaren Bedürfnisse nach Anerkennung, Zugehörigkeit und Sicherheit in der Gruppe befriedigt werden und wenn man auf dem Weg zum gemeinsamen Ziel weiterkommt, entwickelt sich auch ein deutliches „Wir-Gefühl".

11.2.2 Normen

Definition Normen

Unter Normen versteht man die ausgesprochenen und unausgesprochenen Regeln, die das Verhalten von Mitgliedern einer Gesellschaft oder einer Gruppe bestimmen.

Verbindlichkeit von Normen

Normen können nach dem Grad ihrer **Verbindlichkeit** unterschieden werden. Je größer die Verbindlichkeit, desto härter fällt die **Sanktion**[1] (Bestrafung) aus, wenn jemand gegen eine Norm verstößt. Gesetze sind ein Beispiel für Normen mit einem hohen Grad an Verbindlichkeit. Die Abmachung, dass jedes Gruppenmitglied einmal einen Kuchen zur Kaffeepause mitbringt, ist hingegen ein Beispiel für eine Norm mit wesentlich geringerer Verbindlichkeit. Gesetze können auch nicht so leicht geändert werden wie Abmachungen. Manche Normen sind also relativ festgelegt, andere wiederum können von den Beteiligten problemlos vereinbart und auch wieder abgeschafft werden.

Muss-, Soll- und Kann-Normen

Gebräuchlich ist die Unterscheidung von Muss-, Soll-, und Kann-Normen.

1. An **Muss-Normen** muss man sich halten, andernfalls droht eine deutliche Sanktion. Wenn die Ampel rot ist, muss man anhalten.
2. Auch die Einhaltung von **Soll-Normen** wird erwartet. Nach Absprache sind in begründeten Fällen aber auch Ausnahmen möglich. Altenpflegeschülerinnen und -schüler sollen an den Wochenenden vor dem Blockunterricht nicht zur Arbeit in den Ausbildungseinrichtungen herangezogen werden.

---

1 Ich verwende den Begriff Sanktion hier nur in seiner engen Bedeutung (= Bestrafung). Die weniger gebräuchliche weite Bedeutung umfasst sowohl Bestrafungen nicht-konformen Verhaltens als auch Belohnungen für konformes Verhalten.

3. Eine Altenpflegefachschule kann regelmäßig Fortbildungen für ihre ehemaligen Schülerinnen und Schüler anbieten. Selbst, wenn diese Leistung erwartet wird, etwa, weil sie schon seit längerer Zeit erbracht wird, erfolgt keine Sanktion, wenn das Angebot eingestellt wird. Es handelt sich um eine **Kann-Norm**.

Aufgaben Überlegen Sie weitere Beispiele für Kann-, Soll- und Muss-Normen.

Analysieren Sie Ihren Ausbildungsverrag. Welche Kann-, Soll-, und Muss-Normen enthält er?

Nicht nur die Verbindlichkeit, sondern auch die **Reichweite** von Normen ist unterschiedlich: Nach Gesetzen müssen sich prinzipiell alle Mitglieder einer Gesellschaft richten. Demgegenüber gibt es Normen, die nur innerhalb einer kleinen Gruppe Gültigkeit besitzen.

Normen machen das Verhalten anderer Menschen besser voraussehbar: Im Großen und Ganzen können wir uns darauf verlassen, dass die in einer Gruppe oder in der Gesellschaft geltenden Normen eingehalten werden. Sich entsprechend den Normen zu verhalten ist eben „normal".

Normen in Gruppen

Beispiele für **Normen in Gruppen** sind:

- Wir fangen pünktlich an. Wenn doch einmal jemand zu spät kommt, nimmt er, ohne die anderen zu stören, seinen Platz ein und entschuldigt sich in der nächsten Pause.
- Kritik an der Arbeitsweise oder am Führungsstil der Gruppenleitung soll nicht verschwiegen, sondern geäußert werden.
- Über abwesende Gruppenmitglieder wird nicht abfällig geredet.

Wie entstehen Normen in Gruppen?

Entstehung von Normen in Gruppen

- Sie können durch eine Satzung, einen Arbeitsvertrag, eine Hausordnung oder auch durch mündliche Anweisungen **festgelegt** werden.
- Sie können **bewusst vereinbart** werden, indem z. B. ihr Sinn diskutiert und über ihre Einführung abgestimmt wird.
- Sie können (**bewusst oder unbewusst**) durch **Lernen am Modell** entstehen. So z. B., wenn ein Gruppenmitglied zu seinem Geburtstag Sekt und Laugenbrezeln spendiert und die anderen dies in der Folgezeit auch tun. Ein weiteres Beispiel, das zeigt, wie eine Norm sich mehr oder weniger unbemerkt durch Lernen am Modell entwickeln kann, ist das folgende:

> In einer Gruppe, die sich seit einem halben Jahr wöchentlich trifft, ist noch niemandem aufgefallen ist, dass immer die Frauen neben den Frauen und die Männer neben den Männern sitzen.

Aufgabe Notieren Sie auf einen Zettel drei Normen, die aus Ihrer Sicht in Ihrem Ausbildungskurs Gültigkeit besitzen. Wie kam es zur Entstehung dieser Normen? Diskutieren Sie in kleinen Gruppen über das, was Sie aufgeschrieben haben.

Verstöße gegen Normen

Es wurde schon erwähnt, dass auf den Verstoß gegen eine Norm häufig eine **Sanktion** folgt. Mit Sanktionen kann Druck auf ein einzelnes Mitglied oder auf eine Teilgruppe ausgeübt werden. Der Druck, der durch eine bestimmte Sanktion ausgeübt wird, kann auf verschiedene Gruppenmitglieder unterschiedlich stark wirken. Wird z. B. einem Mitglied der Ausschluss aus einer Gruppe angedroht, so wirkt diese Sanktion um so stärker, je größer das Bedürfnis nach Zugehörigkeit zu der Gruppe bei diesem Mitglied ausgeprägt ist.

Sanktionen sind ein Mittel, um Konformität in einer Gruppe zu erreichen. **Konformität** kann mit Übereinstimmung oder Anpassung übersetzt werden. Je nach Ziel und Zusammensetzung einer Gruppe gibt es verschiedene Bereiche, in denen Konformität von den Mitgliedern erwartet wird. Es kann beispielsweise um Konformität von Meinungen, Werten, Emotionen, Konformität der äußeren Erscheinung (z. B. ein einheitlicher Kleidungsstil) oder Konformität des Verhaltens gehen. Konformität

Aufgabe

Vergegenwärtigen Sie sich noch einmal, in welchen Gruppen Sie zur Zeit Mitglied sind. In welchen Bereichen wird in diesen Gruppen Konformität erwartet? Welche Sanktionen können auf Sie zukommen, wenn Sie sich nicht den Normen entsprechend verhalten? Von welchen Personen werden Sanktionen ausgeübt?

Besonders problematisch wird es, wenn jemand eine Sanktion wegen eines Verstoßes gegen eine unausgesprochene Norm erhält. Auch die Sanktionierung erfolgt in solchen Fällen häufig verdeckt. Das Gruppenmitglied spürt zwar, dass sich die Beziehung zu den anderen irgendwie verschlechtert, weiß jedoch nicht, warum. Wenn die betroffene Person z. B. neu in der Gruppe ist, kennt sie die Norm unter Umständen gar nicht.

Fallbeispiel

Altenpflegerin Manuela trat vor drei Wochen ihre Stelle im Wohnbereich 1 im Pflegeheim „Sonnenberg" an. Sie besitzt eine gerontopsychiatrische Zusatzausbildung und ist mit ihren Kenntnissen eine große Hilfe für ihre Mitarbeiterinnen. Alle betrachten sie als einen Gewinn für den Wohnbereich. Nachdem sie aber vor einigen Tagen einmal mit dem Pflegedienstleiter geflirtet hat, reden die Kolleginnen nur noch das Allernötigste mit ihr.

Verdeckte Sanktionierungen, die manchmal auch unbewusst ausgeübt werden, können das Gruppenklima stark belasten. Ein gutes **Gruppenklima** wird dadurch gefördert, dass

- über Normen und Sanktionen und ihren Sinn und Nutzen offen miteinander gesprochen wird,
- überlegt wird, ob die Weiterentwicklung der Gruppe eventuell durch unausgesprochene oder unbewusste Normen blockiert wird,
- Normen aufgestellt werden, die helfen, Ungerechtigkeiten und Benachteiligungen zu vermeiden,
- an der bewussten Entscheidung für Normen – wenn möglich – alle Mitglieder beteiligt werden,
- man bedenkt, dass einmal aufgestellte Normen im Laufe der weiteren Entwicklung der Gruppe eventuell an sich verändernde Bedürfnisse und Situationen angepasst werden müssen.

11.2.3 Rollen

In jeder Gruppe existieren Erwartungen, wie sich die einzelnen Mitglieder verhalten werden oder verhalten sollen, wenn sie im Beziehungsgefüge der Gruppe einen Platz gefunden haben. Diese Verhaltenserwartungen bezeichnet man in der Soziologie als **Rollen**.

Formelle Rollen Die Rollen in einer Gruppe sind zum einen schon dadurch festgelegt, dass bestimmte **Positionen** besetzt sein müssen, um das Funktionieren der Gruppe und das Erreichen der Gruppenziele zu gewährleisten. So braucht man z. B. in einem Vereinsvorstand einen Kassenwart. Von der Person, die diese Position innehat, wird erwartet, dass sie Grundwissen in Buchhaltung besitzt, Einnahmen und Ausgaben kontrolliert und über die finanzielle Situation des Vereins im Bilde ist. Diese Art von Rollen, die zu vorgegebenen Positionen gehören und mit relativ festgelegten Aufgaben dem Erreichen des Gruppenzieles dienen sollen, werden als **formelle Rollen** bezeichnet.

Informelle Rollen Zum anderen bilden sich in einer Gruppe auch **informelle Rollen** heraus. Zu dieser Art von Rollen zählen beispielsweise die Rolle des Außenseiters, des Sündenbocks, des Clowns, des Stars oder der Trösterin, die alle wieder aufrichtet, denen es schlecht geht. Für informelle Rollen ist in der Gruppenstruktur meistens keine offizielle Position vorgesehen und sie sind nicht unbedingt erforderlich, um die Gruppenziele zu erreichen. Sie hängen eher mit persönlichen Merkmalen der jeweiligen Rollenträger zusammen und haben großen Einfluss auf das emotionale Klima in der Gruppe. Und dadurch können sie natürlich zum guten Funktionieren der Gruppe beitragen, sie können aber auch das Erreichen von Zielen behindern.

Rollen und Positionen gibt es nicht nur in Kleingruppen, sondern auch in größeren sozialen Gebilden wie Institutionen, Organisationen und in der Gesamtgesellschaft.

Eine sehr allgemeine soziologische Definition von Rolle lautet: Eine Rolle ist die Summe der Verhaltenserwartungen an den Inhaber einer Position. Um ausdrücklich die informelle Rolle mit einzuschließen, definiere ich hier:

Definition Rolle Eine Rolle ist die Summe der Verhaltenserwartungen, die mit einer formellen Position oder einer informellen Funktion verknüpft ist.

Rollenkonflikte Nun kann es sein, dass an eine Person, die eine Rolle übernommen hat, von verschiedenen Seiten Erwartungen gestellt werden, die sich nicht miteinander vereinen lassen. Es handelt sich hierbei um einen **Intrarollenkonflikt**, ein Konflikt, der sich ergibt, weil innerhalb einer Rolle Erwartungen auftreten, die sich widersprechen.

Fallbeispiel Meike ist Klassensprecherin eines Altenpflegekurses im dritten Ausbildungsjahr. Schon mehrmals kam es zwischen einigen Schülerinnen und Herrn P., dem Lehrer für Rechts- und Verwaltungskunde, zu Auseinandersetzungen wegen des schlechten Notendurchschnitts bei Klassenarbeiten. Die Schülerinnen sind der Meinung, dass Herr P. den Unterrichtsstoff zu schnell durchnimmt. Sie schlagen vor, dass Meike mit Herrn P. spricht. Als sie dies tut, sagt Herr P.: „Schauen Sie sich einmal den Lehrplan an. Dann sehen Sie, was ich noch alles bis zum Examen durchnehmen muss. Wenn Sie gut auf die Prüfung vorbereitet sein wollen, müssen wir das alles in den nächsten Monaten schaffen. Sie als Klassensprecherin müssten doch der Klasse vermitteln können, dass ich nicht noch langsamer vorgehen kann." Meike weiß nicht, wie sie reagieren soll. Einerseits versteht sie ihre Mitschülerinnen, andererseits sieht sie auch ein, dass prüfungsrelevante Unterrichtsinhalte nicht gekürzt werden können.

Aufgabe Beschreiben Sie den Intrarollenkonflikt: Welche Erwartungen an die Rolle widersprechen sich? Wie könnte Meike den Konflikt lösen?

Auch die Tatsache, dass wir alle mehr als nur eine Rolle zu spielen haben, kann uns in Schwierigkeiten bringen. Jeder Mensch ist Mitglied in mehreren Gruppen und damit auch Träger mehrerer Rollen, z. B. im Beruf, in der Familie oder im Kreis der

Freunde und Bekannten. Alle diese unterschiedlichen Bezugsgruppen bzw. Bezugspersonen erwarten, dass der Rollenträger die jeweilige Rolle gut erfüllt.

Fallbeispiel

Altenpflegerin Bettina ...

- arbeitet in einem ambulanten Pflegedienst. Das ist ihre Berufsrolle;
- macht eine Fortbildung zur Pflegedienstleiterin. Sie ist also auch Schülerin;
- ist Mutter zweier Kinder;
- ist seit zwölf Jahren verheiratet;
- trifft sich mit Freundinnen regelmäßig zum Stammtisch. Dort ist sie immer diejenige, die eher skeptisch und kritisch auf die Ideen und Pläne der anderen reagiert.

Aufgabe

Welche Bezugsgruppen oder Bezugspersonen hat Bettina in ihren verschiedenen Rollen? Welche Erwartungen werden von diesen Bezugsgruppen oder Bezugspersonen an sie gestellt?

Von einem **Interrollenkonflikt** (Konflikt zwischen Rollen) sprechen wir, wenn sich Widersprüche zwischen verschiedenen Rollen, die eine Person innehat, ergeben. Nicht immer lassen sich die Erwartungen, die von den verschiedenen Bezugsgruppen an eine Person herangetragen werden, miteinander vereinen.

Fallbeispiel

Die Leiterin des ambulanten Pflegedienstes bittet Bettina, am Wochenende den Dienst für eine plötzlich erkrankte Kollegin zu übernehmen. Bettina hat jedoch ihren Kindern versprochen, mit ihnen einen Ausflug zu machen.

Aufgabe

Wie kann Bettina diesen Interrollenkonflikt lösen?

Rollenfixierung

Die Rollen, die die einzelnen Mitglieder in einer Gruppe einnehmen, können ganz unterschiedlich stark festgelegt sein. Formelle Rollen werden meist für eine längere Zeit übernommen (z. B. wird eine Klassensprecherin für ein Schuljahr gewählt). Informelle Rollen hingegen kann man unter Umständen innerhalb eines Treffens je nach Situation mehrmals wechseln. Doch auch bei informellen Rollen neigen Gruppenmitglieder häufig dazu, sich auf bestimmte Rollen festzulegen oder festlegen zu lassen und diese – bewusst oder unbewusst – immer wieder oder sogar ausschließlich zu spielen. Dies wird dann zum Problem, wenn sich ein Gruppenmitglied durch die Erwartungshaltung der anderen in eine Rolle gedrängt fühlt, die er oder sie eigentlich gar nicht spielen möchte.

Fallbeispiel

Die 16-jährige Swetlana erzählt ihrer Klassenlehrerin: „Wenn meine Eltern sich streiten – und das ist ziemlich oft – kommen sie hinterher immer einzeln zu mir und heulen sich bei mir aus. Mein Vater sagt: ‚Du hörst mir wenigstens zu. Sonst würde ich es gar nicht mehr aushalten.‘ Meine Mutter sagt: ‚Wenn ich dich nicht hätte, hätte ich längst schon alles hingeschmissen.‘ Immer geht es nur um sie und ihren Streit, nie um mich.“

Aufgabe

Diskutieren Sie in kleinen Gruppen jeweils eine der folgenden Fragen: Welche Rolle hat Swetlana im Beziehungsgefüge der Familie? Welche kurzfristigen und langfristigen Vor- und Nachteile haben die Eltern, so lange Swetlana die beschriebene Rolle übernimmt? Hat auch Swetlana Vorteile durch die Rolle, die sie spielt? Welche Probleme können sich für Swetlana ergeben, wenn sie weiterhin auf ihre Rolle festgelegt bleibt? Was würde passieren, wenn Swetlana ihre Rolle plötzlich verweigern würde?

Wenn sich in einer Gruppe das **Gruppenklima** verschlechtert hat, lohnt es sich, die Rollenverteilung nach den folgenden Gesichtspunkten zu analysieren:

- Befindet sich jemand aus Gewohnheit oder aufgrund von Gruppendruck in einer Rolle, in der er sich nicht wohl fühlt?
- Haben alle Gruppenmitglieder die Möglichkeit, eine Rolle, die sie nicht mehr spielen wollen, wieder aufzugeben und eine andere zu übernehmen?
- Wo treten Rollenkonflikte auf und wie können sie gelöst werden?

11.3 Gruppenphasen

Wie verändern sich die **Beziehungen in Gruppen** im Laufe der Zeit? Es gibt verschiedene **Phasenmodelle**, die Entwicklungsprozesse in Gruppen beschreiben. Ich stelle hier eine Einteilung in fünf Gruppenphasen vor:

1. Anfangsphase
2. Orientierungsphase
3. Integrationsphase
4. Differenzierungsphase
5. Auflösungsphase

Interessant ist, dieses Modell mit der Entwicklung in der Ausbildungsklasse zu vergleichen. Wenn Sie eine Gruppe leiten, hilft Ihnen die Kenntnis dieser Entwicklungsphasen dabei,

- Situationen besser einzuschätzen,
- den jeweiligen Entwicklungsstand der Gruppe bei der Gestaltung des Programms einzubeziehen,
- neue Teilnehmer/innen bei der Integration zu unterstützen.

Im Folgenden werden bei jeder Phase die besonderen Aufgaben der Leitung angesprochen. Darüber hinaus werden einige Methoden der Gruppenarbeit vorgestellt, die in phasentypischen Situationen verwendet werden können. Die genannten Methoden sind jedoch – abgesehen von den Methoden zum Kennenlernen – nicht nur für jeweils eine Phase geeignet, sondern können auch in allen anderen Phasen eingesetzt werden. Prinzipiell ist in jeder Phase Methodenvielfalt wünschenswert.

Kritik an den Phasenmodellen

Die Phasenmodelle bieten einen Überblick über *mögliche* Entwicklungsverläufe in Gruppen. In der Praxis durchlaufen Gruppen jedoch nicht unbedingt alle Phasen eines solchen Modells in der angegebenen Reihenfolge. Es kommt z. B. häufig vor, dass Phasen ausgelassen oder auch wiederholt werden. Möglich ist auch, dass sich ein Teil der Gruppe oder ein einzelnes Mitglied in einer anderen Phase als die Mehrheit befindet. Außerdem kann man die einzelnen Phasen nicht immer ganz präzise gegeneinander abgrenzen, sondern sie gehen fließend ineinander über. Wichtig ist auch, zu beachten, dass die Probleme und Konflikte, die typischerweise in einer bestimmten Phase vorkommen, auch in den anderen Phasen auftreten können und entsprechend beachtet werden müssen.

11.3.1 Die Anfangsphase

In eine neue Gruppe zu kommen, ist für die einzelnen Mitglieder eine spannende Sache. Jeder fragt sich, wie er sich mit den anderen verstehen wird, ob er vielleicht schon jemanden kennt, ob die Erwartungen, die er an die Gruppe hat, wohl erfüllt

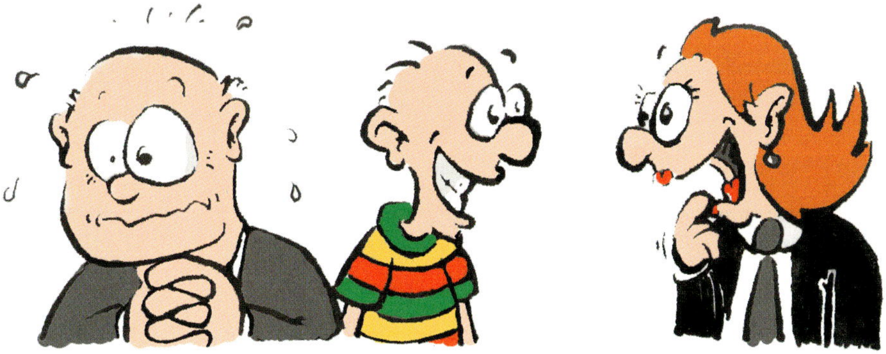

werden, ob man sich bezüglich der Ziele und der Wege dorthin einig sein wird. Viele verspüren in der Anfangssituation Neugierde und Unsicherheit gleichzeitig. Sie freuen sich darauf, etwas Neues zu beginnen, sind aber auch vorsichtig und zurückhaltend. Manche haben Angst davor, vor allen anderen etwas sagen zu müssen, z. B. in einer Vorstellungsrunde.

In der Anfangsphase geht es für die Gruppenmitglieder darum,

- sich gegenseitig kennenzulernen,
- sich über Ziele und Methoden der Gruppenarbeit zu informieren,
- organisatorische Fragen wie Termine, Themen, Kosten, Bedarf an Lehrmitteln usw. zu klären.

Aufgaben der Gruppenleitung

Daraus ergeben sich die Aufgaben für die Gruppenleitung. Sie bestehen einmal darin, sachliche Informationen zu Ablauf und Organisation der Veranstaltung zu geben und damit eine erste Orientierung zu bieten. Zum anderen ist es wichtig, in den ersten Stunden die Grundlagen dafür zu legen, dass sich gegenseitige Akzeptanz und eine entspannte Atmosphäre entwickeln können. Dies geschieht durch einen teilnehmerorientierten, demokratischen Leitungsstil. Der Leiter/die Leiterin sollte – so weit das möglich ist – auf Bedürfnisse der Teilnehmer eingehen und Anregungen aufgreifen. Die Gruppenleitung beeinflusst mit ihrem Verhalten das Gruppenklima. Sie ist nicht *allein* dafür verantwortlich, dass die Anfangsphase gelingt oder sich eine gute Atmosphäre entwickelt. Jedoch kann sie, indem sie z. B. einen respektvollen, partnerschaftlichen und aufmerksamen Umgang mit den anderen pflegt, grundlegende förderliche Normen in die Gruppe einführen. Zusätzlich ist es in der Anfangsphase nützlich, wichtige Normen, die allgemein Kommunikations- und Interaktionsformen oder speziell das Erreichen eines bestimmten Gruppenziels betreffen, zu erläutern und festzulegen.

Methoden

Es gibt eine Reihe von Methoden, mit denen Sie, wenn Sie eine Gruppe leiten, die Anfangssituation auflockern können. Eine recht häufig eingesetzte Möglichkeit, Teilnehmerinnen und Teilnehmer miteinander bekannt zu machen, ist das **Partnerinterview**, das die übliche Vorstellungsrunde ersetzen kann. Dabei unterhält man sich eine Zeitlang mit seinem Nachbarn und erfragt z. B. seinen Namen, Alter, Beruf oder andere Informationen, um ihn anschließend der Gesamtgruppe vorzustellen. Eine weitere Methode, sich kennenzulernen, die gleichzeitig gut geeignet ist, eine Gruppe zu aktivieren, heißt **Autogrammjagd**. Dazu erhält jeder Teilnehmer ein vorbereitetes Blatt, wie es das folgende Beispiel zeigt:

In unserer Gruppe gibt es Leute, die ...

schon einmal eine(n) Angehörige(n) gepflegt haben.	in ihrer Freizeit Sport treiben.
schon jemanden aus dieser Gruppe kennen.	ein Haustier haben.
noch nie etwas von Gerontologie gehört haben.	schon einmal in der Zeitung gestanden haben.
in diesem Monat Geburtstag haben.	schon länger als 10 Jahre keine Schulbank mehr gedrückt haben.
in ihrer Freizeit Musik machen.	länger als 15 Jahre verheiratet sind.

Aufgaben der Gruppenleitung

Natürlich sind auch ganz andere Sätze vorstellbar. Günstig ist es, wenn die Aussagen einen Bezug zum Veranstaltungsthema besitzen oder mögliche Teilnahmemotive ansprechen. Je mehr Mitglieder die Gruppe hat, desto mehr Aussagen können auf dem Blatt stehen. Jeder Teilnehmer versucht nun, von den anderen zu jeder Aussagen eine Unterschrift zu bekommen, allerdings nicht mehr als zwei von ein- und derselben Person. Gewonnen hat, wer zuerst zu jeder Aussage eine Unterschrift erhalten hat. Später kann man in einem abschließenden Gespräch an die Aussagen anknüpfen und bei Bereitschaft und Interesse näher auf sie eingehen.

11.3.2 Die Orientierungsphase

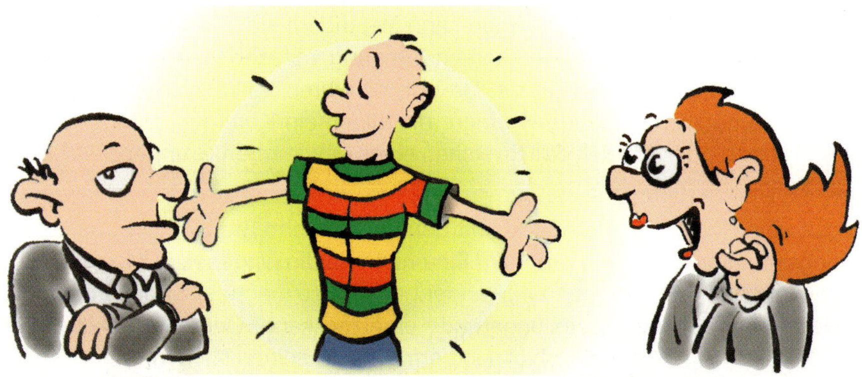

Nach dem ersten gegenseitigen Kennenlernen geht es für die Gruppenmitglieder in der Orientierungsphase darum, eine Position zu finden, die ihren Interessen und Fähigkeiten entspricht. Während formelle Rollen wie z. B. Klassensprecherin oft auch schon in der Anfangsphase übernommen werden, ist die Orientierungsphase vor allem die Phase der informellen Rollenverteilung. Dabei können starke Spannungen aufkommen, wenn beispielsweise zwei Gruppenmitglieder miteinander um dieselbe Position konkurrieren.

Aufgaben der Gruppenleitung

Die Gruppenleitung sollte in der Orientierungsphase darauf achten, dass Gruppenmitglieder nicht in informelle Rollen gedrängt werden, durch die sie benachteiligt werden. Wenn sich beispielsweise herauskristallisiert, dass jemand immer mehr in die Rolle eines Sündenbocks gerät, der regelmäßig beschuldigt wird, wenn etwas schief geht, muss überlegt werden, wie hier gegengesteuert werden kann. Die betreffende Person muss – wie alle anderen Mitglieder auch – die Chance haben, ihre Stärken in die Gruppe einzubringen und somit eine Rolle zu übernehmen, die ihr Selbstwertgefühl steigert und nicht mindert. Die Gruppenleitung sollte auch dafür sorgen, dass die weniger dominanten Teilnehmerinnen und Teilnehmer zu Wort kommen und Beachtung finden.

Methoden

Kleingruppenarbeit ist – nicht nur in der Orientierungsphase – eine Möglichkeit, auch die „stilleren" Gruppenmitglieder zu aktiver Mitarbeit zu ermuntern. Die **Methode 66** ist eine bekannte Form der Arbeit in kleinen Gruppen. Sie hat ihren Namen daher, dass sechs Leute sechs Minuten lang ein bestimmtes Thema diskutieren. Jeweils eine, eventuell vorher gewählte, Person aus den Kleingruppen kann die Diskussionsergebnisse dann später in der Gesamtgruppe vorstellen. Natürlich kann diese Methode entsprechend der Größe der Gesamtgruppe und der zur Verfügung stehenden Zeit abgewandelt werden, etwa zur Methode 47 (vier Personen diskutieren sieben Minuten lang).

Manchmal ist es günstiger, die Zusammenstellung der Kleingruppen nicht den Mitgliedern zu überlassen, sondern dem Zufall. Besonders in einer sehr großen Gruppe arbeitet man dann auch einmal mit denjenigen zusammen, mit denen man sonst nicht so viel zu tun hat. Um z. B. **Zufallskleingruppen** zu fünf Personen zu bilden, kann die Leiterin/der Leiter verschiedene Ansichtskarten in je fünf Teile zerschneiden und alle Schnipsel mischen. Jeder Teilnehmer nimmt sich ein Puzzlestück und bildet mit denjenigen eine Gruppe, deren Schnipsel zusammen ein Ansichtskartenmotiv ergeben.

11.3.3 Die Integrationsphase

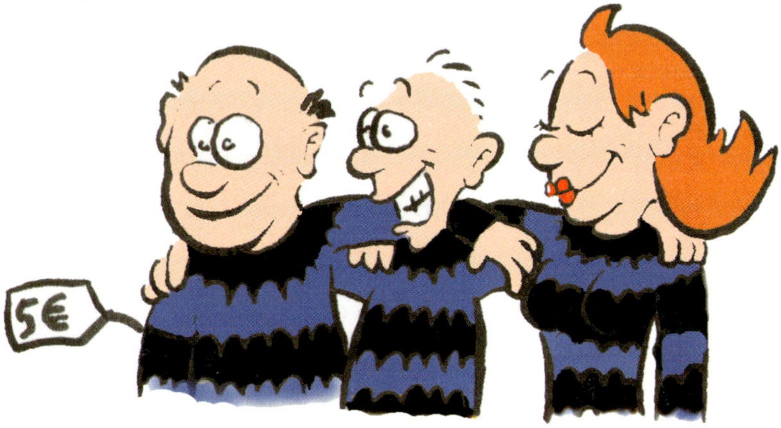

Integrieren heißt eingliedern, einbeziehen. Die Integrationsphase ist eine wesentlich ruhigere Phase als die oft konfliktreiche Orientierungsphase. Nachdem die Positionen in der Gruppe besetzt, die Rollen verteilt und wichtige Normen festgelegt sind, steht in der Integrationsphase das Streben nach Harmonie und Einheitlichkeit im Vordergrund. Die Gruppenmitglieder kennen sich schon eine Weile und können sich gegenseitig besser einschätzen als am Anfang. Sie setzen nun gemeinsam ihre Energien ein, um die Gruppenziele zu erreichen. Dabei nähern sie sich in ihren Meinungen und Verhaltensweisen aneinander an. Die Gruppenkohäsion ist in dieser Phase besonders stark. In vielen Gruppen wird die Integrationsphase rückblickend als die schönste gemeinsame Zeit beurteilt, weil durch das Erleben eines starken „Wir-Gefühls" die Bedürfnisse nach Zugehörigkeit und Sicherheit erfüllt werden. Die Integrationsphase birgt allerdings auch Gefahren:

- Wenn die Gruppenmitglieder – vor allem nach einer spannungsgeladenen Orientierungsphase – die gerade entstandene Harmonie nicht gefährden wollen, besteht die Gefahr, dass Konflikte „unter den Teppich gekehrt werden".
- Es kann ein starker Zwang zur Konformität entstehen, der die Vielfalt unterschiedlicher Einstellungen und Verhaltensweisen erstickt. Dies zeigt sich beispielsweise darin, dass nicht angepasste Meinungen mehr oder weniger stark sanktioniert werden, z. B. indem sie lächerlich gemacht oder auch einfach ignoriert werden.
- Die Gruppe grenzt sich möglicherweise zu stark nach außen ab. Dann wird sie zu einem geschlossenen System, das alles Fremde, z. B. Vorschläge von Außenstehenden oder auch neue Gruppenmitglieder, zunächst einmal abwehrt.

Aufgaben der Gruppenleitung

Die Leitung sollte darauf achten, dass Individualität in der Gruppe nicht unterdrückt, sondern als wichtige Voraussetzung für kreatives und produktives Miteinanderarbeiten gefördert wird. Sie sollte auch dafür sorgen, dass eine gewisse Flexibilität in der Rollenverteilung erhalten bleibt. Es sollten z. B. nicht immer die gleichen Aufgaben an die gleichen Personen vergeben werden. Aufgabe der Leitung ist es auch, die Integration neuer Mitglieder in die Gruppe zu unterstützen.

Methoden

Mit **Rollenspielen** kann die Gruppenarbeit in allen Phasen lebendig gestaltet werden. Viele Gruppenmitglieder haben jedoch zu Anfang Hemmungen, bei einem Rollenspiel mitzumachen. In der Integrationsphase, in der sich oft schon eine vertraute Atmosphäre entwickelt hat und die Gruppenmitglieder unbefangener miteinander umgehen, können die Teilnehmerinnen und Teilnehmer leichter dazu ermuntert werden, sich doch einmal auf ein Rollenspiel einzulassen. Rollenspiele eignen sich sehr gut, um unterschiedliche Sichtweisen auf einen Sachverhalt oder ein Problem zu verdeutlichen. Es steigt das Verständnis für diejenigen, die sich in einer anderen Position befinden. Man kann z. B. jemanden, mit dem man eine Auseinandersetzung hat, besser verstehen, nachdem man sich einmal – wortwörtlich – in seine Rolle hineinversetzt hat. Rollenspiele können somit auch zu einem Rollenwechsel anregen und Rollenfixierungen vermeiden. Außerdem eignen sich Rollenspiele sehr gut dazu, Sicherheit in verschiedenen Gesprächssituationen zu gewinnen.

Wenn der Konformitätsdruck in einer Gruppe sehr groß ist, sollte in regelmäßigen Abständen auf Methoden zurückgegriffen werden, mit denen die Gruppenmitglieder ihre **Meinung anonym äußern** können. Dies kann geschehen, indem man die Gruppenmitglieder bittet, ihre Meinung zu einer Frage auf einen Zettel zu schreiben. Die Zettel werden eingesammelt und an eine Pinnwand geheftet, so dass sie von allen gelesen werden können. Man kann auch einen (nicht zu umfangreichen) Fragebogen zu einem Thema, z. B. Gruppenklima oder Zufriedenheit mit der Gruppenarbeit, erstellen und anonym ausfüllen lassen.

11.3.4 Die Differenzierungsphase

Eine Weiterentwicklung der Integrationsphase ist die Differenzierungsphase (differenzieren = unterscheiden, sich unterscheiden). Während in der Integrationsphase das Erleben der Einheitlichkeit der Gruppe im Vordergrund steht, kommen in der Differenzierungsphase die unterschiedlichen, individuellen Eigenschaften der einzelnen Gruppenmitglieder zur Geltung. Darunter muss das „Wir-Gefühl" nicht leiden. Wenn die Differenzierungsphase positiv verläuft, zeigt sich in ihr, dass gerade die Vielfalt der unterschiedlichen Eigenschaften und Fähigkeiten effektiv eingesetzt werden kann, um die Gruppenziele zu erreichen. Jedes Gruppenmitglied weiß, dass es ganz persönlich mit seinen Stärken zum Gelingen der Gruppenarbeit beitragen kann.

Aufgaben der Gruppenleitung

In dieser Phase steht der Einsatz für das Erreichen der gemeinsamen Ziele im Vordergrund. Die Leitung kann sich zurückhalten, die Gruppe leitet sich weitgehend selbst. Die hauptsächliche Aufgabe der Gruppenleitung besteht in der Differenzierungsphase darin, geeignete Methoden und Medien zur Verfügung zu stellen, um **Kreativität** und **selbständiges Arbeiten** weiterhin zu fördern.

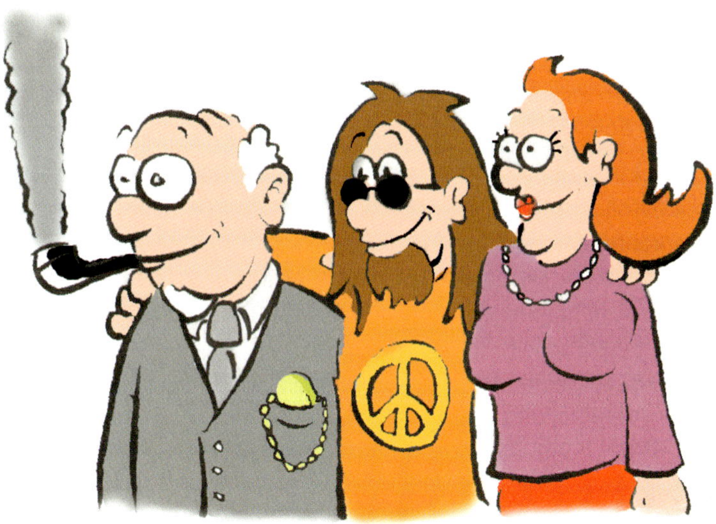

Methoden

Wie in den anderen Phasen auch sorgt Methodenvielfalt in der Differenzierungsphase für Abwechslung. **Exkursionen** oder Studienfahrten bringen neue Impulse. Ein gemeinsam geplantes und durchgeführtes **Projekt** gelingt in der Differenzierungsphase oft besonders gut.

11.3.5 Die Auflösungsphase

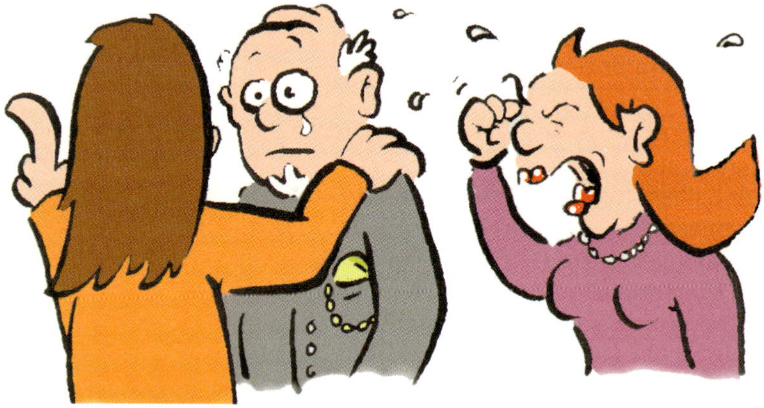

Gruppen lösen sich auf, wenn

- sie ihr Ziel erreicht haben oder/und
- die für die Gruppenarbeit vorgesehene Zeitdauer zu Ende geht (z. B. bei einem Wochenendseminar) oder
- die Gruppenmitglieder kein Interesse mehr am Gruppengeschehen und einem gemeinsamen Gruppenziel haben.

Aufgaben der Gruppenleitung Aus welchen Gründen auch immer eine Gruppe sich auflöst, die Leitung sollte genügend Zeit für eine abschließende Bewertung der Veranstaltung einplanen. (Es wäre allerdings ein Fehler, erst in der Auflösungsphase Gelegenheit zu Kritik zu bieten, da Verbesserungsvorschläge ja nicht mehr realisiert werden können. Zwischenbewertungen sollten also immer wieder erfolgen, so lange die Gruppe besteht.) Das **Abschlussgespräch** kann durch folgende oder ähnliche Fragen strukturiert werden:

- Was hat die Gruppe den einzelnen Mitgliedern gebracht? Sind die Erwartungen, die die Mitglieder hatten, erfüllt worden?
- Welche markanten Situationen sind den Mitgliedern in Erinnerung geblieben? Was hat das Erreichen der Ziele gefördert oder eventuell auch behindert?
- Was planen die Mitglieder für die nähere Zukunft? Können die Ergebnisse der Gruppenarbeit weiter verwendet werden?

Methoden Will man zunächst nur einen Überblick gewinnen, wie häufig positive und negative Meinungen zur Veranstaltung vertreten sind, eignen sich u. a. **Plus-und-Minus-Plakate** als Feed-back-Methode. Dazu werden zwei große Bogen Papier mit plus für positive und minus für negative Meinungen beschriftet und nebeneinander aufgehängt. Die Teilnehmerinnen und Teilnehmer werden aufgefordert, spontan zu äußern, was sie gut und was sie schlecht an der Veranstaltung fanden. Diese Aussagen werden ohne Kommentar und Diskussion nach positiver und negativer Kritik geordnet untereinander auf die linke Seite der Plakate geschrieben. Anschließend machen die Teilnehmerinnen und Teilnehmer einen großen Punkt hinter alle Äußerungen, denen sie zustimmen können.

Aufgabe Vervollständigen Sie die folgende Tabelle. Überlegen Sie, in welcher Gruppenphase Sie und Ihre Mitschülerinnen und Mitschüler sich zur Zeit befinden.

Gruppenphasen

Bezeichnung der Phase	Gefühle, Beziehungen, Rollenverteilung: Wo steht die Gruppe?	Bedürfnisse und Ziele der Teilnehmer/innen	häufige Konflikte und Probleme	Aufgaben der Gruppenleitung	Methodenvorschläge
Anfangsphase					
Orientierungsphase					
Integrationsphase					
Differenzierungsphase					
Auflösungsphase					

11.4 Gruppenangebote für ältere Menschen

Anbieter Zahlreiche Organisationen und Institutionen in kommunaler, kirchlicher oder privater Trägerschaft sowie Selbsthilfegruppen und Initiativen wenden sich mit speziellen Gruppenangeboten an ältere Menschen. So gehören z. B. Bildungs- und Freizeitangebote für Ältere zum Programm vieler Volkshochschulen und einige Universitäten haben Studiengänge für Seniorinnen und Senioren eingerichtet.

Inhalte Die Themen und Inhalte der Gruppenangebote für ältere Menschen weisen eine große Vielfalt auf. Die meisten Veranstaltungen lassen sich einem oder mehreren der folgenden Bereiche zuordnen:

- Weiterbildung, Vermittlung von Fachkenntnissen, z. B. Computerkurse, Fremdsprachenkurse,
- Kreativität, Spielen, Gestalten (Theatergruppe, Fotowerkstatt, Gesellschaftsspiele ...)
- Erhaltung der Gesundheit (körperliches Training, Sport und Spiel, gesunde Ernährung, Entspannungskurse ...),
- Beratung und Unterstützung zur Bewältigung von kritischen Lebensereignissen, z. B. bei Verwitwung oder schwerer Erkrankung,
- Vermittlung von Kenntnissen und Fertigkeiten, die beim Umgang mit Alltagsanforderungen und zum Erhalt einer selbstständigen Lebensführung nützlich sind, z. B. Wohnen im Alter, Rechts- und Versicherungsfragen, Gedächtnistraining,
- Auseinandersetzung mit der eigenen Biographie und dem Älterwerden (Erzählcafé, Memoiren schreiben ...),
- gemeinnützige Tätigkeiten, Weitergeben von Erfahrung und Spezialkenntnissen, z. B. Handwerkerdienst, Reparaturservice, Nachbarschaftshilfe,
- therapeutische und aktivierende Maßnahmen für ältere Patientinnen und Patienten in Kliniken, Heimen und Tagesstätten.

Teilnahmemotive Fragt man ältere Teilnehmerinnen und Teilnehmer, was sie dazu veranlasst hat, ein Gruppenangebot wahrzunehmen, so nennen sie häufig die folgenden Motive:

- Ich möchte mich weiter entwickeln, nicht stehen bleiben.
- Ich möchte Wissen in einem bestimmtem Gebiet erwerben, suche Informationen zu bestimmten Themen.
- Ich möchte etwas Sinnvolles, der Allgemeinheit Nützliches tun.
- Ich brauche Anregung und Abwechslung in meinem Alltag.
- Ich wünsche mir mehr soziale Kontakte.
- Ich möchte aktiv an der Bewältigung eines Problems arbeiten.
- Ich möchte Erfahrungen mit ebenfalls Betroffenen austauschen.

Diese Motive unterscheiden sich nicht wesentlich von den Teilnahmemotiven jüngerer Menschen. (Bei Jüngeren kommt allerdings noch ein Hauptmotiv hinzu: der Bedarf an beruflicher Zusatzqualifikation.)

Barrieren Es gibt jedoch auch eine Reihe von Barrieren, die ältere Menschen daran hindern, an Gruppenangeboten teilzunehmen:

- Einige ältere Menschen sind wegen ihres schlechten Gesundheitszustandes in ihrer Mobilität eingeschränkt.
- Die Mobilität ist auch bei denjenigen eingeschränkt, die in ländlichen Gegenden wohnen und nicht (mehr) mit dem Auto fahren können oder wollen.

- Wenn es um Wissensvermittlung geht, bezweifeln manche älteren Menschen, dass sie „in ihrem Alter“ noch etwas Neues lernen können oder befürchten, mit den anderen Gruppenmitgliedern nicht mithalten zu können.
- Viele ältere Menschen haben nach ihrer lange zurückliegenden Schul- und Ausbildungszeit keine Bildungserfahrungen mehr gemacht und glauben, dass es ihnen schwerfallen wird, sich noch einmal auf Lern- und Unterrichtssituationen einzustellen.
- Darüber hinaus werden manche älteren Menschen durch schlechte Erinnerungen an die eigene Schulzeit von der Teilnahme an Bildungsangeboten abgehalten.
- Pflegende Angehörige möchten das zu pflegende Familienmitglied nicht alleine lassen.

Für ältere Menschen ist es also besonders günstig, wenn sie Angebote „vor Ort“ finden, die sie zu Fuß erreichen können oder wenn es einen Fahrdienst gibt. Schnupperangebote und rechtzeitige Information über Inhalte, Ziele und Organisatorisches können die Zweifel an der eigenen Lernfähigkeit und Angst vor einer Situation „wie früher in der Schule“ zerstreuen.

Heimbewohnerinnen und -bewohner können dazu ermuntert werden, an Gruppenangeboten im Heim oder außerhalb des Heimes teilzunehmen, indem sie persönlich angesprochen und auf Veranstaltungen aufmerksam gemacht werden. Die meisten Bewohnerinnen und Bewohner sind darauf angewiesen, dass sie zu Veranstaltungen gebracht und wieder abgeholt werden. Aber selbst, wenn dies gewährleistet ist, scheuen sich manche, sich einer neuen Gruppe anzuschließen. Diese Hemmschwelle wird oft leichter überwunden, wenn eine vertraute Person anbietet, zum ersten Treffen mitzugehen.

Sie haben eine neue Stelle als Mitarbeiter/in in einem Projekt der Kreisverwaltung gefunden. Das Projekt heißt „Öffnet die Heime“ und hat das Ziel, soziale Kontakte zwischen Heimbewohner/innen und den in Privatwohnungen in der Umgebung lebenden älteren Menschen zu fördern. Es sollen gemeinsame Veranstaltungen organisiert werden, die sowohl von gesunden als auch von gesundheitlich beeinträchtigten Teilnehmer/innen besucht werden können.

Mit welchen Barrieren, die ältere Menschen möglicherweise von der Teilnahme an diesem Projekt abhalten, muss gerechnet werden und wie können solche Barrieren beseitigt werden? **Aufgabe**

11.5 Teilnehmerorientierte Gruppenleitung

Teilnehmerorientierte Gruppenleitung bedeutet, dass die Wünsche und Bedürfnisse der einzelnen Gruppenmitglieder ernst genommen werden. Dabei kann es einige Flexiblilität von der Gruppenleitung erfordern, einerseits auf Einzelne einzugehen, andererseits aber das Ziel der Gesamtgruppe nicht aus den Augen zu verlieren. Beachten sollte die Leiterin/der Leiter

- dass den Teilnehmerinnen und Teilnehmern Mitentscheidungs- und Mitgestaltungsmöglichkeiten eingeräumt werden,
- dass Kooperation und nicht Konkurrenz gefördert wird,
- dass sowohl Unterforderung als auch Überforderung vermieden wird,
- dass niemand zur Übernahme einer Aufgabe gezwungen wird.

Insbesondere in der Gruppenarbeit mit Erwachsenen ist es angemessen, wenn die Leiterin/der Leiter mit Zurückhaltung agiert und einen eher moderierenden statt intervenierenden (eingreifenden) Leitungsstil pflegt.

Aufgabe Informieren Sie sich über die drei Führungsstile nach Kurt Lewin (autoritär, demokratisch, laissez-faire) und wie sich diese Stile jeweils auf das Verhalten und die Leistungen in einer Gruppe auswirken.

11.6 Ein Beispiel für Gruppenarbeit in der stationären Altenpflege: Das Redaktionsteam der Heimzeitung „Hoppla“

Im Alten- und Pflegeheim in Groß-Rohrheim erscheint alle zwei Monate die Heimzeitung „Hoppla“ in einer Auflage von 140 Exemplaren. In jeder Ausgabe der Heimnachrichten finden sich allgemeine Informationen zum Heim, ein Terminkalender der kommenden Veranstaltungen und ein Zeitplan der ständigen Angebote. Geburtstage und Sterbefälle werden bekanntgegeben und neue Bewohner/innen und Mitarbeiter/innen vorgestellt. Die letzte Seite ist dem Gedächtnistraining vorbehalten. Weitere Inhalte der Hoppla sind Berichte über gemeinsame Unternehmungen, Lieder, zur Jahreszeit passende selbst gereimte Gedichte, Kochrezepte und Informationen zu aktuellen Themen wie beispielweise Patientenverfügungen oder die Erhöhung der Heimpflegesätze.

Neue Bewohnerinnen und Bewohner

Ein Herzlich Willkommen allen, die neu angekommen,
ob von nah oder fern, wir begrüßen Euch sehr gern.
Unsere „Hoppla“ sagt Euch an, was man hier alles machen kann.
Wer will kann Gymnastik betreiben oder auch im Bette bleiben.
Ein fröhlicher Kreis sind wir im Heim, wir wollen alle lange lustig sein,
Spaß machen, auch Kegeln, Singen, Lachen und noch viele andere Sachen.
Am ersten Tag geht alles noch quer, auch für uns war es erst schwer.
Hat man sich erst mal eingelebt, dann alles prima weitergeht.
Drum:
Laß draußen die Welt ihr Wesen treiben,
dies Heim soll unsere Heimat bleiben.

Begrüßung neuer Bewohnerinnen und Bewohner in den „Hoppla“ Heimnachrichten

Die etwa 24 Seiten umfassende „Hoppla“ ist bei Angehörigen und Bewohner/innen sehr beliebt. Zum Zeitpunkt des nachfolgenden Interviews arbeiteten 14 Heimbewohnerinnen im „Hoppla“-Team mit. Sie wurden in ihrer Arbeit von zwei Mitarbeiterinnen den Heims und dem Zivildienstleistenden unterstützt. Das Redaktionsteam erstellt die jeweilige „Hoppla“-Ausgabe in Höhe der Auflage vollständig von Anfang bis Ende und sorgt auch für die Verteilung im Heim. Trotz z. T. schwerer gesundheitlicher Beeinträchtigungen (etwa durch Hemiplegie, Arthrose, Sehbehinderungen) übernimmt jede der Bewohnerinnen dabei eine bestimmte Aufgabe und alle sind an der Auswahl der Inhalte beteiligt.

Die folgenden Arbeitsschritte fallen im Redaktionsteam an:

- Verfassen von Berichten und Gedichten,
- fotografieren,
- Auswahl der Beiträge, Fotos und anderer Illustrationen,
- tippen,
- Layout gestalten,

- eine lange Schnur häkeln,
- kopieren,
- die Seiten zu den Exemplaren zusammenlegen,
- lochen,
- die Häkelschnur in Stücke schneiden,
- die Zeitungen mit den Schnüren zusammenbinden,
- die fertige „Hoppla“ in alle Zimmer bringen.

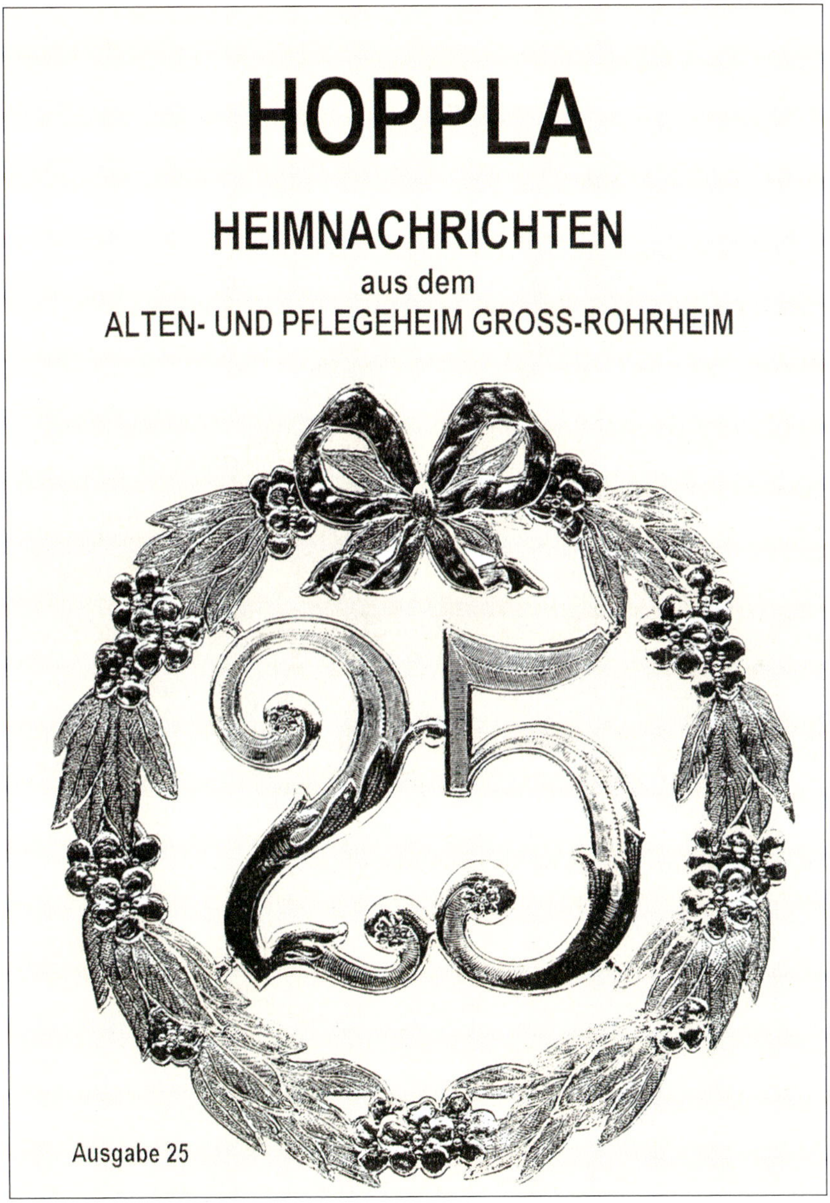

Titelseite der 25. „Hoppla“-Ausgabe

11.6.1 Interview mit der Redaktion

Bei dem Interview fehlten fünf Redaktionsmitglieder: Die Bewohnerinnen Frau Neubauer, Frau Benz und Frau Richtberg, die Mitarbeiterin Frau Schmitt und der Zivildienstleistende Marko Schröder. Es nahmen teil:

Frau Banasiuk	73 Jahre,
Frau Becker	67 Jahre,
Frau Folcz	79 Jahre,
Frau Gorowicz,	78 Jahre,
Frau Klinger	74 Jahre,
Frau Köhn	81 Jahre,
Frau Kuhn	65 Jahre,
Frau Molter	85 Jahre,
Frau Müller-Kambat	87 Jahre,
Frau Roth	79 Jahre,
Frau Stumpf	75 Jahre

und die Sozialarbeiterin Frau Hendlmeier.

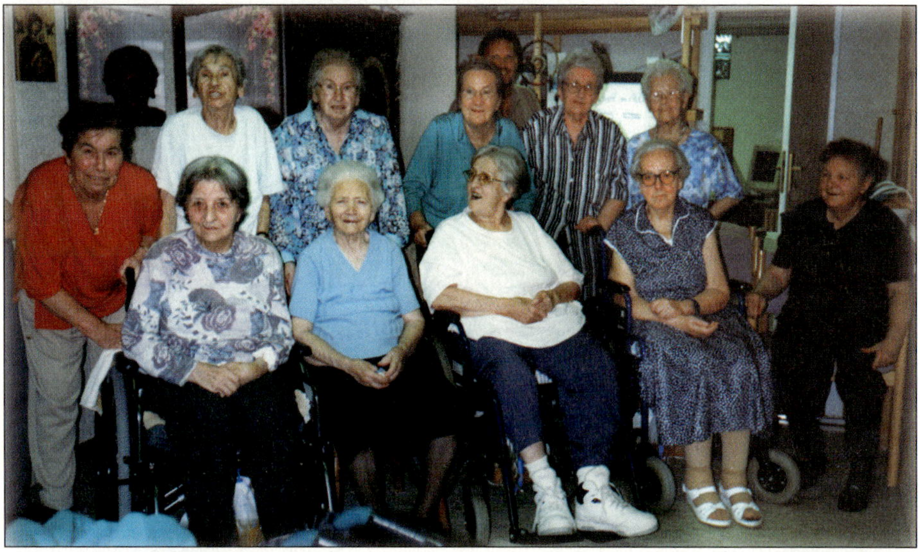

Mitglieder der „Hoppla"-Redaktion

Interviewerin (I.): Seit wann gibt es die Heimzeitung „Hoppla"?
Frau Hendlmeier: Die erste Ausgabe kam vor 3 Jahren heraus.

I.: Ist jemand Gründungsmitglied? Wie kam es zu der Idee, eine Heimzeitung herauszugeben?
Frau Müller-Kambat: Ich bin Gründungsmitglied. Der Wunsch zur Gründung wurde von uns geäußert, damit auch die Besucherinnen wissen, was hier alles getan wird.

I.: Wie kamen Sie auf den Namen „Hoppla"? Was bedeutet der Name für Sie?
Frau Müller-Kambat: Hoppla, wir leben und wir sind auch noch da. Ich habe den Namen vorgeschlagen. Ich fand den so nett.

Foto privat

I.: Einige Redaktionsmitglieder sind schwerbehindert. Frau Kuhn, Sie hatten einen Schlaganfall und sind auf den Rollstuhl angewiesen. Ist die Mitarbeit an der Hoppla dadurch für Sie schwierig?

Frau Kuhn: Ach nö, Quatsch, das ist 'ne Abwechslung.
Frau Klinger: Ich tu die Blätter zusammenfassen und aufstoßen und leg sie in den Locher und Frau Kuhn, die locht dann.

I.: Obwohl Sie einen gelähmten Arm haben, Frau Klinger?
Frau Klinger: Aber die eine Hand kann ich ja benutzen. Wir sind ein Team.
Frau Roth: Ich kann nicht schreiben.

I.: Und wie lösen Sie das?
Frau Roth: Dann kommt entweder die Frau Schmitt oder eine andere Mitarbeiterin und schreibt das auf, was ich ihr erzähle. Weil ich das nicht schreiben kann, weil ich rechtsseitig die Hand nicht benutzen kann.
Frau Kuhn: Ich auch nicht. Bei mir ist das genau so.
Frau Müller-Kambat: Wir sind den Behinderten immer hilfsbereit und jeder versucht, es dem anderen so leicht zu machen wie eben möglich.

Gedächtnisrätsel

Bitte ergänzen Sie die Sprichwörter zum Thema „Vogel“:

1. Eine ______________ hackt der anderen nicht die Augen aus!
2. Eine ______________ macht noch keinen Sommer!
3. Ein blindes ______________ findet auch mal ein Korn!
4. ______________, ich hör dir trapsen.
5. ______________ nach Athen tragen.
6. Ein komischer ______________.
7. Mit jemandem ein ______________ rupfen.
8. Man soll nicht mit Kanonen auf ______________ schießen.
9. Du hast 'ne ______________.
10. Machen wir's den ______________ nach.

Viel Spaß!

Rätsel aus den „Hoppla“ Heimnachrichten

I.: Wie oft treffen Sie sich?
Frau Hendlmeier: Vier Mal in zwei Monaten für eine Ausgabe. Das erste Mal, um die Aufgaben zu verteilen, wer welche Berichte schreibt oder erzählt, dann, um zu entscheiden, welche Beiträge in die Ausgabe kommen. Beim dritten Mal wird das Layout gemacht und beim vierten Mal gelocht und zusammengebunden.

I.: Wie sind die Aufgaben im Redaktionsteam verteilt? Wer macht was?
Frau Müller-Kambat: Berichte schreiben oder erzählen tun alle. Rätsel aussuchen auch.
Frau Klinger: Wenn die Blätter auf dem Tisch liegen, dann nehme ich die und stoße die grad, schieb sie rein in den Locher und die Frau Kuhn haut dann drauf ...
Frau Kuhn (lacht): Jawohl!
Frau Roth: Die Maria hat die Kraft.
Frau Kuhn: Jawohl! Ich hab die Kraft!

I.: Welche Aufgabe haben Sie, Frau Stumpf?
Frau Stumpf: Da liegen die Blätter da auf dem Tisch, die einen so rum, die anderen so rum, die müssen zusammenpassen.

I.: Das ist also die Reihenfolge, Sie legen die Seiten in der richtigen Reihenfolge zusammen.
Frau Stumpf: Ja, man muss aufpassen, dass da keine verkehrt kommt.

I.: Frau Folcz, was machen Sie denn?
Frau Folcz: Ich tu nur neiziehe[1].

I.: Ach so, die Schnüre durch die Löcher. Also, sie ziehen die Häkelschnur durch die gelochten Seiten.
Frau Folcz: Ja. Ich tu nur neiziehe. Die Frau Benz macht als[2] den Schlupp[3].

I.: Frau Banasiuk, was machen Sie?
Frau Banasiuk: Die Frau Gorowicz und ich, wir tun die Fäden schneiden.
Frau Hendlmeier: Frau Neubauer häkelt ein Knäuel und Frau Gorowicz und Frau Banasiuk schneiden die Schnüre in der passenden Größe ab.

I.: Frau Becker, Sie haben auch eine Aufgabe übernommen?
Frau Becker: Ja, ich übernehme, die Zeitung auszutragen. Zu den Bewohnern. In jedes Zimmer.

I.: Wie viel Arbeit bedeutet die Erstellung einer Ausgabe für die Einzelnen?
Frau Müller-Kambat: Es ist schon eine Mühe und Arbeit, die Gedichte zu machen.
Frau Roth: Es ist schon viel Arbeit, eine solche Zeitung zusammenzustellen.
Frau Köhn: Es ist viel, viel Arbeit. Es muss alles geregelt, geschrieben werden, sonst geht's nicht auf.
Frau Gorowicz: Ja, aber macht Freude.
Frau Kuhn: Macht Spaß.

I.: Welche Aufgaben haben die Redaktionsmitglieder, die zum Heimpersonal gehören: der Zivi, Frau Schmitt und Frau Hendlmeier?
Frau Kuhn: Wir arbeiten alle zusammen.
Frau Roth: Da muss kopiert werden, das macht sich nicht von alleine. Da müssen Fotos gemacht werden, die zu dem Ganzen passen. Die Frau Hendlmeier ist für den ganzen Krempel, dass wir überhaupt eine Hoppla kriegen, zuständig.

1 hineinziehen 2 immer, meistens, üblicherweise 3 Schleife

Frau Müller-Kambat: Frau Hendlmeier tippt auch die Berichte von denjenigen, die nicht schreiben können.

▸▸ Berichte vom Freitagstreff ◂◂

In den monatlichen Versammlungen der Bewohner und Bewohnerinnen im Juli, August und September wurden folgende Dinge besprochen.

- Der Bitte, einen Briefkasten für ausgehende Post einzurichten, wurde auf unbürokratische Weise entsprochen: Alle Schwestern erklärten sich bereit, jederzeit Briefe mitzunehmen und einzuwerfen.
  Der Einkaufsdienst am Montagnachmittag wurde noch einmal vorgestellt, auch hier können Briefe mitgegeben werden oder Gänge erledigt werden.

- Schon vor längerer Zeit wurde vereinbart, dass Bewohner und Bewohnerinnen neu eingezogenen Bewohnern und Bewohnerinnen in der Anfangszeit mit Rat und Tat bei Seite stehen.
  Glücklicherweise erklärten sich genügend Bewohner und Bewohnerinnen bereit, diese Aufgabe zu übernehmen.

- In den Balkonkästen ist die Herbstbepflanzung schon begonnen worden, so dass die Patenschaften für die Balkonkästen für dieses Jahr enden. Im nächsten Jahr werden diese im Rahmen der Aktion „Grüner Daumen" wieder neu verteilt.

Bericht aus den „Hoppla" Heimnachrichten

I.: Sind Sie sich denn immer darüber einig, was in die nächste Ausgabe soll?
Frau Kuhn: Wir sind friedlich.

I.: Wie einigen Sie sich bei Meinungsverschiedenheiten?
Frau Roth: Wir stimmen ab. Die Mehrheit entscheidet.

I.: Wo liegt für Sie der Sinn einer Heimzeitung? Wem bringt das was? Für wen ist das gut?
Frau Klinger: Für die Heimleitung.

I.: Inwiefern?
Frau Klinger: Ja, weil damit neue Kunden geworben werden.
Frau Müller-Kambat: Die Hoppla ist eigentlich für uns Heimbewohner ganz wichtig wegen der Geselligkeit, dem Zusammenhalt und für die Angehörigen, damit die anhand der Hoppla sehen, was wir hier machen und dass wir gut untergebracht sind.
Frau Köhn: Ich geb' die Zeitung meinen Schwager. Er freut sich über die Zeitung. Er muss auch alles lesen. Da achte ich drauf, dass er alles liest.
Frau Müller-Kambat: Ich komme aus Dortmund, habe dort noch viele Bekannte und denen schicke ich immer die Hoppla. Ich kenn' auch in Dortmund noch zwei Altenheime, die richten sich so etwa nach unserer Hoppla und die schreiben auch immer dankbar zurück, dass ich die Hoppla schicke. Auch Altenheime hier in der

Umgebung interessieren sich für die Hoppla und ich bekomm' auch schon mal von denen eine Heimzeitung zum Austausch.
I.: Was bedeutet Ihnen die Arbeit an der Hoppla? Warum arbeiten Sie mit?
Frau Müller-Kambat: Man bleibt hellwach im Geist und es macht viel Freude. Wir lachen viel dabei und das ist das, was ich so schätze.
Frau Stumpf: Das ist bei mir dasselbe.
Frau Köhn: Weil es Spaß und Freude macht.
Frau Kuhn: Ich mache immer mit. Es macht Spaß. Aber wie! Aber wirklich!
Frau Roth: Damit wir unseren Geist trainieren. Dass man sich geistig betätigt.
Frau Klinger: Ich bin stolz darauf, hier Mitglied zu sein, dass ich es überhaupt fertig bringe.
Frau Folcz: Es macht mir Spaß.
Frau Molter: Ich freue mich, wenn ich dabei bin und etwas machen kann und wenn die Angehörigen das sehen. Die fragen immer nach der Hoppla.
Frau Gorowicz: Es ist gut.
Frau Hendlmeier: Dass wir es überhaupt hinkriegen?
Frau Gorowicz: Ja.
Frau Müller-Kambat: Ich bin stolz, dass ich beweisen kann, dass ich nicht hier im Altenheim nur sitze und auf den Tod warte, sondern noch gebraucht werde.
I.: Frau Banasiuk, warum arbeiten Sie mit bei der Hoppla?
Frau Banasiuk: Damit alle sehen, wer Geburtstag hat und wer gestorben ist und wer neu dazugekommen ist.
I.: Herzlichen Dank für das Gespräch.

Das Redaktionsteam der „Hoppla“ kann als ein Beispiel für eine sinnvolle, selbst bestimmte Gruppenarbeit gelten, die keine Beschäftigung nur um der Beschäftigung willen ist. Das Ziel, eine Heimzeitung herauszugeben, wird nicht „von oben herab“ vorgegeben, sondern von allen getragen und alle engagieren sich gleichermaßen dafür. Jedes Gruppenmitglied leistet entsprechend seinen Fähigkeiten einen eigenen Beitrag zur gemeinsamen Arbeit und übernimmt somit eine produktive Rolle, die von den anderen anerkannt wird. Entscheidungen werden gemeinsam getroffen. Die Gruppe erfährt Resonanz von außen: Das vorzeigbare Ergebnis der gemeinsamen Arbeit – die Hoppla – ist über den Rahmen der Gruppe hinaus als Informationsquelle und Lektüre bei Heimbewohner/innen, Mitarbeiter/innen und Angehörigen beliebt und damit gleichzeitig ein hervorragendes Mittel der Öffentlichkeitsarbeit für das Heim. Alle diese Punkte stärken sowohl das Selbstwertgefühl der einzelnen Mitglieder als auch die Gruppenkohäsion. Damit wird diese Gruppenarbeit zum „Selbstläufer“: Die Freude an der Arbeit und der Erfolg wirken aktivierend und motivieren zum Weitermachen.

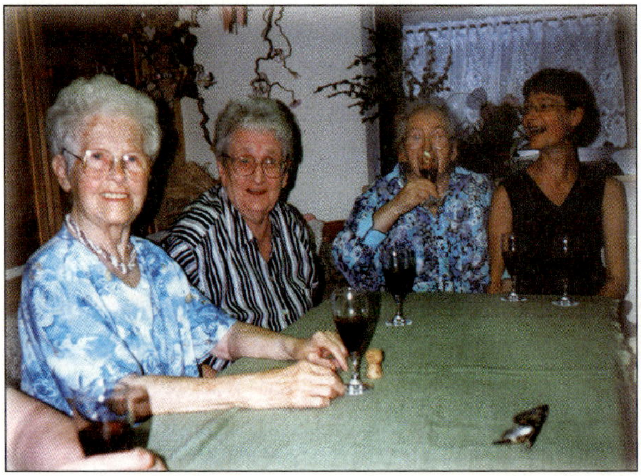

Ein Gläschen in Ehren nach dem Interview

Foto privat

11.7 Wiederholen und Vertiefen

1. *Was versteht man unter einer Kleingruppe?*
2. *Wodurch wird das „Wir-Gefühl" in einer Gruppe gesteigert? Überlegen Sie, was die Gruppenleitung zur Förderung der Gruppenkohäsion beitragen kann.*
3. *Welche Bedeutung haben Normen in Gruppen?*
4. *Was ist eine Rolle und welche verschiedenen Rollen gibt es in Gruppen?*
5. *Welche Vor- und Nachteile haben die Rollen Außenseiter und Klassenclown in Schulklassen für den Rolleninhaber und alle anderen Gruppenmitglieder?*
6. *Suchen Sie Beispiele für Rollenkonflikte im Bereich der Altenpflege.*
7. *Welche Aufgaben hat die Gruppenleitung in den verschiedenen Gruppenphasen?*
8. *Welche Bildungs- und Freizeitangebote für ältere Menschen gibt es in Ihrer Umgebung?*
9. *Kann man Internet-Foren oder Besucherinnen und Besucher eines Chatrooms als Gruppen bezeichnen?*

Anregungen

1. *Welche Gruppenangebote gibt es für die Bewohnerinnen und Bewohner der Heime in Ihrer Umgebung?*
2. *Planen Sie eine Gruppenstunde für alte Menschen zu einem Thema aus den folgenden (oder anderen selbst gewählten) Bereichen:*
   - *Bewegung, Gymnastik, Tanz*
   - *Biographisches, z. B.: Welche Spiele spielten die Bewohnerinnen und Bewohner als Kinder? Rezepte, die in Vergessenheit geraten sind. Frühere Lieblingsbücher, Lieblingsmusik ...*
   - *Gedächtnistraining*
   - *Umgang mit Hilfsmitteln*
3. *Überlegen Sie, welche Gruppenaktivitäten für Bewohnerinnen und Bewohner Ihrer Einrichtung interessant sein könnten und konzipieren Sie eine entsprechende Gruppenstunde.*
4. *Stellen Sie in Ihrer Klasse ein Gruppenangebot für ältere Menschen vor, z. B.*
   - *die 10-Minuten-Aktivierung*
   - *eine Selbsthilfegruppe für Angehörige demenzkranker Menschen*
   - *Tagesbetreuung für demenzkranke Menschen*

12 Interventionen gezielt und begründet einsetzen

Liebe Altenpflegeschülerin, lieber Altenpflegeschüler,

Einleitung

die Interventionsgerontologie ist das Teilgebiet der Gerontologie, das auf der Basis gerontologischer Forschungsergebnisse Maßnahmen entwickelt und bewertet, mit denen Gesundheit und Wohlbefinden im Alter gefördert werden kann. Zu Beginn dieses Kapitels wird erklärt, was unter dem Begriff Intervention zu verstehen ist. Die Vielzahl möglicher Interventionen kann nach verschiedenen Gesichtspunkten eingeteilt werden, eine hier vorgestellte einfache Einteilung erleichtert den Überblick. Wenn man etwas für ein zufriedenes und gesundes Altern tun will, fängt man am besten früh damit an. Interventionen, die das Wohlbefinden im Alter zum Ziel haben, sollten sinnvollerweise im gesamten Lebenslauf stattfinden. Ein weiterer wichtiger Punkt sind Voraussetzungen und Bedingungen, die vor der Anwendung einer Intervention geklärt werden sollten. Anschließend werden Grundlagen und Aufgaben der Interventionsgerontologie dargestellt.

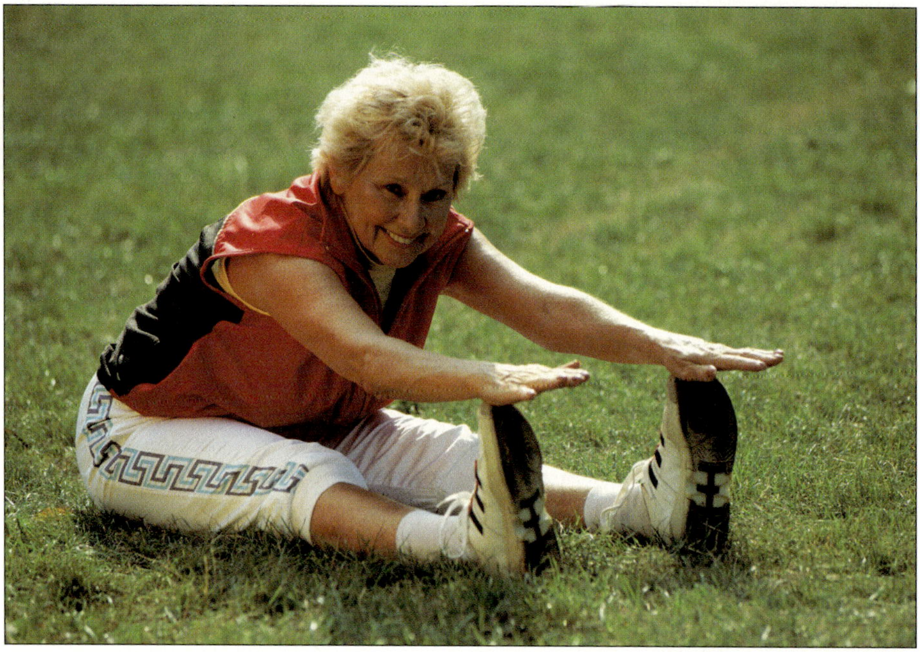

12.1 Interventionen

Intervention (lat.: intervenire = dazwischengehen) heißt von der Wortbedeutung her Einflussnahme, Eingriff oder Vermittlung. Ganz allgemein verstanden sind Interventionen **Maßnahmen**, mit denen in Entwicklungsprozesse eingegriffen wird. Man könnte auch sagen: Derjenige, der interveniert, schaut nicht zu, wie sich etwas entwickelt, sondern unternimmt etwas, um den Lauf der Dinge zu verändern.

Interventionen in den Humanwissenschaften

In den wissenschaftlichen Disziplinen, die sich mit dem Menschen befassen (Humanwissenschaften), versteht man unter Interventionen gezielte Maßnahmen, die menschliches Verhalten und Erleben günstig beeinflussen.

Abb. MEV

So gibt es pädagogische Interventionen, um beispielsweise Entwicklungsverzögerungen bei einem Kleinkind aufzuholen, oder medizinische Interventionen, um eine Erkrankung zu heilen, oder auch sozialpolitische Interventionen wie die Einführung der Pflegeversicherung. Interventionen in diesem Sinne können folgendermaßen definiert werden:

> Interventionen sind Maßnahmen, die geplant und begründet eingesetzt werden, um die Situation oder Entwicklungsbedingungen für eine Person oder Zielgruppe zu verbessern.

Definition Interventionen

Gerontologische Interventionen sind demnach Interventionen, die das Ziel haben, die Situation oder die Entwicklungsbedingungen für ältere Menschen zu verbessern. Da die Gerontologie als interdisziplinäre Wissenschaft Forschungsergebnisse und Sichtweisen anderer Disziplinen einbezieht, kann ein breites Spektrum von Maßnahmen aus unterschiedlichen Bereichen zu den gerontologischen Interventionen gezählt werden. Die folgende Aufzählung nennt nur wenige Beispiele aus der sehr großen Anzahl möglicher gerontologischer Interventionsbereiche:

Gerontologische Interventionen

- psychotherapeutische Interventionen zum Erhalt oder zur Wiederherstellung der psychischen Gesundheit, z. B. Gesprächspsychotherapie,
- pflegerische Interventionen, z. B. das Bobathkonzept,
- psychologische Interventionen zum Erhalt oder zur Steigerung der kognitiven Leistungsfähigkeit, z. B. Gedächtnistraining,
- architektonische Interventionen, die die speziellen Wohnwünsche und -bedürfnisse älterer Menschen berücksichtigen,
- sozialpolitische Interventionen, z. B. Maßnahmen, die Benachteiligungen im Alter verhindern oder ausgleichen.

Die ganze Bandbreite und das übergeordnete Ziel gerontologischer Interventionen kommt in einer Definition von Ursula Lehr zum Ausdruck. Sie schreibt[1]:

> Intervention bezeichnet das Insgesamt der Bemühungen, ein hohes Lebensalter bei psychophysischem Wohlbefinden zu erreichen.

Definition gerontologische Intervention

Psychophysisches Wohlbefinden bedeutet geistig-seelisches und körperliches Wohlbefinden, wobei sich beides wechselseitig beeinflusst.

12.1.1 Einteilungsmöglichkeiten von Interventionen

Es gibt verschiedene Möglichkeiten, die Fülle möglicher Interventionen nach Oberbegriffen einzuteilen und so in eine Ordnung zu bringen. Dies kann z. B. nach dem Zweck der Intervention (etwa Erhaltung der körperlichen Gesundheit, Steigerung des psychischen Wohlbefindens) geschehen oder auch nach den Fachgebieten, in denen die Intervention durchgeführt wird (Medizin, Recht ...).

Man kann Interventionen auch danach einteilen, ob sie in erster Linie Einfluss auf ein **Individuum** oder auf die **Umwelt** des Individuums nehmen. Mit anderen Worten: Wo setzt die gerontologische Intervention an? An der Person des älteren Menschen

1 Lehr 1979, S. VI.

oder an seiner Umwelt? Ein Beispiel für eine Intervention, die beim Individuum ansetzt, ist Krankengymnastik. Ein Beispiel für eine Intervention, die an der Umwelt ansetzt, ist der behindertengerechte Umbau einer Wohnung.

Umwelt **Umwelt** meint hier soziale Umwelt *und* räumlich-physikalische Umwelt. Die Personen, mit denen man in Verbindung steht, bilden die **soziale Umwelt**. Mit **räumlich-physikalischer Umwelt** sind die Räume, in denen man wohnt und die Gegenstände, von denen man umgeben ist, gemeint. Die räumlich-physikalische Umwelt eines Menschen umfasst also Ausstattung, Einrichtung, Lage und ähnliche Merkmale der Orte, an denen er sich aufhält.

Nun ist es aber so, dass sich viele Interventionsmaßnahmen nicht ausschließlich an das Individuum oder ausschließlich an die Umwelt richten, sondern mehr oder weniger an beide. Daher ist es sinnvoll, sich diese Einteilung wie eine **Linie mit fließenden Übergängen** vorzustellen. An einem Ende befinden sich die Interventionen, die auf das Individuum Einfluss nehmen, am anderen Ende diejenigen, die die Umwelt verändern. In der Mitte liegen diejenigen Maßnahmen, die zu gleichen Teilen auf das Individuum und die Umwelt einwirken, dazwischen sind zahlreiche Übergänge zwischen den Extremen angesiedelt.

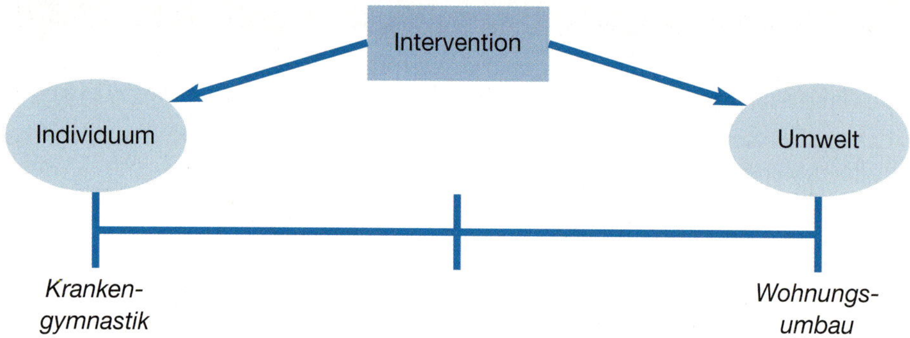

Aufgabe Sammeln Sie eigene Beispiele für Interventionen, die auf das Individuum oder auf die Umwelt oder auf beide zielen und tragen Sie diese wie im obigen Modell auf einer Linie mit zwei Endpolen ein. Vergleichen Sie Ihr Ergebnis mit dem einer Mitschülerin/eines Mitschülers.

Wechselwirkungen Beachten Sie auch, dass es zahlreiche Wechselwirkungen zwischen den stärker umwelt- und den stärker individuumbezogenen Maßnahmen geben kann. So setzt zwar der Wohnungsumbau an der Umwelt an: Zunächst wird „nur" die Wohnung verändert. Aber die Veränderung der Wohnung kann auch eine Veränderung der darin wohnenden Person bewirken. Deren Selbstständigkeit kann z. B. erhöht werden und damit auch ihr psychisches Wohlbefinden. Dies kann sich wiederum auf die soziale Umwelt, z. B. die Angehörigen, auswirken.

12.2 Für Wohlbefinden im Alter sorgen: eine lebenslange Aufgabe

Mit der Definition von Ursula Lehr (siehe 12.1) ist das übergeordnete Ziel, Wohlbefinden im Alter zu erreichen, angesprochen. Was aber heißt das konkret? Auf welchem Weg und mit welchen Mitteln kommt man zu diesem Ziel? Welche Maßnahmen sind wann zweckmäßig? Gerontologinnen und Gerontologen weisen immer wieder darauf hin, dass im Grunde während des gesamten Lebenslaufs Möglichkeiten bestehen, etwas für ein glückliches, gesundes Altern zu tun. Daher beschäftigt sich die Interventionsgerontologie nicht nur mit Interventionen, die etwa ab dem 65. Lebensjahr zum Einsatz kommen, sondern mit allen Interventionen in verschiedenen Lebensabschnitten, die langfristig oder kurzfristig das Wohlbefinden im Alter fördern.

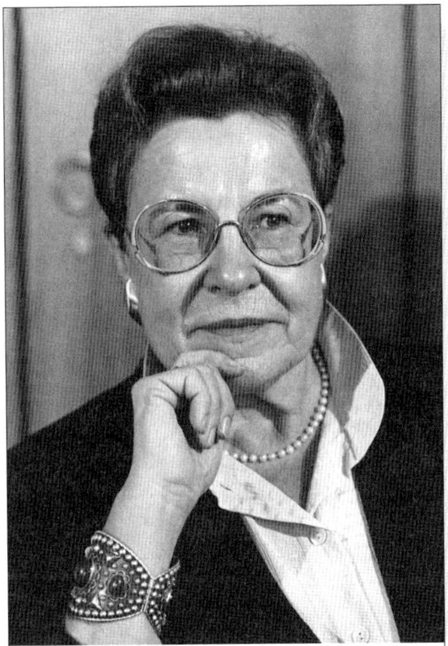

Prof. Dr. Dr. h.c. Ursula Lehr
geb. 1930,
emeritierte Gerontologieprofessorin,
ehemalige Bundesministerin

Ursula Lehr beschreibt vier **Aufgabenbereiche** von Interventionen, die mit unterschiedlichem Gewicht in verschiedenen Lebensabschnitten eine Rolle spielen können verteilen: Optimierung, Prävention, Rehabilitation/Therapie und Management[1].

1. **Optimierung** heißt, zu jedem Zeitpunkt des Lebenslaufs (also schon von Geburt an) die bestmöglichen Voraussetzungen für die weitere Entwicklung zu schaffen.
2. **Prävention** umfasst alle vorbeugenden Maßnahmen, die dazu dienen, die körperliche und geistige Leistungsfähigkeit und soziale Kompetenzen zu erhalten. Auch die Prävention ist im Grunde eine lebenslange Aufgabe.
3. Mit Maßnahmen der **Rehabilitation** und der **Therapie** können bereits eingetretene Schädigungen (z. B. nach einem Schlaganfall) wieder kuriert oder ausgeglichen werden und die Selbstständigkeit im Alltag erhalten oder wieder hergestellt werden.
4. Maßnahmen des **Management** dienen dazu, mit Einschränkungen, die nicht mehr rückgängig gemacht werden können, zurechtzukommen.

Je nach Situation und Bedarf müssen Interventionen schon in jungen Jahren einsetzen, wenn man gute Voraussetzungen für ein gesundes, glückliches Altern schaffen will. In der folgenden Übersicht[2], die mit geringfügigen Veränderungen von Lehr übernommen wurde, finden sich einige konkrete Beispiele für Interventionsmaßnahmen aus den vier genannten Aufgabenbereichen.

1 Lehr 1979, S. 3 f.
2 Lehr 1979, S. 4.

Abb. Ullstein Bild

INTERVENTION

als Inbegriff der Maßnahmen zur Sicherung eines psychophysischen und psychosozialen Wohlbefindens im höheren Alter

OPTIMIERUNG	PRÄVENTION	REHABILITATION THERAPIE	MANAGEMENT
Günstige Entwicklungsbedingungen schaffen	Dem Nachlassen von Fähigkeiten vorbeugen	Störungen oder bereits eingetretene Schäden rückgängig machen	Mit unveränderbaren Problemsituationen zurecht kommen, das Erreichte sichern
durch:			
• geistige Entwicklung durch eine anregende Umgebung, • körperliche Entwicklung durch sportliche Betätigung, • Interessensentwicklung bereits in den frühen Lebensjahren.	• Erhaltung der körperlichen, geistigen und sozialen Fähigkeiten durch Training, Pflege der Interessen, gesunde Lebensführung bereits ab dem mittleren Erwachsenenalter.	• Wiedergewinnung der Kompetenz in den verschiedenen Lebensbereichen, • Reaktivierung körperlicher, geistiger und sozialer Fähigkeiten durch gezieltes Neueinüben, Trainieren, • Fördern durch Fordern.	• Auseinandersetzung mit Problemsituationen, • Veränderung der inneren Einstellung, • Einüben von Bewältigungsstilen im Umgang mit Belastungen, • Veränderung von Umweltbedingungen, Versorgung mit Hilfsmitteln.

Aufgabe Überlegen Sie, welche Maßnahmen für Sie heute wichtig sein könnten, damit Sie im Alter ein möglichst großes Wohlbefinden erreichen werden.

12.3 Voraussetzungen und Bedingungen für den Einsatz von Interventionen

Begründung von Interventionen Zu Beginn des Kapitels wurde darauf hingewiesen, dass eine Intervention immer eine Einflussnahme auf einen Menschen darstellt. Eine Einflussnahme setzt aber voraus, dass sich die betroffene Person mit der Intervention einverstanden erklärt und dass sie vor ihrer Zustimmung über Sinn, Ziel, Ablauf und mögliche Nebenwirkungen der Maßnahme informiert ist. Der Einsatz von Interventionen muss also immer begründet werden. Ist ein Mensch (z. B. aufgrund einer psychischen Erkrankung) nicht in der Lage, eine Entscheidung für oder gegen eine Intervention zu treffen, so muss der Einsatz einer Intervention der betreuenden Person gegenüber begründet werden. Keine Intervention sollte durchgeführt werden, bevor über die folgenden Fragen nachgedacht wurde:

1. Welchen Grund gibt es für den Einsatz einer Intervention? Welches Problem liegt vor?
2. Was würde passieren, wenn nicht eingegriffen würde?
3. Welche Interventionen sind angemessen?

4. Wer kann die Angemessenheit einer Intervention aufgrund von Fachwissen am besten beurteilen und kann daher entsprechend beraten?
5. Was kann mit der Intervention erreicht werden? Wo liegen die Grenzen und Möglichkeiten der Intervention?
6. Was soll im Einzelfall mit einer Intervention erreicht werden? Wer legt die Interventionsziele fest und wer beurteilt, ob diese Ziele realistisch und wünschenswert sind?
7. Welche (unerwünschten) Nebenwirkungen können auftreten?
8. Wer ist am besten dazu geeignet, die Intervention durchzuführen?
9. Kennen und verstehen die Fachleute, die Interventionen durchführen, die Interessen und Vorstellungen des Menschen, für den die Intervention gedacht ist? Entscheiden Sie mit oder über ihn?
10. Wie kann überprüft werden, ob die Intervention Erfolg hat?

Für die Fachleute ist es wichtig zu beachten, dass die **Entscheidung** für oder gegen eine Intervention immer bei der Person liegt, bei der interveniert wird. Diese Entscheidung muss respektiert werden, selbst wenn aus professioneller Sicht einiges dagegen sprechen sollte. Bei Entscheidungen über Interventionsmaßnahmen spielen oft ganz persönliche Lebensumstände und Einstellungen eine Rolle, die von Außenstehenden manchmal nicht sofort nachvollzogen werden können. Deshalb ist es notwendig,

- die betroffenen oder betreuenden Personen umfassend über mögliche Interventionen zu informieren (die oben genannten Fragen können dafür Anhaltspunkte bieten) und
- sich um Verständnis für die individuelle Situation der Betroffenen zu bemühen.

Aufgabe

Welche Interventionen würden Sie für den folgenden Fall vorschlagen? Wie würden Sie Ihre Vorschläge begründen? Überlegen Sie bei jeder Intervention, die Sie vorschlagen, wie die zehn Fragen zu beantworten sind. Arbeiten Sie für diese Aufgabe am besten in Gruppen.

Fallbeispiel

Herr Z. befindet sich nach zwei Schlaganfällen mit linksseitiger Hemiplegie in einer Rehabilitationsklinik. Mit Mühe und Unterstützung seiner Frau gelingt ihm der Transfer vom Bett in den Rollstuhl. Er kann nur kurze Zeit stehen. Nachts kommt er mit der Urinflasche nicht zurecht. Fast jede Nacht muss daher die Bettwäsche gewechselt werden. Einen Dauerkatheter lehnt er ab. Er ist orientiert und bei Krankengymnastik und Ergotherapie hochmotiviert, obwohl er nach Einschätzung der Therapeutinnen bisher nur geringe Fortschritte erzielt hat. Er will unbedingt wieder nach Hause zurückkehren. Das Haus ist jedoch für einen Rollstuhlfahrer nicht geeignet, der Eingang ist wegen einer Hanglage nur über eine steile Treppe zu erreichen und die Wohnverhältnisse sind recht beengt und verwinkelt. Auch Frau Z. möchte, dass ihr Mann wieder nach Hause kommt. Der Sohn, Herr Z. junior, ist strikt dagegen. Er glaubt, dass seine Mutter mit der Pflege seines Vaters völlig überfordert sein wird.

Aufgabe

Spielen Sie im Rollenspiel ein Informationsgespräch durch, an dem vier Personen beteiligt sind:

- Herr Z. möchte unbedingt wieder nach Hause.
- Frau Z. möchte auch, dass ihr Mann wieder nach Hause kommt und will ihn dabei unterstützen.

- Herr Z. Junior möchte, dass seine Eltern in eine Wohnanlage des Betreuten Wohnens ziehen. Er will sie bei allem unterstützen und den Umzug übernehmen. Er ist der Meinung, dass seine Mutter (sie ist 1,60 m groß und wiegt 53 kg) körperlich und psychisch mit der Pflege bald überfordert sein wird.
- Die Pflegekraft informiert über Interventionen, die als realistische Möglichkeiten in Frage kommen.

12.4 Interventionsgerontologie

Interventionsgerontologie ist das Teilgebiet der Gerontologie, das sich mit den Möglichkeiten bechäftigt, gerontologische Erkenntnisse in die Praxis umzusetzen, um die Situation oder die Entwicklungsbedingungen für alte Menschen zu verbessern. In den 70er Jahren erlebte die Interventionsgerontologie einen Aufschwung. Man könnte von einer Zeit des „Interventionsoptimismus" sprechen, in der es möglich schien, (fast) jeder Alternserscheinung mit einer passenden Intervention zu begegnen. Die 50er und 60er Jahre hingegen waren eher von einem „Interventionspessimismus" geprägt. Man nahm viele Beschwerden als unabänderliches Alternsschicksal hin. Heute herrscht in der Interventionsgerontologie eine differenziertere Sichtweise vor. Einerseits sind sehr viele neue und wirkungsvolle Interventionsmöglichkeiten entstanden, gleichzeitig wurden aber auch Grenzen des Eingreifens in Alternsprozesse deutlich. Diese Entwicklung in der Interventionsgerontologie steht in engem Zusammenhang mit neueren Ergebnissen aus der gerontologischen Grundlagenforschung. Im Folgenden werden einige wichtige **gerontologische Grundlagen** dargestellt, auf denen die heutige Interventionsgerontologie aufbaut.

12.4.1 Grundlagen der Interventionsgerontologie

In den vier Schlüsselbegriffen mehrfache Determiniertheit, Plastizität, interindividuelle Variabilität und Multidirektionalität konzentrieren sich Erkenntnisse der gerontologischen Forschung, die die wichtigsten Voraussetzungen für sinnvolle Interventionen bilden.

Mehrfache Determiniertheit

Ursula Lehr hat schon 1979 darauf hingewiesen, dass Altern nicht nur biologisches, sondern auch soziales, finanzielles/ökonomisches, epochales und ökologisches Schicksal ist.[1] Damit ist gemeint, dass die Art und Weise, wie ein Mensch altert, nicht allein von körperlich-biologischen Veränderungen bestimmt wird, sondern auch von sozialen und ökonomischen Bedingungen sowie von der Zeitepoche und der Umwelt, in der man alt wird. Lehr sprach von der **mehrfachen Determiniertheit** (Bestimmtheit) von Alterszuständen und Alternsprozessen. Es gibt selten einen *einzelnen* Einflussfaktor, der zu „gutem" oder „schlechtem" Altern führt. Aus der mehrfachen Determiniertheit ergibt sich für die Interventionsgerontologie:

- Interventionen müssen sehr oft an mehreren dieser Bedingungen gleichzeitig ansetzen. Die Planung und Anwendung von Interventionen erfordert daher interdisziplinäres Zusammenarbeiten.

Plastizität

Paul B. Baltes machte den Begriff der Plastizität zu einem der Schlüsselbegriffe in der modernen Gerontologie.[2] Mit **Plastizität** ist die in vielen Studien nachgewiesene Lernfähigkeit und Veränderbarkeit auch im hohen Alter gemeint. Auf dem Gebiet der kognitiven Leistungen und in der geriatrischen Rehabilitation konnte beispielsweise gezeigt werden, dass Gedächtnis- und Intelligenztrainings und körperliches Training

1 Lehr 1979, S. 10.
2 Baltes 1990, S. 4.

auch bei sehr alten Menschen gute Ergebnisse bringen. Baltes wies zwar in seinen Studien auch auf Grenzen der Trainierbarkeit im Alter hin. So profitierten junge Menschen im Durchschnitt mehr von Gedächtnis- und Intelligenztrainings als alte Menschen. Dennoch gab es auch bei den alten Menschen Fortschritte. Die Fähigkeit, bis ins hohe Alter Neues hinzuzulernen, wurde somit nachgewiesen. Aber auch die Plastizität der Körperkraft ist bei alten Menschen größer als gemeinhin angenommen. So führte ein Krafttraining bei Teilnehmern im Alter von 86 bis 96 Jahren nach zwei Monaten zu einem Kraftzuwachs zwischen 60 und 370 %[1]. Aus der Plastizität ergibt sich für die Interventionsgerontologie:

- Interventionen sind auch im hohen Alter sinnvoll.

Interindividuelle Variabilität

Eine weitere für die Interventionsgerontologie wesentliche Erkenntnis ist die **interindividuelle Variabilität** (Verschiedenartigkeit) des Alterns. Altern ist nicht gleich Altern, Menschen entwickeln sich im Alter in sehr unterschiedlicher Art, so dass man nie pauschal von „den Alten" sprechen kann. Aus der interindividuellen Variabilität ergibt sich für die Interventionsgerontologie:

- Interventionen müssen individuell geplant werden.

Multidirektionalität

Während mit interindividueller Variabilität Unterschiede zwischen einzelnen Personen gemeint sind, bedeutet **Multidirektionalität**, dass sich verschiedene Entwicklungsbereiche bei ein und demselben Menschen mit dem Älterwerden in unterschiedliche Richtungen verändern können. So ist es möglich, dass ein alter Mensch einerseits durch eine schwere Erkrankung oder Behinderung eine große Abhängigkeit beim Vollzug der Aktivitäten des täglichen Lebens erfährt, andererseits aber aufgrund seiner biographischen Erfahrungen und seiner Persönlichkeitsentwicklung im emotionalen Bereich unabhängiger ist als früher. Oder: Es ist festgestellt worden (vgl. 6.6.1), dass in Intelligenztests viele ältere Menschen schlechtere fluide, aber zumindest bis zum Alter von 70 Jahren häufig bessere kristalline Leistungen zeigen als jüngere Menschen. Aus der Multidirektionalität ergibt sich für die Interventionsgerontologie:

- Wenn Interventionen geplant werden, sollte berücksichtigt werden, dass es oft möglich ist, Verschlechterungen in einem Bereich durch Verbesserungen in einem anderen Bereich auszugleichen. Es sollte also ressourcenorientiert geplant und gearbeitet werden.

12.4.2 Ziele und Aufgaben der Interventionsgerontologie

Übergeordnetes Ziel

Übergeordnetes Ziel der Interventionsgerontologie ist es, auf der Basis der gerontologischen Grundlagen Maßnahmen zu entwickeln, die das Wohlbefinden älterer Menschen erhalten oder steigern können. Als **praxisorientierte Wissenschaft** übernimmt die Interventionsgerontologie auch die Aufgabe, die Qualität dieser Maßnahmen sicherzustellen. Die **Qualität von Interventionen** soll wissenschaftlichen Ansprüchen genügen und in der praktischen Anwendung zufriedenstellen. Damit ergeben sich folgende Anforderungen an die Interventionsgerontologie:

Aufgaben

- Die Interventionsgerontologie hat die Aufgabe, **Nutzen und Wirkung** einer Intervention theoretisch zu **begründen**. Sie muss schlüssige Ideen vorlegen können, warum und in welcher Weise eine bestimmte Intervention zum Wohlbefinden älterer Menschen beitragen kann.

---

1 Werle 2000, S. 192

- Sie soll **Möglichkeiten und Grenzen** von Interventionen aufzeigen.
- Sie soll **Wirkungen und Nebenwirkungen erforschen** und beschreiben.
- Sie soll **auf mögliche Probleme** (z. B. ethische oder rechtliche) bei der Planung und Anwendung von Interventionen **hinweisen** und eine kritische Diskussion anregen.
- Ausgehend von den Ergebnissen der Interventionsgerontologie können **Richtlinien** für die Durchführung von Interventionen und **Interventionsstandards** erarbeitet werden.
- Die Interventionsforschung soll den Fachleuten in der Praxis **Entscheidungshilfen** für die individuelle Planung und Anwendung von Interventionen geben.
- Interventionsgerontologinnen und -gerontologen müssen immer den **Bezug zur Praxis** bewahren und in der Diskussion bleiben mit denjenigen, die Interventionen durchführen und mit denjenigen, für die die Interventionen gedacht sind.

Für die Interventionsgerontologie gibt es noch viele wichtige Fragestellungen zu bearbeiten. Einige Schwerpunkte, in denen Forschungsbedarf besteht, sind

- Interventionen bei demenziellen Erkrankungen,
- Wohnformen für alte Menschen,
- Technik/neue Technologien im Alter,
- Professionalisierung und Spezialisierung in den Pflegeberufen,
- ökonomische Alterssicherung,
- Angebote für ältere Migrantinnen und Migranten.

12.5 Wiederholen und Vertiefen

1. *Definieren Sie Intervention und gerontologische Intervention.*
2. *Überlegen Sie, welche umweltverändernden Maßnahmen in einem Heim die Stimmung der Bewohnerinnen und Bewohner positiv beeinflussen können.*
3. *Welche Aufgabenbereiche für Interventionen nennt Ursula Lehr?*
4. *Erläutern Sie die folgende Aussage mit Beispielen: Interventionen mit dem Ziel des Wohlbefindens im Alter müssen während des gesamten Lebenslaufes stattfinden.*
5. *Erläutern Sie Bedingungen und Voraussetzungen für den Einsatz von Interventionen und gehen Sie dabei auch auf ethische Gesichtspunkte ein.*
6. *Suchen Sie Beispiele für*
   - *Plastizität im Alter,*
   - *die mehrfache Determiniertheit von Alternsprozessen,*
   - *interindividuelle Variabilität von Alternsprozessen*
   - *und Multidimensionalität von Alternsprozessen.*

Anregung

Lesen Sie noch einmal das Fallbeispiel Herr Z. unter 12.3. Erstellen Sie eine Pflegeplanung für Herrn Z. mit Problemen und Ressourcen.

13 Grundlagen der Gerontopsychiatrie

Liebe Altenpflegeschülerin, lieber Altenpflegeschüler,

Einleitung

Dieses Kapitel vermittelt Grundkenntnisse zum Thema Psychische Erkrankungen. Zu Beginn wird die Frage diskutiert, wie und von wem eigentlich definiert wird, was normales und was nicht normales Verhalten und Erleben ist. Kann diese Grenze immer eindeutig gezogen werden? Die Erkenntnis, dass jeder Mensch psychisch krank werden kann, ist wesentlich, um eine akzeptierende Grundhaltung gegenüber den Betroffenen entwickeln zu können. Als Voraussetzung für das Verständnis der einzelnen Krankheitsbilder werden psychiatrische Grundbegriffe geklärt und Symptome psychischer Erkrankungen beschrieben.

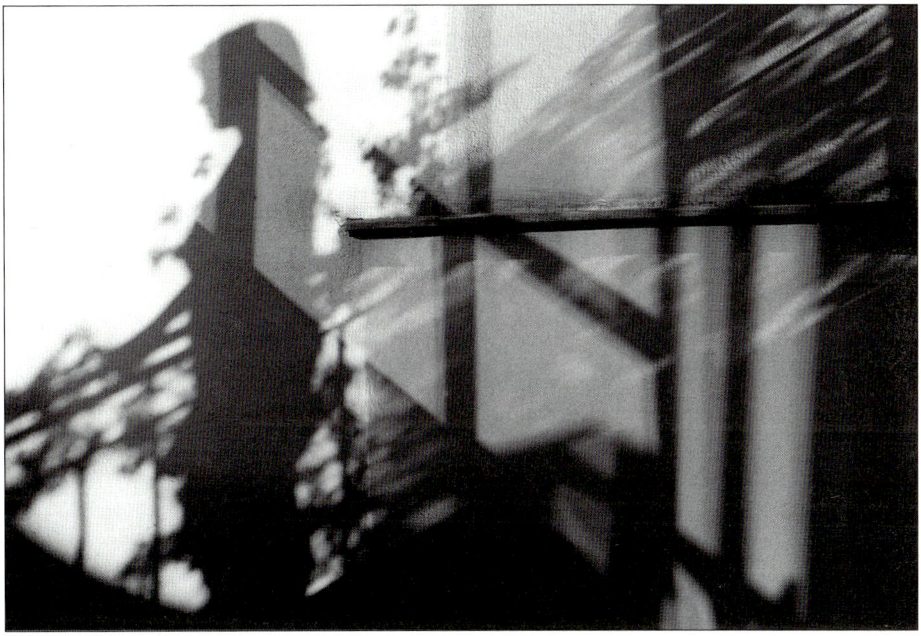

13.1 Was ist normal, was ist psychisch krank?

Jeder Mensch lebt in einem Gefüge sozialer Beziehungen als Mitglied verschiedener Gruppen innerhalb einer Gesellschaft. Das Verhalten der Gruppenmitglieder ist durch Normen und Werte geregelt. Als normales Verhalten werden Verhaltensweisen angesehen, die diesen Normen entsprechen. Wenn das Verhalten eines Menschen von den Normen seiner Bezugsgruppen oder der Gesellschaft, in der er lebt, abweicht, wird dieses Verhalten als nicht normal empfunden. Häufig wird bei Verhaltensweisen, die von den gängigen Normen und Werten abweichen, auch von nicht angepassten oder auffälligen Verhaltensweisen gesprochen. Je weniger man versteht, warum sich ein Mensch abweichend verhält, desto eher neigt man dazu, sein Verhalten als „verrückt“ oder „wahnsinnig“ zu bezeichnen.

Es ist wichtig, sich klar zu machen, dass in verschiedenen Gruppen und Gesellschaften sehr unterschiedliche Normen und Wertvorstellungen herrschen können. Daher kann ein- und dasselbe Verhalten ganz unterschiedlich, als normal oder nicht normal, beurteilt werden, je nachdem, in welcher Gruppe oder Gesellschaft es gezeigt wird.

Stellen Sie sich vor ...

... der Leiter oder die Leiterin Ihrer Fachschule erscheint eines Tages mit grün gefärbtem Irokesenhaarschnitt, schwarzem T-Shirt, schwarzer Lederhose und gepiercter Augenbraue in der Schule.

Viele würden dieses Verhalten als verrückt bezeichnen. Innerhalb einer Gruppe jugendlicher Punks hingegen wird das gleiche Outfit als passend empfunden.

Was als normal empfunden wird, hängt also in hohem Maße von erlernten, innerhalb einer Gruppe oder einer Gesellschaft üblichen Maßstäben ab. Überzeugungen können in einer Gesellschaft als normal, in einer anderen als unlogisch und irrational angesehen werden. So können z. B. religiöse Überzeugungen, die von den Angehörigen einer bestimmten Glaubensrichtung ganz selbstverständlich akzeptiert und gepflegt werden, auf Mitglieder einer anderen Glaubensgemeinschaft absurd wirken.

Aufgabe Sammeln Sie Beispiele für Einstellungen, Überzeugungen oder Verhaltensweisen, die in einer bestimmten Gruppe oder Gesellschaft als normal gelten, aber in anderen Zusammenhängen als „verrückt" definiert werden.

Ab wann könnte man aber nun innerhalb einer Gesellschaft, in der weitgehende Übereinstimmung bezüglich der Normen und Werte herrscht, von psychischer Erkrankung sprechen? Auch diese Frage ist schwer zu beantworten. Denn alle Menschen weichen in ihrem Verhalten immer mal wieder von dem ab, was sie selbst als normal empfinden:

- Rauchen Sie, obwohl Sie wissen, dass Sie es besser lassen sollten? Oder essen Sie manchmal viel zu viel, obwohl Sie keinen Hunger haben?
- Werden Sie manchmal von Selbstzweifeln geplagt, obwohl dazu eigentlich kein Anlass besteht, oder werden Sie von einer unerklärlichen Niedergeschlagenheit gelähmt, so dass sie sich zu nichts aufraffen können?
- Haben Sie schon einmal das Gefühl gehabt, Ihre Kollegen tuscheln über Sie oder machen sich über Sie lustig, und es stellte sich später heraus, dass dieses Misstrauen völlig unbegründet war?

Solche Verhaltensweisen oder Stimmungen können dann als Zeichen für eine psychische Störung gewertet werden,

- wenn sie so häufig auftreten und so schwerwiegend sind, dass dadurch Ihre Arbeitsfähigkeit und Ihre Beziehungen zu anderen Menschen beeinträchtigt werden,
- wenn Sie selbst es nicht schaffen, Ihr Verhalten zu ändern, obwohl Sie es ändern möchten,
- wenn Sie erkennen, dass das Verhalten schädliche Auswirkungen hat und Sie es dennoch beibehalten.

Eine einzelne von den üblichen Normen abweichende Verhaltensweise muss noch nicht auf eine psychische Störung hinweisen. In der Regel müssen verschiedene

Symptome zusammenkommen und über einen längeren Zeitraum hinweg auftreten, um die Diagnose einer psychischen Erkrankung zu rechtfertigen.

So ist im Grunde sehr schwer zu bestimmen, wo genau die Grenze zwischen Normalität und psychischer Störung liegt. Zwar wird im Alltag oft recht schnell geurteilt, was „nicht mehr normal" ist, andererseits kennt wohl jeder selbstkritische Mensch „verrücktes" Verhalten auch von sich selbst.

Die **Diagnose** einer psychischen Störung muss daher von Fachleuten gestellt werden. Grundlagen eines Befundes sind

- Gespräche mit der betroffenen Person und eventuell mit Angehörigen,
- Beobachtung,
- körperliche Untersuchungen, um organische Krankheiten zu erkennen,
- psychologische Tests.

Wichtig ist dabei die interdisziplinäre Zusammenarbeit zwischen Ärzten verschiedener Fachrichtungen (Neurologe, Allgemeinarzt, Psychiater), Psychologen und Pflegepersonal.

Einige Beispiele für psychische Erkrankungen sind

- Alkohol- oder Drogenabhängigkeit,
- Depressionen,
- Essstörungen,
- Entwicklungsstörungen bei Kindern wie Autismus oder Lernstörungen,
- Angst- und Zwangsstörungen,
- Demenzen.

13.2 Zum Umgang mit psychisch kranken Menschen

Professionelle Hilfe in Anspruch nehmen

Grundsätzlich ist es wichtig, sich bewusst zu machen, dass eine psychische Krankheit eine ernst zu nehmende Erkrankung darstellt. Die zum Krankheitsbild gehörenden Verhaltensweisen sind oft störend oder erscheinen unsinnig, aber sie dürfen keineswegs als Handlungen gewertet werden, die die betroffene Person einfach lassen oder sich abgewöhnen könnte. Dazu bedarf es in jedem Fall professioneller Behandlung. Angehörige überfordern sich, wenn sie versuchen, die psychische Erkrankung eines Familienmitglieds innerhalb der Familie zu bewältigen, ohne sich Hilfe von Fachleuten zu holen. In stationären Einrichtungen der Altenpflege ist die enge Zusammenarbeit mit Psychotherapeuten und gerontopsychiatrisch erfahrenen Ärzten Voraussetzung, um psychisch kranke Menschen adäquat betreuen zu können und auch, um Burn-out-Erscheinungen der Pflegekräfte vorzubeugen.

Wahrung der Würde

Geduld

Ein respektvoller Umgang und die Wahrung der Würde psychisch kranker Menschen ist bei allen Pflegemaßnahmen selbstverständlich. Oft wird bei der Pflege mehr Zeit als bei psychisch gesunden Menschen benötigt. Daraus entstehende Ungeduld führt meistens dazu, dass die zu pflegende Person die Mitarbeit verweigert oder sich sogar wehrt. Dies ist nicht als „Böswilligkeit" zu werten, sondern als Reaktion auf eine unangenehme, unverständliche oder gar bedrohlich erscheinende Situation.

Ressourcen wahrnehmen

Jeder psychisch kranke Mensch besitzt gesunde Anteile, die es wahrzunehmen gilt. Sie stellen Ressourcen dar und können für die Heilung der Erkrankung oder die Milderung der Symptome genutzt werden. Pflegekräfte sind oft diejenigen Bezugspersonen, die diese Ressourcen am besten entdecken und andere darauf aufmerksam machen können.

Akzeptanz und Empathie

Akzeptanz und Empathie tragen dazu bei, dass Vertrauen entsteht. Darüber hinaus ist die Suchhaltung ein wesentliches Element im Umgang mit psychisch kranken Menschen.

13.2.1 Suchhaltung

Klaus Dörner und Ursula Plog sind die Autoren eines sehr bekannt gewordenen Lehrbuchs der Psychiatrie und Psychotherapie. Schon der Titel „Irren ist menschlich" weist darauf hin, was die Autoren vermitteln wollen: Psychische Störungen können grundsätzlich jeden Menschen betreffen. Dörner und Plog gehen davon aus, dass ein psychisch kranker Mensch ein Mensch ist, der bei dem Versuch, eine Krise zu bewältigen, in eine „Sackgasse" geraten ist[1]. Die psychische Störung ist seine persönliche Art, in einer ihm ausweglos erscheinenden Situation zu zeigen, dass es „so nicht mehr weiter geht". Da eigentlich alle Menschen Situationen kennen, in denen sie nicht mehr weiter wissen und in denen sie unangemessen und unangepasst reagieren, können grundsätzlich alle Menschen Zugang zu den Gefühlen psychisch erkrankter Menschen finden. Voraussetzung dafür ist jedoch, dass man bereit ist, die Gefühle, die der Patient in einem selbst auslöst, wahrzunehmen und zu überlegen, ob man Situationen kennt, in denen man sich möglicherweise ähnlich wie der Patient verhält. Diese von Dörner und Plog geforderte Grundhaltung im Umgang mit psychisch kranken Menschen wird als **Suchhaltung** bezeichnet.

Fallbeispiel

Die Altenpflegeschülerin Vera arbeitet im Fachpraktikum in einem gerontopsychiatrischen Wohnbereich. Wenn es irgendwie möglich ist, vermeidet sie den Kontakt mit der Patientin Frau T., die an einer schweren Depression leidet. Sie kann Frau T.s ständige Niedergeschlagenheit nicht verstehen. Alle Versuche der Pflegenden, Frau T. aufzuheitern, schlagen fehl. Vera ist der Meinung, dass es Frau T. eigentlich ganz gut gehen müsste. Sie hat einen Partner, der sie jeden Tag besucht und sich liebevoll um sie kümmert. Sie ist auch nicht unvermögend, besitzt ein Haus mit Garten und könnte eigentlich ihren Lebensabend genießen.

Mit der Suchhaltung könnte Vera nun bei ihren eigenen Gefühlen und Erfahrungen ansetzen und diese eventuell besser wahrnehmen. Sie kann sich fragen, welche Gefühle Frau T. in ihr auslöst (vielleicht macht Frau T.s Antriebslosigkeit sie wütend) und ob sie selbst auch schon einmal eine Phase der Niedergeschlagenheit erlebt hat, in der sie den Eindruck hatte, dass niemand helfen könne.

In der Begegnung mit psychisch kranken Menschen kann man die Suchhaltung einnehmen, indem man sich selbst die folgenden Fragen stellt:

- Was löst der Patient in mir aus? Erinnert er mich z. B. an jemanden und wird mein Verhalten dadurch beeinflusst (Übertragung oder andere Fehler bei der sozialen Wahrnehmung, vgl. 3.8.1)?
- Kenne ich Situationen, in denen es mir so geht wie dem Patienten und ich mich z. B. ebenfalls depressiv, panisch, süchtig oder verwirrt verhalte?

1 Dörner, Plog 1992, S. 12.

- Welche krankmachenden Bedingungen bestehen im Umfeld und in der Lebenssituation des Patienten?
- Wie würde ich mich unter diesen Bedingungen verhalten?

Die Suchhaltung bedeutet kein Übernehmen der Gefühle eines Patienten in dem Sinne, dass man von ähnlichen Gefühlen überschwemmt wird. Würde dies geschehen, wäre professionelles Arbeiten nicht mehr gewährleistet. Es kann passieren, dass durch die Suchhaltung die Erinnerung an eigene unbewältigte Konflikte ausgelöst wird und dadurch Angst entsteht. In einem solchen Fall ist es ratsam, Supervision in Anspruch zu nehmen.

Die Suchhaltung bedeutet vielmehr, dass man mutig und ehrlich genug ist, sich selbst danach zu erforschen, ob man zumindest ansatzweise vergleichbare Gefühle kennt.

Fallbeispiel

Vera erinnert sich an eine Zeit, in der sie ständig schlecht gelaunt war und die gut gemeinten Aufmunterungsversuche ihrer Freunde nichts nützten. Es war kurz vor ihrem Schulabschluss. Sie fühlte sich überfordert durch die zahlreichen Entscheidungen, die sie innerhalb kurzer Zeit für ihre Zukunft treffen sollte. Alles war ihr zuviel. Gleichzeitig hatte sie Schuldgefühle, weil sie auf die Bemühungen ihrer Freunde nicht reagieren konnte. Alle waren so lieb und sie kam sich selbst so undankbar vor.

Vera fragt sich, ob Frau T. ähnliche Gefühle hat.

Ob eigene Erfahrungen wirklich Ähnlichkeit mit dem haben, was psychisch kranke Menschen erleben, ist oft schwer zu beurteilen. Manchmal ist uns das Verhalten eines psychisch kranken Menschen so fremd, dass wir keinen Zugang zu seiner Gefühlswelt finden. Oft können wir auch die Intensität seiner Gefühle nicht nachvollziehen. Deshalb sollte man sich auch davor hüten, vorschnell von eigenen Erfahrungen auf das Erleben des Patienten zu schließen. Die Suchhaltung bleibt immer ein Suchen.

Nach Dörner und Plog kann man, indem man die Suchhaltung einnimmt, mit dem Patienten in einen **Austausch** treten, indem man ihm beispielsweise sagt: „Ich kenne es von mir, dass ich mich niedergeschlagen fühle, wenn ich überfordert bin. Ist das bei Ihnen auch so?“ Der Patient kann dies bestätigen oder verneinen. Wenn der Patient in der Lage ist, über sich selbst und seine Erkrankung nachzudenken und zu sprechen, kann er durch diesen Austausch dazu angeregt werden, die Suchhaltung sich selbst gegenüber einzunehmen. Er kann dadurch Wege aus seiner „Sackgasse“ finden.

Die Suchhaltung ist aber auch in der Begegnung mit Patienten angebracht, die nicht über ihre Erkrankung sprechen können, denn:

- Die Suchhaltung ist in erster Linie ein Instrument, um sich selbst besser wahrzunehmen.
- Man erkennt, dass bestimmte Bedingungen und Situationen einen dazu bringen können, abweichend und „nicht normal“ zu reagieren.
- Dadurch achtet man auch bei anderen Menschen stärker auf krankmachende Bedingungen und kann „nicht normales“ Verhalten besser nachvollziehen.

13.3 Grundlegende Begriffe aus der Psychiatrie

Zum Verständnis psychischer Erkrankungen ist es nötig, einige grundlegende Begriffe aus der Psychiatrie zu erklären. Für Sie als Auszubildende in der Altenpflege ergibt sich hier eine besondere Schwierigkeit: Die Fachsprache ändert sich, je weiter die Erforschung psychischer Erkrankungen fortschreitet. So werden die Bezeichnungen Neurose, exogen und endogen in neueren Klassifikationssystemen psychischer Störungen kaum noch verwendet, sondern durch genauere Bezeichnungen ersetzt. In der Praxis, z. B. in der Diagnosestellung und zur Beschreibung möglicher Ursachen, und auch in einigen Lehrbüchern wird jedoch mit diesen Begriffen weiterhin gearbeitet. Da Sie also auf diese Begriffe stoßen werden, sollen sie hier ebenfalls besprochen werden.

Die **Psychiatrie** ist ein Teilgebiet der Medizin und befasst sich mit der Erforschung, Diagnostik und Therapie psychischer Erkrankungen.

Mit **Diagnostik** wird der Prozess der Erkennung und Benennung einer Krankheit bezeichnet.

Die **Gerontopsychiatrie** ist das Spezialgebiet der Psychiatrie, das sich mit psychischen Erkrankungen *alter* Menschen beschäftigt. Dabei werden Erkenntnisse aus der Psychiatrie, der Geriatrie und der Gerontologie zusammengeführt.

Die **Psychopathologie** ist ein wissenschaftliches Teilgebiet der Psychiatrie, das die Entstehung, den Verlauf und die Symptome von psychischen Erkrankungen beschreibt und die Erkrankungen nach Erscheinungsbild, Ursachen oder Verlauf ordnet.

Unter **Psychotherapie** versteht man Behandlungsformen, die nicht mit medizinischen Mitteln (z. B. Medikamente oder Operationen), sondern mit psychologischen Mitteln arbeiten. Dabei können unterschiedliche Verfahren wie z. B. Gesprächstherapie, Verhaltenstraining oder Entspannungsmethoden zum Einsatz kommen. Die Psychotherapie kann mit medizinischen Behandlungsmethoden kombiniert werden.

Unter dem Begriff **Soziotherapie** werden Interventionen zusammengefasst, die das Umfeld der Patienten einbeziehen, z. B. Milieutherapie, Angehörigenarbeit, berufliche und soziale Rehabilitationsmaßnahmen.

Psychopharmaka sind Medikamente, die psychische Prozesse beeinflussen. Sie können z. B. stimmungsaufhellend, antriebssteigernd oder beruhigend wirken.

Unter einer **Neurose** wird eine psychische Störung verstanden, bei der der Realitätsbezug und die Persönlichkeitsstruktur der erkrankten Person im Großen und Ganzen erhalten bleibt. Das bedeutet, der Patient kann sich in der Regel bewusst machen, dass er sich abweichend verhält. Dadurch kann ein Leidensdruck entstehen, der dazu beiträgt, dass der Patient sich professionelle Hilfe sucht. Die Persönlichkeitsstruktur des Patienten bleibt trotz der krankheitsbedingten Veränderungen erhalten. Zu den neurotischen Symptomen werden z. B. Zwangsgedanken, Panikattacken oder Phobien gezählt. Der Begriff der Neurose ist jedoch so ungenau, dass neuere Klassifikationssysteme psychischer Störungen weitgehend auf ihn verzichten.

Unter einer **Psychose** wird eine psychische Störung verstanden, die durch einen schwereren Verlauf und eine stärkere Symptomatik gekennzeichnet ist als eine Neurose. In der akuten Phase einer Psychose kann der Realitätsbezug völlig verloren gehen. Die Persönlichkeit des Patienten kann sich während einer Psychose so verändern, dass selbst nahestehende Bezugspersonen den Eindruck haben, er sei ein anderer Mensch geworden. Psychotische Symptome lassen sich mit Alltagserfahrungen kaum vergleichen und wirken daher sehr viel befremdender als neurotische Symptome. Die bekanntesten psychotischen Symptome sind Wahnvorstellungen oder Halluzinationen. Der Begriff Psychose als Bezeichnung für ein gesamtes Krankheitsbild wird inzwischen seltener gebraucht, aber einzelne Symptome werden häufig als psychotisch oder nicht psychotisch beschrieben.

Affektive Störungen sind Störungen, deren Leitsymptom in einer krankhaften, d. h. nicht der realen Situation entsprechenden Veränderung der Stimmungslage besteht. Die Stimmung kann außergewöhnlich niedergedrückt (**Depression**) oder außergewöhnlich gehoben (**Manie**) sein oder auch zwischen diesen beiden Polen wechseln (**bipolare Störung**). Affektive Störungen können, müssen aber nicht mit psychotischen Symptomen einhergehen. Zeigen sich psychotische Symptome, wird anstelle der Bezeichnung affektive Störung auch der Ausdruck **affektive Psychose** verwendet.

Bei der **Schizophrenie** stehen psychotische Symptome wie Wahn und akustische Halluzinationen im Vordergrund. Die Betroffenen leiden oft an der Vorstellung, dass ihre Gedanken und Handlungen von außen beeinflusst werden.

Ein **Wahn** ist eine Störung des Denkens, die durch einen Verlust des Realitätsbezugs gekennzeichnet ist. Die Betroffenen interpretieren das, was sie wahrnehmen, falsch, und halten an ihren Überzeugungen fest, auch wenn ihnen Beweise für die Unmöglichkeit ihrer Vorstellungen vorgelegt werden.

Ursachen psychischer Störungen

Die Bezeichnungen **psychogen**, **exogen** und **endogen** beziehen sich auf die **Ursachen** psychischer Störungen.

Als **psychogen** wird eine Störung bezeichnet, wenn sie durch psychische Faktoren verursacht wurde. Es gibt im Wesentlichen vier Erklärungsansätze für die Entstehung einer psychogenen Erkrankung:

1. Die Störung entwickelte sich, weil Konflikte und Traumata aus der Kindheit nicht verarbeitet werden konnten.
2. Bei der Störung handelt es sich um im Laufe des Lebens erworbene Verhaltensweisen, die zwar kurzfristig eine gewisse Entlastung bringen mögen, aber langfristig schädigend wirken (etwa Alkoholabhängigkeit).
3. Die Ursache der Störung besteht in ständiger Überbelastung.
4. Die Störung ist eine **reaktive** Erkrankung. Sie ist die Reaktion auf ein belastendes Ereignis (z. B. der Tod einer Bezugsperson).

Anstelle der Bezeichnung **exogen** (durch äußere Ursachen entstanden) findet man heute häufiger die genaueren Begriffe körperlich begründbar, somatisch oder somatogen. Es handelt sich um psychische Störungen, die durch eine körperliche Erkrankung hervorgerufen werden. Die krankhaften Veränderungen können

1. direkt das Gehirn betreffen, wie z. B. bei der Alzheimer-Krankheit, oder
2. ausgehend von anderen Stellen im Organismus die Hirnfunktionen beeinträchtigen, wie z. B. bei einer Schilddrüsenunterfunktion.

Endogen (durch innere Ursachen entstanden) ist ein sehr ungenauer Begriff, der eigentlich nur aussagt, dass bei einer psychischen Störung keine somatischen und keine psychischen Ursachen zu erkennen sind. Man vermutet, dass bei bestimmten psychischen Erkrankungen wie affektiven Psychosen und Schizophrenien, bei denen keine psychischen oder körperlichen Ursachen gefunden werden, eine biologisch gegebene Anfälligkeit für Störungen des Neurotransmittersystems eine Rolle spielen könnte. Die Transmitter regeln die Übertragung zwischen den Synapsen der Nervenzellen im Gehirn. Ein Mensch mit einer eventuell erblich bedingten Anlage zu endogenen Psychosen hat demnach in Belastungssituationen ein stärkeres Risiko, dass es zu Fehlern bei der Übertragung zwischen den Nervenzellen im Gehirn kommt. Aber auch hier wird schon deutlich, dass die Krankheitsentstehung sowohl von endogenen Faktoren (erhöhte Anfälligkeit) als auch von psychogenen Faktoren (Belastung) beeinflusst wird. Wegen seiner geringen Aussagekraft wird der Begriff in neueren Klassifikationssystemen nicht mehr verwendet.

Aufgabe Hier können Sie Ihre psychiatrischen Kenntnisse überprüfen. In der folgenden Tabelle wurden alle Erklärungen vertauscht. Bitte ordnen Sie den psychiatrischen Fachbegriffen die richtigen Erklärungen zu.

???	Bitte berichtigen Sie die Tabelle.
Diagnostik	Behandlungsformen, die nicht mit medizinischen Mitteln (z. B. Medikamente oder Operationen), sondern mit psychologischen Mitteln (z. B. Verhaltenstraining, Psychoanalyse, Entspannungsmethoden) arbeiten.
Geronto-psychiatrie	Wissenschaftliches Teilgebiet der Psychiatrie, das die Entstehung, den Verlauf und die Symptome von psychischen Erkrankungen beschreibt und die Erkrankungen nach Erscheinungsbild, Ursachen oder Verlauf ordnet.
Psycho-pathologie	Störung des Denkens, die durch einen Verlust des Realitätsbezugs gekennzeichnet ist. Die Betroffenen interpretieren die Wirklichkeit falsch und halten an ihren Überzeugungen fest, auch wenn ihnen Beweise für die Unmöglichkeit ihrer Vorstellungen vorgelegt werden.
Psychiatrie	Spezialgebiet der Psychiatrie, das sich mit psychischen Erkrankungen *alter* Menschen beschäftigt.
Psychotherapie	Interventionen, die das Umfeld der Patienten einbeziehen, z. B. Milieutherapie, Angehörigenarbeit, berufliche und soziale Rehabilitationsmaßnahmen.
Soziotherapie	durch äußere Einflüsse verursacht, körperlich begründbar
Psycho-pharmaka	Psychische Störungen, die durch krankhafte Veränderungen der Stimmungslage gekennzeichnet sind.
affektive Störungen	durch psychische Faktoren verursacht
Depression	Psychische Störung, die durch miteinander abwechselnde Phasen gehobener und gedrückter Stimmung gekennzeichnet ist.
Manie	Teilgebiet der Medizin, das sich mit der Erforschung, Diagnostik und Therapie psychischer Erkrankungen befasst.

bipolare affektive Störung	Psychische Erkrankung, bei der psychotische Symptome (z. B. Wahn, akustische Halluzinationen) im Vordergrund stehen. Die Erkrankten leiden oft an der Vorstellung, dass ihre Gedanken und Handlungen von außen beeinflusst werden.
Schizophrenie	Bezeichnung für verschiedene psychische Störungen mit schwerer Symptomatik, die mit Persönlichkeitsveränderungen und dem Verlust des Realitätsbezugs einhergehen können. Die bekanntesten psychotischen Symptome sind Wahnvorstellungen oder Halluzinationen.
Wahn	Affektive Störung mit den Leitsymptomen unangemessen euphorische Stimmung und Steigerung des Antriebs.
psychogen	durch innere Faktoren verursacht, auf einer genetischen Veranlagung beruhend
endogen (in neueren Klassifikationen nicht mehr verwendet)	Psychische Erkrankung mit den Leitsymptomen niedergeschlagene Stimmung und Antriebslosigkeit.
exogen (in neueren Klassifikationen nicht mehr verwendet)	Medikamente, die psychische Prozesse beeinflussen. Sie können z. B. stimmungsaufhellend, antriebssteigernd oder beruhigend wirken.
Neurose (in neueren Klassifikationen nicht mehr verwendet)	Psychische Erkrankung, bei der der Realitätsbezug der erkrankten Person im Großen und Ganzen erhalten bleibt. Der Patient kann sich in der Regel bewusst machen, dass er sich abweichend verhält. Die Persönlichkeitsstruktur des Patienten bleibt trotz der krankheitsbedingten Veränderungen erhalten.
Psychose (wird als Bezeichnung für ein Krankheitsbild heute seltener verwendet)	Prozess der Erkennung und Benennung einer Krankheit.

??? **Bitte berichtigen Sie die Tabelle.**

13.4 Klassifizierung psychischer Erkrankungen

Grundsätzlich gibt es zahlreiche Möglichkeiten, psychische Störungen zu klassifizieren, d. h. einzuteilen, z. B. nach Ursache, Erscheinungsbild, Verlauf oder Therapiemöglichkeit. Je nach Wahl der Einteilungskriterien erhält man unterschiedliche Klassifikationen. Diese können jedoch nie als für alle Zeiten gültig betrachtet werden. Sie stellen vielmehr Modelle dar, die einen Überblick über die Vielzahl psychischer Störungen ermöglichen, die aber immer entsprechend dem aktuellen Stand der Forschung verändert werden müssen.

Psychotische und nicht psychotische Erkrankungen

Eine erste Orientierung vermittelt eine Unterscheidung in **nicht psychotische und psychotische Erkrankungen**. Diese Unterscheidung geht auf eine Idee des Psychiaters Emil Kraepelin (1856–1926) zurück. Kraepelin bezeichnete diejenigen Erkrankungen als psychotisch, bei denen sich Symptome zeigen wie z. B. ein Wahn oder eine Halluzination, die unerklärlich erscheinen und im täglichen Umgang mit anderen Menschen normalerweise nicht vorkommen. Patienten, die an einer nicht psychotischen Erkrankung leiden, zeigen hingegen Symptome, (z. B. Ängste oder Gedanken, die sich zwanghaft immer wieder aufdrängen) die man zumindest in abgemilderter Form durchaus auch an sich selbst oder im Bekanntenkreis beobachten und deshalb auch leichter verstehen kann. (Vergleichen Sie hierzu aber auch die Auffassung von Dörner und Plog, die der Meinung sind, dass mit der Suchhaltung auch bei Psychosen ein Zugang zum Erleben der Betroffenen möglich ist.)

Ursachen psychotischer Erkrankungen

Die psychotischen Erkrankungen lassen sich weiter unterteilen in Erkrankungen mit körperlichen Ursachen und Erkrankungen, bei denen keine körperliche Ursache gefunden wird. Zu den psychotischen Erkrankungen ohne körperliche Ursachen gehören die Schizophrenien und einige – aber nicht alle – affektive Störungen. Als psychotisch wird eine affektive Störung nur bezeichnet, wenn sie mit psychotischen Symptomen einhergeht. So ist z. B. eine leichte Depression ohne Wahnsymptomatik, die als Reaktion auf ein kritisches Lebensereignis eintritt, zu den nicht psychotischen Störungen zu rechnen.

Überblick über psychische Störungen

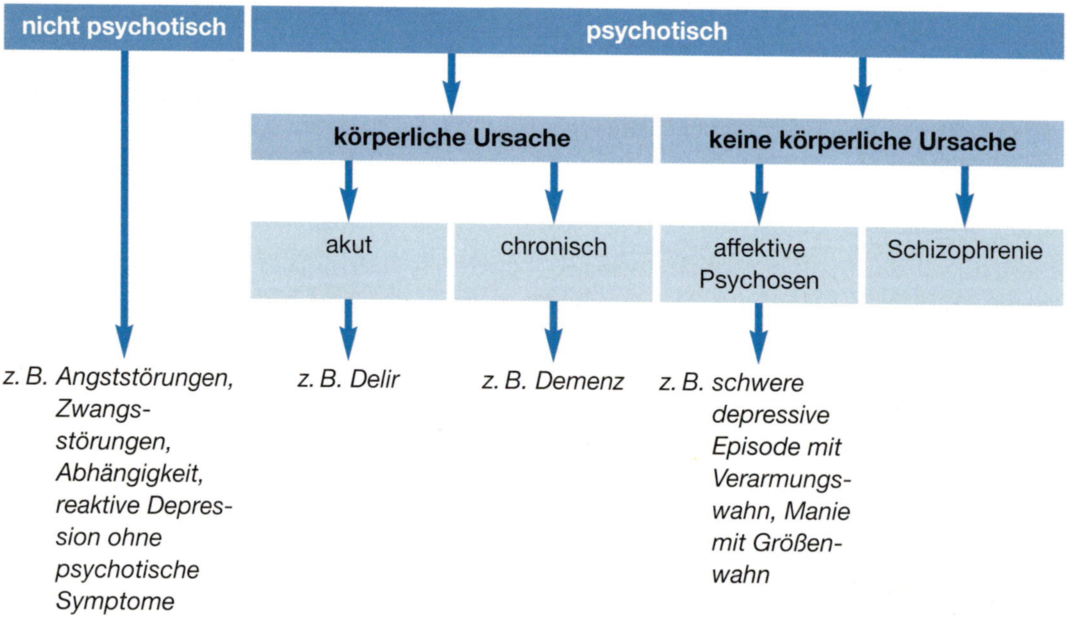

Dieses Schema erlaubt jedoch keine Zuordnung sämtlicher psychischer Erkrankungen, sondern bildet lediglich eine grobe Gliederung in Hauptkrankheitsgruppen.

Probleme der Klassifizierung

Die Schwierigkeiten bei der Klassifizierung psychischer Erkrankungen liegen darin,

- dass sich die Symptome verschiedener Krankheitsbilder manchmal überlappen, so dass die Störung nicht immer eindeutig eingeordnet werden kann,

- dass ein Symptom von ganz verschiedenen Ursachen hervorgerufen werden kann. Eine Halluzination kann z. B. durch eine Vergiftung entstehen, aber auch im Rahmen einer so genannten endogenen Psychose (Schizophrenie) auftreten,
- dass psychische Störungen häufig nicht auf eine einzelne Ursache zurückgeführt werden können. Oft führt erst das Zusammentreffen mehrerer Bedingungen zum Ausbruch der Krankheit (z. B. biographische Einflüsse, aktuelle Belastungssituation und genetische Disposition),
- dass psychotische und nicht psychotische Symptome manchmal nicht eindeutig voneinander zu trennen sind,
- dass manche Krankheiten sowohl mit als auch ohne psychotische Symptome auftreten können. Depressionen kommen z. B. mit oder ohne Wahn vor.

Diese Schwierigkeiten und die definitorischen Unschärfen bei einigen in der Psychiatrie verwendeten Begriffen führten dazu, dass **neuere Klassifikationssysteme** eher **beschreibend** vorgehen und Ursachen nur zum Teil einbeziehen. Sie konzentrieren sich vielmehr auf eine möglichst genaue Darstellung der für das jeweilige Krankheitsbild charakteristischen Symptome.

Wichtige Klassifikationssysteme

Es gibt zwei **aktuelle Klassifikationssysteme**, in denen die Symptome der psychischen Störungen detailliert beschrieben sind. Diese Klassifikationen bilden zur Zeit für Allgemeinärzte, Psychologen und Psychiater die Grundlage für die Diagnose psychischer Erkrankungen:

- die Internationale Klassifikation psychischer Störungen der Weltgesundheitsorganisation **ICD-10** (International Classification of Diseases) Kapitel V (F) und
- das Diagnostische und statistische Manual psychischer Störungen **DSM-IV** (Diagnostic and Statistical Manual of Mental Disorders) der American Psychiatric Association.

13.5 Der psychopathologische Befund

Im psychopathologischen Befund wird mittels Fragen und Beobachtung überprüft, in welchen psychischen Bereichen Störungen bestehen, aber auch, welche Bereiche „normal" funktionieren. Je nach Klinik oder Praxis gibt es Unterschiede im Umfang des Befunds. Es können z. B. Symptome in den folgenden Bereichen erfasst werden:

1. Kontaktverhalten
2. Antrieb und Psychomotorik
3. Bewusstsein
4. Orientierung
5. Aufmerksamkeit, Konzentrationsvermögen, Auffassungsgabe
6. Gedächtnis
7. Denken
8. Wahrnehmung
9. Ich-Erleben
10. Affektivität (Gefühle und Stimmung)
11. Krankheitseinsicht und Krankheitsgefühl
12. Eigen- oder Fremdgefährdung
13. Intelligenz und andere kognitive Funktionen
14. Vegetativum (Schlaf, Appetit ...)
15. Besonderheiten (Sucht, auffälliges Äußeres ...)

Normalbefund

Der so genannte **Normalbefund** beschreibt ein situationsangemessenes, psychisch gesundes Verhalten und Erleben in den einzelnen Funktionsbereichen. Hierbei ist wieder zu beachten, dass in der Beurteilung dessen, was als „normal“ anzusehen ist, ein gewisser Spielraum besteht.

	Normalbefund
1. Kontaktverhalten	◆ entsprechend der Situation der Kontaktperson zugewandt
2. Antrieb und Psychomotorik	◆ entsprechend dem Erleben, z. B. bei guter Stimmung: schwungvoll, tatkräftig
3. Bewusstsein	◆ klar
4. Orientierung	◆ zeitlich, örtlich, situativ und personell orientiert
5. Aufmerksamkeit, Konzentrationsvermögen, Auffassungsgabe	◆ anhaltend, zielgerichtet ◆ rasche Auffassung
6. Gedächtnis	◆ ungestörte Merkfähigkeit (über eine Zeit bis zu ca. 10 Minuten) ◆ ungestörte Erinnerungsfähigkeit
7. Denken	formal: ◆ zusammenhängend, geordneter Ablauf inhaltlich: ◆ mit Realitätsbezug
8. Wahrnehmung	◆ realistisch, den Reizen und ihrer Intensität entsprechend
9. Ich-Erleben	◆ Die Grenzen zwischen der eigenen Person und der Umwelt sind klar. ◆ Die eigene Person wird nicht als fremd oder unwirklich erlebt. ◆ Die Umgebung wird nicht als unwirklich erlebt.
10. Affektivität	◆ ausgeglichene Stimmungslage ◆ der Situation entsprechende Stimmung und Gefühle ◆ Schwingungsfähigkeit, d. h. Gefühle passen sich an Veränderungen der Situation an.
11. Krankheitseinsicht und Krankheitsgefühl	◆ realistische Einschätzung
12. Eigen- oder Fremdgefährdung	◆ nicht vorhanden
13. Intelligenz und andere kognitive Funktionen	◆ in letzter Zeit keine auffällige Verschlechterung kognitiver Leistungen gegenüber dem vorherigen Niveau
14. Vegetativum	◆ keine Beschwerden
15. Besonderheiten	◆ keine Auffälligkeiten, z. B. in der äußeren Erscheinung

Treten Symptome in einem Bereich auf, so kann dies ein Hinweis auf eine psychische Störung sein. Einzelne Symptome besitzen aber noch nicht viel Aussagekraft, es muss immer die Funktionsfähigkeit in allen Bereichen als **Gesamtbild** betrachtet werden.

Im Folgenden werden zu jedem Bereich des psychopathologischen Befunds Beispiele für **mögliche Abweichungen vom Normalbefund** angegeben.

psychopathologische Symptome

	mögliche Abweichungen vom Normalbefund
1. Kontaktverhalten	• verschlossen, gehemmt, passiv • distanzlos, aufdringlich
2. Antrieb und Psychomotorik	• gesteigerter Antrieb, Unruhe • verminderter Antrieb, verlangsamte Bewegungen bis zur Bewegungslosigkeit • Logorrhoe • Mutismus
3. Bewusstsein	• Bewusstseinsverminderungen von der Benommenheit bis zum Koma • Einengung des Bewusstseins auf ein bestimmtes Erleben, verminderte Ansprechbarkeit auf andere Reize
4. Orientierung	• zeitliche Desorientiertheit • örtliche Desorientiertheit • situative Desorientiertheit • personelle Desorientiertheit
5. Aufmerksamkeit, Konzentrationsvermögen, Auffassungsgabe	• Unfähigkeit, die Aufmerksamkeit längere Zeit auf etwas zu richten • Unfähigkeit, einem Gesprächsverlauf zu folgen
6. Gedächtnis	• Störungen der Merkfähigkeit • Störungen der Erinnerungsfähigkeit • Amnesien (zeitlich oder inhaltlich begrenzte Erinnerungslücken)
7. Denken	formale Denkstörungen: • verlangsamtes Denken • Ideenflucht (beschleunigte Abfolge von Einfällen, wobei das Gesprächsziel verloren geht) • unzusammenhängendes Denken • plötzliches Abreißen eines Gedankengangs inhaltliche Denkstörungen: • überwertige Ideen: unrealistische, das Denken beherrschende Vorstellungen, die aber korrigiert werden können, • Wahn: falsche Beurteilung der Realität, an der trotz Gegenbeweisen mit subjektiver Gewissheit festgehalten wird.

	mögliche Abweichungen vom Normalbefund
8. Wahrnehmung	◆ illusionäre Verkennungen, Fehlidentifikationen, z. B. ein an der Garderobe hängender Mantel wird für eine Besucherin gehalten. ◆ akustische Halluzinationen: Sie spielen insbesondere bei Schizophrenien eine Rolle, z. B. als kommentierende Stimmen, die Bemerkungen zu den Handlungen des Betroffenen machen, oder imperative Stimmen, die ihm befehlen, etwas zu tun. ◆ optische Halluzinationen: Sie treten vor allem beim Delir auf („weiße Mäuse"). ◆ taktile (den Tastsinn betreffende) Halluzinationen ◆ olfaktorische (den Geruchsinn betreffende) Halluzinationen ◆ gustatorische (den Geschmacksinn betreffende) Halluzinationen
9. Ich-Erleben	◆ Depersonalisation: Das eigene Ich oder Teile des Körpers werden als fremd oder unbelebt empfunden. ◆ Derealisation: Die Umgebung erscheint unwirklich. ◆ Gedankenausbreitung: das Gefühl, dass andere wissen, was man denkt ◆ Gedankenentzug: Gefühl, dass Gedanken weggenommen werden ◆ Gedankeneingebung: Gefühl, dass Gedanken von außen eingegeben und gesteuert werden ◆ andere Fremdbeeinflussungserlebnisse: Gefühl, dass Wille, Handeln oder Fühlen von außen gesteuert werden.
10. Affektivität	◆ Depressivität, ◆ Insuffizienzgefühle: das Gefühl, nichts wert oder unfähig zu sein ◆ Gefühl der Gefühllosigkeit ◆ Affektlabilität ◆ Affektarmut ◆ Angst ◆ Gereiztheit ◆ unangemessene Euphorie bei Manie ◆ übersteigertes Selbstwertgefühl bei Manie
11. Krankheitseinsicht und Krankheitsgefühl	◆ trotz Erkrankung nicht vorhanden
12. Eigen- oder Fremdgefährdung	◆ Suizidgefahr ◆ Gefahr des erweiterten Suizid ◆ Aggressivität gegenüber anderen Menschen

	mögliche Abweichungen vom Normalbefund
13. Intelligenz und andere kognitive Funktionen	• Verminderung der kognitiven Leistungen gegenüber der Zeit vor der Erkrankung • Aphasie: Störungen in den Bereichen Sprechen, Verstehen, Lesen oder Schreiben durch Schädigung der die Sprache betreffenden Hirnareale • Apraxie: Unfähigkeit, zielgerichtete Bewegungen und Handlungsabläufe durchzuführen, obwohl keine Beeinträchtigung der Bewegungsfähigkeit vorliegt. • Agnosie: Gegenstände oder Personen werden trotz intakter Sinnesorgane nicht erkannt.
14. Vegetativum	• Magen-, Darmbeschwerden • Schwindel • Appetitmangel • Schlafstörungen • Schmerzen
15. Besonderheiten	• z. B. Abhängigkeitserkrankung • auffälliges Äußeres ...

Einzelne Symptome sind meistens nicht spezifisch für eine Erkrankung. Erst eine typische Kombination von Symptomen aus verschiedenen Bereichen kann den Verdacht auf ein bestimmtes Krankheitsbild nahelegen. So muss das Symptom Antriebslosigkeit nicht unbedingt eine Depression anzeigen. Kommen jedoch niedergedrückte Stimmung und vegetative Beschwerden wie Obstipation oder Schlafstörungen hinzu, so weist diese **Kombination von Symptomen** (= **Syndrom**) schon deutlicher auf eine Depression hin. Um schließlich eine genaue Diagnose stellen zu können, bedarf es einer ausführlichen Anamnese, körperlicher und neurologischer Untersuchungen und psychologischer Tests. Der psychopathologische Befund ist somit eine notwendige, aber keineswegs allein ausreichende Grundlage der Diagnose.

Bitte ordnen Sie die folgenden Äußerungen oder Verhaltensweisen jeweils einem Bereich des psychopathologischen Befundes zu. **Aufgabe**

Herr N.: „Ich habe ganz deutlich die Stimme meines früheren Chefs gehört. Sie hat mich jedes Mal kritisiert, wenn ich etwas falsch gemacht habe."

Frau Z.: „Ich muss mich zu jeder Kleinigkeit aufraffen. Alles fällt mir plötzlich so schwer."

Herr A. ist ständig von Unruhe ergriffen. Er kann nicht an einer Stelle sitzen oder stehen bleiben, sondern läuft immer hin und her. Es ist deshalb nicht möglich, auch nur ein kurzes Gespräch mit ihm zu führen.

Frau B. findet nicht mehr den Weg vom Speisesaal zu ihrem Zimmer.

Herr N.: „Die anderen können meine Gedanken mithören. Jeder weiß, was ich denke."

Frau O.: „Manchmal habe ich in meinem Arm kein Gefühl, als ob der Arm überhaupt nicht zu mir gehört."

Frau Z.: „Ich kann mich nicht mehr freuen. Ich kann aber auch nicht mehr traurig sein. Ich bin innerlich ganz leer."

Herr M. erkannte neulich seine Frau nicht mehr. Als sie ihn im Heim besuchte, wunderte er sich über die fremde Frau in seinem Zimmer.

Herr R. kann einem Gespräch nur kurz oder gar nicht folgen. Er lässt sich z. B. von jedem Geräusch ablenken und weiß dann nicht mehr, um was es ging.

Frau S. lebt in ständiger Angst, dass die anderen Heimbewohner sie vergiften wollen. Wenn sie nicht genau verfolgen kann, wer das Tablett mit ihrem Essen vom Wagen zu ihrem Tisch gebracht hat, möchte sie überhaupt nichts essen. Sie beschäftigt sich jeden Tag mit Überlegungen, wie sie sich vor den Anschlägen schützen könnte.

Im Hochsommer fragt Herr M., ob nächste Woche wieder Weihnachten ist.

Frau Z.: „Es wäre das Beste, ich würde nicht mehr leben. Für die anderen bin ich doch nur eine Last."

13.6 Wiederholen und Vertiefen

1. *Wie erklären Dörner und Plog die Entstehung einer psychischen Erkrankung?*
2. *Was verstehen Dörner und Plog unter der Suchhaltung und was kann mit der Suchhaltung erreicht werden?*
3. *Unterscheiden Sie Psychologie, Psychiatrie und Psychotherapie.*
4. *Normalität ist nicht allgemeingültig definiert. Welche Anhaltspunkte gibt es, um „normale" Verhaltensweisen von psychisch kranken Verhaltensweisen zu unterscheiden?*
5. *Wie wird eine psychische Störung diagnostiziert?*
6. *Welche der folgenden Aussagen sind richtig, welche sind falsch?*
   a) *Diagnostik ist der Prozess der Erkennung und Benennung einer psychischen Erkrankung.*
   b) *Psychosen sind leichtere Formen psychischer Erkrankungen, bei denen man nicht unbedingt professionelle Hilfe in Anspruch nehmen muss.*
   c) *Psychopathologie ist das Teilgebiet der Medizin, das sich mit der Erforschung, Diagnostik und Therapie psychischer Erkrankungen befasst.*
   d) *Psychische Störungen können nicht geheilt werden.*
   e) *Endogen bedeutet: durch psychische Faktoren, z. B. Stress verursacht.*
   f) *Ein Wahn ist eine Denkstörung mit Verlust des Realitätsbezugs.*
   g) *Eine Depression ist eine psychische Erkrankung mit den Leitsymptomen niedergeschlagene Stimmung und verminderter Antrieb.*
   h) *Die Manie gehört zu den affektiven Störungen.*
   i) *Halluzinationen zählen zu den psychotischen Symptomen.*
   j) *Bipolare Störungen werden durch wechselnde Einflüsse somatischer und psychischer Faktoren verursacht.*
   k) *Bei der Schizophrenie stehen psychotische Symptome wie Wahn und akustische Halluzinationen im Vordergrund.*

Anregungen

1. *Welche Arten von Psychopharmaka gibt es? Informieren Sie sich über Indikationen, Wirkungsmechanismen, Wirkungen und Nebenwirkungen.*
2. *Analysieren Sie einen Spielfilm oder einen Roman, in dem eine Hauptperson von einer psychischen Erkrankung betroffen ist. Halten Sie die Darstellung für realistisch? Welche Symptome werden beschrieben? Können die Symptome den Bereichen des psychopathologischen Befunds zugeordnet werden?*
3. *Sammeln Sie Beispiele für die Darstellung psychischer Erkrankungen in der bildenden Kunst.*

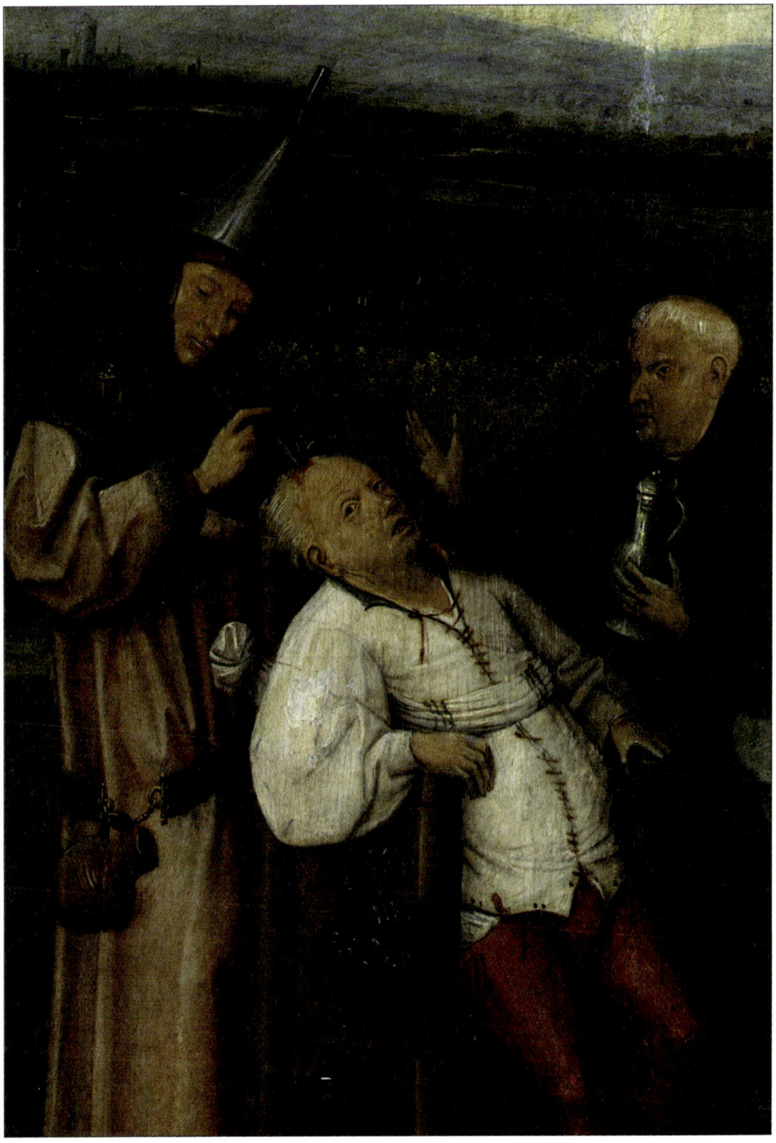

Abb. akg-images, Erich Lessing

14 Psychische Erkrankungen im Alter

Liebe Altenpflegeschülerin, lieber Altenpflegeschüler,

Einleitung *in diesem Kapitel geht es um Verbreitung, Ursachen, Symptome und Behandlungsformen von psychischen Erkrankungen im Alter sowie den Umgang mit psychisch erkrankten älteren Menschen. Von den hier beschriebenen Erkrankungen kommen am häufigsten Demenzen und Depressionen vor. Weitere wichtige Krankheitsbilder sind akute Verwirrtheitszustände, Wahnstörungen und Abhängigkeitserkrankungen. Gerontopsychiatrisches Wissen ist in den letzten Jahren für Altenpflegekräfte immer wichtiger geworden. Psychische Erkrankungen, insbesondere Demenzen sind inzwischen der hauptsächliche Grund für den Umzug in ein Pflegeheim. Aber auch in der ambulanten Pflege spielen psychische Erkrankungen eine große Rolle.*

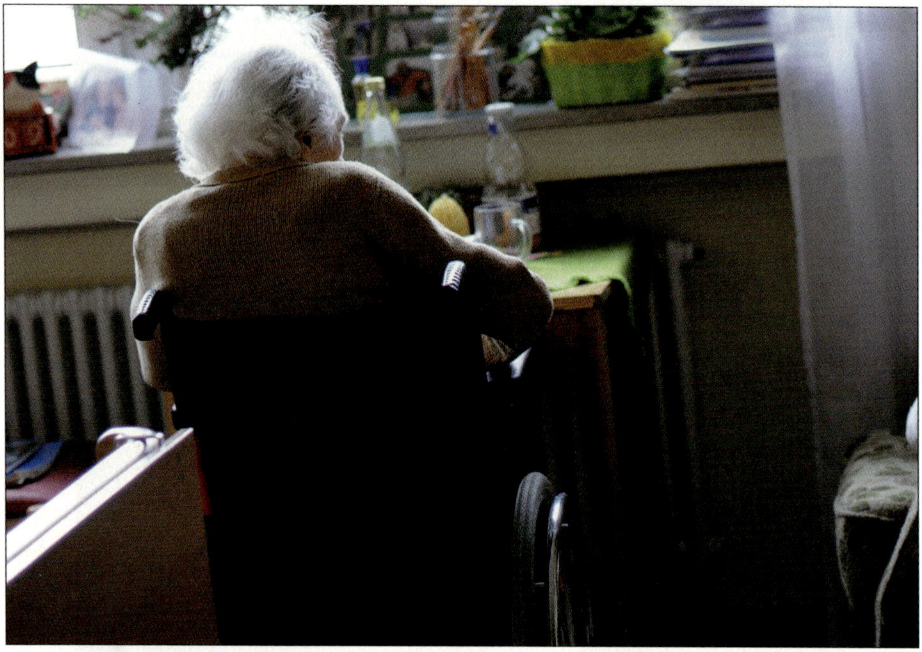

14.1 Besonderheiten psychischer Erkrankungen im Alter

Verbreitung Es wird geschätzt, dass knapp ein Viertel der über 65-Jährigen an einer psychischen Erkrankung leidet, ungefähr genau so häufig kommen psychische Erkrankungen in der Altersgruppe der 45- bis 64-Jährigen vor.[1]

Bei den psychischen Erkrankungen im Alter handelt es sich nicht um grundsätzlich andere Erkrankungen als im mittleren Erwachsenenalter. Manche Erkrankungen haben im Alter jedoch ein etwas anderes Erscheinungsbild, d. h. es stehen zum Teil andere Symptome als bei jüngeren Menschen im Vordergrund. So spielen körperliche Beschwerden bei depressiven Erkrankungen älterer Menschen eine viel größere Rolle als bei jüngeren Patientinnen und Patienten. Andere Krankheiten wiederum, wie z. B. die Schizophrenie, treten im Alter nur sehr selten neu auf. Die Wahrscheinlichkeit,

1 Bickel 1997, S. 4.

an einer Demenz zu erkranken, ist wiederum im Alter wesentlich größer. Das bedeutet aber nicht, dass als Ursache einer Demenz einfach das Alter angenommen werden darf. Eine Demenz ist in jedem Fall eine Erkrankung und keine Alterserscheinung.

Dies gilt auch für die anderen psychischen Erkrankungen. Gesundes Altern ist Altern ohne psychische Störungen. Insofern sollten irreführende und auch diskriminierende Bezeichnungen wie Altersdemenz oder Altersdepression vermieden werden, denn das Altern alleine führt nicht zu psychischen Erkrankungen.

Bei der Behandlung von psychischen Erkrankungen mit **Psychopharmaka** ist es wichtig zu wissen, das alte Menschen wegen veränderter **Pharmakokinetik** (Einfluss des Organismus auf die Medikamentenwirkung) und **Pharmakodynamik** (Wirkungen des Medikaments auf den Organismus) oft nur die Hälfte oder ein Drittel der für jüngere Menschen veranschlagten Dosis benötigen und vertragen. Auch sollte auf **Wechselwirkungen** mit anderen Arzneimitteln geachtet werden, denn alte Menschen mit psychischen Erkrankungen sind oft **multimorbide** (d. h. sie haben gleichzeitig mehrere Krankheiten) und müssen daher mehrere Medikamente einnehmen.

Medikamentenwirkung

14.2 Wichtige psychiatrische Krankheitsbilder im Alter

Im Rahmen dieses Buches kann nicht auf alle psychischen Erkrankungen im Alter eingegangen werden. Ich beschränke mich hier auf die folgenden für die Pflegepraxis wichtigen Krankheitsbilder:

- Eine **Demenz** ist eine durch organische Ursachen entstandene Abnahme kognitiver Funktionen, die so stark ist, dass sie sich auf soziale und/oder berufliche Belange auswirkt. Sie äußert sich in Gedächtnisstörungen, Störungen des Denkens und des Urteilsvermögens. Hinzu kommen nicht-kognitive Störungen wie Veränderungen der Persönlichkeit und Verhaltensauffälligkeiten. Demenzen sind chronische Krankheiten. Etwa 10% der Demenzen sind bei rechtzeitiger Behandlung reversibel.
- Der Begriff **Delir** wird nicht einheitlich verwendet. In diesem Buch wird die Definition nach der **ICD-10** verwendet. In der ICD-10 wird mit Delir eine akute Psychose aufgrund organischer Ursachen bezeichnet, die durch Störungen des Bewusstseins und der Aufmerksamkeit, der Wahrnehmung und des Denkens, der Orientierung, der Psychomotorik, des Schlaf-Wach-Rhythmus sowie durch affektive Störungen gekennzeichnet ist.
- **Depressionen** gehören zu den affektiven Störungen. Typische Symptome sind niedergedrückte Stimmung, Verminderung des Antriebs, Interessenverlust und Freudlosigkeit. Es werden drei Schweregrade (leicht, mittel und schwer) unterschieden. Depressive Episoden können einmalig oder wiederholt auftreten, auch im Wechsel mit manischen Episoden. Lang andauernde Depressionen gehen besonders im Alter häufig mit physischer Erschöpfung und anderen körperlichen Beschwerden einher.
- Bei einer **Wahnstörung** stehen eine einzelne oder mehrere miteinander verknüpfte Wahnvorstellungen im Vordergrund. Weitere Symptome, die z. B. auf eine Schizophrenie oder eine affektive Störung hindeuten würden, fehlen. Bestimmte Wahnthemen (z. B. Bestehlungswahn) treten im Alter häufiger auf.
- Ein **Abhängigkeitssyndrom** (früher: Sucht) liegt vor, wenn der starke, oft übermächtige Wunsch besteht, Substanzen wie Alkohol, Tabak oder Medikamente zu konsumieren. Die betroffene Person kann den Konsum nicht oder nicht immer kon-

trollieren und vernachlässigt frühere Interessen. Der Konsum wird fortgesetzt, auch wenn die betroffene Person weiß, dass bereits schädliche Folgen eingetreten sind. Im Alter spielen die Alkohol- und die Medikamentenabhängigkeit die größte Rolle.

14.3 Demenzen

Das Wort Demenz stammt aus dem Lateinischen und ist eine Zusammensetzung aus „de" (= ab, weg, fort) und „mens" (= Geist). Als Demenzen werden eine Reihe von Erkrankungen bezeichnet, die ganz unterschiedliche Ursachen haben können. Gemeinsam ist den Demenzen, dass

- ihnen eine organische Ursache zu Grunde liegt,
- die Hirnfunktionen beeinträchtigt sind,
- die Hirnfunktionsstörungen so stark sind, dass sie sich erheblich auf die Aktivitäten des täglichen Lebens auswirken,
- es sich um chronische Erkrankungen handelt, d. h., dass die Symptome seit mindestens sechs Monaten bestehen,
- es sich um einen erworbenen Verlust der intellektuellen Leistungsfähigkeit handelt, d. h., eine Demenz ist nicht angeboren,
- die zuerst auffallenden Symptome in einer Abnahme des Gedächtnisses und der Fähigkeit, vernünftig zu planen und zu urteilen, bestehen.

Die Weltgesundheitsorganisation definierte den Begriff Demenz 1986 folgendermaßen[1]:

Definition Demenz

Eine Demenz ist eine erworbene, globale Beeinträchtigung der höheren Hirnfunktionen einschließlich des Gedächtnisses, der Fähigkeit, Alltagsprobleme zu lösen, der Ausführung sensomotorischer und sozialer Fertigkeiten, der Sprache und Kommunikation sowie der Kontrolle emotionaler Reaktionen ohne ausgeprägte Bewusstseinstrübung. Meist ist der Prozess progredient, jedoch nicht notwendigerweise irreversibel.

14.3.1 Ursachen von Demenzen

Als Demenzen werden Syndrome bezeichnet, die vielfältige Ursachen haben können.

- **Neurodegenerative Demenzen** wie die Alzheimer-Demenz oder die Lewy-Körperchen-Demenz werden durch schädliche Prozesse direkt in und an den Hirnzellen verursacht, die zu einem Untergang der Neuronen und zu einer Beeinträchtigung der Hirnfunktionen führen.
- **Vaskuläre Demenzen** (vaskulär = Blutgefäße betreffend) wie die Multi-Infarkt-Demenz oder die subkortikale arteriosklerotische Enzephalopathie (auch subkortikale vaskuläre Demenz genannt) entstehen durch Erkrankungen der Blutgefäße im Gehirn. Es kann sich dabei um Minderdurchblutungen, Blutungen, Ödembildungen oder erhöhten Blutdruck handeln.
- **Demenzen durch Infektionen**, z. B. die Creutzfeldt-Jakob-Krankheit. Auch AIDS, Hirnhautentzündung und andere Infektionen können eine Demenz verursachen.

---

1 Mielke, Kessler 1996, S. 900.

- **Demenzen aufgrund von Vergiftungen:** Dazu zählen auch Alkohol- oder Medikamentenvergiftungen.
- **Demenzen durch Schädel-Hirn-Verletzungen oder raumfordernde Prozesse**, z. B. durch Unfälle oder Erkrankungen wie Hirntumore oder Normaldruckhydrozephalus.
- **Demenzen durch Stoffwechsel- und Hormonstörungen**, z. B. durch Schilddrüsenunterfunktion, Vitamin B1- oder Vitamin B12-Mangel.

Grundsätzlich kann jede Erkrankung, die zu einer Unterversorgung des Gehirns führt, eine Demenz hervorrufen. Die neurodegenerativen und vaskulären Demenzen kommen am häufigsten vor, alle anderen Demenzen mit verschiedenen Grunderkrankungen sind insgesamt selten. Wenige dieser seltenen Demenzformen können geheilt werden, aber nur, wenn die Grunderkrankung behandelt wird, bevor es zu einer unwiderruflichen Schädigung der Gehirnzellen kommt. Den **reversiblen Demenzen** geht in der Regel ein akuter Verwirrtheitszustand voraus. Wenn die Krankheitsursachen wochen- oder monatelang einwirken können, entwickelt sich eine Demenz. Beispiele für Demenzen, die in einigen, aber nicht in allen Fällen bei rechtzeitiger Behandlung geheilt werden können, sind je nach Gegebenheiten Demenzen bei Hirntumoren, Normaldruckhydrozephalus, Medikamentenvergiftung oder Schilddrüsenunterfunktion.

Reversibilität

14.3.2 Verbreitung und Formen von Demenzen

Je nachdem, ob leichte Demenzen einbezogen wurden oder nicht, werden in verschiedenen Studien unterschiedliche Zahlen zur Verbreitung der Demenzen angegeben. Aus der Analyse verschiedener großer Studien ergeben sich bei den über 65-Jährigen in der Bundesrepublik Deutschland die folgenden geschätzten Zahlen:

- Ca. 7 Prozent der über 65-Jährigen (etwa eine Million Personen) waren 2002 an einer Demenz erkrankt[1].
- Pro Jahr ist zur Zeit mit über 200 000 neuen Krankheitsfällen zu rechnen[2].
- Das Diagramm zeigt den Anteil der Demenzkranken in verschiedenen Altersgruppen bei Männern und Frauen im Jahr 2002[3].

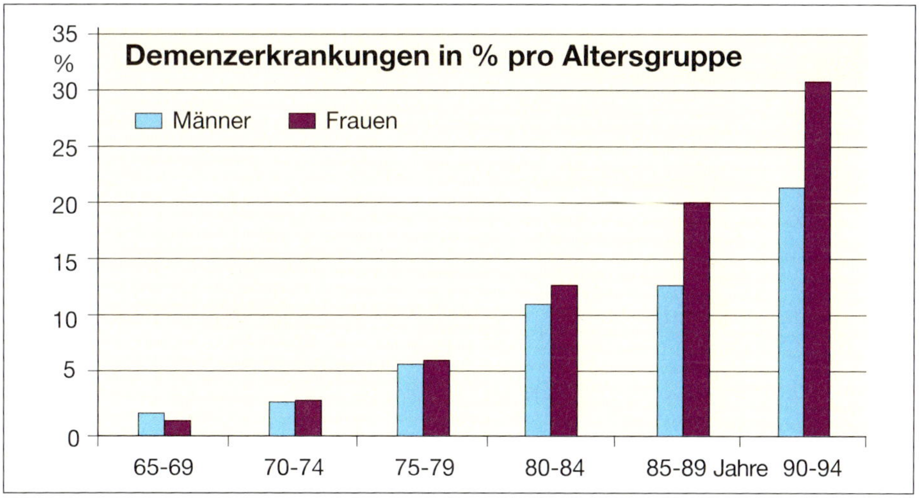

1 Robert-Koch-Institut 2005, S. 11.
2 Robert-Koch-Institut 2005, S. 15.
3 Bickel 2005.

Die häufigste Demenz ist die Alzheimer-Demenz, gefolgt von den Mischformen aus neurodegenerativen und vaskulären Demenzen und den vaskulären Demenzen[1]. Die Zahlen zur Verbreitung der Demenzformen schwanken, je nachdem, welche Diagnosekriterien in den Studien zu Grunde gelegt werden. So findet man z. B. wenig Angaben zur Verbreitung der Lewy-Körperchen-Demenz, die nach der Alzheimer-Demenz als häufigste neurodegenerative Demenz gilt.

Alzheimer-Demenz	Mischformen (neurodegenerativ und vaskulär)	Vaskuläre Demenzen	Demenzen bei sonstigen Erkrankungen
ca. 50–60 %	ca. 20 %	ca. 10–20 %	ca. 10 %

In Ihrem Beruf werden Sie wahrscheinlich am häufigsten auf die Diagnosen Alzheimer-Krankheit und vaskuläre Demenz stoßen. Wichtig ist aber auch, die Lewy-Körperchen-Demenz zu kennen, bei der sich unerwünschte Arzneimittelwirkungen ergeben können. Demenzen bei anderen Erkrankungen haben vielfältige Ursachen und kommen insgesamt selten vor. Dennoch ist es sehr wichtig, sie differenziert zu diagnostizieren, da manche dieser Demenzen bei rechtzeitiger Behandlung der Grunderkrankung reversibel sind oder zumindest das Fortschreiten aufgehalten werden kann.

Es folgen kurze Beschreibungen häufiger demenzieller Erkrankungen.

1. Demenz bei Alzheimer-Krankheit

Die Demenz bei Alzheimer-Krankheit ist eine neurodegenerative Demenz und die bekannteste aller demenziellen Erkrankungen. Das Gehirn von Alzheimer-Erkrankten zeigt die folgenden pathologischen Auffälligkeiten:

- Atrophie (Schwund der Hirnmasse),
- Neuritische Plaques (Ablagerungen des Proteins ß-Amyloid),
- Alzheimer-Fibrillen (abnorme faserartige Strukturen aus Tau-Protein in den Nervenzellen).

Weiterhin wurden beobachtet

- ein Mangel des Transmitters Acetylcholin,
- eine Minderung des Glukoseverbrauchs,
- verminderte Hirndurchblutung.

Die Alzheimer-Demenz ist eine **nicht reversible** Demenz, d. h. sie kann nicht geheilt werden.

2. Lewy-Körperchen-Demenz

Die Lewy-Körperchen-Demenz gilt als eine der häufigsten neurodegenerativen Demenzformen[2], aber die Angaben zur Verbreitung sind zum Teil widersprüchlich. Lewy-Körperchen sind Einschlusskörperchen, die sich meistens in, selten auch

1 Bundesministerium für Bildung und Forschung 2004, S. 9.
2 Gutzmann, Zank 2005, S. 77.

außerhalb von Neuronen ablagern und zu deren Untergang führen. Die Lewy-Körperchen-Demenz weist in ihrer Symptomatik Ähnlichkeiten mit der Alzheimer-Demenz und mit der Demenz bei Parkinson-Krankheit auf. Charakteristisch sind Schwankungen der geistigen Leistungsfähigkeit, Synkopen, Stürze, Halluzinationen und parkinsonähnliche Bewegungsstörungen. Bei vielen Patienten ist eine Überempfindlichkeit gegenüber den meisten Neuroleptika zu beobachten, die zu bedrohlichen Nebenwirkungen führen kann.

Die Lewy-Körperchen-Demenz ist nicht reversibel.

3. **Vaskuläre Demenzen**

   Als vaskuläre Demenzen werden alle Demenzen zusammengefasst, die auf Erkrankungen der zerebralen Blutgefäße zurückzuführen sind. Oft treten sie als Folge von Schlaganfällen auf. Sie sind nach den neurodegenerativen Demenzen die zweithäufigste Demenzform. Innerhalb der Gruppe der vaskulären Demenzen können mehrere Subtypen differenziert werden, z. B. nach der betroffenen Hirnregion oder nach dem Prozess, durch den die Hirnschädigung entstand. Zu den vaskulären Demenzen zählen u. a. die Multi-Infarkt-Demenz und die subkortikale vaskuläre Demenz.

   Die vaskuläre Demenz kann ebenfalls **nicht geheilt** werden, jedoch können Medikamente das Fortschreiten der Erkrankung verlangsamen und manchmal sogar leichte Besserungen erzielen[1]. Man kann der Erkrankung vorbeugen, indem man frühzeitig Risikofaktoren wie Rauchen, Bewegungsmangel, Übergewicht, Bluthochdruck oder Diabetes vermeidet bzw. behandelt.

4. **Mischformen** von Alzheimer- und vaskulärer Demenz

   Bei den Mischformen liegen sowohl vaskuläre Schädigungen als auch die für die Alzheimer-Krankheit typischen Veränderungen vor.

   Die Mischformen sind also auch nicht reversibel.

14.3.3 Symptome bei Demenzen

Eine Demenz ist ein Syndrom, d. h. ein Krankheitsbild, dass durch eine Gruppe gleichzeitig auftretender Symptome gekennzeichnet ist. Dabei können kognitive und nicht-kognitive Symptome unterschieden werden.

1 Mielke, Heiss 2003, S. 355f.

Kognitive Symptome

Kognitive Symptome sind

- **Gedächtnisstörungen**, die sowohl das Kurzzeit- als auch das Langzeitgedächtnis betreffen.
- **Orientierungsstörungen**. Es kann die zeitliche, örtliche, personelle und situative Orientierung gestört sein. **Zeitliche Desorientiertheit** zeigt sich darin, dass Wochentage oder Tages- und Jahreszeiten verwechselt werden oder das Datum nicht angegeben werden kann. Ist die **örtliche Orientierung** gestört, so weiß die betroffene Person nicht, wo sie sich befindet und verirrt sich leicht. Liegen Störungen der **situativen Orientierung** vor, so fehlt die Fähigkeit, Situationen an den für sie typischen Merkmalen und Handlungen zu erkennen. Beispielsweise erkennt ein Patient nicht, dass er sich gerade in einer Arztpraxis befindet und dort untersucht wird. Man spricht von **personeller Desorientiertheit**, wenn vertraute Menschen nicht erkannt werden und auch das Wissen zur eigenen Person verloren geht.
- **Störungen beim abstrakten Denken**, z. B. wird die Bedeutung von Sprichwörtern nicht mehr verstanden oder die Fähigkeit, zu verallgemeinern, geht verloren.
- **Beeinträchtigung der Urteilsfähigkeit**, z. B. kann nicht mehr eingeschätzt werden, ob ein Vorhaben gefährlich ist oder nicht.
- **Aphasie** (Störungen in der Sprachproduktion und im Sprachverständnis): Bei der Alzheimer-Erkrankung zeigen sich zunächst Wortfindungsstörungen. Manchmal werden dann Wörter erfunden, um einen Gegenstand zu benennen (z. B. „Gartenwurst" statt Salatgurke). Im weiteren Verlauf der Demenz geht die Fähigkeit zur verbalen Kommunikation immer mehr verloren.
- **Apraxie** (Störungen beim Durchführen einer Handlung, obwohl die Bewegungsfähigkeit des Körpers erhalten ist): Der folgerichtige Ablauf der für eine Handlung benötigten Bewegungen misslingt, z. B. beim Kaffee kochen.
- **Agnosie** (Störungen im Erkennen von Wahrgenommenem trotz intakter Sinnesorgane), z. B. wird der Verwendungszweck eines Kamms nicht mehr erkannt.

Gedächtnisstörungen sind das **Leitsymptom** einer Demenz. Die Diagnose einer Demenz kann nur gestellt werden, wenn Gedächtnisstörungen auftreten und mindestens ein weiteres der kognitiven Symptome. Außerdem müssen die Symptome so stark ausgeprägt sein, dass sie das Durchführen von Alltagsaktivitäten beeinträchtigen.

Die kognitiven Störungen werden durch die Schädigung des Gehirns verursacht. Sie können bei den nicht reversiblen Demenzen nicht geheilt werden. Es gibt aber Möglichkeiten zu verhindern, dass die kognitiven Fähigkeiten *schneller* nachlassen, als aufgrund des Krankheitsverlaufes zu erwarten ist. Eine dieser Möglichkeiten ist die orientierungsfördernde Gestaltung der Umwelt des demenziell erkrankten Menschen.

Zu den **nicht-kognitiven Symptomen** gehören

Nicht-kognitive Symptome

- **Depressionen**. Sie treten meistens zu Beginn der Erkrankung, insbesondere als Reaktion auf Überforderungen auf.

- **Psychotische Symptome** wie Wahn, Halluzinationen oder Fehlidentifikationen. Fehlidentifikationen treten häufig bei der Alzheimer-Demenz auf. Beispiele sind die Unfähigkeit, sich selbst im Spiegelbild zu erkennen (Spiegelzeichen) oder die Überzeugung, eine Person in einer Fernsehsendung sei ein real anwesender Besuch (Fernsehzeichen).
- **Antriebsstörungen** und **psychomotorische Störungen**, z. B. Unruhezustände, Antriebssteigerung, Schreien, Umherwandern, aber auch Antriebsminderung, Rückzug und Interessenlosigkeit.
- **Störungen des Tag-Nacht-Rhythmus.**
- **Verschlechterung der emotionalen Kontrolle**. Eine Verschlechterung der emotionalen Kontrolle kann sich als Gefühlsausbruch aus scheinbar nichtigem Anlass äußern. Dabei sollte aber beachtet werden, dass wir über die Bedeutung des Anlasses für die betroffene Person oft zu wenig wissen. Wenn wir den Anlass als nichtig beurteilen, so tun wir das aus unserer eigenen Perspektive, die durch die demenziell erkrankte Person wahrscheinlich nicht korrigiert werden kann.
- **Störungen des Sozialverhaltens** und **Persönlichkeitsveränderungen**. Auch bei diesen Störungen ist es mitunter schwer zu beurteilen, ob sie als Folge der hirnorganischen Veränderungen entstehen oder als Reaktion auf die immer größer werdende Abhängigkeit von anderen oder auf eine unzureichende Anpassung der Umwelt an die krankheitsbedingten Defizite. Das Sozialverhalten ist gestört, wenn in Gesellschaft anderer Menschen soziale Normen nicht mehr beachtet werden. Hierzu muss aber gesagt werden, dass Umgangsformen bei demenziell Erkrankten oft noch recht lange gut erhalten bleiben. Bei bestimmten Demenzen kann es jedoch durch Schädigung entsprechender Hirnregionen zu einem Wegfall von Hemmungen und des Schamgefühls kommen. Als Beispiele für Persönlichkeitsveränderungen werden oft Rigidität (rigide = starr, unbeweglich) oder Affektvergröberung (Gefühle und Stimmungen können nicht mehr in differenzierten Qualitäten wahrgenommen und ausgedrückt werden) genannt. Auch kann es vorkommen, dass sich typische Persönlichkeitsmerkmale ins Gegenteil verkehren. Ein ehemals aktiver, geselliger und vielseitig interessierter Mensch kann teilnahmslos und desinteressiert werden. Angehörige haben aber auch schon berichtet, dass Demenzkranke sich in positiver Weise veränderten, indem sie freundlicher und unkomplizierter im Umgang wurden.

Ursachen nicht-kognitiver Symptome

Die nicht-kognitiven Symptome treten in individuell unterschiedlicher Kombination und Ausprägung auf. Sie werden z. T. ebenfalls durch die Hirnschädigung verursacht, sind aber teilweise auch als Reaktion auf die krankheitsbedingten Verluste und Einschränkungen zu verstehen. Viele der nicht-kognitiven Störungen zeigen sich verstärkt bei Überforderung, bei mangelhafter Anpassung der Umweltbedingungen an die krankheitsbedingten Defizite und bei Fehlern im Umgang mit den Patientinnen und Patienten. Außerdem sind störende Verhaltensweisen wie Aggressivität oder Schreien auch oft ein Zeichen für körperliche Beschwerden (z. B. Schmerzen oder eine Infektion). Für Angehörige und Pflegepersonal sind die nicht-kognitiven Symptome häufig viel belastender als die kognitiven Symptome. Sie können jedoch in vielen Fällen durch entsprechende Interventionen und einen angemessenen Umgang beeinflusst werden.

Fallbeispiel

Frau M. ist 85 Jahre alt und lebt seit dem Tod ihres Mannes vor zehn Jahren allein in ihrer Wohnung. Ihre Tochter lebt mit ihrer Familie im Nachbarhaus. Bereits seit einigen Jahren unterstützt die Tochter ihre Mutter bei den Einkäufen und Hausarbeiten, indem sie regelmäßig größere Einkäufe für sie erledigt und ab und zu ihre Mutter zum Mittagessen einlädt. Ansonsten lebt Frau M. völlig selbständig.

Seit einiger Zeit fällt der Tochter auf, dass ihre Mutter vergesslicher geworden ist. Zum Beispiel vergaß sie mehrfach, Medikamente einzunehmen, die sie schon seit vielen Jahren nimmt. In der vergangenen Woche vergaß sie, dass sie zum Mittagessen kommen wollte. Als die Tochter Frau M. darauf ansprach, behauptete Frau M., das sei nie vereinbart gewesen. Die Tochter hat immer mehr das Gefühl, dass sich ihre Mutter nichts mehr merken kann. Alles muss man ihr mehrmals sagen und sie vergisst es trotzdem. Außerdem ist der Tochter aufgefallen, dass ihre Mutter immer unordentlicher wird. Frau M. hatte immer großen Wert auf Ordnung und Sauberkeit gelegt, jetzt kam es schon mal vor, dass sie die gleiche Kleidung mehrere Tage trug, obwohl sie offensichtlich schmutzig war. Insgesamt hat die Tochter das Gefühl, dass sich ihre Mutter in letzter Zeit stark zurückgezogen hat, obwohl sie immer so gesellig war. Die Tochter denkt, dass ihr die eigene Mutter manchmal wie eine Fremde vorkommt.

Vor einigen Tagen nun wurde Frau M. von einer Bekannten nach Hause gebracht. Sie war im Ort gewesen und hatte den Heimweg nicht mehr gefunden. Die Bekannte erzählt Frau M.s Tochter, dass Frau M. sie zuerst gar nicht erkannt habe. Nach ein paar Minuten habe sich das dann gelegt.

In diesem Fallbeispiel werden einige Symptome beschrieben, die auf eine beginnende Demenz hindeuten.

Aufgaben

Bei Frau M. zeigen sich Gedächtnisstörungen, Orientierungsstörungen und Schwierigkeiten bei Aktivitäten des täglichen Lebens. Welche Textstellen beschreiben diese Symptome?

Welche Formen von Orientierungsstörungen kommen vor?

Frau M.s Tochter hat das Gefühl, dass sich Persönlichkeitsmerkmale ihrer Mutter verändern. Diskutieren Sie: Woran könnte es liegen, dass Frau M. immer unordentlicher mit ihrer Kleidung wird und sich immer mehr zurückzieht?

14.3.4 Verlauf der Alzheimer-Demenz

Die durchschnittliche Lebensdauer vom Auftreten der ersten Symptome an beträgt bei nicht reversiblen Demenzen ungefähr acht Jahre. Dabei gibt es große individuelle Unterschiede. Insbesondere bei der Alzheimer-Demenz ist es schwierig, festzulegen, wann die Krankheit begonnen hat. Sie entwickelt sich schleichend, erste Anzeichen werden vielleicht nur von den Betroffenen selbst wahrgenommen. Erste Anzeichen werden auch häufig von den Betroffenen und anderen Personen als „Altersvergesslichkeit“ bagatellisiert.

Eine einfache Einteilung des Verlaufs der Alzheimer-Demenz unterscheidet drei **Schweregrade** nach der Möglichkeit der selbstständigen Lebensführung bzw. dem Bedarf an Unterstützung:

Schweregrad	Schwierigkeiten
1. leicht	Arbeitsfähigkeit und soziale Aktivitäten sind deutlich beeinträchtigt, aber eine selbstständige Lebensführung ist möglich. Gegenstände des täglichen Gebrauchs werden verlegt. Namen von Bekannten werden vergessen oder neue Namen nicht behalten. Ungewohnte Tätigkeiten bereiten Schwierigkeiten. Wortfindungsstörungen treten auf.
2. mittelgradig	Es gibt erhebliche Schwierigkeiten bei der selbstständigen Lebensführung. Die Hilfe anderer Personen wird notwendig. Es wird z. B. Anleitung bei der Auswahl der Kleidung und bei der Körperpflege benötigt.
3. schwer	Eine selbstständige Lebensführung ist nicht mehr möglich. Die Hilfe anderer Personen ist auch bei den einfachsten Aktivitäten des täglichen Lebens erforderlich. Mit dem Fortschreiten der Erkrankung kommt es zu Harn- und Stuhlinkontinenz, motorischen Störungen, Ess- und Schluckstörungen. Im Endstadium der Erkrankung können die Patientinnen und Patienten nicht mehr sprechen, gehen, sitzen und den Kopf nicht mehr halten. Die häufigste Todesursache ist die Pneumonie.

Aufgabe

Eine differenziertere Darstellung des Verlaufs der Alzheimer-Krankheit in sieben Stadien stammt von Reisberg. Informieren Sie sich über Reisbergs Global Deterioration Scale (übersetzt: umfassende Verschlechterungsskala) und stellen Sie sie Ihren Mitschülerinnen und Mitschülern vor.

14.3.5 Zum Umgang mit demenziell erkrankten Menschen

Für den Umgang mit Demenzkranken ist es sehr hilfreich, wenn Sie einmal selbst versuchen, sich vorzustellen, wie sich die Situation des Kranken anfühlen könnte.

Aufgabe

Wie geht es mir, wenn ich mich in einer völlig fremden Umgebung und unter lauter fremden Menschen befinde? Wenn ich die Sprache nur bruchstückhaft oder gar nicht verstehe?
Wie geht es mir, wenn ich nicht genau weiß, wo ich bin? Und wenn ich unbedingt irgendwohin will, z. B. auf eine Toilette, aber nicht weiß, wie ich dorthin kommen kann. Und wenn ich nicht ausdrücken kann, dass ich Hilfe brauche?
Welche Gefühle steigen in mir auf, wenn ich merke, dass etwas von mir erwartet wird – aber ich verstehe nicht, was man von mir will – und wenn dann die anderen immer ungeduldiger werden.

Vielleicht spüren Sie, dass die Situation eines Demenzkranken eine sehr unsichere Situation ist. Ein Mensch, der nicht versteht, was um ihn herum passiert, der bei der Deutung seiner Wahrnehmung auf Vermutungen angewiesen ist und möglicherweise gleichzeitig merkt, dass ihn sein Gedächtnis und Denkvermögen im Stich lässt, der wird fast zwangsläufig ängstlich und unruhig. Wird er dann noch, vielleicht sogar unter Zeitdruck, aufgefordert, etwas zu tun, was für ihn anstrengend ist und dessen Sinn er nicht versteht, ist er starkem Stress ausgesetzt.

Die Umwelt passt nicht mehr

Ein demenziell erkrankter Mensch befindet sich in einer Umwelt, die ihm immer fremder und unverständlicher wird:

- Er weiß nicht mehr, was man mit den Gegenständen macht, die er um sich sieht. Ein Rasierapparat wird zum Rätsel.
- Er weiß nicht, welchen Weg er einschlagen muss, um an einen anderen Ort zu kommen. Er kann Hinweisschilder nicht lesen. Er versteht nicht, was die anderen reden.
- Er läuft umher und sucht einen Ort, der ihm vertrauter ist und ihm nicht so fremd vorkommt. Den findet er aber nicht. Er sucht ruhelos weiter.

Ein demenziell erkrankter Mensch kann sich aus eigener Kraft seine Umwelt immer weniger so einrichten, dass er sich wohl fühlt:

- Er kann nicht mehr planen. Er vergisst, was er tun und sagen wollte.
- Er kann nicht mehr auf Erfahrungen zurückgreifen, wie er ähnliche Probleme früher gelöst hat.
- Er kann keine Instrumente oder Werkzeuge benutzen, die seine Aktivitäten erleichtern würden. Er weiß nicht, wo sie sind und wie man sie handhabt.
- Es ist für ihn schwer, sich Hilfe zu holen. Er kann nicht mehr ausdrücken, was ihm fehlt. Die anderen verstehen ihn nicht und haben auch nicht genug Zeit für ihn.

Daraus ergibt sich einerseits **Stress**. Demenzkranke können Umweltanforderungen nicht mehr erfüllen. Andererseits ergeben sich **Antriebsminderung** und **sensorische Deprivation**. Demenzkranke können das, was die Umwelt bietet, nicht mehr für sich nutzen.

Grundprinzip der Pflege und Betreuung ist daher, diesem Ungleichgewicht zwischen Umwelt und erkrankter Person entgegenzuwirken. Dies kann durch Milieugestaltung, angemessene Kommunikation, Beschäftigungs- und Gruppenangebote, aber auch durch Schutz vor Überforderung und Reizüberflutung geschehen. Die einzelnen Interventionen müssen dabei immer entsprechend den individuellen Bedürfnissen der betroffenen Person geplant und durchgeführt werden.

Hier einige Ratschläge für den **täglichen Umgang** mit demenziell erkrankten Menschen:

Stress vermeiden

Beachten Sie, dass es für demenziell Erkrankte sehr anstrengend ist, sich mit ihrer Umwelt auseinanderzusetzen. Es kostet Kraft, auf Aufforderungen von anderen Menschen zu reagieren, wenn man diese Aufforderungen nur sehr langsam oder gar nicht versteht. Ebenso schwierig ist es, Aktivitäten des täglichen Lebens zu bewältigen, wenn man den Zweck und die Handhabung von alltäglichen Gegenständen immer weniger begreift. Vermeiden Sie daher alles, was für die Erkrankten zusätzlichen Stress bedeutet. Geduld und Aufmerksamkeit sollte bei Pflegehandlungen selbstverständlich sein. Auch sollten Sie von einem Menschen, der an einer Demenz leidet, nichts verlangen, was er nicht mehr leisten kann. So ist es z. B. nur in begrenztem Rahmen möglich, Kompetenzen eine Zeit lang zu erhalten, indem sie geübt werden. Auf Trainingsmaßnahmen, die für den Betroffenen keinen Gewinn mehr versprechen, sollte verzichtet werden.

Sich einfühlen

Es ist von grundlegender Bedeutung, dass Sie sich bemühen, sich in die Situation der Erkrankten einzufühlen und ihre Gefühlsäußerungen zu verstehen. Woher kommen Ängste, Unsicherheit, Unruhe, Traurigkeit und Aggressionen? Wie äußern die Erkrankten positive Gefühle?

Biographiearbeit

Dabei kann es sehr hilfreich sein, wenn Sie genaue Kenntnisse über die Biographien der Erkrankten sammeln und Informationen über die wichtigsten Bezugspersonen und über Vorlieben und Abneigungen, Heimat und Familie bekommen. In Gesprächen können Sie versuchen, an die Lebensgeschichten anzuknüpfen und damit vielleicht den Verlust von Erinnerungen etwas mildern. Biographiearbeit kann Ihnen dabei helfen, besser auf die Bedürfnisse der erkrankten Personen einzugehen.

Konfrontation vermeiden

Zum Einfühlen in die Welt der Kranken gehört auch, Konfrontation im Gespräch zu vermeiden. Versuchen Sie nicht, einen demenziell erkrankten Menschen, der offensichtlich „Unsinn" redet, mit Argumenten von der Realität zu überzeugen. Er kann Ihre Argumente nicht verstehen.

Takt

Immer wieder erleben demenziell erkrankte Menschen Beschämung und Betroffenheit, wenn sie etwas nicht mehr können, was früher selbstverständlich war. Um ein positives Selbstbild zu wahren, verleugnen einige einfach ein Versagen oder eine Beeinträchtigung. Es kann sein, dass ein demenzkranker Bewohner dann eine abstruse Erklärung für ein Missgeschick erfindet oder andere beschuldigt. Auch hier hat es keinen Sinn, zu versuchen, dem Kranken zu beweisen, dass er nicht Recht hat. Allerdings muss man unter Umständen zu Unrecht beschuldigte Mitbewohner in Schutz nehmen. Dies kann jedoch so geschehen, dass der demenzkranke Bewohner nicht bloßgestellt wird.

Umgang mit Aggressionen

Aggressives Verhalten ist für das Pflegepersonal eine der größten Belastungen. Häufige Ursachen für Aggressionen bei demenziell erkrankten Menschen sind Überforderung, Schmerzen, Verletzungen der Privatsphäre und Übergriffe auf persönliche Gegenstände. Aggressionen können aber auch im Zusammenhang mit psychotischen Symptomen (z. B. Wahnvorstellungen) auftreten. In vielen Fällen ist eine Aggression nicht gegen eine Pflegekraft als Person gerichtet, sondern es handelt sich um eine Abwehrreaktion in einer Stresssituation. Für einen demenziell erkrankten Menschen gibt es nicht viele Möglichkeiten, auszudrücken, dass er nicht einverstanden ist mit dem, was gerade geschieht. Es fehlen ihm die sprachlichen Fähigkeiten, um eine Weigerung zu begründen oder auch einen Gegenvorschlag zu machen, wenn er z. B. jetzt nicht duschen will. Da er sich nicht mehr mit Worten wehren kann, wehrt er sich mit Taten.

Viele aggressive Reaktionen während der Pflege können vermieden werden,

- wenn ohne Hektik gearbeitet wird,
- wenn Sie den zu Pflegenden darüber informieren, was Sie vorhaben,
- wenn Sie bei Maßnahmen, die notwendig sind, die aber dem zu Pflegenden unangenehm sind, mit ihm über etwas sprechen, das ihn interessiert oder das er früher gerne getan hat,
- wenn Sie Maßnahmen, die im Moment nicht dringend sind, auf einen günstigeren Zeitpunkt verschieben,
- wenn Sie seine Mimik und Gestik beobachten, um Anzeichen von Unwillen oder Schmerzen zu erkennen.
- Manchmal ist es hilfreich, kurz das Zimmer zu verlassen, dann wiederzukommen und noch einmal neu mit der Maßnahme zu beginnen.

Ursachen für lautes Schreien

Eine ebenfalls sehr belastende Verhaltensweise ist Schreien. Die Gründe dafür können wiederum in Schmerzen, Hunger, Durst, stresserzeugender Reizüberflutung, aber auch in sensorischer Deprivation oder Gefühlen des Verlassenseins liegen. Demenziell erkrankte Menschen schreien häufig, wenn sie alleine sind, sie schreien weniger, wenn sie eine vertraute Person in erreichbarer Nähe wissen.

Wenn eine demenziell erkrankte Person schreit,

- sollte zunächst nach möglichen körperlichen Ursachen gesucht werden,
- sollte überlegt werden, ob es für die betroffene Person zu laut und zu unruhig ist und wohin sie sich gegebenenfalls zurückziehen kann.
- Wenn die Gefahr der sensorischen Deprivation besteht, kann mit Basaler Stimulation, Snoezelen-Angeboten oder Gruppenaktivitäten Abhilfe geschaffen werden.
- Es sollte dafür gesorgt werden, dass die Kranken sich nicht allein gelassen fühlen. Da sie ihre Abhängigkeit spüren, ist es für sie äußerst wichtig, in dem Gefühl zu leben, dass immer eine kompetente Person für sie da ist.

Milieugestaltung

Zu den Prinzipien im Umgang mit demenziell erkrankten Menschen gehört es, Sicherheit, Stabilität und Ruhe zu vermitteln. Hierbei kann ein strukturierter Tagesablauf in gewohnter Umgebung ebenso hilfreich sein wie Orientierungshilfen und eine verständliche und klare Sprache. Wenn die Umgebung mit vertrauten Gegenständen eingerichtet ist, können sich die Betroffenen leichter zurechtfinden. Darüber hinaus sollten sich in der Umgebung oder im Wohnbereich Gegenstände finden, mit denen sich Erkrankte beschäftigen können. Ein möglichst alltagsnah gestalteter Wohnbereich kommt dem Bedürfnis entgegen, sinnvolle und vertraute Tätigkeiten auszuüben. Es kann sich dabei um Tätigkeiten handeln, die nur den Betroffenen, nicht jedoch den Pflegekräften sinnvoll erscheinen (z. B. das komplette Ausräumen einer Kommode oder ständiges Fegen des Fußbodens an der gleichen Stelle).

Kommunikation

Gespräche mit Demenzkranken sind vor allem in einem fortgeschrittenen Stadium der Erkrankung schwierig. Es sollten die folgenden Punkte berücksichtigt werden:

- Sprechen Sie die betroffene Person von vorne an und nehmen Sie Blickkontakt auf, damit sie sich auf das Gespräch einstellen kann.
- Nehmen Sie sich genügend Zeit und versuchen Sie, behutsam mit der erkrankten Person umzugehen.
- Versuchen Sie, Sicherheit zu vermitteln. Bei manchen Personen kann das durch Körperkontakt leichter sein (z. B. bei Gesprächen die Hand halten).
- Machen Sie keine schnellen, sondern ruhige und langsame Bewegungen, damit die betroffene Person Ihren nonverbalen Signalen besser folgen kann.
- Achten Sie bei sich selbst auf eine lebendige Mimik und Gestik, um die Sprache zu unterstützen.
- Sprechen Sie in kurzen, einfachen Sätzen, um das Verstehen zu erleichtern.
- Bitten Sie die erkrankte Person immer nur darum, *eine* Handlung zu vollziehen, wenn Sie sie zu etwas veranlassen möchten. Mehrere Aufforderungen zu verschiedenen Handlungen in einem Satz kann sie nicht behalten. Machen Sie eindeutige und einfache Aussagen und wiederholen Sie diese gegebenenfalls mehrfach.
- Machen Sie Pausen. Demenziell erkrankte Menschen brauchen Zeit, um zu verstehen.
- Sprechen Sie deutlich und langsam in ruhigem Tonfall. Zu lautes Sprechen kann den Erkrankten ängstigen.

14.3.6 Therapeutische Interventionen und Betreuungskonzepte für Menschen mit demenziellen Erkrankungen

Um Interventionen planen zu können, muss zunächst mit einer sorgfältigen Diagnostik geklärt werden, ob der Demenz reversible Ursachen zu Grunde liegen oder nicht. Bei **reversiblen Demenzen** erfolgt dann die Behandlung der Grunderkrankung.

Bei **nicht reversiblen Demenzen** gibt es medikamentöse und nicht medikamentöse Möglichkeiten, sowohl die kognitiven als auch die nicht-kognitiven Störungen zu beeinflussen.

Medikamente

- Die hirnorganischen Veränderungen, die die **kognitiven Störungen** verursachen, sind zur Zeit nicht heilbar. Die fortschreitende Verschlechterung der kognitiven Funktionen kann aber durch bestimmte Medikamente (Antidementiva) eine Zeit lang hinausgezögert werden. Bewährt haben sich Acetylcholinesterasehemmer und Memantin bei der Alzheimer-Demenz und bei vaskulären Demenzen. Diese Medikamente verbessern die Signalübertragung zwischen den Nervenzellen im Gehirn. Acetylcholinesterasehemmer steigern die Wirkung des Transmitters Acetylcholin, indem dessen enzymatischer Abbau gehemmt wird. Memantin verhindert eine Überstimulation bestimmter Glutamatrezeptoren. Man kann sich die Wirkung der schädlichen Überstimulation folgendermaßen vorstellen: Es entsteht eine Art Rauschen, das das Ausfiltern relevanter Informationen erschwert. Gegen diesen Störfaktor wird Memantin eingesetzt.
- Psychopharmaka werden bei **nicht-kognitiven Störungen** (z. B. Wahn, Halluzinationen, Aggressionen, Schlafstörungen) eingesetzt. Dabei ist zu beachten, dass viele Psychopharmaka aufgrund ihrer Nebenwirkungen oder in Wechselwirkung mit anderen Medikamenten Verwirrtheitszustände hervorrufen können und somit noch verbliebene kognitive Funktionen beeinträchtigen können.

Nicht medikamentöse Interventionen

Es gibt bei den nicht reversiblen Demenzen eine Vielzahl von **nicht medikamentösen Interventionen**, mit denen versucht wird, auf die kognitiven und die nicht-kognitiven Störungen oder auf deren Folgen Einfluss zu nehmen (vgl. Kap. 15).

Die fortschreitende Verschlechterung der **kognitiven Funktionen** kann mit den nicht medikamentösen Verfahren, wie z. B. Realitätsorientierungstraining, ebenso wenig rückgängig gemacht werden wie mit Medikamenten. Es kann aber im Frühstadium der Demenz versucht werden, noch vorhandene kognitive Ressourcen zu aktivieren, solange man die betroffene Person nicht überfordert.

Umwelt gestaltende Interventionen haben sich bewährt, um Störungen der Orientierung zu kompensieren.

- Es gibt zahlreiche Möglichkeiten, ein Gebäude mit **Orientierungshilfen** auszustatten, die auch von demenziell erkrankten Menschen entschlüsselt werden können. An den Türen der BewohnerInnenzimmer kann jeweils ein von den Bewohnern ausgewähltes Bild, ein Foto oder auch ein charakteristischer Gegenstand angebracht werden. Toiletten, Bäder, Speisesaal sollten mit deutlichen Piktogrammen (graphischen Symbolen) versehen werden. Handläufe und farbige Bahnen oder Fußspuren auf dem Fußboden begleiten die Wege. Die zeitliche Orientierung wird gefördert durch große Kalender und Uhren und jahreszeitliche Dekoration. Schon bei der Bauplanung muss an Möglichkeiten der Orientierungsförderung gedacht werden. Tageslichtbeleuchtung in möglichst allen Räumen fördert die räumliche und die zeitliche Orientierung. Fenster, die die Sicht nach draußen erlauben, helfen, die Lage des Gebäudes und des eigenen Standorts zu erkennen. Auch innerhalb des Gebäudes erleichtert eine transparente, offene Raumstruktur, sich zurechtzufinden. Wenn Gemeinschaftsräume oder -bereiche von außen eingesehen werden können, werden sie leichter gefunden und ihre Funktion schneller erkannt.

Auch die **nicht-kognitiven Störungen** beruhen zum Teil auf nicht reversiblen hirnorganischen Veränderungen. Zu einem erheblichen Teil sind sie jedoch als Stressreaktionen zu verstehen. Sie können durch angemessenen Umgang und Interventionen zwar oft nicht völlig beseitigt, aber doch deutlich gemildert werden.

Geeignete Interventionen sind

- validierende Verfahren, z. B. IVA nach Nicole Richard
- Einbeziehung der Angehörigen: In verschiedenen Studien konnte nachgewiesen werden, dass sich die nicht-kognitiven Symptome demenziell erkrankter Menschen deutlich vermindern, wenn pflegende Angehörige systematisch beraten und betreut wurden.[1]
- Basale Stimulation
- Snoezelen
- Milieutherapie
- 10-Minuten-Aktivierung

Wohn- und Betreuungskonzepte

Bei den **Wohn- und Betreuungskonzepten** für demenziell erkrankte Menschen können segregative und integrative Konzepte unterschieden werden.

Integration gegenüber Segregation

Integrative Konzepte (Integration = Eingliederung, Miteinbeziehen) sehen vor, dass demenzkranke und nicht demenzkranke Bewohnerinnen und Bewohner zusammen wohnen und gemeinsam betreut werden. Bei **segregativen Konzepten** hingegen (Segregation = Abtrennung) leben in einem Wohnbereich nur demenzkranke Bewohner und werden dort speziell betreut.

Auch unter Fachleuten war lange umstritten, ob integrative oder segregative Konzepte mehr Vorteile bieten. Inzwischen werden die segregativen Ansätze bevorzugt.

Aufgaben

Können Sie sich vorstellen, in einem Wohnbereich mit ausschließlich demenziell erkrankten Bewohnerinnen und Bewohnern zu arbeiten? Welche Vor- und Nachteile hätte Ihrer Meinung nach ein solches Konzept

a) für das Personal?

b) für die demenziell erkrankten Bewohnerinnen und Bewohner?

c) für die nicht demenziell erkrankten Bewohnerinnen und Bewohner?

Sammeln Sie Informationen über integrative und segregative Projekte (z. B. Wohngemeinschaften für demenziell erkrankte Menschen) und stellen Sie sie im Unterricht vor.[2]

---

1 Haupt 1999.

2 Höft, Paulus 1996, Beck-Friis 1991, Blonski 1997.

14.4 Akute Verwirrtheitszustände

Akute Verwirrtheitszustände können durch organische Ursachen oder psychische Krisen ausgelöst werden. Insbesondere bei älteren Menschen kommt es häufig vor, dass sowohl organische Ursachen als auch psychische Auslöser eine Rolle spielen. Eine schon bestehende organische Vorschädigung kann z. B. bei zusätzlicher psychischer Belastung zu einem Zusammenbruch führen.

Für akute Verwirrtheitszustände gilt, dass so schnell wie möglich die Ursache geklärt werden muss, weil sie je nach Ursache lebensbedrohlich sein können. Sie sind jedoch prinzipiell reversibel.

Akute Verwirrtheitszustände mit organischen Ursachen können, wenn sie nicht behandelt werden, zu einer Demenz führen. Sie können auch gleichzeitig mit einer schon bestehenden Demenz auftreten.

14.4.1 Delir

Zu den akuten Verwirrtheitszuständen mit **organischen Ursachen** gehört das Delir.

Nach der ICD-10 wird ein Delir dann diagnostiziert, wenn aus jedem der folgenden fünf Bereiche leichte oder schwere Symptome auftreten:

Symptome

1. **Störungen des Bewusstseins und der Aufmerksamkeit**: Die Patienten können schläfrig wirken oder benommen, aber auch überwach. Sie sind nicht in der Lage, ihre Aufmerksamkeit aufrecht zu erhalten.
2. **Störungen des Denkens, der Wahrnehmung, des Gedächtnisses und der Orientierung**: Das Denken ist unzusammenhängend und sprunghaft. Es können Wahnvorstellungen auftreten. Das Kurzzeitgedächtnis und vorwiegend die zeitliche Orientierung sind beeinträchtigt. Häufig kommt es zu optischen Halluzinationen.
3. **Psychomotorische Störungen**: Diese Symptome können von starker Unruhe bis zur Reglosigkeit reichen. Oft werden ziellose, sich wiederholende Bewegungen beobachtet, wie z. B. Nesteln an der Kleidung.
4. **Störungen des Schlaf-Wach-Rhythmus und andere vegetative Symptome** können in Schlaflosigkeit, Alpträumen oder Schläfrigkeit am Tag bestehen. Neben den Schlafstörungen können auch Herzklopfen, Schweißausbrüche oder niedriger Blutdruck vorkommen.
5. **Affektive Störungen**: Die Patienten können sich in ängstlicher oder gereizter, aber auch in euphorischer Stimmung befinden.

Typisch ist, dass diese Symptome im Tagesverlauf wechseln.

Keine einheitliche Definition

Der Begriff Delir ist nicht einheitlich definiert und wird oft mit anderen organisch bedingten akuten Verwirrtheitszuständen gleichgesetzt. In diesem Buch wird die Bezeichnung Delir gemäß der ICD-10-Definition verwendet.

14.4.2 Andere akute Verwirrtheitszustände

Es gibt akute Verwirrtheitszustände mit **organischen Ursachen,** die nicht in allen fünf oben genannten Bereichen Symptome aufweisen. Diese Syndrome werden teils als Delir bezeichnet, nach der ICD-10 aber vom Delir unterschieden. Nach der ICD-10 wird ein Delir nur dann diagnostiziert, wenn das vollständige Krankheitsbild mit Symptomen aus jedem der oben genannten Bereiche vorliegt.

Um die Verwirrung komplett zu machen: Wie schon erwähnt, kann ein Verwirrtheitszustand auch durch eine starke **psychische Belastung** ausgelöst werden. Insbesondere, wenn ein Mensch von einem plötzlich auftretenden, als bedrohlich empfundenen Ereignis betroffen ist, kann es sein, dass er mit Orientierungsstörungen und anderen für einen Verwirrtheitszustand typischen Symptomen darauf reagiert. Wenn ein Mensch z. B. einen Autounfall miterlebt, kann er einen Verwirrtheitszustand mit vegetativen Störungen – nämlich einen psychogenen Schock – erleiden, auch wenn er unverletzt ist.

14.4.3 Verlauf, Ursachen und Risikofaktoren von organisch bedingten akuten Verwirrtheitszuständen

Verlauf Akute Verwirrtheitszustände beginnen im Gegensatz zur Alzheimer-Demenz plötzlich. Oft ist ein auslösendes Ereignis feststellbar. Der Verlauf ist **fluktuierend** (wechselhaft), unterschiedliche Symptome können in raschem Wechsel auftreten. Sie können sich innerhalb von wenigen Stunden oder Tagen zurückbilden, aber auch einige Wochen lang bestehen bleiben.

Ursachen Alle Krankheiten und Mangelzustände, die die normalen Hirnfunktionen beeinträchtigen, können ein Delir oder einen anderen **organisch bedingten Verwirrtheitszustand** hervorrufen. Wird die Grunderkrankung behandelt, so verschwinden die Symptome in der Regel wieder. Wenn die Ursache nicht gefunden wird oder die Behandlung nicht rechtzeitig einsetzt, kann sich eine Demenz entwickeln.

Häufige Ursachen für organisch bedingte akute Verwirrtheitszustände sind:

- Unerwünschte Arzneimittelwirkungen bei zahlreichen Medikamenten, die im Alter häufig verordnet werden, z. B. niedrigpotente Neuroleptika, trizyklische Antidepressiva, Mittel gegen Parkinson, Diuretika, Digitalis,
- Vergiftungen, z. B. durch Alkohol, Drogen, Medikamente,
- Entzug von Alkohol oder Benzodiazepinen,
- Infektionen, Fieber,
- Störungen des Wasser- und Elektrolythaushalts,
- Hypo- oder Hyperglykämie,
- Schilddrüsenunter- oder -überfunktion,
- Herz-Kreislauferkrankungen.

Risikofaktoren Man hat festgestellt, dass Verwirrtheitszustände im höheren Lebensalter häufiger auftreten

- bei eingeschränkter Seh- und Hörfähigkeit,
- bei chronischen Schlafstörungen,
- nach einer Fraktur,
- bei sozialer Isolation,
- nach dem Tod eines nahestehenden Menschen,
- bei einem unvorbereiteten Wechsel des Wohnorts.

Hierbei handelt es sich um **Risikofaktoren**. Das heißt, dass man lediglich beobachtet hat, dass akut verwirrte Menschen häufiger als nicht verwirrte Menschen von einem dieser Faktoren betroffen sind. Die Ursache für die Verwirrtheit kann jedoch eine ganz andere sein.

Fallbeispiel

Herr H. ist 80 Jahre alt, pensionierter Lehrer und lebt allein im eigenen Haus. Er ist sehr aktiv, führt ohne Probleme selbstständig seinen Haushalt und hatte bisher keine größeren gesundheitlichen Probleme.

Vor einigen Tagen stand Herr H. nachts auf, um auf die Toilette zu gehen und stürzte im Bad so unglücklich, dass er sich den Oberschenkelhals brach. Darüber hinaus zog er sich eine Gehirnerschütterung und einige Prellungen zu. Da er es nicht schaffte, allein wieder aufzustehen und Hilfe zu rufen, lag er die ganze Nacht auf dem Fußboden im Bad. Am nächsten Morgen fand ihn eine Nachbarin und rief den Notarzt. Seitdem ist Herr H. im Krankenhaus.

Bei der Aufnahme war Herr H. zwar körperlich schwach, aber voll ansprechbar und bei klarem Bewusstsein. Er schilderte dem Arzt genau, was passiert war. In der ersten Nacht im Krankenhaus stürzte Herr H. vor seinem Bett, nachdem er versucht hatte, alleine aufzustehen. Als er von der Krankenpflegerin gefunden wurde, war er völlig desorientiert. Er wußte nicht, wo er war und sagte, er müsse jetzt nach Hause gehen. Er redete unzusammenhängend und zupfte nervös an seinem Schlafanzug. Auf die Fragen der Krankenpflegerin antwortete er nicht, sondern schaute sie nur einen kurzen Moment ratlos an. Die Pflegerin stellte einen beschleunigten Pulsschlag fest und verständigte einen Notarzt.

In diesem Fallbeispiel werden Symptome aus den unter 14.4.1 genannten Bereichen 1, 2, 3 und 4 beschrieben:

- Herr H. wusste nicht, wo er war (Orientierungsstörung) und redete unzusammenhängend (Denkstörung).
- Er zupfte nervös an seinem Schlafanzug (psychomotorische Auffälligkeit).
- Er konnte seine Aufmerksamkeit nicht auf die Fragen der Krankenschwester richten (Störung der Aufmerksamkeit).
- Sein Puls ist beschleunigt (vegetative Störung).

Aufgabe

Welche Ursachen und Risikofaktoren kann man bei Herrn H. vermuten? Unterscheiden Sie Ursachen und Risikofaktoren.

14.4.4 Zum Umgang mit akut verwirrten Menschen

Ein akuter Verwirrtheitszustand, bzw. ein Delir, ist ein **Notfall**. Es muss sofort ein Arzt verständigt werden, da das Leben der erkrankten Person bedroht sein kann. Die **medizinische Behandlung** richtet sich nach den Ursachen.

Ziel: Beruhigen

Pflegekräfte müssen sich darauf einstellen, dass die Symptome rasch wechseln, z.B. kann eine Antriebsverminderung plötzlich in einen unvorhergesehenen Erregungszustand umschlagen. Viele akut verwirrte Menschen leiden unter großer Unruhe und

Angst. Ein wichtiges Ziel ist es, sie zu beruhigen. Dabei hilft die Beachtung der folgenden Punkte:

- Es ist günstig, wenn akut verwirrte Menschen möglichst immer von den gleichen Pflegekräften betreut werden.
- Sprechen Sie in ruhiger und einfacher Sprache mit den Betroffenen.
- Laute und plötzliche Geräusche lösen Erschrecken aus und sollten vermieden werden.
- Alle Interaktionen zwischen Pflegekraft und der erkrankten Person sollten von Ruhe und Geduld geprägt sein.

14.5 Depressionen

Depressionen gehören zu den affektiven Störungen.

Affektive Störungen sind krankhafte Veränderungen der Stimmung. Die Stimmung kann entweder krankhaft niedergedrückt (deprimiert) oder krankhaft gehoben (manisch) sein.

Als krankhaft werden die Stimmungsveränderungen dann betrachtet, wenn sie von äußeren Umständen weitgehend unbeeinflusst erscheinen. Das bedeutet, dass sich beispielsweise eine deprimierte Stimmung nicht verbessert, auch wenn sich äußere Bedingungen positiv verändern und eigentlich Anlass zu Freude oder Erleichterung besteht.

Affektive Störungen können entweder **unipolar** (mit einem Pol) oder **bipolar** (mit zwei Polen) verlaufen. Bei unipolaren Störungen ist die Stimmung immer in eine Richtung (zu einem Pol hin) verändert. Sie ist entweder manisch oder depressiv. Bei bipolaren Störungen verändert sich die Stimmung abwechselnd einmal zum depressiven und einmal zum manischen Pol hin.

Man kann daher folgende affektive Störungen unterscheiden:

- **Unipolare Depression**: Die Stimmung ist krankhaft niedergeschlagen.
- **Unipolare Manie**: Die Stimmung ist krankhaft angehoben.
- **Bipolare affektive Störung**: Phasen der depressiven und der manischen Stimmungslage wechseln sich miteinander ab.

Verbreitung Unter den affektiven Störungen ist die unipolare Depression in allen Altersgruppen die häufigste, die unipolare Manie die seltenste. Der Anteil der älteren Menschen mit manischen Störungen ist relativ gering. Wir beschäftigen uns daher im Folgenden ausschließlich mit unipolaren Depressionen.

Bis zu 20 % der älteren Menschen leiden unter depressiven Symptomen.[1] Dies ist etwa der gleiche Prozentsatz wie in jüngeren Altersgruppen. Die Zahl der depressiven Erkrankungen nimmt – entgegen oft geäußerten Behauptungen – im Alter nicht zu. Unter Heimbewohnerinnen und -bewohnern ist der Anteil der depressiv Erkrankten jedoch überdurchschnittlich hoch. In allen Altersgruppen sind etwa doppelt so viele Frauen wie Männer von Depression betroffen.

1 Bickel 1997, S. 10.

Das **Leitsymptom** der Depression ist die traurige oder freudlose Stimmung. Die Niedergeschlagenheit kann von vielfältigen anderen psychischen, psychomotorischen und vegetativen Symptomen begleitet werden. **Leitsymptom**

14.5.1 Klassifikation von Depressionen

Nach dem **Schweregrad** werden leichte, mittelgradige und schwere Depressionen unterschieden. **Schweregrade**

leicht	Die erkrankte Person leidet unter den Symptomen und hat Schwierigkeiten, ihren Alltag zu bewältigen. Berufstätigkeit und soziale Aktivitäten werden jedoch mit gewissen Einschränkungen fortgesetzt.
mittelgradig	Es treten mehr Symptome und/oder stärkere Symptome als bei der leichten Depression auf. Bei der Berufstätigkeit und bei den Aktivitäten des täglichen Lebens treten erhebliche Schwierigkeiten auf.
schwer	Das Spektrum der Symptome ist noch größer als bei der mittelgradigen Depression. Es können psychotische Symptome auftreten. Es besteht ein hohes Suizidrisiko. Die Berufstätigkeit kann meistens nicht fortgesetzt werden. In der Regel müssen die Patienten stationär behandelt werden.

Depressionen in diesen drei Schweregraden können jeweils einmalig oder wiederholt auftreten. Beim ersten oder einmaligen Auftreten spricht man von einer **depressiven Episode**. Beim wiederholten Auftreten, wenn also zwischen den depressiven Episoden Phasen der Besserung liegen, wird die Bezeichnung **rezidivierende** (= wiederkehrende) **depressive Störung** verwendet. **Häufigkeit des Auftretens**

Darüber hinaus gibt es noch eine sehr leichte, chronische Form der depressiven Verstimmung, die so genannte **Dysthymia**. Menschen, die an einer Dysthymia leiden, empfinden ihren Alltag als anstrengend, können ihn aber bewältigen. Sie grübeln viel, sind unzufrieden mit sich selbst, können nichts genießen und leiden häufig unter Schlafstörungen. **Dysthymia**

Hier ein Überblick über die verschiedenen Formen von Depressionen nach Schweregrad und Verlauf.

Depressive Störungen		
Depressive Episode	**Rezidivierende depressive Störung**	**Dysthymia**
Schweregrad: leicht, mittel oder schwer	**Schweregrad:** leicht, mittel oder schwer	**Schweregrad:** sehr leicht; depressive Verstimmung
Dauer: mindestens zwei Wochen	**Dauer:** mindestens zwei Wochen	**Dauer:** mehrere Jahre
Häufigkeit: einmalig	**Häufigkeit:** wiederholt auftretend	**Häufigkeit:** chronisch

14.5.2 Symptomatik bei Depressionen

Depressive Erkrankungen weisen insgesamt ein **breites Spektrum an Symptomen** auf. **Leitsymptom** ist die **gedrückte Stimmung**. Sie wird fast immer begleitet von einem **Verlust an Interessen** und **Antriebslosigkeit**. Es gibt zahlreiche weitere Symptome, die von Fall zu Fall in unterschiedlicher Ausprägung und Kombination in Erscheinung treten können. Der Schweregrad einer Depression wird dadurch bestimmt, wie viele und welche Symptome zusammenkommen und wie stark sie ausgeprägt sind.

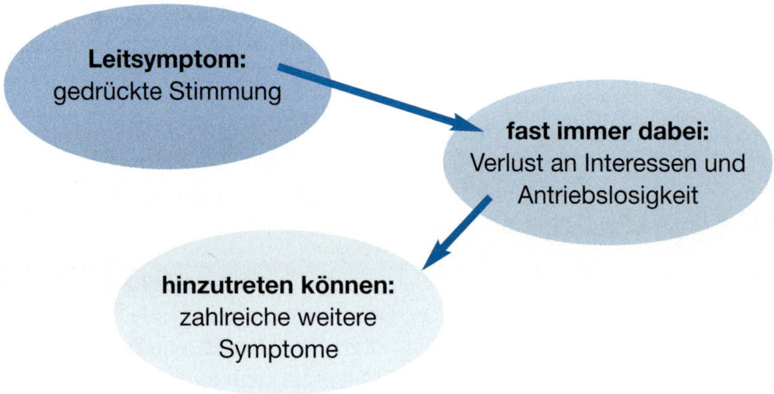

Hier eine Aufzählung typischer Symptome:

- gedrückte Stimmung,
- Verlust an Interessen und Antriebslosigkeit,
- Unfähigkeit sich zu freuen,
- „Gefühl der Gefühllosigkeit" (der Eindruck, keine Gefühle empfinden zu können),
- Abwertung der eigenen Person und Schuldgefühle,
- Pessimismus,
- verminderte Konzentrationsfähigkeit,
- motorische Hemmung oder Unruhe mit ängstlich-anklammerndem Verhalten,
- vegetative Störungen wie Appetitverlust, Schlafstörungen, Obstipation,
- Suizidgedanken, Selbstverletzungen oder Suizidhandlungen,
- depressiver Wahn, z. B. Verarmungswahn oder Versündigungswahn (die Vorstellung, Schuld auf sich geladen zu haben).

Larvierte Depression

Manchmal stehen bei einer Depression körperliche Beschwerden so sehr im Vordergrund, dass die psychische Erkrankung sich sozusagen als körperliche Erkrankung maskiert. Diese Form der Depression wird **larvierte Depression** (Larve = Maske) genannt und kommt bei älteren Patienten häufig vor.

Pseudodemenz

Bei einem anderen Erscheinungsbild der Depression klagen die Patienten vorwiegend über Gedächtnis- und Konzentrationsstörungen. Wird die Depression behandelt, so verschwinden diese Symptome wieder. Die kognitiven Defizite können so stark sein, dass die Depression einer Demenz täuschend ähnelt. Daher wird diese Form der Depression als **Pseudodemenz** bezeichnet (pseudo = nicht echt). Auch die Pseudodemenz betrifft hauptsächlich ältere Patienten.

An folgenden Punkten kann man eine Demenz von einer Pseudodemenz unterscheiden:

Pseudodemenz	Demenz
Wird die kognitive Leistungsfähigkeit mit verschiedenen Tests oder wiederholt gemessen, so sind die Ergebnisse widersprüchlich (z. B. mal gut, mal schlecht).	Die Testergebnisse sind gleichbleibend schlecht.
Wird das Gedächtnis überprüft, kommen oft „ich weiß nicht"-Antworten.	Der Patient bemüht sich und antwortet. Die Antworten sind oft nur beinahe richtig.
Die Kompetenz, den Alltag zu bewältigen, ist besser als bei demenziell erkrankten Menschen.	Die Alltagskompetenz ist schlecht.
Apraxien und Aphasien sind selten.	Apraxien und Aphasien gehören in späteren Stadien zum Krankheitsbild.
Es ist den Betroffenen zumindest kurzfristig möglich, sich zu konzentrieren.	Konzentration fällt den Betroffenen schwer.
Die Stimmung ist depressiv.	Die Stimmung wechselt.
Die Betroffenen klagen über kognitive Einbußen.	Die Betroffenen versuchen häufig (zumindest zu Beginn der Krankheit), kognitive Einbußen zu verbergen.

14.5.3 Ursachen und Risikofaktoren von Depressionen

Man unterscheidet nach den Ursachen:

1. **Somatogene Depressionen** sind durch körperliche Ursachen entstanden.
   Manche körperlichen Erkrankungen können depressive Symptome hervorrufen, z. B. Hirntumor, Epilepsie, Hypothyreose, Influenza oder Schlaganfall. Auch zahlreiche Medikamente können zu depressiver Verstimmung führen, z. B. bestimmte blutdrucksenkende Mittel, Anti-Parkinson-Mittel, Neuroleptika oder Schlafmittel.
2. **Psychogene Depressionen** sind auf psychische Faktoren zurückzuführen.
   Bei den psychogenen Depressionen können drei Arten von Ursachen oder auslösenden Faktoren unterschieden werden:
   - Eine **Erschöpfungsdepression** ist die Folge von Dauerstress.
   - Eine **reaktive Depression** ist eine Reaktion auf ein belastendes Ereignis.
   - Die Entstehung einer sogenannten **neurotischen Depression** wird je nach theoretischem Hintergrund unterschiedlich erklärt: Aus der Sicht der psychologischen Lerntheorien handelt es sich um erlerntes Verhalten. Aus der Sicht der Tiefenpsychologie entsteht eine neurotische Depression durch nicht bewältigte

und verdrängte traumatische Erfahrungen, die weit bis in die frühe Kindheit zurückliegen können.

3. **Depressionen ohne erkennbare somatische oder psychische Ursachen** (endogene Depressionen)

   Bei einigen schweren Depressionen finden sich keine somatischen oder psychischen Ursachen. Die Ursachen sind im Grunde unbekannt. Man geht davon aus, dass Störungen des Transmittersystems zu den Depressionen führen. Für diese Hypothese spricht, dass schwere Depressionen oft erfolgreich mit Medikamenten (Antidepressiva), die die Konzentration bestimmter Transmitter erhöhen, behandelt werden können. Diese Depressionen werden in älteren Klassifikationen und Lehrbüchern als endogene Depressionen bezeichnet. Der Begriff endogen wird jedoch wegen seiner Unschärfe in neueren Klassifikationen nicht mehr verwendet.

Überblick über mögliche Ursachen depressiver Erkrankungen

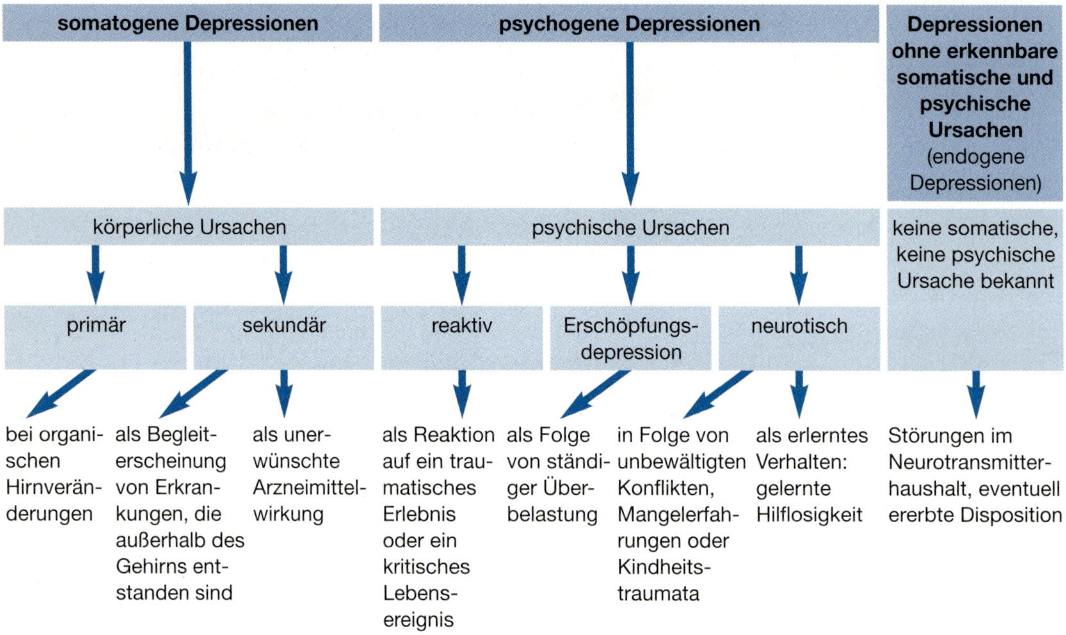

Therapeutische Prinzipien

Welche Folgerungen ergeben sich aus dieser Einteilung für die Behandlung?

- Es ist unbedingt notwendig, die somatogenen Depressionen von den anderen Formen abzugrenzen, denn die Therapie der somatogenen Depressionen richtet sich nach der Grunderkrankung.
- In neueren Klassifikationen wird zwischen endogenen und psychogenen Depressionen nicht mehr unterschieden. Stattdessen ist der Schweregrad ein wichtigeres Kriterium zur Einteilung der Depressionen geworden. Diese Entwicklung hat praktische Gründe: Erstens sind die ursächlichen Faktoren oft nicht eindeutig feststellbar. Zweitens sprechen viele schwere Depressionen, gleichgültig, ob psychische Ursachen gefunden werden oder nicht, am besten auf die Behandlung mit Antidepressiva an. Somit erscheint die Differenzierung psychogener und endogener Depressionen aus medizinischer Sicht zweitrangig, zumal der Begriff endogen ohnehin wegen seiner Ungenauigkeit kritisiert wird.

- Aus psychotherapeutischer Sicht ist es dennoch von großer Bedeutung, die psychogenen Depressionen zu erkennen, denn sie können prinzipiell mit psychotherapeutischen Verfahren ursächlich behandelt werden. Aber auch Menschen, die an einer Depression ohne bekannte psychische Ursachen leiden, können von psycho- oder soziotherapeutischer Begleitung profitieren.

14.5.4 Psychogene Depressionen bei älteren Menschen: Ursachen und Risikofaktoren

- Im höheren Lebensalter besteht die Gefahr, dass man von einer **Häufung kritischer Lebensereignisse** betroffen ist. Zu diesen Ereignissen gehören beispielsweise der Austritt aus dem Berufsleben, der Tod von nahen Bezugspersonen, ein Umzug oder auch eine schwere Erkrankung. Einzelne oder mehrere kritische Lebensereignisse können eine **reaktive Depression** auslösen.
- Die Häufung kritischer Lebensereignisse kann auch als **andauernde Belastung** erfahren werden: Man hat zu wenig Zeit, sich zwischen den einzelnen Schicksalsschlägen wieder zu erholen. So kann es zu einer **Erschöpfungsdepression** kommen.

  Eine Erschöpfungsdepression kann aber auch durch **alltäglichen Ärger und Überforderungen** entstehen.
- Das höhere Lebensalter kann eine Reihe von **Verlusterlebnissen** mit sich bringen.

  Viele der oben genannten **kritische Lebensereignisse** können für die Betroffenen ein immer wieder spürbares Verlusterlebnis bedeuten.

  Manche Menschen empfinden die **Veränderungen gegenüber dem mittleren Erwachsenenalter** als Verlust. Einige Vorteile des mittleren Erwachsenenalters, die sich aus dem Berufsleben und oder besseren Chancen zur sozialen Teilhabe ergeben, fallen eventuell im höheren Alter weg, z. B. Anerkennung im Beruf, regelmäßige Kontakte außerhalb der Familie, Arbeit, die Spaß macht und den Tag ausfüllt. Auch die finanziellen Mittel werden durch den Austritt aus dem Berufsleben in vielen Fällen geschmälert.

  Körperliche Veränderungen im Alter können auch als Verlust erlebt werden. Die Körperkraft lässt nach und das Risiko gesundheitlicher Probleme steigt an. Manche Menschen empfinden das Älterwerden als einen Verlust äußerer Attraktivität und es fällt ihnen schwer, sich damit abzufinden. Nach den tiefenpsychologischen Theorien sind insbesondere Menschen, deren Selbstwertgefühl schon in der Kindheit beschädigt wurde, in der Gefahr, durch die Veränderungen des Alterns in eine Selbstwertkrise zu stürzen und depressive Symptome zu entwickeln.
- Der Ausdruck **gelernte Hilflosigkeit** bezeichnet ein Verhalten, das manche Personen entwickeln, wenn sie wiederholt die Erfahrung machen, dass sie unangenehme Situationen nicht ändern können. Es entsteht das Gefühl: Egal, was ich tue, ich kann meine Lage nicht beeinflussen. Die Folge dieser Überzeugung ist Resignation und Passivität. Fatal ist, dass nicht mehr unterschieden wird zwischen Situationen, die man durchaus beeinflussen könnte und Situationen, die man tatsächlich nicht verändern kann. Die gelernte Hilflosigkeit als Ergebnis von Erfahrungen ergibt sich aus einer Verallgemeinerung: Das hilflose Verhalten tritt auch dann auf, wenn die Möglichkeit besteht, aktiv Verbesserungen herbeizu-

führen. Gelernte Hilflosigkeit äußert sich in depressiven Symptomen wie Rückzugstendenzen, Antriebsmangel, niedergedrückter Stimmung, Beeinträchtigung der Lernfähigkeit und psychosomatischen Beschwerden.

Hier ein Fallbeispiel, in dem depressive Symptome im Anschluss an eine einschneidende Veränderung auftreten:

Fallbeispiel

Frau A. ist 79 Jahre alt, lebt im Altenheim und war bisher immer sehr selbstständig. Ihr Sohn, mit dem sie sich gut versteht, besuchte sie früher etwa zweimal wöchentlich. Vor einigen Monaten musste er jedoch aus beruflichen Gründen umziehen. Er wohnt nun ca. 400 km von Frau A. entfernt und kann sie nur noch selten besuchen.

In letzter Zeit zeigt Frau A. kein Interesse mehr, an geselligen Aktivitäten im Heim teilzunehmen. Sie sitzt oft stundenlang allein und ohne eine Beschäftigung in ihrem Zimmer. Wenn sie aufgefordert wird, an einer Veranstaltung teilzunehmen, erwidert sie: „Ich bin so müde, ich schaff' das nicht." Sie leidet auch an Schlaflosigkeit und hat deutlich abgenommen. Bei der Morgentoilette braucht sie sehr viel mehr Zeit als früher und klagt, sie könne sich nicht mehr richtig waschen und anziehen.

In diesem Fallbeispiel finden sich keine Hinweise auf körperliche Erkrankungen oder Medikamente, die Depressionen auslösen können, aber auf eine mögliche psychische Ursache. Der Umzug des Sohnes wird von Frau A. sicherlich als Verlust erlebt und hat vielleicht die Bedeutung eines kritischen Lebensereignisses. Frau A. zeigt einige Symptome, die auf eine depressive Episode hindeuten.

Aufgabe Welche Symptome einer depressiven Erkrankung kommen in dem Beispiel vor?

Die Grenze zwischen einer starken Trauerreaktion und einer reaktiven Depression ist in diesem Fall schwer zu ziehen. Wichtige Kriterien, um hier eine Unterscheidung zu treffen, ergeben sich aus der Beantwortung der folgenden Fragen:

- Würde Frau A.s niedergeschlagene Stimmung relativ unbeeinflusst von einer Verbesserung ihrer Lebenssituation weiter bestehen?
- Beeinträchtigt Frau A.s niedergeschlagene Stimmung langfristig und erheblich den Vollzug ihres Alltags?
- Schätzt Frau A. die Möglichkeiten, ihre Lebenssituation selbst zu verbessern, realistisch ein?
- Besitzt Frau A. die Fähigkeit, nicht veränderbare Bedingungen langfristig zu akzeptieren und zu kompensieren?

14.5.5 Zum Umgang mit depressiv erkrankten Menschen

Angenommen ...

Fallbeispiel

... Sie führen mit Frau A. ein Gespräch. Sie nehmen sich Zeit und fragen sie, ob ihr etwas besonderen Kummer macht. Frau A. beginnt, ihr Herz auszuschütten. Sie hören ihr aktiv zu, nehmen ihre Gefühle ernst und bagatellisieren ihr Problem nicht. Frau A. erzählt, dass sie sich immer sehr auf die Besuche ihres Sohnes gefreut habe, dass sie mit niemand anderem so gut über alles reden konnte und dass sie sich jetzt sehr verlassen vorkomme.

Frau A.s Verhalten und Erleben wird aus dieser Situation heraus verständlich. Durch das Gespräch mit aktivem Zuhören kann eine einfühlende Person erfahren, welchen Verlust Frau A. zu bewältigen hat. Ein solches Gespräch kann auch in ganz konkrete gemeinsame Überlegungen münden, welche Möglichkeiten es gibt, Frau A.s Lebenssituation wieder zufriedenstellend zu gestalten. Kann und will sie z. B. in ein Heim am jetzigen Wohnort ihres Sohnes ziehen? Was würde der Sohn dazu meinen? Gibt es andere Bekannte oder Verwandte, zu denen Frau A. gerne intensivere Kontakte aufbauen würde? Es ist vorstellbar, dass eine dieser Überlegungen in die Praxis umgesetzt werden kann und Frau A. dadurch ihre Lebensfreude wiedergewinnt. Wichtig ist hier, zu beachten, dass nur Frau A. selbst entscheiden kann, was das Beste für sie ist, und man ihr keine Lösungen aufdrängen darf.

Es kann aber auch sein, dass Frau A. resigniert hat, sich selbst nichts mehr zutraut und vor einer aktiven Veränderung ihrer Lebenssituation zurückschreckt. Bekommt sie dann keine Hilfe, so können sich die depressiven Symptome verschlimmern.

Während wir bei Frau A. einen Zusammenhang zwischen einem kritischen Lebensereignis und einer depressiven Episode erkennen können, gibt es andere Fälle, in denen das Verhalten und Erleben depressiv erkrankter Menschen schwer nachvollziehbar erscheint.

Fallbeispiel

Der Zivildienstleistende Dominik spricht mit Altenpflegerin Simone über den Eindruck, den er von der Heimbewohnerin Frau B. gewonnen hat:

Dominik: Sie kann sich zu nichts aufraffen, sie hat an nichts Freude. Dabei geht es ihr doch eigentlich ganz gut. Die Angehörigen sind nett und kümmern sich um sie. Sie ist auch körperlich noch fit, kann sich bewegen und hat keine Schmerzen. Sie hat doch keinen Grund, immer alles schwarz zu sehen ...

Simone: Sie ist depressiv.

Dominik: Aber anderen geht es doch viel schlechter als ihr. Denk mal an Frau K., die nie Besuch bekommt.

Simone: Ich glaube, bei Frau B. hat das angefangen, als ihr Mann starb, vor zehn Jahren ...

Dominik: Aber das ist ja schon zehn Jahre her. Das müsste sie doch mal überwinden können. Frau X. ist auch Witwe und lässt sich nicht so hängen. Wenn Frau B. sich mal zusammenreißen würde und etwas tun würde, anstatt zu jammern, würde es ihr auch wieder besser gehen.

Dominik findet in den äußeren Bedingungen keine einleuchtenden Ursachen für Frau B.s Stimmungslage. Hier ist es wichtig, die **Suchhaltung** einzunehmen und sich selbst zu fragen, ob man nicht auch schon Phasen erlebt hat, in denen man sich niedergeschlagen oder minderwertig fühlte, ohne eine rationale Erklärung dafür zu finden. Aber Dominik weiß eigentlich zu wenig über Frau B., um ihre Beziehungen, ihr Umfeld, ihre Lebenssituation beurteilen zu können. Vielleicht gibt es Faktoren in Frau B.s Leben, die eine Depression auslösen oder begünstigen können, die Dominik nicht kennt.

Täglicher Umgang

Im **täglichen Umgang** mit depressiv erkrankten Menschen sollte auf folgende Punkte geachtet werden:

- Wie bei allen psychischen Erkrankungen sollte die Suchhaltung eingenommen werden.

- Für depressiv erkrankte Menschen ist die Aufforderung, sich zusammenzureißen nicht sehr hilfreich, weil sie sie nicht erfüllen können. Eine derartige Äußerung bewirkt daher nur, dass die Patientin oder der Patient sich einmal mehr als Versager fühlt. Sie zeigt der betroffenen Person darüber hinaus, dass ihr Gegenüber das Ausmaß der Erkrankung nicht begriffen hat.
- Ganz wichtig ist der Aufbau einer vertrauensvollen Beziehung. Wesentliche Voraussetzungen dafür sind Zuverlässigkeit und regelmäßige Ansprache.
- Aktives Zuhören hilft dem depressiv erkrankten Menschen, sich zu öffnen und über seine Gefühle oder seine Lebenssituation zu sprechen. Voraussetzungen für aktives Zuhören sind Empathie, Akzeptanz und Kongruenz.
- Gibt es konkrete Probleme, die gelöst werden können, um die Lebenssituation der Betroffenen zu verbessern? Anregungen, Wünsche und Kritik der Patientinnen und Patienten müssen ernst genommen und auch immer wieder erfragt werden.
- Sanfte Aktivierung sollte immer wieder versucht werden. Es muss allerdings darauf geachtet werden, dass die betroffene Person nicht überfordert wird.
- Regelmäßigkeit in der Tages- und Wochenstruktur wirkt sich positiv aus. Feste Termine können dabei helfen, ein Stimmungstief durchzustehen. Deshalb ist es sehr wichtig, dass Bezugspersonen und Pflegekräfte zugesagte Termine einhalten.
- Zur Teilnahme an Beschäftigungsangeboten und Gruppenveranstaltungen sollte natürlich niemand genötigt werden. Pflegende können aber immer wieder dazu ermuntern und eventuell ein- oder mehrmalige Begleitung anbieten, um Schwellenängste zu überwinden. Die Gruppenleiterin kann z. B. eine depressive Bewohnerin besuchen, sich vorstellen und persönlich zu der Veranstaltung einladen. Das Zusammensein mit anderen und eine als sinnvoll empfundene Beschäftigung kann die Stimmungslage depressiv erkrankter Menschen verbessern – unter der Voraussetzung, dass Überforderungen vermieden werden. Quälende Grübeleien können so unterbrochen und Isolation verhindert werden. Durch ein positives Feedback anderer Gruppenmitglieder können depressiv erkrankte Menschen Wertschätzung und Sympathie erfahren.
- Individuelle Stärken und Ressourcen sollten beachtet und gefördert werden.
- Nach dem Modell der gelernten Hilflosigkeit gehen depressive Menschen davon aus, dass sie ihre Situation und ihre Umgebung nicht beeinflussen können. Geben Sie ihnen daher im Alltag immer wieder die Möglichkeit, Entscheidungen zu treffen, z. B. zwischen verschiedenen Alternativen zu wählen.
- Versuchen Sie, Selbstständigkeit im Alltag zu erhalten und zu fördern, indem Sie den Patientinnen und Patienten nichts abnehmen, was diese noch ohne Hilfe selbst bewerkstelligen können. Das ist manchmal schwer, weil depressiv erkrankte Menschen häufig auch in ihrem Bewegungen verlangsamt sind und daher z. B. für die Körperpflege mehr Zeit brauchen.
- Auch wenn ein depressiv erkrankter Mensch seinen Alltag noch einigermaßen selbstständig bewältigt, braucht er regelmäßige Ansprache und Betreuung, denn er leidet an einer schweren chronischen Erkrankung.
- Viele depressive Menschen sind suizidgefährdet. Andeutungen einer Suizidabsicht müssen immer ernst genommen werden. Die Aussage „Wer darüber redet, tut es nicht“ ist falsch. Die meisten Menschen, die sich das Leben genommen haben, haben jemandem von ihren Suizidabsichten erzählt.

14.5.6 Therapeutische Interventionen für depressiv erkrankte Menschen

Eine Depression ist keine unheilbare Erkrankung. Je nach Schweregrad und Ursache können mit gutem Erfolg unterschiedliche Verfahren eingesetzt werden.

Die Behandlung der somatogenen Depressionen richtet sich nach der körperlichen **Grunderkrankung** (z. B. medikamentöse Regulierung einer Schilddrüsenunterfunktion oder Absetzen eines depressionsfördernden Medikaments). Bei Hinweisen auf eine depressive Erkrankung muss daher immer eine körperliche Untersuchung und eine sorgfältige Arzneimittelanamnese vorgenommen werden.

Schwere Depressionen mit psychischen oder unbekannten Ursachen werden meistens mit **Antidepressiva** behandelt. Hier gibt es mehrere Wirkstoffgruppen mit unterschiedlichen Nebenwirkungen. Bei den trizyklischen Antidepressiva kann es beispielsweise zu Blutdruckabfall, Schwindel und damit Sturzgefahr, Verwirrtheit bis hin zum Delir, Herzrhythmusstörungen und Harnverhalt kommen. Besonders wichtig ist es, auf die Dosierung zu achten: Für alte Menschen reicht meistens eine weitaus geringere Dosis als für jüngere. Parallel zur medikamentösen Therapie sollte Psychotherapie und/oder Soziotherapie angeboten werden.

Lichttherapie wirkt vor allem bei den sogenannten saisonalen Depressionen, die im Herbst und Winter auftreten. Durch **Schlafentzug** kann man versuchen, den oft erheblich gestörten Schlaf-Wach-Rhythmus wieder zu normalisieren und somit auch zu einer Verbesserung der übrigen Symptome beizutragen. **Beschäftigungstherapie**, **Bewegungs**- und **Musiktherapie** sind ebenfalls für viele depressiv erkrankte ältere Menschen geeignet.

Die **milieutherapeutische Gestaltung** des Umfeldes kann die Stimmung depressiv erkrankter Menschen in stationären Einrichtungen positiv beeinflussen und kommt insgesamt allen Bewohnerinnen und Bewohnern zugute. Helle Farben und ausreichende Beleuchtung tragen zum psychischen Wohlbefinden bei. Gegenstände (Spiele, Haushalts- oder Gartengeräte usw.) die in greif- und sichtbarer Nähe stehen und zum Benutzen auffordern, aktivieren ebenso wie ein naturnah gestalteter Garten, der zu häufigem Aufenthalt im Tageslicht einlädt. Bewohnerinnen und Bewohner sollten je nach ihren Möglichkeiten auch in die Gestaltung der Räumlichkeiten einbezogen werden und nach ihren Wünschen und Vorschlägen gefragt werden, denn damit kann auch der resignierten Haltung der gelernten Hilflosigkeit entgegengewirkt werden.

Psychotherapeutische Angebote sind zur Behandlung einer Depression mit psychischen Ursachen indiziert, sollten aber auch bei unbekannten Ursachen nicht fehlen. Ziele psychotherapeutischer Interventionen bei Depressionen sind:

- Konflikte, die Depressionen auslösen, zu analysieren und zu verarbeiten,
- Beziehungsmuster, die Depressionen fördern, zu erkennen und zu verändern. Hierzu ist es oft sinnvoll, auch Angehörige einzubeziehen und sie über die Krankheit, ihre Entstehung und Behandlungsmöglichkeiten zu informieren.
- Strategien des Umgangs mit Belastungen zu entwickeln und zu lernen, sich selbst besser einzuschätzen und sich gegen Überforderungen zu wehren,
- depressive Denkmuster, insbesondere die negative Selbstwahrnehmung, zu erkennen und zu verändern,

- Entspannungsmethoden zu erlernen,
- angenehme Tätigkeiten bewusst zu planen und die Genussfähigkeit wieder zu entdecken,
- wichtige soziale Kompetenzen (wie z. B. Offenheit gegenüber anderen, auf jemanden zugehen können, sich bei Meinungsverschiedenheiten konstruktiv auseinandersetzen) einzuüben und zu verbessern.

14.6 Wahnstörungen

Definition Wahn

Als Wahn bezeichnet man eine Denkstörung, bei der die betroffene Person von der Realität dessen, was sie erlebt, fest und unkorrigierbar überzeugt ist. Ein Wahn ist eine persönlich gültige und starre Überzeugung, die nicht der Realität entspricht und somit einer Überprüfung nicht standhalten kann.

Wahn als isoliertes Symptom

Ein Wahn ist ein psychopathologisches Symptom, eine Denkstörung mit Verlust des Realitätsbezuges und typisches Zeichen einer Psychose. Er kann als einziges oder auffälligstes Symptom einer psychischen Erkrankung auftreten. Nach der Dauer der Erkrankungen unterscheidet man bei diesen **isolierten Wahnstörungen** zwischen einer **akuten** und einer **anhaltenden** Form. Von anhaltenden Wahnstörungen spricht man, wenn sie seit mindestens drei Monaten bestehen.

Wahn im Rahmen eines Syndroms

Ein Wahn kann aber auch als **ein Symptom neben vielen anderen Symptomen** bei komplexeren Krankheitsbildern vorkommen. Wahnvorstellungen können bei organischen Hirnveränderungen (z. B. bei den neurodegenerativen Demenzen) oder bei anderen körperlichen Erkrankungen, die die Hirnfunktionen in Mitleidenschaft ziehen, auftreten. Auch Medikamentennebenwirkungen können ein Rolle spielen. Wenn keine körperlichen oder psychischen Ursachen gefunden werden, wird der Wahn als (endogene) Störung des Neurotransmittersystems erklärt.

Krankheiten, in deren Verlauf es zu Wahnvorstellungen kommen kann, sind z. B.:
- Schizophrenie,
- Manie,
- Depression,
- Demenz,
- Alkoholabhängigkeit.

Risikofaktoren

Die Entstehung eines Wahns wird begünstigt durch
- Beeinträchtigungen des Hör- und Sehvermögens,
- Nachlassen der Gedächtnisleistungen, z. B. bei beginnender demenzieller Erkrankung,
- traumatische Erlebnisse in der Biographie,
- soziale Isolation.

Aufgabe

Versuchen Sie, Erklärungen zu finden: Inwiefern können diese Faktoren zu einem Verlust des Realitätsbezuges und zur Entstehung von Wahnvorstellungen beitragen?

14.6.1 Wahninhalte

Ein Wahn dreht sich meistens um ein immer wiederkehrendes Thema. Einige Beispiele für häufig beobachtete Wahninhalte sind:

- Beeinträchtigungs- und Verfolgungswahn: die betroffene Person glaubt, dass sie bedroht und beobachtet wird, dass ihr Schaden zugefügt wird,
- Bestehlungswahn: die Überzeugung und Angst, bestohlen zu werden,
- Verarmungswahn: die Befürchtung, finanziell zu verarmen,
- hypochondrischer Wahn: die Überzeugung, an einer unheilbaren Krankheit erkrankt zu sein,
- religiöser Wahn: die Überzeugung, von Gott berufen, auserwählt zu sein,
- Beziehungswahn: das Gefühl, dass alles, was passiert, etwas mit der eigenen Person zu tun hat,
- Schuld- und Versündigungswahn: die Überzeugung, große Schuld auf sich geladen zu haben,
- Größenwahn: die betroffene Person überschätzt die eigenen Fähigkeiten oder hält sich für eine berühmte Persönlichkeit.

Diese Überzeugungen, Befürchtungen und Ängste gelten nur dann als wahnhaft, wenn sie den realen Gegebenheiten nicht entsprechen und dennoch das gesamte Verhalten und Erleben der Betroffenen bestimmen. Auf Außenstehende wirken die Wahnthemen oft völlig absurd und „aus der Luft gegriffen". Kennt man jedoch den wahnkranken Menschen gut, so kann man häufig einen Zusammenhang zwischen einem Wahnthema und biographischen Ereignissen erkennen.

Unterschied zu vorübergehenden Fehleinschätzungen

Wichtig ist zu wissen, dass kurzfristige Verkennungen der Realität wie übergroßes Misstrauen, Fehlinterpretationen von Äußerungen anderer Menschen, ungerechtfertigte Beschuldigungen usw. nicht mit einem Wahn gleichzusetzen sind. Derartige Verkennungen kann jeder Mensch an sich selbst beobachten. Sie können in der Regel rasch korrigiert werden und führen nicht dazu, dass der Alltag nicht mehr bewältigt werden kann. Ein Wahn hingegen ist eine tiefgreifende Veränderung des Denkens mit gravierenden Auswirkungen auf die alltäglichen Aktivitäten und erfordert Behandlung und intensive Betreuung.

14.6.2 Symptomatik und Folgeprobleme bei Wahnstörungen

Personen mit Wahnstörungen wiederholen die Wahngedanken oft und suchen Bestätigung dafür, dass alles so stimmt, wie sie es sehen. Sie können durch logische Einwände nicht davon überzeugt werden, dass ihre Vorstellungen nicht der Wirklichkeit entsprechen. Hinzu kommt, dass ein Wahn je nach Wahninhalt, z. B. bei einem Verfolgungswahn, mit starken Angstgefühlen verbunden sein kann.

Auch die Bezugspersonen stehen unter einer großen Belastung, da der Wahn das Handeln der erkrankten Person bestimmt. So kann die Selbstüberschätzung bei einem **Größenwahn** dazu führen, dass gefährliche Aktivitäten unternommen werden oder ruinöse Geldbeträge ausgegeben werden.

Beim **Beeinträchtigungs- oder Verfolgungswahn** vermutet die betroffene Person, die Umwelt lege es darauf an, sie zu schädigen. Harmlose Bemerkungen oder Ereignisse werden als Anzeichen der Verfolgung empfunden; sie glaubt, ein Komplott werde gegen sie geschmiedet, ihre Gegner warteten nur auf eine Gelegenheit, sie beispielsweise zu vergiften. Als Verfolger werden häufig Personen aus dem nahen Umfeld (z. B. Familienmitglieder, Nachbarn, Pflegekräfte) verdächtigt.

Bewohnerinnen oder Bewohner eines Altenheims, die meinen, verfolgt oder bestohlen zu werden, fühlen sich in ihrer Umgebung massiv bedroht. Aus dieser Situation können leicht Feindseligkeiten und Aggressionen gegenüber Mitbewohnern und Mitarbeitern entstehen. Da die Betroffenen ihre Wahnvorstellungen als sehr real und oft als bedrohlich erleben, sind sie zum Teil auch nachts wach und aktiv.

Wie sich ein **Beziehungswahn** äußern kann, zeigt das folgende Beispiel:

Fallbeispiel

Herr S., 63 Jahre, wird vom Hausarzt mit dem Verdacht auf eine Wahnstörung in die psychiatrische Klinik eingewiesen. Herr S. legte schon immer großen Wert darauf, über aktuelle Geschehnisse informiert zu sein, und liest daher auch in der Klinik die Tageszeitung und sieht sich im Fernsehen die Nachrichten an. Dem Personal fällt auf, dass er bei diesen Tätigkeiten oft unruhig wird. Im Gespräch wird deutlich, dass Herr S. zahlreiche Nachrichten auf sich bezieht. So ist er zum Beispiel davon überzeugt, dass die Beschreibung eines gesuchten Einbrechers auf ihn zutrifft und ihn die Polizei aus diesem Grund bereits sucht. Der Einwand der Pflegekraft, dass das Alter des Gesuchten auf 30 Jahre geschätzt würde und er zum Zeitpunkt des Einbruchs bereits in der Klinik war, kann ihn von seinem Gedanken nicht abbringen.

Als er die Ankündigung einer Veranstaltung mit dem Thema „Therapiemöglichkeiten der Alzheimer-Krankheit“ liest, ist er der Überzeugung, dass es in diesem Vortrag um ihn und seine Erkrankung gehen wird. Er befürchtet, man werde ihn am Vortragsabend einem großen Publikum als Fallbeispiel vorführen wollen.

14.6.3 Therapie und Betreuung bei Wahnstörungen

Wenn behandelbare körperliche Ursachen des Wahns ausgeschlossen sind, werden in der Regel Neuroleptika gegeben. Oft besteht erst, wenn die Wirkung der Medikamente eingesetzt hat, die Möglichkeit, in Gesprächen Zugang zur erkrankten Person zu finden und eine Psychotherapie zu beginnen.

Der Umgang mit Wahnkranken stellt die betreuenden Personen vor die schwierige Aufgabe, einerseits das Vertrauen der Kranken zu gewinnen, andererseits den nötigen Abstand zu ihren Wahnvorstellungen zu wahren. Meistens gelingt es nicht, einen wahnkranken Menschen durch Logik davon zu überzeugen, dass seine Annahmen nicht stimmen können. Wenn man den Wahnvorstellungen zustimmen würde, bestünde die Gefahr, dass die psychotische Symptomatik verstärkt würde. Man sollte daher die Gefühle, die der wahnkranke Mensch beschreibt (z. B. Angst vor Verfolgung oder Bestehlung), ernst nehmen und akzeptieren. Gleichzeitig sollte die betreuende Person aber deutlich machen, dass sie sich das, was er als Erklärung für seine Gefühle anführt (z. B., dass ein Mitbewohner ihm schaden will), nicht gut vorstellen kann.

Der Verlauf einer Wahnstörung wird günstig beeinflusst

- durch gleichbleibend ruhiges und geduldiges Verhalten gegenüber der erkrankten Person,
- durch Integration in eine stabile Gruppe,
- wenn die erkrankte Person die Möglichkeit hat, sich auszusprechen,
- wenn sie das Gefühl hat, trotz Wahn akzeptiert zu werden und
- wenn ihr eine sinnvolle, ablenkende Aufgabe übertragen wird.

14.7 Abhängigkeit

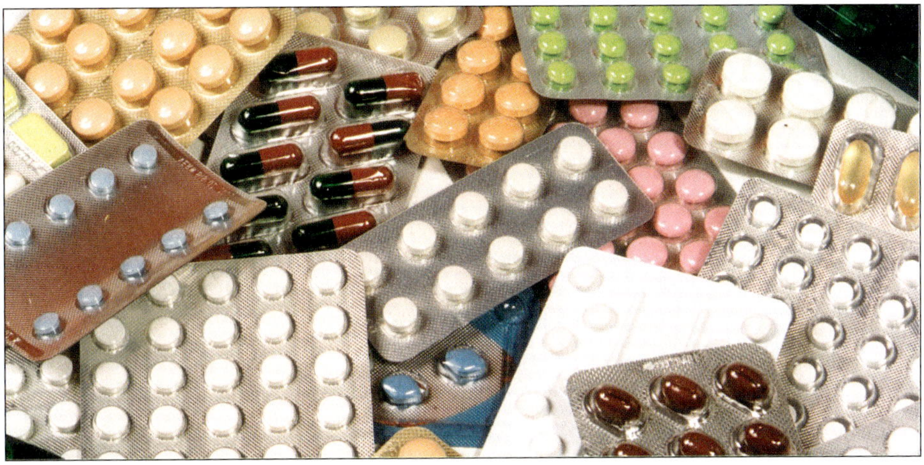

Abhängigkeit (auch als Sucht bezeichnet) ist durch ein zwanghaftes Bedürfnis, bestimmte Substanzen einzunehmen, und die Unfähigkeit zur Abstinenz charakterisiert.

Man unterscheidet körperliche und psychische Abhängigkeit:

Die **körperliche Abhängigkeit** von einer Substanz ist durch zunehmende Toleranz und das Auftreten von Entzugserscheinungen bei Reduzieren oder Absetzen des Mittels gekennzeichnet.

Definition körperliche Abhängigkeit

Toleranz zeigt sich darin, dass die Dosis immer mehr gesteigert werden muss, um die gewünschte Wirkung zu erzielen.

Die **psychische Abhängigkeit** zeigt sich in dem unwiderstehlichen, übermächtigen Verlangen, eine bestimmte Substanz immer wieder einzunehmen, um ein Glücksgefühl zu erzeugen oder um negative Gefühle zu überdecken. Das Verlangen ist so groß, dass schädliche Folgen in Kauf genommen werden.

Definition psychische Abhängigkeit

Neben den **stoffgebundenen** Abhängigkeiten (z. B. Alkohol und Medikamente) gibt es auch **nicht-stoffgebundene** Abhängigkeiten (z. B. Spielsucht). Letzteren kommt in unserer Gesellschaft wachsende Bedeutung zu, im Rahmen der Gerontopsychiatrie spielen sie jedoch eine untergeordnete Rolle. Sie werden daher hier nicht thematisiert.

Abhängigkeit im Alter

Die häufigsten Abhängigkeiten im Alter sind die Medikamenten- und die Alkoholabhängigkeit. Diese werden in den folgenden Abschnitten eingehender besprochen.

Damit die **Diagnose** Abhängigkeit gestellt werden kann, müssen nach der ICD-10 eine Reihe von Kriterien erfüllt sein:

Kriterien für die Diagnose

1. Starker Wunsch nach Substanzeinnahme,
2. verminderte Kontrollfähigkeit bezüglich Beginn, Beendigung und Menge der Substanzeinnahme,
3. Auftreten körperlicher Entzugssymptome (z. B. Schlafstörungen, Zittern, Brechreiz, psychomotorische Unruhe), wenn der Konsum reduziert oder beendet wird,
4. Substanzgebrauch zur Milderung von Entzugssymptomen,

Abb. MEV

5. zunehmende Toleranz gegenüber der Wirkung des Suchtmittels,
6. fortschreitende Vernachlässigung von anderen Interessen: Das Leben dreht sich immer mehr um die Beschaffung und den Konsum des Suchtmittels und die Erholung von den Folgen des Konsums,
7. anhaltender Konsum trotz eindeutig schädlicher Folgen für die körperliche, geistige oder seelische Gesundheit.

Wie kommt es überhaupt zu einer Abhängigkeit und wieso können die Betroffenen das Suchtverhalten nicht einfach aufgeben, wenn sie doch wissen, wie sehr es ihnen schadet? Mit der Suchhaltung kann man sich selbst kritisch befragen:

Suchhaltung

- Gibt es Substanzen oder Verhaltensweisen, auf die ich nicht verzichten kann, selbst wenn sie gesundheitsschädlich sind oder meine sozialen Beziehungen beeinträchtigen?
- In welchen Situationen brauche ich diese Mittel oder Verhaltensweisen? Zum Beispiel zum Entspannen oder um Sorgen zu vergessen?

14.7.1 Alkoholabhängigkeit

Verbreitung

Etwa 3–5 % der deutschen Bevölkerung sind alkoholabhängig. Männer sind häufiger betroffen als Frauen. 16 329 Menschen starben im Jahr 2005 an den Folgen übermäßigen Alkoholkonsums (etwa dreimal so viel wie durch Verkehrsunfälle)[1].

Mehrere Studien zeigen auf, dass Alkoholabhängigkeit in den höheren Altersgruppen etwas seltener vorkommt als bei jüngeren Menschen. Im Alter von über 60 Jahren sind etwa 2–3 % der Männer und 0,5–1 % der Frauen betroffen.[2] Unter Heimbewohnern ist der Anteil der alkoholkranken Personen jedoch höher.

Etwa zwei Drittel der älteren Alkoholabhängigen sind schon seit dem mittleren Erwachsenenalter abhängig, ein Drittel hat erst nach dem 65. Lebensjahr begonnen zu trinken. Bei der letzteren Gruppe werden alterstypische kritische Lebenereignisse als Ursachen angenommen. Die Aussichten auf eine Heilung sind hier recht gut.

Folgeerkrankungen

Übermäßiger Alkoholkonsum ruft an verschiedenen Organen schwerwiegende Schädigungen hervor. Zu den Folgeerkrankungen des Alkoholismus zählen u. a. Gastritis, Leberzirrhose, Polyneuropathie, Blutbildveränderungen, Herzinsuffizienz, depressive Verstimmung und Demenz. Außerdem unterliegen alkoholkranke Personen einer erhöhten Unfall- und Suizidgefahr.

Eine lebensbedrohliche Komplikation ist das Alkoholdelir, das meistens als **Entzugsdelir** auftritt, etwa 3 bis 5 Tage dauert und unbehandelt zu Herz-Kreislauf-Versagen führen kann. Leitsymptome sind

- Desorientiertheit,
- motorische Unruhe,
- optische Halluzinationen (häufig kleine bewegliche Objekte „weiße Mäuse"),
- vegetative Symptome (Zittern, Schwitzen und Herzrasen).

Das Entzugsdelir kündigt sich manchmal durch ein **Prädelir** mit Zittern, Unruhe, Angst, Aufmerksamkeitsstörungen und Schlaflosigkeit an.

1 Statistisches Bundesamt: Pressemitteilung vom 27.03.2007.

2 Deutsche Hauptstelle für Suchtfragen e. V. 2005.

Fallbeispiel

Frau R., 83 Jahre, wohnt in einer Anlage des Betreuten Wohnens und führt weitgehend selbstständig ihren Haushalt. Mehrmals wöchentlich geht sie einkaufen. Einmal wöchentlich wird sie von einer Haushaltshilfe beim Putzen unterstützt. Als sie an einer Magen-Darm-Infektion erkrankt, muss sie das Bett hüten. Die Pflege und Versorgung während der Erkrankung übernimmt ein der Wohnanlage angegliederter ambulanter Pflegedienst. Der Mitarbeiterin des Pflegedienstes fällt auf, dass Frau R. plötzlich sehr ängstlich und verwirrt erscheint. Frau R. deutet auf die Wand ihres Zimmers und behauptet, dass dort Ameisen krabbeln. Es ist der Pflegerin nicht möglich, mit Frau R. ein Gespräch über die möglichen Ursachen ihres Zustandes zu führen. Die Pflegerin stellt fest, dass der Puls erhöht ist und verständigt einen Arzt.

Im Flur und in der Küche stehen leere Weinflaschen. Ein Gespräch mit der Haushaltshilfe ergibt, dass Frau R. von ihren Einkäufen immer auch eine Flasche Wein mitbringt. Frau R. trinke abends regelmäßig Wein, weil sie dann besser einschlafen könne.

Frau R. leidet an einem Entzugsdelir. Wegen ihrer Erkrankung konnte sie keinen Wein einkaufen und der regelmäßige Alkoholkonsum wurde unterbrochen.

Schon relativ geringe regelmäßig konsumierte Alkoholmengen können bei alten Menschen Komplikationen wie ein Delir hervorrufen. Die wichtigsten Gründe dafür sind Wechselwirkungen mit Medikamenten und veränderte Stoffwechselprozesse, die den Alkoholabbau verlangsamen.

Therapie

Die Therapie der Alkoholabhängigkeit gliedert sich in verschiedene Phasen. Alkoholkranke, die noch im Berufsleben stehen, durchlaufen üblicherweise vier Phasen:

1. **Motivationsphase**: Voraussetzungen für den Erfolg einer Therapie sind Krankheitseinsicht und Bereitschaft zur Therapie. Diese Voraussetzungen sollen in der Motivationsphase erarbeitet und gefestigt werden.
2. **Entgiftungsphase**: In dieser Phase, die einige Wochen dauert, wird meistens stationär der körperliche Entzug durchgeführt. Das Ende der körperlichen Abhängigkeit bedeutet aber nicht gleichzeitig das Ende der psychischen Abhängigkeit.
3. **Entwöhnungsphase**: Diese Phase dauert einige Monate, wird üblicherweise in Fachkliniken durchgeführt und dient dazu, zu lernen, ohne Alkohol zu leben. Hier geht es also um die Heilung von der psychischen Abhängigkeit.
4. **Rehabilitations- und Nachsorgephase**: Ambulante Angebote, z. B. durch Selbsthilfegruppen oder Suchtberatungstellen, sollen die bisher erreichten Therapieziele langfristig sichern.

Für alkoholkranke ältere Menschen, die nicht mehr im Berufsleben stehen, kann es Schwierigkeiten geben, diesen Ablauf der Therapiephasen einzuhalten. Denn viele Fachkliniken, in denen die stationäre Entwöhnung vorgenommen werden kann, nehmen keine Patientinnen und Patienten auf, die älter als 60 oder 65 Jahre sind. Die Entgiftung kann unabhängig vom Alter in Allgemeinkrankenhäusern oder in der Suchtabteilung einer psychiatrischen Klinik durchgeführt werden. Ältere alkoholabhängige Menschen sind daher nach der Entgiftung häufig auf ambulante Therapieangebote angewiesen. Die ambulanten Angebote entsprechen einerseits den Bedürfnissen älterer Patientinnen und Patienten, die ihren Wohnort nicht gerne für längere Zeit verlassen möchten, um die Entwöhnung durchzuführen. Andererseits ist die Gefahr eines Rückfalls und Therapieabbruchs größer als bei stationärer Behandlung.

Voraussetzung für den Erfolg einer Therapie ist die **Krankheitseinsicht** und die **Einwilligung** zur Therapie. Eine unfreiwillige Entgiftung kann zwar unter bestimmten Umständen durchgeführt werden (z. B. bei Selbst- und Fremdgefährdung oder reduzierter Urteilsfähigkeit), bedeutet aber keine Heilung der Sucht.

Besonders bei alten Menschen ist es manchmal recht schwierig, festzustellen, ob ein behandlungsbedürftiges Trinkverhalten vorliegt oder nicht. Ist der gewohnheitsmäßige Genuss von Wein zum Abendessen als Sucht zu bewerten oder bedeutet er einfach ein Stück Lebensqualität, selbst, wenn er der Gesundheit nicht gerade zuträglich ist? Fragen, die hier weiterhelfen können, sind

- Welche schädlichen Folgen hat der Alkoholkonsum für die Gesundheit des Betroffenen? Wie schwerwiegend sind diese Folgen?
- Leidet der Betroffene an Erkrankungen oder erhält er Medikamente, die den Konsum von Alkohol ausschließen?
- Welche Folgen ergeben sich für soziale Beziehungen? Werden z. B. Bezugspersonen gefährdet? Werden Mitbewohnerinnen und -bewohner belästigt?
- Welche Gründe für den Alkoholkonsum spielen eine Rolle? Kann z. B. eine Reduzierung des Konsums durch die Verbesserung der Lebensbedingungen erreicht werden?
- Stellt der Alkoholkonsum einen Selbstheilungsversuch bei anderen gesundheitlichen Beeinträchtigungen wie Schlaflosigkeit, Depressionen oder Schmerzen dar? Kann er beendet werden, wenn die zu Grunde liegende Krankheit adäquat behandelt wird?

Umgang In stationären Einrichtungen ist die Frage, ob und in welchen Mengen der Konsum von Alkohol toleriert werden soll, ein vielfach diskutiertes Thema. Hier müssen die schädlichen Folgen für den alkoholabhängigen Bewohner und sein soziales Umfeld in Betracht gezogen werden. Im ambulanten Bereich ist es oft noch schwieriger abzuschätzen, ob eine behandlungsbedürftige Abhängigkeit vorliegt oder nicht. Für Pflegekräfte ist es hier besonders wichtig, daran zu denken, dass die Unterbrechung eines regelmäßigen Alkoholkonsums, z. B. durch plötzliche Immobilität, leicht zu einem Delir führen kann.

Pflegekräfte sollten gegenüber alkoholabhängigen Menschen gesprächsbereit bleiben. **Aktives Zuhören** und **Akzeptanz** bilden die Grundlage, auf der ein ehrliches Gespräch über die Hintergründe der Abhängigkeit zustande kommen kann. Sachliche Informationen zu gesundheitlichen und sozialen Folgen des Alkoholkonsums können dazu motivieren, den Konsum einzuschränken und Beratungs- und Hilfsangebote wahrzunehmen. Solche Gespräche sind allerdings nur sinnvoll, wenn der Patient oder die Patientin nüchtern ist. Gute Heilungsaussichten bestehen bei Alkoholabhängigen, die erst im Alter und als Folge kritischer Lebensereignisse mit dem Trinken begonnen haben. Diese Patientinnen und Patienten sind häufig offen für Beratungs- oder auch Therapieangebote. Denn ihr Alkoholkonsum ist meistens ein Zeichen von Resignation und fehlenden Aussprachemöglichkeiten. Sie haben keine Hoffnung, dass sich ihre Lebenssituation verbessern lässt oder sie konnten über das, was sie bedrückt, bisher mit niemandem reden. Wenn Pflegende Verständnis und Akzeptanz zeigen, kann sich Vertrauen entwickeln und gemeinsam werden vielleicht auch Lösungen für Probleme, die dem Patienten ausweglos erscheinen, gefunden.

Konsequenz sollte für alle Mitarbeiterinnen und Mitarbeiter selbstverständlich sein, wenn jemand eine Therapie gemacht hat und abstinent bleiben will. Das heißt, dass der betroffenen Person nicht einmal ein „Gläschen in Ehren" und auch keine Lebensmittel, die Alkohol enthalten, angeboten werden sollten.

14.7.2 Medikamentenabhängigkeit

Verbreitung

Eine weniger auffällige Sucht als die Alkoholabhängigkeit ist die Medikamentenabhängigkeit. Etwa eine Million Menschen in der Bundesrepublik ist davon betroffen[1], wobei von einer hohen Dunkelziffer ausgegangen werden muss. Wesentlich mehr Frauen als Männer sind medikamentenabhängig.

Zu den Medikamenten, die eine Abhängigkeit erzeugen können, gehören bestimmte Schmerzmittel, Schlafmittel, Beruhigungsmittel, Appetitzügler und Mittel gegen Husten. Das am häufigsten verwendete Suchtmittel unter den Medikamenten ist die Medikamentengruppe der Benzodiazepine (Schlaf- und Beruhigungsmittel, wie beispielsweise Adumbran, Diazepam, Valium). Bei 60–70 % aller behandelten Fälle von Medikamentenabhängigkeit sind Benzodiazepine beteiligt.[2] Diese Medikamente zeichnen sich durch ein hohes Suchtpotential aus, das sich bei Einnahme über ein längere Zeitdauer (je nach Halbwertzeit schon nach vier bis acht Wochen) steigert. Siegfried Weyerer und Andreas Zimber von der Arbeitsgruppe Psychogeriatrie am Zentralinstitut für Seelische Gesundheit in Mannheim kommen nach der Analyse mehrerer Studien zu dem Ergebnis, dass ältere Menschen in besonders hohem Maße von dem Risiko einer Benzodiazepinabhängigkeit betroffen sind.[3] Der prozentuale Anteil der Benzodiazepine an allen Psychopharmaka ist bei Patientinnen und Patienten über 60 Jahre höher als bei jüngeren Patientinnen und Patienten. Außerdem erhalten ältere Patientinnen und Patienten Benzodiazepine häufiger über einen längeren Zeitraum. Die überwiegende Mehrheit der Personen, die langfristig Benzodiazepine einnehmen und somit mit großer Wahrscheinlichkeit eine Abhängigkeit entwickeln oder schon entwickelt haben, wird als alt und multimorbide beschrieben. Verordnet werden die Mittel hauptsächlich gegen Schlafstörungen, Angst oder Unruhe. Besonders häufig fanden sich Langzeitverordnungen von Benzodiazepinen bei älteren Menschen in stationären Einrichtungen.

Folgen langfristiger Benzodiazepineinnahme

Alte Menschen reagieren empfindlicher auf Benzodiazepine als junge Menschen. Insbesondere die Wirkungen auf das Zentralnervensystem sind bei alten Menschen stärker ausgeprägt. Neben der Entwicklung einer Sucht kommt es zu weiteren nicht erwünschten Nebenwirkungen:

- Müdigkeit auch tagsüber,
- Gangunsicherheit und erhöhtes Sturzrisiko,
- Konzentrations- und Gedächtnisstörungen,
- Verwirrtheit,
- beim Absetzen Entzugserscheinungen bis zum Delir. Deswegen müssen Benzodiazepine nach langfristigem Konsum ausschleichend entzogen werden.

Liegt der Verdacht einer Medikamentenabhängigkeit vor, muss ein Arzt konsultiert werden, der auch über einen Reduzierungversuch entscheiden und diesen überwachen muss.

1 Möller et al. 2005, S. 333.
2 Comberg, Klimm 1999, S. 76.
3 Weyerer, Zimber 1997, S. 455 f.

Therapie

Bei körperlicher Medikamentenabhängigkeit findet eine Entgiftung statt, die insbesondere im Fall einer Benzodiazepinabhängigkeit langsam erfolgen muss. Aber die Entgiftung bedeutet noch nicht das Ende einer eventuell vorliegenden psychischen Abhängigkeit. Um die psychische Abhängigkeit zu heilen, bedarf es einer an die Entgiftung anschließenden Entwöhnungsphase mit psycho- und soziotherapeutischen Angeboten. Wer psychisch abhängig ist, kann sich nicht vorstellen, ohne das Suchtmittel auszukommen. Er braucht es, um positive Gefühle zu erzeugen oder negative Gefühle zu unterdrücken und ist dafür auch bereit, erhebliche Folgeschäden in Kauf zu nehmen.

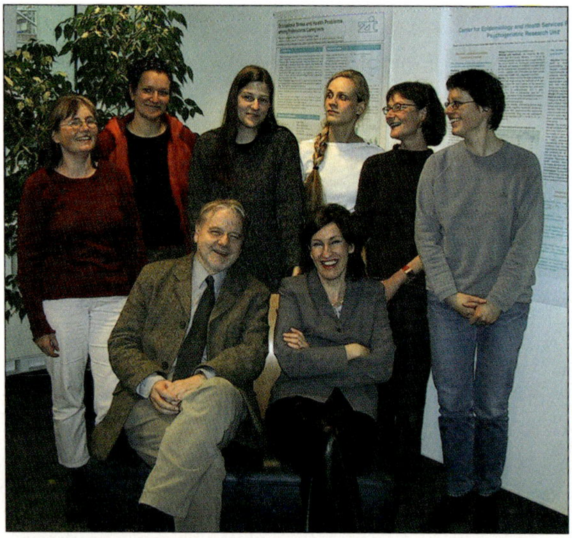

Prof. S. Weyerer, Leiter der Arbeitsgruppe Psychogeriatrie am Zentralinstitut für Seelische Gesundheit in Mannheim, und Mitarbeiterinnen.

Ob eine psychische Abhängigkeit in diesem Sinne vorliegt, ist besonders bei älteren Menschen manchmal schwer zu sagen. Denn wenn jemand beispielsweise benzodiazepinabhängig ist, so traten schon vor seiner Abhängigkeit störende Symptome auf. Wegen dieser Symptome wandte er sich an einen Arzt und erhielt das Medikament. Es ist klar, dass man nun andere Mittel finden muss, die er anstelle des Benzodiazepins gegen seine Beschwerden einsetzen kann. Benzodiazepine wirken gegen Schlafstörungen, die das Wohlbefinden erheblich beeinträchtigen können, und gegen Angst und Unruhe. Insbesondere bei älteren Menschen stellt sich oft die Frage, ob sie über mildere Möglichkeiten, diese Symptome zu bekämpfen, informiert wurden. Vielleicht akzeptiert die betroffene Person Baldrian oder auch eine verbesserte Schlafhygiene, um ihre Schlafstörungen zu beseitigen, und ist froh, dass die unerwünschten Nebenwirkungen des Benzodiazepins wegfallen.

Andere Mittel gegen Schlafstörungen

Die beste Therapie der Medikamentenabhängigkeit ist die Vorbeugung. Benzodiazepine sollten nicht langfristig verordnet werden. Oft wirken auch pflanzliche Schlafmittel oder alte Hausmittel wie ein warmes Getränk beim Zubettgehen oder ein Lavendelkopfkissen. Viele Ursachen von Schlafstörungen (z. B. Bewegungsmangel, zu viel Schlaf am Tag, Lärm) können mit nicht medikamentösen Mitteln behoben werden. Gesprächsangebote und aktives Zuhören helfen bei psychogenen Schlafstörungen. Um einer Medikamentenabhängigkeit vorzubeugen, sollten Pflegekräfte abends nicht routinemäßig eine Tablette „zum Einschlafen" anbieten. Viele alte Menschen haben oder hatten zu Hause ihre ganz eigenen schlaffördernden Mittel oder Rituale. In einer neuen Umgebung, z. B. nach dem Umzug in ein Heim oder bei einem Krankenhausaufenthalt, scheuen sie sich aber, diese Mittel anzuwenden. Bevor ihnen bei Schlafstörungen ein Benzodiazepin verschrieben wird, kann man sie daher fragen, ob ihnen bestimmte Gewohnheiten oder Mittel dabei helfen, zu einem erholsamen Schlaf zu finden.

Foto privat

14.8 Wiederholen und Vertiefen

1. *Definieren Sie Demenz.*
2. *Welche Ursachen für Demenzen gibt es?*
3. *Gibt es reversible Demenzen?*
4. *Nennen Sie jeweils drei Beispiele für kognitive und nicht-kognitive Symptome bei Demenz.*
5. *Erläutern Sie Behandlungsmöglichkeiten kognitiver und nicht-kognitiver Symptome bei Demenzen.*
6. *Beschreiben Sie verschiedene Formen der Desorientiertheit.*
7. *Erklären Sie die Begriffe Aphasie, Apraxie und Agnosie.*
8. *Im Verlauf einer demenziellen Erkrankung verändert sich das Verhältnis der kranken Person zu ihrer räumlich-materiellen Umwelt. Erläutern Sie, wieso diese Veränderungen einerseits zu Stress, andererseits zu sensorischer Deprivation führen können.*
9. *Nennen Sie häufige Ursachen für aggressives Verhalten und lautes Schreien demenziell erkrankter Menschen.*
10. *Was sollte bei der Kommunikation mit demenziell erkrankten Personen beachtet werden?*
11. *Wie kann man einen akuten Verwirrtheitszustand von einer Demenz unterscheiden?*
12. *Was sind affektive Störungen?*
13. *Kritisieren Sie die Bezeichnungen „Altersdemenz" und „Altersdepression".*
14. *Erläutern Sie die Begriffe Dysthymia, larvierte Depression und Pseudodemenz.*
15. *Wie unterscheidet sich eine Pseudodemenz von einer Demenz?*
16. *Nennen Sie Ursachen und Risikofaktoren psychogener Depressionen bei älteren Menschen.*
17. *Erklären Sie an einem Beispiel, inwiefern gelernte Hilflosigkeit als Ursache für Depressionen in der stationären Altenpflege eine Rolle spielen könnte.*
18. *Wie wird Wahn definiert?*
19. *Überlegen Sie, wieso eine Schwerhörigkeit die Entstehung eines Verfolgungswahns begünstigen kann.*
20. *Unterscheiden Sie körperliche und psychische Abhängigkeit.*
21. *Welche unerwünschten Arzneimittelwirkungen können bei Benzodiazepinen auftreten?*
22. *Informieren Sie sich über die Biographien von Alois Alzheimer und Friedrich H. Lewy.*

Anregungen

1. *Diskutieren Sie: Welche Symptome einer Demenz stellen in der Pflege eine besondere Belastung dar? Inwiefern?*
2. *Welche Möglichkeiten gibt es, Schlafstörungen zu beseitigen oder zu mildern, wenn man keine Benzodiazepine verwenden will?*
3. *Woran liegt es, dass alte Menschen Psychopharmaka häufig schlechter vertragen als jüngere Menschen?*

Fallbeispiel 1:

Herr A. ist 83 Jahre alt, verwitwet und wohnt seit 3 Wochen in einem Altenpflegeheim.

Zuvor lebte er allein und versorgte eigenständig seinen Haushalt. Herrn A.s Tochter wohnt mit ihrer Familie weit entfernt. Sie besuchte ihn etwa zweimal im Jahr für ein paar Tage. Bei ihren letzten Besuchen waren der Tochter Veränderungen aufgefallen. Herrn A.s Kleidung war unsauber, der Haushalt vernachlässigt, obwohl er immer großen Wert auf Ordnung und Sauberkeit gelegt hatte. Die Tochter bemerkte, dass er oft vergaß, was er vor kurzer Zeit getan hatte. So wusste er beispielsweise einmal nicht mehr, dass er vor einer Stunde zu Mittag gegessen hatte. Häufig verlegte er Dinge des täglichen Gebrauchs wie Geldbeutel oder Rasierapparat. Er sprach weniger als früher und brach manchmal mitten in einem Satz ab. Diese Veränderungen beunruhigten die Tochter so sehr, dass sie nach Rücksprache mit dem Hausarzt die Übersiedlung in ein Pflegeheim vorschlug. Herr A. war damit einverstanden.

Im Heim fragt Herr A. häufig, wo er hingehen soll. Nur selten findet er allein den Weg in den Speisesaal. Häufig landet er in Zimmern anderer Heimbewohner. Bei der Körperpflege und beim Ankleiden lässt sich Herr A. nicht gern helfen und reagiert manchmal gereizt auf die Bemühungen der Pflegekräfte. Die Aufforderungen der Pflegenden scheint er nicht immer zu verstehen.

Herr A. bewohnt ein Zimmer mit Herrn B. Herr B. ist orientiert, jedoch nach einem Schlaganfall auf den Rollstuhl angewiesen. Herr A. kann seinen Schrank oft nicht von demjenigen seines Zimmermitbewohners Herrn B. unterscheiden. Wenn er Herrn B.s Schrank öffnet und in dessen Sachen herumsucht, reagiert Herr B. sehr ungehalten, schreit und wirft mit allen möglichen Gegenständen, die er vom Bett oder vom Rollstuhl aus erreichen kann, nach Herrn A. Wenn das Pflegepersonal erscheint, findet es Herrn A. nach einer solchen Auseinandersetzung erschöpft, ängstlich und hilflos, Herrn B. sehr aufgebracht und wütend vor.

Fragen zu Fallbeispiel 1:

1. *Welche Erkrankung vermuten Sie bei Herrn A.? Belegen Sie Ihre Vermutung mit den im Text genannten Symptomen.*
2. *In welchen Formen kann diese Erkrankung auftreten?*
3. *Zeigen Sie am Beispiel Körperpflege/Ankleiden auf, was in der Kommunikation mit Herrn A. beachtet werden sollte.*
4. *Welche Möglichkeiten sehen Sie, den Konflikt zwischen Herrn A. und Herrn B. beizulegen?*

6. *Stellen Sie im Rollenspiel ein Gespräch mit aktivem Zuhören mit Herrn B. dar.*
7. *Welche orientierungsfördernden Maßnahmen können Herrn A. dabei helfen, sich im Heim zurechtzufinden?*

Fallbeispiel 2:

Frau M. ist 83 Jahre alt und seit einem Jahr Witwe. Bis vor kurzem führte sie selbstständig ihren Haushalt, obwohl ihr dies wegen ihrer Arthrose zunehmend Schwierigkeiten bereitete. Vor zwei Monaten stürzte sie in ihrer Wohnung und zog sich schwere Prellungen zu. Sie wurde in ein Krankenhaus eingeliefert, wo sie zehn Tage blieb und mit Krankengymnastik zum Erhalt ihrer Mobilität begann. Frau M.s Tochter schlug ihrer Mutter vor, im Anschluss an den Krankenhausaufenthalt in ein Altenheim zu ziehen. Aus beruflichen Gründen sah sich die Tochter nicht in der Lage, die Pflege ihrer Mutter zu übernehmen. Die Tochter hatte sich schon erkundigt: Im örtlichen Altenheim war gerade ein schönes Einzelzimmer mit Blick ins Grüne frei. Wenn Frau M. sich rasch entscheiden würde, könne sie dieses Zimmer bekommen. Es sei einfach zu gefährlich, wenn Frau M. allein in ihrer Wohnung bliebe. Wenn sie etwa nachts stürze und nicht mehr aufstehen könne, würde es bis zum nächsten Tag dauern, bis jemand den Unfall bemerken würde. Dieser Gedanke beunruhigte Frau M. und sie zog in das Zimmer ein.

In Gesprächen mit dem Pflegepersonal sagt Frau M. manchmal, sie habe Heimweh nach ihrer Wohnung. Sie hing sehr an einigen Möbelstücken, die sie zusammen mit ihrem Mann erworben hatte. Nun grübelt sie ständig darüber nach, wo diese Möbel nach der Haushaltsauflösung wohl verblieben seien. Trotz ihrer Arthrose habe sie in ihrer gemütlichen Küche immer noch gerne gekocht und gebacken. Aber sicherlich sei es das Beste für sie, dass sie jetzt im Heim versorgt werde. Sie könne ja nichts mehr daran ändern und habe für ihr Leben auch nichts mehr zu erwarten.

Nach einigen Wochen im Heim hat Frau M. noch keinen Kontakt zu ihren Mitbewohnerinnen gefunden. An gemeinschaftlichen Aktivitäten und Gruppenangeboten beteiligt sie sich nicht. Sie sagt, sie wisse nicht, worüber sie mit den anderen reden solle. Sie könne sich nur schwer konzentrieren und auch ihr Gedächtnis werde immer schlechter. Gespräche seien anstrengend für sie und sie sei deshalb lieber allein. Außerdem sei sie immer so müde, vielleicht, weil sie nachts so schlecht schlafe.

Als die Pflegekräfte sie nach ihren Interessen fragen, erwidert sie, dass sei vorbei, sie könne mit ihrer Arthrose nichts mehr machen. Sie glaube auch nicht, dass ihr die Krankengymnastik etwas nütze und müsse sich sehr zwingen, die Praxis der Physiotherapeutin aufzusuchen.

Als sie gefragt wird, wie ihr das Zimmer gefalle, kommt sie wieder auf ihre Wohnung zu sprechen. Sie habe von ihrer Wohnung aus auch auf Bäume geschaut und habe so gerne die Vögel beobachtet. Aber hier mache ihr das irgendwie keinen Spaß. Früher habe sie sich über so vieles freuen können. Aber nun könne sie sich nicht einmal über die Besuche ihrer Tochter richtig freuen.

Fragen zu Fallbeispiel 2:

1. *Welche Erkrankung vermuten Sie bei Frau M.? Belegen Sie Ihre Vermutung mit den im Text genannten Symptomen.*
2. *Wodurch kann die Erkrankung verursacht werden? Erläutern Sie mit den entsprechenden Textstellen, welche dieser Ursachen bei Frau M. eine Rolle spielen könnten.*
3. *Welche Probleme können sich für Frau M. ergeben, falls sich ihre momentane Befindlichkeit nicht verbessert? Denken Sie dabei auch an die körperliche Gesundheit.*
4. *Erläutern Sie, mit welchen Interventionen Frau M. geholfen werden könnte.*
5. *Stellen Sie in einem Rollenspiel dar, wie Sie als Pflegekraft Frau M. mit aktivem Zuhören helfen können.*
6. *Nennen Sie Fehler, die im täglichen Umgang mit Frau M. vermieden werden sollten.*
7. *Welche Formen von Arthrosen gibt es? Wodurch entstehen Arthrosen und wie können sie behandelt werden?*

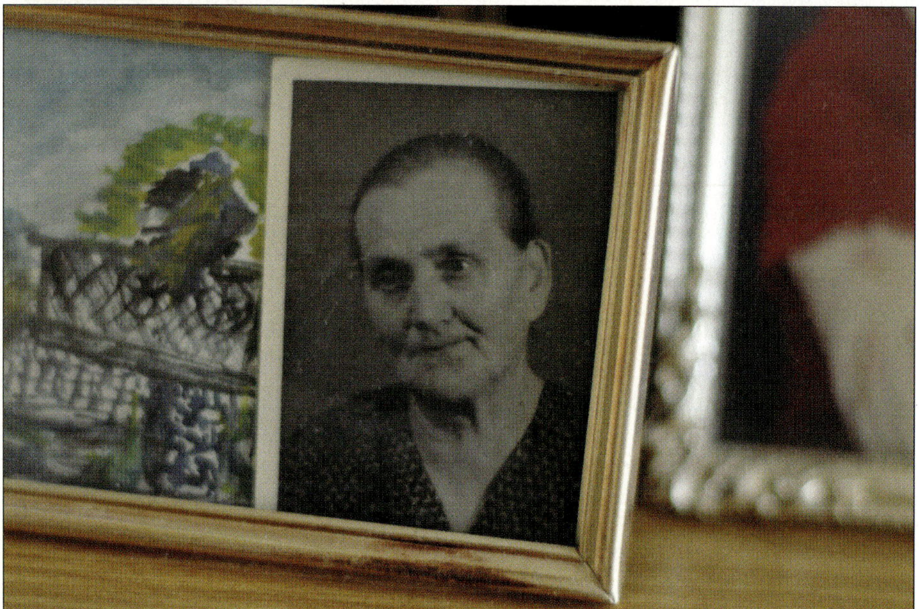

15 Psychosoziale Interventionen für demenziell erkrankte Menschen

Liebe Altenpflegeschülerin, lieber Altenpflegeschüler,

Einleitung

zu den wichtigen Aufgaben in Ihrem Beruf gehören die Pflege und Begleitung demenziell erkrankter Menschen. Bei den ersten systematisch angewandten Konzepten zur Betreuung demenziell erkrankter Menschen stand das Ziel, die kognitiven Leistungen der betroffenen Personen durch Training zu erhalten, im Vordergrund. Die Erfahrungen zeigen, dass die Kranken damit oft überfordert sind. Viele psychosoziale Interventionen zielen heute darauf ab, das Wohlbefinden der Betroffenen zu steigern und eine vertrauensvolle Beziehung zwischen Pflegenden und zu Pflegenden zu fördern. Um diese Ziele zu erreichen, müssen Pflegekräfte und Angehörige versuchen, sich in das Erleben demenzkranker Menschen einzufühlen. Darüber hinaus kann die Lebensqualität demenzkranker Menschen erhöht werden, indem man ihre räumliche Umgebung biographie- und ressourcenorientiert gestaltet und sie bei alltagsnahen Aktivitäten unterstützt.

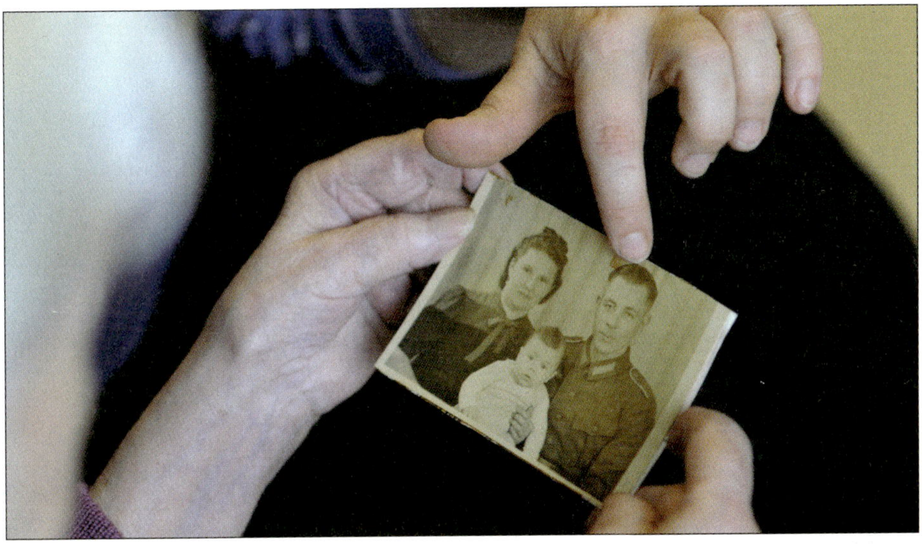

15.1 Realitätsorientierungstraining

1958 führte der amerikanische Psychiater Folsom in seiner Klinik ein Aktivierungsprogramm für ältere Patientinnen und Patienten mit psychischen Störungen ein, das er zusammen mit seinem Kollegen Taulbee Mitte der 60er Jahre weiter entwickelte. So entstand in Zeiten einer eher „verwahrenden" Pflege das **Realitätsorientierungstraining**, eine der ersten systematisch durchgeführten psychosozialen Maßnahmen für demenzkranke Menschen. Folsom und Taulbee gingen davon aus, dass die zunehmende Desorientiertheit bei demenzkranken Menschen nur durch kontinuierliche Anregung und konsequente Korrektur des verwirrten Verhaltens in ihrem Verlauf verlangsamt werden könne.

Durchführung

Ursprünglich bestand das Realitätsorientierungstraining (ROT) nach Folsom und Taulbee aus den folgenden **Komponenten**: Einstellungstraining für das Personal, 24-Stunden-ROT und Gruppenveranstaltungen (classroom-ROT)

1. **Einstellungstraining für das Personal**
   Hierzu gehören Fortbildungen zu den Techniken und Prinzipien des Programms für das gesamte Personal, Supervision und regelmäßige Teamsitzungen, an denen außer den Pflegekräften auch andere Berufsgruppen, z. B. die therapeutischen Fachkräfte, teilnehmen.

2. Beim **24-Stunden-ROT** wird die Förderung der Orientierung und des Gedächtnisses in den Heimalltag integriert. Bei jedem Zusammentreffen mit einer Bewohnerin/einem Bewohner soll die Pflegekraft orientierende Informationen geben, z. B. Angaben zur Tages- und Jahreszeit in das Gespräch einfließen lassen. Desorientiertes Verhalten soll immer korrigiert, orientiertes Verhalten verstärkt weden. Eine klare **Tagesstrukturierung** und die **orientierungsfördernde Gestaltung des räumlichen Umfelds**, z. B. indem Wege und Türen gekennzeichnet werden, gehören ebenfalls zum 24-Stunden-ROT.

   Das folgende Beispiel zeigt, wie Altenpflegerin Petra in die Gespräche mit Frau B. orientierende Hinweise einbindet.

   Altenpflegerin Petra begrüßt morgens Frau B.
   Petra: „Guten Morgen, Frau B., haben Sie gut geschlafen?
   Frau B.: „Ja, danke."
   Petra: „Heute ist der vierte Oktober, schon richtig herbstlich ist es. Kühl, trübe und es nieselt. Haben Sie denn schon Appetit aufs Frühstück?"
   Frau B.: „Na, dann woll'n wir mal ..."

   Altenpflegerin Petra bringt Frau B. das Mittagessen.
   Petra: „Hallo, Frau B., es ist kurz vor zwölf und ich bringe Ihnen das Mittagessen."
   Frau B.: „Aber ich habe kein Essen bestellt. Das kann ich überhapt nicht bezahlen. So viel Geld hab' ich nicht."
   Petra: „Sie brauchen das Essen nicht zu bezahlen. Sie sind ja hier in der Seniorenresidenz. Das ist ein Pflegeheim und die Mahlzeiten sind schon bezahlt."
   Frau B.: „Ach so."

3. **Gruppenstunden (Classroom-ROT)**
   Die Gruppensitzungen fanden in der ursprünglichen Form des Realitätsorientierungstrainings fünfmal pro Woche statt und dauerten etwa je eine halbe Stunde. Eine Sitzung begann damit, dass sich die Anwesenden gegenseitig vorstellten. Im Gruppenraum befand sich die Realitätsorientierungstafel mit Angaben zu Ort, Datum und Wetter, die gelesen und erfragt wurden.

Altenpflegeheim Waldblick in Stadthausen	
Heute ist	**Donnerstag**
Datum	**20. März**
Jahr	**2008**
Das Wetter ist	**kühl und bewölkt**
Der nächste Feiertag ist	**Karfreitag**

   Es folgten weitere Übungen und Spiele zur Förderung von Orientierung, Gedächtnisleistungen, Wahrnehmung, Alltags- und sozialen Kompetenzen. Je nach Leistungsfähigkeit der Gruppenmitgleider wurden auch aktuelle Themen, z. B. anhand von Zeitungsausschnitten diskutiert.

Hier einige Beispiele für Übungen:

Zur **personellen Orientierung**:

- Namen der Anwesenden aus Buchstaben zusammensetzen,
- Fotos und Ansichtskarten mit Bezug zum Leben der Teilnehmerinnen und Teilnehmer betrachten und beschreiben.

Zur **räumlichen Orientierung**:

- Wegweiser und Bedeutung von Hinweisschildern erklären,
- Wege beschreiben und gemeinsam begehen.

Zur Förderung der **Alltagskompetenz**:

- Funktionen von alltäglich gebrauchten Gegenständen beschreiben.

Diese ursprüngliche Form des Realitätsorientierungstrainings wurde inzwischen vielfach verändert und an die Gegebenheiten in den Einrichtungen angepasst.

Grenzen und Kritik

Das Realitätsorientierungstraining oder ähnliche Interventionen wurden in vielen stationären Einrichtungen eingeführt, denn sie waren die ersten systematisch angewandten Interventionen, die für demenzkranke Heimbewohnerinnen und -bewohner zur Verfügung standen. Je besser die Krankheit Demenz erforscht wurde und je mehr Erfahrungen im Umgang mit demenzkranken Menschen gemacht wurden, umso deutlicher wurden jedoch auch Grenzen des Realitätsorientierungstrainings. Viele Pflegekräfte spürten schon lange, bevor andere psychosoziale Interventionen sich etablieren konnten, dass der kontinuierliche Versuch, demenzkranke Menschen an die Realität der Gesunden anzupassen, besonders in fortgeschrittenen Stadien der Erkrankung eine Überforderung bedeutet, die die Beziehung zwischen Pflegenden und zu Pflegenden enorm belasten kann. Die meisten Demenzen sind nicht heilbar, die organisch bedingte Verschlechterung kognitiver Fähigkeiten kann durch Üben nicht zum Stillstand gebracht werden. Hinzu kommt, dass in vielen Fällen das Selbstwertgefühl der erkrankten Personen unter der ständigen Korrektur leidet. Wie würden wir uns fühlen, wenn wir den ganzen Tag darauf hingewiesen würden, was wir alles falsch machen und was wir alles vergessen haben?

Geeignete Zielgruppe

Für schwer demenziell erkrankte Personen sind die Übungen kognitiver Leistungen nicht geeignet. Als nützlich für demenzkranke Menschen haben sich jedoch eine klare Tagesstrukturierung und die orientierungsfördernde Gestaltung der räumlichen Umgebung erwiesen. Diese Komponenten des Realitätsorientierungstraining finden sich auch in der Milieutherapie wieder, die zur Zeit als eine der wichtigsten Interventionen für demenzkranke Menschen in Pflegeeinrichtungen gelten kann. Regelmäßige realitätsorientierende und aktivierende Gruppenstunden können ein interessantes Angebot für **Heimbewohnerinnen und -bewohner ohne starke kognitive Beeinträchtigungen** sein. Für diese Zielgruppe gibt es gut ausgearbeitete Übungen und Anregungen, die neben der geistigen Aktivierung Spaß machen und soziale Kontakte fördern.[1] Das Training ist umso erfolgreicher, je mehr Bezug zum Alltag der Teilnehmerinnen und Teilnehmer besteht.

15.2 Validation

Validation ist ein inzwischen sehr bekannt gewordenes Interventionsverfahren, das von Naomi Feil begründet wurde. Feil, 1932 in München geboren, wuchs in einem Altenheim in Cleveland/Ohio auf, in dem ihre Mutter als Sozialarbeiterin und ihr Vater als

1 z. B. Weitzel-Polzer 1987.

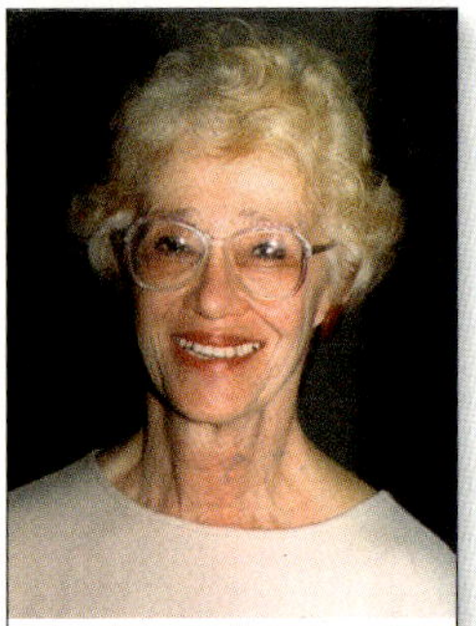

Naomi Feil

Verwaltungsleiter arbeiteten. Sie studierte Sozialarbeit und nahm Schauspielunterricht. 1963 kehrte sie in das Heim zurück, um dort als Sozialarbeiterin zu arbeiten. Enttäuscht von den damals üblichen Interventionsansätzen im Umgang mit demenzkranken Personen entwickelte sie in den folgenden zwanzig Jahren ihre Methode der Validation. Sie gründete das Validation Training Institut und vermittelt Validation in Vorträgen und Workshops, wobei sie einen großen Teil des Publikums mit ihrem schauspielerischen Talent und ihrer Persönlichkeit zu faszinieren versteht.

Grundlegende Annahmen

Das Wort **validieren** bedeutet bekräftigen, für gültig erklären, wertschätzen. Die Grundannahmen der Validation sind denen des Realitätsorientierungstrainings diametral entgegengesetzt. Beim Realitätsorientierungstraining wird versucht, die verwirrte Person in die Gegenwart und „unsere" Realität zu führen. Bei der Validation hingegen bemüht man sich um Einfühlung in das Erleben der verwirrten Person und bestätigt ihre Gefühle als berechtigt. Verwirrtes Verhalten, vor allem der Rückzug in die Vergangenheit, ist nach Feil nicht (nur) als Symptom einer Krankheit zu deuten, sondern erfüllt wichtige Funktionen:

1. Desorientierte alte Menschen leben laut Feil lieber in der Vergangenheit, weil diese Zeit für sie bedeutender und angenehmer war, als die von Verlusten geprägte Gegenwart es ist. So ist es leichter, ein positives Selbstbild aufrechtzuerhalten.
2. Feil ist der Meinung, dass desorientierte alte Menschen von unbewältigten Konflikten eingeholt werden. Durch den Rückzug in die Vergangenheit versuchen sie, diese Konflikte aufzuarbeiten. Werden sie dabei nicht verstanden, unterstützt und validiert, gelangen sie in das letzte Stadium der Desorientiertheit, in dem sie sich völlig von der Außenwelt abschotten. Dieses Stadium nennt Feil das Stadium des „Vegetierens"[1].

Zielgruppen

Als Zielgruppe nennt Feil sehr alte, desorientierte Menschen. Validation will weder konfrontieren noch Einsicht vermitteln und ist daher nicht geeignet für Menschen, die orientiert werden können oder wollen.

Ziele

Ziele sind in erster Linie Stärkung des Selbstwertgefühls und Verbesserung der Lebenszufriedenheit. Darüber hinaus soll Validation bei der Bewältigung von in der Vergangenheit nicht gelösten, innerpsychischen Konflikten helfen. Ein weiteres Ziel ist, die Beziehungen zwischen Personal und desorientierten Bewohnerinnen und Bewohnern stressfreier zu gestalten und damit auch die Arbeitszufriedenheit der Pflegenden zu erhöhen.

Durchführung

Das Grundprinzip der Validation besteht darin, das Gefühl, das hinter einer verwirrten Verhaltensweise steht, zu erkennen und als berechtigt zu akzeptieren.

Ein Beispiel für eine validierende Reaktion:

> Frau C., 84 Jahre, geht unruhig auf und ab.
> Frau C.: „Ich muss zu meiner Mutter. Es geht ihr nicht gut."
> Pflegerin Anne: „Sie machen sich wohl große Sorgen. Was ist mit Ihrer Mutter?"

1 Feil 2002, S. 60.

Anne versucht nicht, Frau C., deren Mutter längst gestorben ist, mit der Realität zu konfrontieren, sie versucht auch nicht, Frau C. oberflächlich zu beruhigen, indem sie beispielsweise behauptet, die Mutter habe gerade angerufen und gesagt, dass es ihr wieder gut gehe. Aus Frau C.s Verhalten und Äußerungen schließt Anne auf Gefühle wie Unruhe und Sorge und diese Gefühle stellt sie nicht in Frage. Vielleicht ergibt sich nun ein Gespräch über Frau C.s Vergangenheit und ihre Beziehung zu ihrer Mutter. Hier könnten biographische Informationen weiterhelfen: Hat zum Beispiel Frau C. ihre Mutter gepflegt?

Nicht immer ist es einfach, die Gefühle desorientierter Bewohner/innen zu erkennen. Voraussetzung dafür ist eine von **Empathie** und **Akzeptanz** bestimmte innere Haltung. Wichtig ist es, **nonverbale Signale** zu beachten. **Biographische Kenntnisse** können viel zum Verständnis beitragen. Um Fehlinterpretationen, die oft zu einem Abbruch des Gesprächs führen, vorzubeugen, können die Äußerungen einer verwirrten Person **paraphrasiert** und die Gefühle, die man wahrzunehmen glaubt, angesprochen werden (vgl. aktives Zuhören).

Feils Stadieneinteilung

In Anlehnung an Eriksons Konzept der psychosozialen Entwicklungskrisen (vgl. 7.6.2) sieht Naomi Feil als letzte Krise, die der Mensch in hohem Alter zu bewältigen hat, „Aufarbeiten der Vergangenheit oder Vegetieren"[1]. Sie unterscheidet bei misslingenden Verlauf dieser Krise vier Stadien der Desorientiertheit. Diese Stadien entsprechen keiner medizinischen Einteilung des Krankheitsverlaufs bei Demenzen, sondern Feil betrachtet sie als Stufen des Rückzugs aus der Realität in Folge misslungener Verarbeitung der Vergangenheit. Kritisiert wird an Feils Einteilung u. a., dass sie das letzte dieser vier Stadien als „Vegetieren" bezeichnet.

Aufgabe

Es würde den Rahmen dieses Lehrbuches sprengen, Feils Stadieneinteilung und die von ihr in den jeweiligen Stadien empfohlenen Validationstechniken detailliert vorzustellen und zu diskutieren. Dies wäre aber ein schönes Thema für ein Referat! Wenn Sie Lust haben, sich gründlicher mit dem Validationskonzept von Naomi Feil auseinanderzusetzen, lesen Sie ihr Buch „Validation. Ein neuer Weg zum Verständnis alter Menschen." Fassen Sie die Kapitel zu den Stadien der Desorientierung und den passenden Techniken zusammen und referieren Sie darüber in Ihrem Altenpflegekurs. Suchen Sie auch nach kritischen Meinungen zum Thema Validation.

Diskussion und Kritik

Feils Verdienst ist es, im Umgang mit demenziell Erkrankten eine Alternative oder Ergänzung zur Realitätsorientierung aufgezeigt und als zusammenhängendes Konzept dargestellt zu haben. Viele Pflegekräfte reagierten schon lange, bevor Validation bekannt wurde, intuitiv validierend, weil sie immer wieder beobachten konnten, dass die Konfrontation mit der Realität nicht in jeder Situation weiterhilft, sondern sowohl beim Personal als auch bei den betroffenen Heimbewohnerinnen und -bewohnern Stress und Frustration auslösen kann. Für diese Pflegekräfte bedeutet es eine Erleichterung und eine Bestätigung ihrer Arbeit, dass Validation zu einer gezielt einsetzbaren Interventionsform ausgearbeitet wurde.

Nicht ganz klar wird, welcher Zielgruppe nach Feils Meinung mit Validation geholfen werden kann. Feil spricht davon, dass desorientierte, sehr alte Menschen von Validation profitieren[2]. Desorientiertheit ist jedoch ein schwammiger Begriff. Feil verwendet ihn im Sinne von Verwirrtheit. Verwirrtheit kann sehr unterschiedliche psychische

1 Feil 2002, S. 20, S. 49 ff.

2 Feil 2002, S. 29.

oder organische Ursachen haben. Wer verwirrt ist, muss nicht unbedingt an einer Demenz erkrankt sein. Verwirrtheit kann auch Symptom einer Akuterkrankung sein. Später präzisiert Feil unter der Überschrift „Diagnose Alzheimer'sche Krankheit": „Senile Demente ... sind jene, die ich als desorientierte, sehr alte Menschen bezeichne."[1] Der Ausdruck „senile Demenz" entspricht hier – wie aus der Überschrift zu folgern ist – einer Form der Alzheimer-Demenz, die nach dem 65. Lebensjahr beginnt. Es gibt auch eine Form der Alzheimer-Demenz, die vor dem 65. Lebensjahr beginnt. Patientinnen und Patienten mit der frühen Form der Erkrankung haben nach Feils Beobachtungen keinen Nutzen von Validation, es bliebt jedoch unklar, warum.[2] Neben der Alzheimer-Krankheit gibt es jedoch noch andere Formen von Demenzen (z. B. die vaskulären Demenzen), die Feil außer Acht lässt. Es bleibt unklar, ob Feil Validation für Patientinnen und Patienten mit anderen Formen von Demenzen empfiehlt oder nicht.

Um Missverständnissen und überhöhten Erwartungen vorzubeugen, soll hier deutlich gesagt werden, dass *keine* Demenz durch Validation aufgehalten, geschweige denn gebessert werden kann. Eine Demenz entsteht durch organische Ursachen, die zu Hirnfunktionsstörungen führen. Diese zeigen sich vor allem im Leitsymptom der Demenzen, den Beeinträchtigungen des Gedächtnisses, teils aber auch in anderen Symptomen. In den meisten Fällen können diese Hirnfunktionsstörungen nicht wieder beseitigt werden. In den wenigen Fällen, in denen eine Demenz geheilt werden kann, muss eine medizinische Behandlung der verursachenden Grunderkrankung erfolgen. Auch bei den an der Alzheimer-Demenz mit spätem Beginn erkrankten Personen, die Feil als ihre eigentliche Zielgruppe bezeichnet, liegen organisch verursachte Hirnfunktionsstörungen vor, die durch Validation nicht beseitigt werden können. Positiv beeinflusst werden können jedoch diejenigen Symptome, die weniger auf die Hirnfunktionsstörungen zurückzuführen sind, sondern als Stressreaktion zu verstehen sind. Oft sind dies Verhaltensauffälligkeiten, die auftreten, wenn Patientinnen und Patienten sich in ihrem Umfeld überfordert fühlen oder ihre Bedürfnisse nicht erkannt und beachtet werden.

Kritisiert wird Feil auch, wenn sie schreibt: „Die Putzfrau in einem Heim kann validieren, während sie das Zimmer aufräumt ... der Gärtner beim Grasmähen ...".[3] Sicherlich kann und sollte eine validierende, also wertschätzende und bestätigende Grundhaltung, die sich in Akzeptanz und behutsamem Umgang mit demenzkranken Menschen äußert, vom gesamten Personal einer Einrichtung eingenommen werden. Wenn aber Validation als eine Intervention für demenziell erkrankte Menschen gelten soll, die Qualitätsansprüche erfüllen kann, dann sollte sie nur von geschultem Personal durchgeführt werden. Nach Feil soll Validation alten, verwirrten Menschen dabei helfen, unbewältigte Konflikte aus der Vergangenheit zu bearbeiten. Dabei können ganz unvorhergesehen starke Emotionen ausgelöst werden, mit denen eine ungeschulte Kraft kaum adäquat umgehen kann. Eine solche Intervention setzt vielmehr biographische Kenntnisse, Gesprächsführungstechniken, umfangreiches Fachwissen zu Symptomen und Verlauf von Demenzen und anderen psychischen Erkrankungen, gegebenenfalls auch psychotherapeutische Qualifikationen voraus.

1 Feil 2002, S. 34.
2 Feil 2002, S. 34.
3 Feil 2002, S. 68.

15.3 Integrativer validierender Ansatz

Ausgehend von dem Grundanliegen der Validation nach Naomi Feil, sich in das Erleben eines verwirrten Menschen einzufühlen und ihn zu bestätigen, entwickelte die Diplompädagogin und Psychogerontologin Nicole Richard den Integrativen Validierenden Ansatz (IVA). Integrativ heißt der Ansatz, weil er andere Interventionskonzepte, die in Einrichtungen schon etabliert wurden, nicht entwerten oder abschaffen, sondern einbeziehen will.

Mit Gleichgesinnten gründete Richard eine Bundesarbeitsgemeinschaft, in der Grundzüge des IVA formuliert wurden. So versteht sich der IVA als Kommunikationsform, nicht als Therapie. Deutlich stellt die Bundesarbeitsgemeinschaft heraus, dass Demenzen durch Validation nicht aufgehalten werden können.[1]

Grundlegende Annahmen

Für Richard ist es vorrangig, eine **validierende Grundhaltung** zu entwickeln, die den Umgang mit *allen* Mitmenschen prägen sollte. Sie besteht darin, das Gegenüber in seinen Gefühlen zu akzeptieren, ohne diese bagatellisieren oder beseitigen zu wollen. Mit dieser Grundhaltung können ihrer Auffassung nach auch andere Interventionsformen genau so gut wie Validation angewandt werden.

Um die Situation verwirrter alter Menschen zu schildern, gebraucht Nicole Richard folgendes Bild: In unserer alltäglichen Realität und Gegenwart bewegt sich ein verwirrter Mensch wie in einem Nebel. Darin findet er seine individuelle **„Lichtung"** in Form von gefühlsmäßigen Erinnerungen. Diese Lichtung im Nebel ist seine **innere Realität**, die sich in – uns verwirrt erscheinenden – Handlungen äußern kann. Er kann uns nicht in unsere Realität folgen, deswegen nützt es auch nichts, ihn mit entsprechenden Hinweisen orientieren zu wollen. Wir können allerdings den Weg in seine Lichtung finden, ihn dort ein Stück begleiten und bestätigen.

Durchführung

Um den Weg zur „Lichtung" eines verwirrten Menschen zu finden, sind Empathie, die validierende Grundhaltung sowie Kenntnisse der individuellen Biographie und auch das Wissen um Sprache und Ausdrucksweise, Normen und Ideale der älteren Generation nötig.

Richard hat vier wesentliche Anhaltspunkte zusammengestellt, die beim Führen eines validierenden Gesprächs zu beachten sind.[2]

1. Ausgangspunkt ist immer die Frage: Was ist das hinter dem Verhalten der verwirrten Person liegende Gefühl? (Zum Beispiel Wut, Schmerz, Trauer, Angst?)
2. Nun gilt es, dieses hinter dem verwirrten Verhalten liegende Gefühl zuzulassen. Dies kann geschehen, indem man es anspricht. (Zum Beispiel: „Frau T., Sie sind ganz traurig".)
3. Nun wird das Gefühl (oder das Verhalten) als berechtigt bestätigt. (Zum Beispiel: „Es kann einen ja auch traurig machen, wenn ..."). Die Bestätigung kann auch auf einer noch allgemeineren Ebene z. B. mit einer zur Situation passenden Redensart, einem Zitat oder einem Lied erfolgen.
4. Vermeiden Sie,
   - die verwirrte Person zu korrigieren,
   - sie mit Defiziten zu konfrontieren,
   - sie in „unsere Realität" zurück zu holen,
   - ihre Gefühle zu bagatellisieren.

---
1 Clees, Eierdanz 1996, S. 712 f.

2 Richard 1994, S. 311.

Nicole Richard[1] schildert das folgende Beispiel für den Ablauf eines nach dem integrativen validierenden Ansatz geführten Gesprächs. Die zentralen Gefühle, die von der Mitarbeiterin angesprochen und bestätigt werden, sind durch Fettdruck hervorgehoben.

> Eine Mitarbeiterin bringt Frau F. das Essen. Frau F., peinlich berührt und aufgeregt: „Ach, Schwester, das kann ich gar nicht nehmen, ich kann das nicht bezahlen."
>
> Punkt I
> Frage: Was könnte das dahinterliegende Gefühl sein? – Wir empfanden: **Besorgnis, Peinlichkeit, Verpflichtung, keine Schulden zu machen ...**
>
> Punkt II
> Mitarbeiterin: „Das macht Ihnen **Sorgen**, wenn Sie nicht bezahlen können."
> Frau F. spricht leise: „Ja, ich habe jetzt im Moment, habe ich kein Geld dabei."
> Mitarbeiterin: „Es ist Ihnen **peinlich**, wenn Sie Schulden machen müssen."
> Frau F. erschrickt und stößt hervor: „Gott bewahre, nein."
> Mitarbeiterin: „Das würde Sie ganz **unruhig** machen, Sie könnten **vor Kummer nicht schlafen**."
> Frau F. nickt zustimmend, beruhigt sich aber.
>
> Punkt III
> Mitarbeiterin: „Man soll auch **nichts schuldig bleiben**."
> Frau F.: Ich hab' immer was auf die Seite gelegt.
> Mitarbeiterin: „Es ist sehr beruhigend, wenn man immer einen Notgroschen hat."
>
> Punkt IV
> Vermeiden Sie folgende Aussagen: „Aber Sie brauchen doch hier nicht zu bezahlen" oder „Das geht schon in Ordnung, beruhigen Sie sich nur."

15.4 Snoezelen

„Snoezelen kann man nicht erklären, man muss es erfahren."[2] So beginnt ein Artikel in der Zeitschrift Altenpflege über die aus den Niederlanden kommende Intervention für Menschen mit Behinderungen. Snoezelen (sprich: snuselen) ist keine Therapie, sondern ein Freizeitangebot zur Anregung der sinnlichen Wahrnehmung und zur Entspannung. Das Wort Snoezelen entstand aus der Kombination der beiden Verben „snuffelen" (schnüffeln) und „doezelen" (dösen).

Grundlegende Annahmen

Jeder Mensch braucht zu seiner Weiterentwicklung vielfältige Reize aus der Umgebung. Für behinderte Menschen ist es oft nicht einfach, sich selbst mit den Reizen zu versorgen, die ihren momentanen Bedürfnissen entsprechen. Sie sind abhängig von der Anregung, die ihre direkte Umgebung ihnen bietet und von betreuenden Personen, die ihnen den Zugang zu weiter entfernten Reizen ermöglichen. In einem Snoezelen-Raum befindet sich eine Vielzahl von Vorrichtungen, mit denen Reize erzeugt werden können, die verschiedene Sinnesmodalitäten (sehen, hören, riechen, tasten und auch das Gleichgewicht) ansprechen. In Begleitung einer betreuenden Person

1 Richard 1994, S. 312.
2 Schoenfeld-Schotte 1996, S. 526.

kann der behinderte Mensch in Ruhe aus diesem Reizangebot auswählen und diejenigen Reize genießen, die ihm gerade gut tun.

Manche Behinderungen bringen ein zweites Problem bei der Wahrnehmung von Reizen mit sich: Die betroffene Person kann die Flut der Umweltreize, die auf sie einströmt, nicht ordnen, und erlebt sie als chaotisch und verwirrend. Das erzeugt Stress. In einem Snoezelen-Raum können die Sinne einzeln nacheinander und in vorsichtiger Dosierung angesprochen werden.

Insbesondere für schwerst mehrfachbehinderte Menschen gibt es ein drittes Problem: Das Ausüben alltäglicher Aktivitäten sowie die Teilnahme an Therapien oder Förder- und Beschäftigungsprogrammen bedeuten für sie auch Leistungen, die mit großen Anstrengungen verbunden sind. Ein Heilpädagoge in einer Einrichtung für schwerst mehrfachbehinderte Kinder drückte es einmal folgendermaßen aus: „Wenn unsere Kinder ihr Mittagessen mit Messer und Gabel gegessen haben, sind sie hinterher schweißgebadet." Snoezelen hingegen ist eine Beschäftigung, bei der nichts gefordert wird und niemand – auch nicht die betreuende Person – unter Leistungsdruck steht.

Zielgruppe

Snoezelen wurde ursprünglich für schwerst mehrfachbehinderte Menschen entwickelt. Inzwischen wird Snoezelen auch für alte Menschen mit demenziellen Erkrankungen angeboten. Aber auch die betreuenden Personen profitieren von den wohltuenden und Stress reduzierenden Effekten des Snoezelens. Es ist grundsätzlich für alle Menschen geeignet, die Entspannung und Anregung in einer angenehmen, stressfreien Umgebung suchen.

Ziele und Effekte

Snoezelen dient der Anregung der sinnlichen Wahrnehmung und der Entspannung. Leistungsdruck und Erwartungen spielen keine Rolle. Die angenehme Atmosphäre und das gemeinsame Erlebnis können sich positiv auf die Beziehung zwischen der betreuenden und der betreuten Person auswirken.

Durchführung

Snoezelen findet in speziell eingerichteten Snoezelen-Räumen statt. Die Ausstattung variiert stark, kein Snoezelen-Raum ist wie der andere. Wichtig ist, dass der Raum insgesamt eine **harmonische Atmosphäre** ausstrahlt, in der es möglich ist, zu genießen und „die Seele baumeln zu lassen". Eine solche Atmosphäre kann mit Pastellwandfarben, weichen Fußbodenbelägen, Kissen, Decken, wenigen „Kuschelmöbeln" wie beweglichen, gepolsterten Sitzelementen, sanfter Musik und weichem, gedämpftem Licht geschaffen werden. Ein temperiertes Wasserbett findet man in den meisten Snoezelen-Räumen vor, oft ist es ein Musikwasserbett mit eingebauten Lautsprechern. So kann Musik auch von schwer hörgeschädigten Menschen über Vibrationen erfahren werden. Die sinnliche Wahrnehmung wird zudem durch Tastobjekte (z. B. auch für die Füße auf dem Fußboden), Riechkästen, Duftöle, Lichtsäulen, Projektionen von Dias oder ineinanderlaufenden farbigen Flüssigkeiten (Solarprojektor), Spiegelkugel, Musik, Bällchenbad usw. aktiviert. Es gibt auch Snoezelen-Räume, in denen nur Naturmaterialien verwendet werden. Schwimmbäder oder Therapiebäder können mit Duftlampen, einer Musikanlage und Lichteffekten in Snoezelen-Bäder verwandelt werden. Auch ein Stationsbad in einem Pflegeheim kann mit Snoezelen-Elementen angereichert werden.

In einer großen Einrichtung für behinderte Kinder, Jugendliche und Erwachsene mit Kindergarten, Schule, Wohnbereich und Werkstätten wurde eine ehemalige Wohnung zu Snoezelen-Räumen umgestaltet.

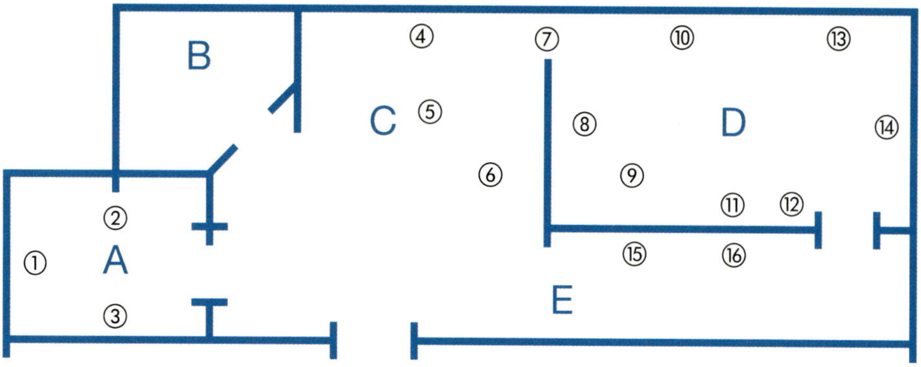

A = „Weißes Zimmer"
B = Bad/Toilette
C = „Erlebnisraum"
D = „Licht- und Klangraum"
E = Flur

① = Blasensäulen
② = Musikwasserbett (mit Hebelifter unterfahrbar) mit Baldachin aus weißer Fallschirmseide
③ = weißes Sofa mit Kissen und Decken
④ = Sitzpolster, dahinter Spiegelwand mit bunter Beleuchtung
⑤ = Hängesessel
⑥ = bunte, von der Decke hängende, gepolsterte „Baumstämme" zum Boxen und sich Austoben
⑦ = Kriechtunnel von Raum C in Raum D
⑧ = Dia-/Solarprojektor
⑨ = Musikwasserbett
⑩ = an der Decke installierte Hebe- und Fahranlage, die auch Schwerstbehinderten den Zugang zu allen Angeboten ermöglicht
⑪ = Sitzpolster
⑫ = Duft-Vernebler
⑬ = Sitzsack
⑭ = Projektionswand
⑮ = Tastobjekte, Riechkästen, Leuchtschnüre
⑯ = Zerrspiegel

Im „weißen Zimmer" (A) kann mit dem Vorhang über dem Wasserbett und gedimmter, rötlicher Beleuchtung eine „Höhle der Geborgenheit" geschaffen werden.

Der „Erlebnisraum" (C) wirkt durch kräftige Farbgestaltung und variable bunte Beleuchtung aktivierend. Hier kann sich, wer unter Spannung steht, auch einmal austoben und an den „Baumstämmen" abreagieren.

Im Licht- und Klangraum (D) kann man auf dem warmen Musikwasserbett liegend Lichteffekte an Wänden und Zimmerdecke oder stimmungsvolle Dias auf sich wirken lassen und dazu seine Lieblingsmusik hören.

Die betreuende Person hat beim Snoezelen die folgenden Aufgaben:

- Sie ermöglicht dem behinderten oder verwirrten Menschen durch zurückhaltende Begleitung, sich in der Vielfalt der Reizangebote zurechtzufinden.
- Sie unterstützt ihn dabei, ein für ihn interessantes Reizangebot auszuwählen.
- Sie hilft ihm dabei, einen Lieblingsplatz zu finden.
- Sie beobachtet aufmerksam die Reaktionen auf verschiedene Reize, um herauszufinden, welche besonders wohltuend wirken.
- Sie achtet auf möglicherweise auftretende Angstreaktionen und beruhigt oder bricht gegebenenfalls das Snoezelen ab.

15.5 Milieutherapie

Eine der wichtigsten Interventionen für demenziell erkrankte Menschen in Pflegeeinrichtungen ist die **Milieutherapie**. Milieutherapie ist ein umfassendes Konzept, mit dem sowohl die nicht-kognitiven Störungen als auch die Auswirkungen kognitiver Einbußen auf den Alltag positiv beeinflusst werden können.

Definition Milieutherapie

Unter Milieutherapie wird die Herstellung einer beschützenden Umwelt für demenzkranke Menschen verstanden. Das Milieu soll so gestaltet werden, dass körperliche und psychische Einschränkungen ausgeglichen oder gemildert werden, so dass ein den persönlichen Bedürfnissen entsprechendes Leben geführt werden kann.

Das Milieu ist dabei mehr als nur die räumliche Umgebung. Es umfasst

1. die **räumlich-materielle Umwelt**,
2. die **Tagesstruktur**,
3. ein Angebot an **Beschäftigungsmöglichkeiten**, die von den Bewohner/innen als sinnvoll erlebt werden,
4. die **Kompetenzen** und **Einstellungen** des Pflegepersonals,
5. das **Betriebsklima** mit den Möglichkeiten interdisziplinärer Zusammenarbeit und
6. den **täglichen Umgang** mit den demenziell erkrankten Menschen.

Gestaltung der räumlich-materiellen Umwelt

zu 1. Die räumlich-materielle Umwelt wird nach den folgenden Gesichtspunkten[1] gestaltet:

- **Biographische Bezüge herstellen:** Geräte, Haushaltsgegenstände, Materialien, Bücher, Zeitschriften usw. zur Verfügung stellen, die mit dem Lebenslauf, den Erfahrungen und Interessen der Bewohner/innen zu tun haben. Keine zu moderne Einrichtung, sondern Gardinen, Möbel, Tischdecken, Kissenbezüge, die den Bewohner/innen „von früher" vertraut sind, alltagsnahe Einrichtung, „Wohnzimmeratmosphäre", Bezug zu regionalen Besonderheiten und der Herkunft der Bewohner/innen.
- **Sicherheit gewährleisten:** Hygiene- und Sicherheitsvorschriften einhalten. Demenzkranke Menschen sind wegen ihrer körperlichen und geistigen Einbußen besonders unfall- und verletzungsgefährdet.
- **Orientierung** fördern, z. B. durch unterschiedliche farbliche Gestaltung von Stockwerken, Kennzeichnung von Türen mit verständlichen Symbolen, jahreszeitliche (allerdings nicht übertriebene) Dekoration.

1 nach Lawton et al 1997.

- **Privatsphäre schützen:** Möglichkeiten schaffen, alleine zu sein und mit vertrauten Personen ungestört zusammen zu sein, Einzelzimmer als Standard, Sichtschutz in Doppelzimmern.
- **Handlungsautonomie erhalten:** Barrierefreiheit, so dass auch Rollstuhlfahrer sich bewegen können, wohin sie wollen und die Einrichtung selbstständig nutzen können. Schubladen und Schränke werden nicht verschlossen, sondern enthalten ungefährliche Gegenstände und Materialien, die herausgeholt werden können. Demenzkranke Menschen haben oft ein großes Bedürfnis, sich zu bewegen. Es sollte ihnen ermöglicht werden, auf ungefährlichen Wegen zu laufen, z. B. auf einem Rundweg in einem umfriedeten Hof oder Garten, den man von einem Pflegestützpunkt aus einsehen kann.
- **Anregen der sinnlichen Wahrnehmung** z. B. durch den Einsatz von Musik oder Düften, Snoezelen, einen interessanten Ausblick nach draußen, Aufenthalt im Freien, Garten mit Duftpflanzen, Obst und Gewürzkräutern, Kontakt zu Tieren.
- **Begegnungen ermöglichen:** Wege im und um das Haus so planen, dass man sich häufig „über den Weg läuft", Sitzgruppen an Wegkreuzungen und in Nischen.
- **Aktivieren durch eine Umgebung mit Aufforderungscharakter:** Wenn Spiele oder ungefährliche Haushaltsgeräte und Werkzeuge sichtbar platziert werden, fordern sie sozusagen dazu auf, dass sie benutzt werden. Biographiekenntnisse erleichtern die Suche nach geeigneten Gegenständen und Materialien, mit denen sich die Bewoner/innen gern beschäftigen.
- **Störfaktoren minimieren:** Hektik und laute Geräusche so gut es geht vermeiden, Zeiten der Ruhe ermöglichen, Reizüberflutung vermeiden, unterschiedliche musikalische Vorlieben berücksichtigen, keine Dauerberieselung mit Musik oder Fernseher.

Tagesstrukturierung

zu 2) In den Tagesablauf eingebunden ist die Organisation von Pflegeabläufen, Beschäftigungsangeboten und hauswirtschaftlicher Versorgung. Der Tagesablauf wird so strukturiert, dass er an das Wohnen zu Hause erinnert und dass Gewohnheiten, wie z. B. spätes Aufstehen, beibehalten werden können. Ständig neue Gesichter sind für demenziell erkrankte Menschen verwirrend. Daher ist Bezugs- oder Gruppenpflege vorzuziehen.

Beschäftigungsmöglichkeiten

zu 3) Demenzkranke Menschen ziehen meistens alltagnahe Aktivitäten und von früher gewohnte Beschäftigungen vor, benötigen dabei aber Unterstützung und Anregung. Hier hat sich das Konzept der Alltagsbegleiterinnen bewährt, die z. B. hauswirtschaftliche Tätigkeiten zusammen mit den zu Pflegenden ausüben. Demenzkranke Menschen sind oft in ihrem Antrieb gesteigert und haben ein großes Bedürfnis, umherzulaufen. Dies sollte ihnen ermöglicht werden. Gruppenangebote können offen organisiert werden, d. h. dass man nicht bis zum Ende der Veranstaltung dabei bleiben muss, wenn man keine Lust mehr hat, oder dass man auch einfach mal zuschauen kann Eine besonders beliebte Aktivität ist das Singen bekannter Lieder.

Fachkompetenz und Einstellung

zu 4) Die fachlichen Kompetenzen der Pflegenden und ihre Einstellung gegenüber den demenziell Erkrankten sind wesentliche Bedingungen für die Pflegequalität. Für das Personal sollte es Fort- und Weiterbildungsangebote und die Möglichkeit regelmäßiger Supervision geben.

zu 5) Ebenso wichtig ist ein gutes Betriebsklima und interdisziplinäre Zusammenarbeit: Gegenseitige Anerkennung, Mitspracherechte, Informationen über die Arbeit der verschiedenen Berufsgruppen und regelmäßige Besprechungen des gesamten interdisziplinären Teams fördern die Kooperation und die Arbeitszufriedenheit. **Betriebsklima und Zusammenarbeit**

zu 6) Im täglichen Umgang mit demenziell erkrankten Menschen ist Akzeptanz, Respekt und Geduld selbstverständlich. Ein validierender Ansatz, mit dem sich die Pflegekräfte um Einfühlung in das Erleben der Erkrankten bemühen, kann Stress, Eskalationen und aggressive Abwehrreaktionen reduzieren. **Täglicher Umgang**

Diskutieren Sie: Welche Möglichkeiten sehen Sie, milieutherapeutische Ideen an Ihrem Arbeits- oder Ausbildungsplatz zu verwirklichen? **Aufgabe**

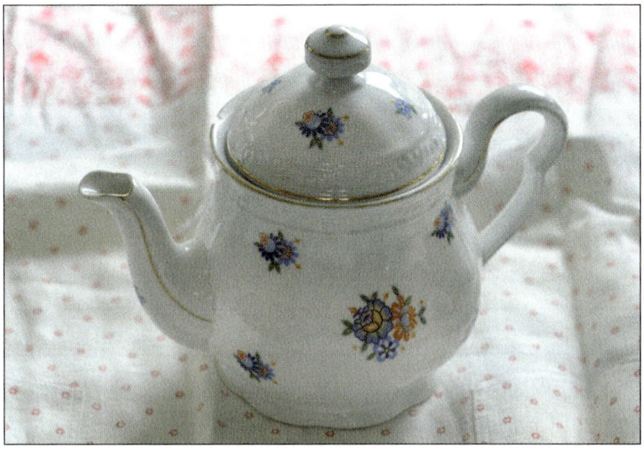

15.6 Ein milieutherapeutisches Projekt

An der Fachschule für Altenpflege in Annweiler wurde in Zusammenarbeit mit einem Seniorenzentrum ein Projekt zum Thema Milieutherapie durchgeführt. Die Schülerinnen und Schüler der Klasse 04 erarbeiteten Vorschläge zur **Gestaltung eines beschützenden Wohnbereichs mit Garten**. Im Wohnbereich lebten zur Zeit des Projekts 19 Bewohner/innen, die von einer Demenz oder anderen psychischen Erkrankungen betroffen waren. Alle wohnten in Einzelzimmern. Dem Engagement der Pflegekräfte war es zu verdanken, dass die Klasse bei ihrem ersten Besuch schon zahlreiche Ansätze vorfand, dem Wohnbereich durch entsprechende Möblierung und Dekoration stärkeren Privatwohnungscharakter zu verleihen. Es stellte sich nun die Aufgabe, ein Konzept zu erarbeiten, mit dem diese Ansätze ausgebaut und begründet werden konnten. Die Ziele und Prinzipien der Milieutherapie bildeten den geeigneten theoretischen Rahmen für die Planung der konkreten Maßnahmen.

Ziel der Milieutherapie ist, das Milieu so zu gestalten, dass körperliche und psychische Einschränkungen kompensiert oder gemildert werden, so dass ein den persönlichen Bedürfnissen entsprechendes, als sinnvoll empfundenes Leben geführt werden kann. Dabei wird unter Milieu nicht nur die räumlich-materielle, sondern auch die soziale Umwelt verstanden. Milieugestaltung betrifft also nicht nur die Architektur und Innenarchitektur einer Einrichtung, sondern auch die Tagesstrukturierung, Beschäftigungsmöglichkeiten, Betreuungskonzepte und Grundhaltungen im Umgang mit den zu Pflegenden. In diesem Projekt ging es aber aus zeitlichen Gründen lediglich um die Gestaltung der räumlich-materiellen Umwelt.

A und O des Gelingens milieutherapeutischer Konzepte ist das Abstimmen der einzelnen Maßnahmen auf die Bewohner/innen, die jeweils zum Zeitpunkt der Intervention in der Einrichtung leben. Für das hier beschriebene Projekt waren z. B. folgende Aspekte interessant: Mit 12 von 19 war der Anteil der Männer hoch und mit 74,6 Jahren das Durchschnittsalter relativ gering. Solche Merkmale müssen bei der Planung von Maßnahmen berücksichtigt werden. Da sich die Bewohner/innenstruktur immer wieder ändert, ist es essentiell, Milieutherapie als **flexibles Konzept** zu begreifen. Die milieutherapeutische Gestaltung einer stationären Einrichtung ist also niemals abgeschlossen, sondern muss immer wieder an Veränderungen wie z. B. das Fortschreiten von Erkrankungen oder den Einzug neuer Bewohner/innen angepasst werden.

Die Klasse nahm sich vor, Vorschläge zur Gestaltung eines Teils des Milieus, nämlich der von den Bewohner/innen *gemeinsam genutzten* räumlich-materiellen Umwelt (Flure, Bad, Küche mit Essbereich, Wohnzimmer und Garten) zu erarbeiten. Die Planung sollte sich an den Bedürfnissen und Interessen der Bewohner/innen orientieren. Gleichzeitig war darauf zu achten, dass die pflegerischen und hauswirtschaftlichen Arbeitsabläufe nicht behindert und Sicherheits- und Hygienevorschriften eingehalten werden.

15.6.1 Biographiearbeit und Milieutherapie

Voraussetzung für die Abstimmung der Maßnahmen auf die Bedürfnisse und Interessen der Bewohnerinnen und Bewohner ist die Kenntnis ihrer Biographien. Insbesondere demenzkranke Menschen fühlen sich sicherer, wenn sie in ihrem Umfeld Bezüge zu früheren Tätigkeiten, vergangenen Ereignissen, jahre- oder jahrzehntelang gewohnten Umgebungsmerkmalen oder Traditionen vorfinden. Die Berücksichtigung der Biographien ist daher ein übergeordnetes Prinzip bei der Entwicklung der Vorschläge zur Gestaltung des Wohnbereichs. Dabei spielen folgende Überlegungen eine Rolle:

- Viele andere Prinzipien lassen sich leichter realisieren, wenn die Biographie einbezogen wird. Die Orientierung kann z. B. oft verbessert werden, wenn vertraute Symbole zur Kennzeichnung von Zimmertüren verwendet werden, Aktivierung gelingt einfacher durch das Anknüpfen an altbekannte und lange eingeübte Tätigkeiten.
- Trotz ihrer übergeordneten Bedeutung sollte die Biographiearbeit nicht als Dogma verstanden werden, sondern es ist darauf zu achten, sie immer differenziert einzusetzen. Nicht jeder will beispielsweise immer wieder auf eine vielleicht ungeliebte berufliche Tätigkeit angesprochen werden.
- Biographiearbeit muss also beides im Blick haben: die Vergangenheit und die Gegenwart, vor allem die Bewertung der Vergangenheit in der Gegenwart und die Auswirkungen biographieorientierter Maßnahmen auf das Wohlbefinden in der Gegenwart. Gerade bei demenzkranken Bewohnerinnen und Bewohnern ist in dieser Hinsicht eine besonders sensible Beobachtung der emotionalen Reaktionen gefordert.

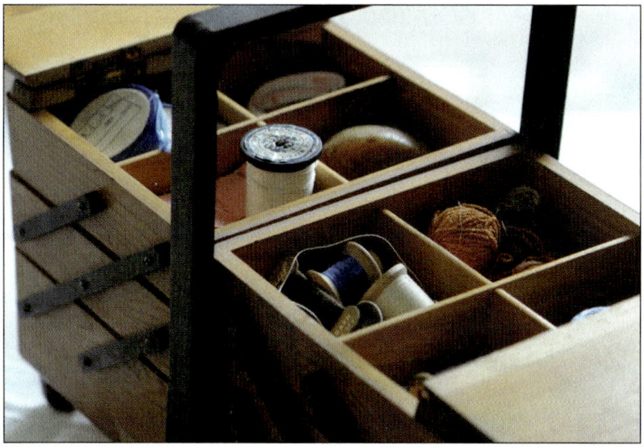

15.6.2 Milieutherapeutische Prinzipien als Leitlinien für die Planung

Neben der Berücksichtigung der Biographie sind weitere Grundsätze bei der milieutherapeutischen Gestaltung der räumlich-materiellen Umwelt zu beachten. In Anlehnung an die von Lawton et al.[1] zusammengestellten Komponenten einer prothetischen Umwelt – die Umwelt als Hilfsmittel – für demenziell erkrankte Menschen wurden die folgenden Prinzipien als Basis der Gestaltungsvorschläge festgelegt:

1. Biographie berücksichtigen
2. Soziale Kontakte ermöglichen
3. Privatheit/Intimsphäre schützen
4. Orientierung fördern
5. Handlungsautonomie erhalten und fördern
6. Sinnliche Wahrnehmung anregen
7. Aktivierung durch eine Umgebung mit Aufforderungscharakter
8. Sicherheit gewährleisten
9. Ruhe ermöglichen, Störfaktoren ausschließen, Reizüberflutung vermeiden

15.6.3 Aufgaben und Arbeitsschritte

Die Klasse wollte

- Gestaltungsvorschläge für gemeinschaftlich genutzte Räume und Garten nach den milieutherapeutischen Prinzipien zu entwickeln und
- dem Personal des Wohnbereichs die Vorschläge präsentieren und Realisierungsmöglichkeiten diskutieren.

1 Lawton et al. 1997, vgl. auch Weyerer et al 2006.

Daraus ergaben sich die Aufgaben und Arbeitsschritte des Projekts:

Theoretisch-empirisches Fundament erarbeiten	• Projektbezogenes Wissen zu den Themen Milieutherapie, Biographiearbeit und Psychiatrie erarbeiten und mit schon vorhandenen Kenntnissen verknüpfen, • Studienergebnisse und Erfahrungsberichte recherchieren und zusammenfassen.
Informationen sammeln und auswerten (persönliche Daten nur anonymisiert und mit Einverständnis)	• Instrumente der Datenerhebung (z. B. Checklisten zum Umgebungsassessment, Interviewleitfaden) kennenlernen, entwerfen und unter Beachtung des Datenschutzes anwenden, • gesammelte Daten unter Beachtung des Datenschutzes auswerten.
Gestaltungsvorschläge erarbeiten und übersichtlich darstellen	• Konkrete Maßnahmen entwickeln und begründen, • Ziele und Maßnahmen entlang den milieutherapeutischen Prinzipien in Plänen für die Räumlichkeiten und den Garten darstellen, • Vereinbarkeit mit Arbeitsökonomie, Hygiene- und Sicherheitsvorschriften überprüfen.
Gestaltungsvorschläge präsentieren und diskutieren	• Powerpoint-Präsentation erstellen, die den milieutherapeutischen und biographieorientierten Ansatz der Planung verdeutlicht und die konkreten Gestaltungsvorschläge zusammen mit den jeweils dahinter stehenden Prinzipien aufführt, • Projekt in der Einrichtung präsentieren und diskutieren, • Pläne der Räumlichkeiten und des Gartens als Diskussionspapier aushändigen.
Bedarfslisten erstellen	• Bedarfslisten der zur Gestaltung benötigten Artikel erstellen, sobald in der Einrichtung entschieden ist, welche Vorschläge verwirklicht werden sollen.

Nach Vorgesprächen zwischen Schule und Seniorenzentrum wurde in der Klasse ein Projektplan mit den anfallenden Arbeiten und dem ungefähren Zeitrahmen erstellt. Es bildeten sich fünf Arbeitsgruppen: eine Forschungsgruppe, eine Biographiegruppe und drei „Gestaltungsgruppen“. Ihre Aufgaben gehen aus der folgenden Tabelle hervor:

Gruppe	Aufgaben
Forschungsgruppe	• Erarbeiten und Erläutern der bei der Planung zu beachtenden Grundlagen und Prinzipien, • Zusammenfassen von Forschungsergebnissen und Praxisbeispielen, • Präsentation.

Gruppe	Aufgaben
Biographiegruppe	• Auswerten von anonymisierten demographischen und biographischen Daten mit Einverständnis der Bewohner/innen bzw. der Angehörigen, • Auswerten von in der Einrichtung anonym geführten Interviews mit Einverständnis von Bewohner/innen bzw. Angehörigen, • Präsentation.
Gestaltungsgruppe Flur, Bad **Gestaltungsgruppe Küche, Essbereich, Wohnzimmer** **Gestaltungsgruppe Garten**	• Erfassen von Merkmalen der Räumlichkeiten und des Gartens, • Entwickeln von Gestaltungsvorschlägen in Abstimmung mit den Arbeitsergebnissen der Forschungs- und der Biographiegruppe, • Erstellen übersichtlicher Handouts, • Präsentation, • Erstellen von Bedarfslisten.

Andere Arbeiten wie z. B. das Entwerfen eines Interviewleitfadens wurden von der gesamten Klasse oder einer Gruppe, die ihren Anteil schneller als andere fertig stellen konnte, übernommen. Für das ganze Projekt wurde vereinbart, sich gegenseitig auch gruppenübergreifend bei der Arbeit zu unterstützen.

15.6.4 Projektverlauf

Als erste Gruppe kam die Forschungsgruppe zum Zug. Sie erläuterte den anderen Gruppen die theoretischen Grundlagen der Milieutherapie und referierte Ergebnisse empirischer Studien und Erfahrungsberichte. Somit wurde für alle Schüler/innen ein Grundstein notwendiger Kenntnisse als Voraussetzung für die weitere Arbeit gelegt. Dann präsentierte die Biographiegruppe eine Auswertung demographischer und biographischer Angaben, die die Einrichtung in anonymisierter Form und mit Einverständnis der Bewohner/innen bzw. der Angehörigen zur Verfügung gestellt hatte. Anschließend wurden weitere Daten vor Ort erhoben. Bei diesem ersten Besuch im Seniorenzentrum sammelte die Klasse Informationen zum Ist-Zustand der Räumlichkeiten und des Gartens und befragte Bewohner/innen, die zu einem Gespräch bereit waren, mittels eines Leitfadeninterviews nach ihren Wünschen und Bedürfnissen. Die Befragung wurde anonym durchgeführt. Auf Grundlage dieser Daten wurden Gestaltungsvorschläge unter Berücksichtigung der milieutherapeutischen Prinzipien entwickelt. Die Vorschläge wurden in Form übersichtlicher Pläne für Räume und Garten dargestellt. Alle Ergebnisse der einzelnen Gruppen, d. h. die von der Forschungsgruppe erarbeiteten theoretischen und empirischen Grundlagen, die Auswertungen der Biographiegruppe und die Vorschläge der drei Gestaltungsgruppen wurden in einer Powerpoint-Präsentation zusammengefasst. Bei einem zweiten Besuch des Seniorenzentrums wurde die Präsentation gezeigt, die Gestaltungsvorschläge wurden diskutiert und die Pläne als Handouts überreicht. Zu dieser Veranstaltung waren die Pflegekräfte und die Leiterin des Wohnbereichs, die Pflegedienstleiter, die Heimleitung und der Haustechniker eingeladen. Nachdem geklärt war, welche Maßnahmen umgesetzt werden sollten, erstellte die Klasse Listen der für die Gestaltung benötigten Artikel.

15.6.5 Die Gestaltungsvorschläge

Fast alle Vorschläge wurden bei der Präsentation im Seniorenzentrums als realistisch und sinnvoll beurteilt. Im Folgenden werden Beispiele für Maßnahmen, die verwirklicht wurden bzw. für die unmittelbare Zukunft geplant waren, aufgeführt.

Flure:
- Einrichten einer Ecke für Gesellschaftsspiele und einer Leseecke,
- Kennzeichnen der Türen der Bewohner/innenzimmer mit von den Bewohner/innen selbst ausgesuchten Symbolen und besser lesbaren Namensschildern,
- Zusammenführen vereinzelter Informationen für Bewohner/innen und Angehörige an einer zentralen Stelle (Pinnwand),
- Garderobe mit Hüten, Tüchern, Handtaschen.

Bad:
- Schild in Großdruck an der Tür, Symbol,
- Handtuchhalter, Kleiderständer,
- abschließbare Vitrine mit Badezusätzen,
- Zimmerpflanzen,
- Lichtschlauch an der Decke.

Küche und Essbereich:
- Dekoration mit alten Küchengeräten,
- Bilder mit Motiven, die mit Essen oder Essenszubereitung zu tun haben,
- Eckbank und Tisch als zusätzliche Sitzgelegenheit,
- Die Küchenzeile und der Essbereich sind im Wohnbereich in offener Bauweise im Flur untergebracht, was für demenzkranke Menschen die Zuordnung von Funktionen zu Räumen und somit die Orientierung erschwert. Eine quer angebaute Arbeitsplatte kann hier für eine optische Abgrenzung sorgen und zusätzlich Platz für hauswirtschaftliche Aktivitäten bieten.
- Große Uhr, gut lesbarer Kalender,
- Zapfanlage für kalte Getränke.
- Der Inhalt der Küchenschränke wird so verteilt, dass die Bewohner/innen gefahrlos Geschirr, z. B. eigene Kaffeebecher, herausnehmen können.
- Obst kann für alle greifbar in Schalen auf die Esstische gestellt werden.

Wohnzimmer:
- Wohnzimmertür mit einem Symbol kennzeichnen.
- Im Wohnzimmerschrank werden Gegenstände untergebracht, die gefahrlos von allen Bewohner/innen herausgenommen und benutzt werden können.
- Zeitschriften, Rätselhefte, Bücher, Kuscheltiere und „Kruschelkisten" zum Kramen sichtbar und leicht zugänglich auslegen,
- Kuscheldecken, kleine Kissen.
- An das Fenster zur Terrasse wird eine große Zimmerpflanze gestellt.

Garten:
- Sitzgruppe mit einem kleinen Brunnen,
- Bank mit einem Rosenbogen,
- Obstbaumpflanzung,
- Kräuterhochbeete,
- Grillplatz,

- Pflanztische, ungefährliche Gartengeräte, Schubkarren, Gießkannen und Gartenerde sollen jederzeit zugänglich sein,
- Werkbank mit ungefährlichem Werkzeug.

Es gab auch Vorschläge, die nicht realisiert werden konnten:
- Ein großes Spielfeld „Mensch, ärgere dich nicht" konnte im Garten wegen des an der vorgesehenen Stelle ungeeigneten Bodens nicht gebaut werden.
- Ein größerer Obst- und Gemüsegarten sollte nicht angepflanzt werden, weil unklar blieb, wer die Pflege übernehmen würde. Stattdessen müssen ein Obstbaum und einige Nutzpflanzen (Tomaten, Erdbeeren) vorerst genügen.
- Ebenfalls wegen Befürchtungen, dass zu viel Arbeit entsteht, sollte der von der Klasse favorisierte kleine Streichelzoo mit Kaninchen und Meerschweinchen (ausnahmslos alle Bewohner/innen hatten angegeben, dass sie sich für Tiere interessierten) vorerst nicht entstehen.

15.6.6 Rückblick und Ausblick

Obwohl das Projekt viel zusätzliche Arbeit bedeutete, wurde es vom Seniorenzentrum, von den Schüler/innen, vom Kollegium der Fachschule für Altenpflege und von den Mitarbeiter/innen des Seniorenzentrums als lohnend und gewinnbringend bezeichnet. Insgesamt ergaben sich so viele Vorteile, dass nach einer Präsentation des Projekts vor Praxisanleiter/innen einige Pflegeeinrichtungen Interesse bekundeten, in ähnlichen Projekten mit der Fachschule zusammenzuarbeiten.

Vorteile	
für das Kollegium der Fachschule für Altenpflege	◆ Intensive Zusammenarbeit mit dem Ausbildungsbetrieb, ◆ Vermittlung theoretischer Inhalte in direktem Zusammenhang mit der praktischen Anwendung, ◆ Grundlagenwissen kann exemplarisch mit Spezialgebieten verknüpft werden, ◆ Vermittlung vielfältiger Kompetenzen unter dem Dach eines übergreifenden Themas, z. B. Präsentationstechniken, Recherchieren und Zusammenfassen, Daten erheben und auswerten, Fachwissen erwerben und anwenden, ◆ Vermittlung interdisziplinärer Zusammenhänge, z. B. zwischen Architektur und Psychiatrie, ◆ Möglichkeit, zahlreiche Lernsituationen zu nutzen, bei denen die Notwendigkeit des Erwerbs von Kompetenzen unmittelbar einleuchtet.
für die Altenpflegeschüler/innen	◆ Möglichkeit, Erlerntes direkt in der Praxis anzuwenden. ◆ Eine Vielfalt von Kompetenzen kann in einem ganzheitlichen Lernprozess erworben werden, die Notwendigkeit ihres Erwerbs leuchtet unmittelbar ein.

	Vorteile
für die Altenpflegeschüler/innen	• Intensiver Einblick in ein wichtiges Betreuungskonzept, • intensive Auseinandersetzung mit dem Thema Psychische Erkrankungen/demenzielle Erkrankungen, • Vereinbarkeit mit dem Lehrplan, Prüfungsrelevanz, • Vorteile bei einer Bewerbung.
für die Altenpflegeeinrichtung/den Ausbildungsbetrieb	• Intensive Zusammenarbeit mit der Fachschule, • fachlicher Austausch über Eignung, Ziele und Effekte von Betreuungskonzepten, • Unterstützung bei der Implementierung eines Betreuungskonzepts unter Berücksichtigung der Bedingungen in der Einrichtung, • Begründung von Maßnahmen mit aktuellen Forschungsergebnissen, • Steigerung der Betreuungsqualität.

In einer Hinsicht mussten die Ziele des Projekts eingeschränkt werden: Aus Zeitgründen konnte keine Evaluation der Auswirkungen auf die Lebensqualität der Bewohnerinnen und Bewohner stattfinden. Die Klasse begann direkt nach der Abgabe der Bedarfslisten mit den Prüfungsvorbereitungen für das Altenpflegeexamen und hat inzwischen die Ausbildung beendet.

Studien und Erfahrungsberichte[1] verzeichnen bei milieutherapeutischen Interventionen eine ganze Reihe positiver Auswirkungen für demenziell erkrankte Bewohnerinnen und Bewohner wie z. B. verringerten Bedarf an Psychopharmaka und Reduzierung nicht-kognitiver Symptome. Allerdings konnte auch gezeigt werden, dass Milieutherapie am besten in Wohngruppen mit bis zu zwölf Personen funktioniert. Den Mittel- und Treffpunkt bildet dann idealerweise eine geräumige Wohnküche. Der im Projekt umgestaltete Wohnbereich besaß jedoch in Bezug auf seine Größe und die Anordnung der Räume eher „Stationscharakter". Hier wird es interessant sein, zu verfolgen, ob die biographieorientierte Umgestaltung des Wohnbereichs trotzdem zu einer Annäherung an privates Wohnen führen konnte. Besonders wichtig ist zudem, nach einer gewissen Laufzeit Rückmeldungen darüber einzuholen, wie die Bewohnerinnen und Bewohner auf die Maßnahmen reagierten, wie das Personal das Konzept beurteilt und ob sich die Veränderungen langfristig bewähren.

15.7 Wiederholen, Vertiefen, fächerübergreifendes Arbeiten

1. *Was bedeutet das Wort validieren?*
2. *Was unterscheidet realitätsorientierende von validierenden Verfahren?*
3. *Wieso ist Realitätsorientierungstraining für demenzkranke Menschen in fortgeschrittenen Stadien nicht gut geeignet?*

1 z. B. Dürrmann 2001, Dürrmann 2005, Weyerer et al. 2006.

4. *Erläutern Sie vier Punkte der Gesprächsführung nach dem integrativen validierenden Ansatz (IVA) von Nicole Richard.*
5. *Können die Symptome einer Demenz durch Validation beseitigt werden?*
6. *Welche Ziele hat die Intervention „Snoezelen" und mit welchen Mitteln oder Vorrichtungen können diese Ziele erreicht werden?*
7. *Snoezelen wird auch als Intervention in der Altenarbeit eingesetzt. Überlegen Sie, worauf man dabei besonders achten sollte?*
8. *Was versteht man unter Milieutherapie?*
9. *Was ist in der Milieutherapie mit räumlich-materieller Umwelt und mit sozialer Umwelt gemeint?*
10. *Nennen Sie milieutherapeutische Prinzipien, nach denen die räumlich-materielle Umwelt gestaltet werden kann.*
11. *Beschreiben Sie konkrete Gestaltungsbeispiele zu den milieutherapeutischen Prinzipien.*
12. *Demenzkranke Menschen leiden an Orientierungsstörungen und haben oft einen gesteigertem Bewegungsdrang. Mit welchen milieutherapeutischen Maßnahmen kann auf diese Schwierigkeiten eingegangen werden?*
13. *Informieren Sie sich über weitere psychosoziale Interventionen für demenziell erkrankte Menschen.*

Anregungen

Fallbeispiel:

Herr K. ist 85 Jahre und lebt seit 10 Jahren in einem Pflegeheim. Er leidet an einer mittelschweren Demenz, ist mobil und im Heim immer unterwegs. Oft entwendet er Schuhe anderer Bewohner. Er war früher Schuhmacher und hatte eine eigene Werkstatt. Als Pflegerin Waltraut ihn wieder einmal mit einem Paar fremder Schuhe in der Hand auf dem Gang antrifft, sagt sie: „Hallo, Herr K. Das sind doch die Schuhe von Frau F. aus Zimmer 24. Reparieren können Sie sie nicht, wir haben hier kein Werkzeug. Sie sind hier im Pflegeheim. Sie arbeiten doch schon lange nicht mehr als Schuhmacher. Kommen Sie, wir bringen die Schuhe zurück."

Fragen zum Fallbeispiel:

1. *Wie wird Herr K. Ihrer Meinung nach reagieren?*
2. *Erklären Sie am Fallbeispiel Nachteile des Realitätsorientierungstraining.*
3. *Sie treffen Herrn K. im Gang mit Schuhen in der Hand. Stellen Sie dar, wie Sie mit ihm ein Gespräch nach dem Vier-Punkte-Schema des integrativen validierenden Ansatz führen können.*
4. *Machen Sie einen Vorschlag, wie Herrn K. einer für ihn sinnvollen Beschäftigung nachgehen kann, ohne seine Mitbewohner/innen durch die „Schuhentführungen" zu verärgern.*

16 Mit berufstypischen psychischen Belastungen in der Altenpflege umgehen

Liebe Altenpflegeschülerin, lieber Altenpflegeschüler

Einleitung *in Ihrem künftigen Beruf kümmern Sie sich um das Wohlergehen anderer Menschen. In diesem Kapitel geht es um Ihr eigenes Wohlergehen in einem anspruchsvollen Beruf. Anliegen des Kapitels ist es, Mitarbeiterinnen und Mitarbeiter in der Altenpflege dabei zu unterstützen, präventive und stärkende Maßnahmen zu ergreifen, um ihre psychische Gesundheit zu erhalten oder gegebenenfalls wieder herzustellen. Der erste Teil des Kapitels behandelt die besonderen Belastungen des Altenpflegeberufs. Es folgen Darstellungen des Helfer- und des Burnout-Syndroms. Beide Syndrome können nicht nur Pflegekräfte betreffen, sondern auch Angehörige anderer Berufsgruppen, insbesondere, wenn sie helfende, beratende oder therapeutische Tätigkeiten ausüben. Informationen zu verschiedenen Möglichkeiten, mit Belastungen besser zurecht zu kommen, erhalten Sie im letzten Teil des Kapitels.*

16.1 Belastungen in Pflegeberufen

Jede berufliche Tätigkeit kann mit psychischen und/oder physischen Belastungen und mit Stressempfinden verbunden sein. In manchen Berufen sind Belastungen offensichtlich und viel diskutiert. In anderen Tätigkeitsbereichen, etwa bei monotonen Fließbandtätigkeiten im Bereich der industriellen Fertigung, werden sie von der Öffentlichkeit weniger zur Kenntnis genommen.

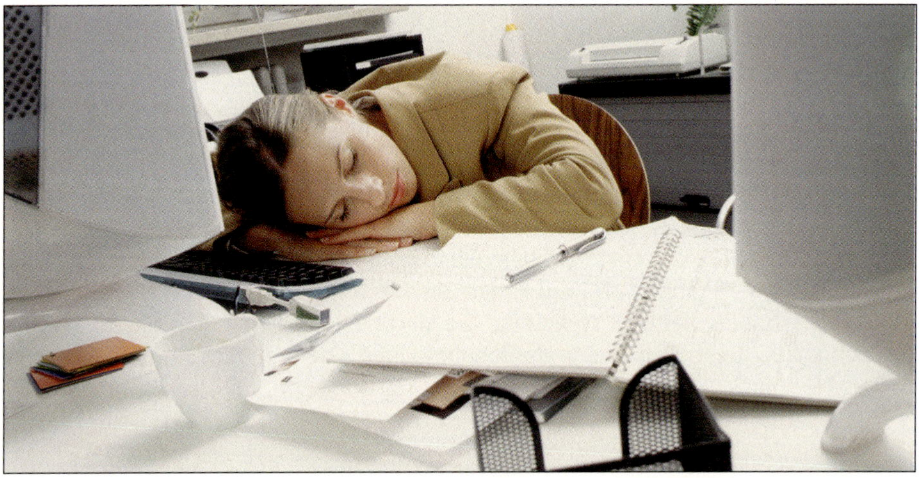

Die Belastungen der Pflegearbeit – insbesondere in der Altenpflege – erwachsen aus einer Vielzahl von Bedingungen im beruflichen Alltag. Sie ergeben sich aus den bei der Arbeit anfallenden Aufgaben, den Arbeitsbedingungen sowie den Interaktionen zwischen Pflegepersonal und alten Menschen.

Abb. MEV

16.1.1 Der Pflegeberuf im Spannungsfeld zwischen Wirtschaftlichkeit und „privater" Arbeit

Pflegearbeit weist Nähe zur Arbeit in der Familie und im Haus und damit zu „privater" Arbeit auf. Sie ist jedoch gleichzeitig professionelle Tätigkeit und hat sich an den Kriterien beruflicher Arbeit zu orientieren. Was die Sozialwissenschaftlerinnen Ilona Ostner und Elisabeth Beck-Gernsheim[1] für den Beruf der Krankenpflege beschrieben haben, gilt in noch ausgeprägterem Maß für die Pflege alter Menschen: Altenpflegerinnen und Altenpfleger müssen in ihrer Arbeit die Widersprüchlichkeiten zwischen hausarbeitsnaher, „privater" Arbeit einerseits und professioneller Berufsarbeit andererseits vereinen. Im Folgenden sollen die unterschiedlichen Merkmale von Berufsarbeit und „privater" Arbeit kurz skizziert werden.

Merkmale von Berufsarbeit

Berufsarbeit ist bezahlte Arbeit. Prinzipien bezahlter Arbeit sind Zeit und Kosten zu sparen, viel und billig zu produzieren. Für die Altenpflege als Berufsarbeit bedeutet das, dass die konkreten menschlichen Problemlagen und Bedürfnisse der zu Pflegenden unter Marktgesichtspunkten gesehen werden (müssen). Der Arbeitsprozess, die Mitarbeiter und in der Organisation Altenpflegeheim auch die Bewohner müssen sich ökonomischen Bedingungen unterwerfen.

Merkmale „privater" Arbeit

Arbeit in der Familie und im Haushalt dagegen – also **„private" Arbeit** im weitesten Sinn – umfasst neben Aufgaben wie Putzen, Waschen, Kochen, Gesundheitsfürsorge auch die Fähigkeit, eine behagliche, wohnliche Atmosphäre, ein „Zuhause", zu schaffen, für Lebensqualität zu sorgen und das Zusammenleben zu gestalten. „Private" Arbeit ist somit am Wohlergehen der Familienmitglieder orientiert. Sie verlangt ganz andere Fähigkeiten als diejenigen, die in der Berufsarbeit gefordert sind. Es sind Fähigkeiten wie Einfühlungsvermögen, Geduld, Wärme, Hingabe und die Kunst, mit gegebenen Bedingungen zurechtzukommen, d. h. „aus dem, was da ist, das Beste zu machen".

Aufgabe

Welche Ihrer täglichen Aufgaben würden Sie zur „privaten" Arbeit zählen?

Altenpflege – Berufsarbeit oder „private" Arbeit?

Pflege verlangt einerseits, dass sich die Pflegekraft dem alten Menschen intensiv zuwendet und auf die individuellen Ressourcen und Bedürfnisse eingeht. Um der Situation von zu Pflegenden in der Altenpflege gerecht zu werden, sind also die eben genannten, in der „privaten" Arbeit alltäglichen Fähigkeiten gefordert. Andererseits verlangen zeit- und kostenökonomische Anforderungen des Berufs – die mit Einführung der Pflegeversicherung noch zugenommen haben – dass sich eine Pflegekraft um viele gleichzeitig und immer unpersönlicher kümmern muss.

Pflegekräfte befinden sich also in einem **Spannungsfeld** widersprüchlicher Anforderungen, in dem sie zu einer Identifikation mit ihrem Beruf kommen müssen:

- Pflegearbeit ist wie Haus- und Familienarbeit Sorge für immer wiederkehrende, nie endgültig lösbare, körperliche und seelische Bedürfnisse. Pflegearbeit kann demnach ebenso wie „private" Arbeit nie als abgeschlossen betrachtet werden.
- Pflegearbeit ist immer auch Berufsarbeit. Pflegende fühlen sich somit oft wie zerrissen zwischen der Absicht „helfen zu wollen" und den aus Kosten- und Zeitgründen begrenzten Möglichkeiten „helfen zu können".
- Diese Widersprüchlichkeit des Pflegeberufs birgt die Gefahr in sich, dass nur noch jene beruflichen Fähigkeiten gefördert werden, die einen unmittelbaren ökonomi-

1 Ostner, Beck-Gernsheim 1979.

schen Nutzen haben. Fähigkeiten dagegen wie sich einfühlen oder trösten sind zunehmend davon bedroht, ausgeklammert werden.
- Die Widersprüchlichkeit führt auch dazu, dass Mitarbeiterinnen und Mitarbeiter ihre Arbeitssituation als unbefriedigend und belastend erleben.

16.1.2 Arbeitsbedingungen in der Altenpflege

Die Belastungen, die durch die skizzierten widersprüchlichen Anforderungen an Pflegetätigkeiten entstehen, können durch ungünstige Arbeitsbedingungen noch verstärkt werden.

Arbeitszeit

Belastungen ergeben sich zum Beispiel aus der **Arbeitszeit**: Schichtdienst, Wochenenddienst und Nachtdienst strapazieren das körperliche und psychische Wohlbefinden der Pflegenden (Anpassungsprobleme an unterschiedliche Tages- bzw. Wochenrhythmen, Schlafstörungen). Darüber hinaus wirken sie sich auf den außerberuflichen Lebensbereich und hier insbesondere auf die sozialen Beziehungen der Mitarbeiterinnen und Mitarbeiter aus. Zeit für private Kontakte muss an den zeitlichen Rhythmus der Arbeit angepasst werden. Das ist jedoch nicht immer ohne Weiteres möglich. Nicht nur wird den Pflegekräften ein hohes Maß an Flexibilität und Organisationsfähigkeit abverlangt, auch Freunde und Familie müssen bereit sein, auf die Arbeitszeiten Rücksicht zu nehmen. Gerade soziale Beziehungen sind jedoch eine wichtige Quelle der Unterstützung beim Umgang mit beruflichen und privaten Belastungen. Wir haben es hier also mit einer zusätzlichen Belastung zu tun: Menschen, von denen im Beruf erwartet wird, sich mit ihrer ganzen Person für andere einzusetzen, wird auch in ihrem Privatleben einiges abverlangt.

Die Arbeitszeiten sind ein Grund dafür, dass viele Frauen nach ihrer Heirat aus dem Beruf aussteigen oder dass dieser Beruf für Frauen erst nach der Familienphase wieder attraktiv wird.

Personelle Situation

Was die **personelle Situation** angeht, ist es unstrittig, dass
- die Personalschlüssel in vielen Einrichtungen als unzureichend anzusehen sind, so dass eine über die pflegerische Grundversorgung hinausgehende Altenarbeit häufig nicht möglich ist;
- große Unterschiede hinsichtlich der beruflichen Qualifikation von Mitarbeiterinnen und Mitarbeitern bestehen, so dass immer wieder eine gemeinsame Handlungsbasis zwischen Altenpflegekräften und Krankenpflegekräften sowie zwischen examinierten und nicht examinierten Pflegekräften geschaffen werden muss;
- eine Verbesserung dieser Situation zwar seit Jahren gefordert, aber wegen der Kosten immer wieder aufgeschoben wird.

Die Überbelastung aufgrund unzureichender personeller Ausstattung kann sich in hoher **Fluktuation** (Wechsel des Personals) und **Krankenständen** äußern. Fluktuation und Krankenstände wiederum führen häufig zu kurzfristigen **Dienstplanänderungen** und machen Überstunden bzw. Vertretungen notwendig. So entsteht nicht selten ein Teufelskreis: Diejenigen Pflegekräfte, die häufig Mehrarbeit leisten, sind ihrerseits bald überlastet, was wiederum erneute Fluktuation, Krankenstände, Dienstplanänderungen usw. zur Folge haben kann.

Zusammenarbeit im Team

Werden Pflegekräfte zu Belastungen im Berufsalltag befragt, dann klagen viele über Schwierigkeiten bei der **Zusammenarbeit im Team.** Die folgenden Gründe werden dabei am häufigsten genannt:

- Spannungen zwischen verschiedenen Berufsgruppen (beispielsweise zwischen Alten- und Krankenpflegekräften) im Team,
- unqualifiziertes Personal (auch in der Pflegedienstleitung und Heimleitung),
- hohe Fluktuation,
- geringe Qualifikation von Aushilfskräften,
- fehlende Möglichkeiten, neue Mitarbeiter einzuarbeiten,
- Desinteresse des Personals an konstruktiver Konfliktlösung,
- Mobbing,
- wenig Unterstützung durch die Heimleitung,
- fehlende Anerkennung.

Diese Faktoren erschweren es den Mitarbeiterinnen einer Institution, eines Wohnbereichs oder eines ambulanten Pflegeteams, zu einer gut funktionierenden Arbeitsgruppe zusammenzuwachsen. Ein Team, das in der Lage ist, Konflikte untereinander zu lösen, in dem jede und jeder Einzelne die Gewissheit hat, dass sie oder er sich auf seine Kolleginnen und Kollegen verlassen kann, ist jedoch eine wesentliche Voraussetzung, um den Belastungen des Pflegeberufes auf Dauer gewachsen zu sein.

Gefühl der „Erfolglosigkeit"

Ein Merkmal der Altenpflege ist die **alltägliche Konfrontation mit chronischer Erkrankung, Sterben und Tod**. Hier stoßen Pflegekräfte immer wieder an die Grenzen des Heilen- oder Helfenkönnens. Oft genug müssen sie hinnehmen, dass sie eine schwer erträgliche Situation nicht ändern können, obwohl sie alles tun, was in ihren Kräften steht. Ein Zusammenhang zwischen Bemühungen und Erfolg ist in der Altenpflege vielfach schwerer zu erkennen als in anderen Berufsfeldern. In unserer Gesellschaft erhält man für beruflichen Einsatz häufig nur dann Anerkennung, wenn man sicht- oder messbare Ergebnisse vorweisen kann. So kann es dazu kommen, dass Pflegekräfte das Gefühl haben, sich ständig anzustrengen, aber dennoch nicht viel zu erreichen.

Das Gefühl der „Erfolglosigkeit" kann besonders leicht dann aufkommen, wenn im Arbeitsumfeld die Bedeutung der sozialen und kommunikativen Aspekte des Pflegens nicht wahrgenommen wird. Die Wichtigkeit dieser Aspekte wird bei Kosten- und Zeitdruck häufig unterschätzt: Sie führen nicht unbedingt und oft nicht sofort zu vorzeigbaren Erfolgen. So kann es geschehen, dass ein längeres, freundliches Gespräch mit einer Bewohnerin als Zeitverschwendung angesehen wird. Pflegende, die zu ihren Aufgaben auch die Sorge um das psychosoziale Wohlbefinden der Bewohner zählen, haben dann das Gefühl, sich rechtfertigen zu müssen, wenn sie sich über die Körperpflege hinaus mit Bewohnerinnen oder Bewohnern beschäftigen.

Aufgabe

Glauben Sie, dass man in der Altenpflege von Erfolgen sprechen kann? Wie würden Sie „erfolgreiche" Altenpflege definieren?

Ganzheitlichkeit und Spezialisierung

Ein weiterer belastender Faktor kann sich dadurch ergeben, dass eine Vielzahl von Berufsgruppen an der Versorgung älterer Menschen beteiligt ist. Ärzte treffen medizinische Entscheidungen, das hauswirtschaftliche Personal kümmert sich um Fragen der Ernährung, Physiotherapeuten sind für die Mobilisierung zuständig, Sozialarbeiterinnen für rechtliche Fragen, Ergotherapeutinnen für Rehabilitations- und Aktivierungsmaßnahmen und für die religiöse bzw. spirituelle Dimension des Menschen – sofern sie überhaupt bedacht wird – stehen Pfarrer zur Verfügung.

Diese Verteilung der Betreuung auf eine Vielzahl von Spezialistinnen und Spezialisten garantiert einerseits eine professionelle Versorgung von hoher Qualität. Andererseits besteht die Gefahr, dass eine unbedingt notwendige ganzheitliche Betreuung alter Menschen auseinandergerissen wird und die einzelnen Fachleute nicht mehr in der Lage sind, den Gesamtzusammenhang zu sehen, da ihre Bemühungen auf Teilbereiche beschränkt bleiben. Eine Zusammenführung dieser Spezialisierungen kann nur bei gemeinsamer Pflegeplanung und regelmäßigen Besprechungen gelingen.

Körperliche Belastung

Auch die körperliche Beanspruchung im Pflegeberuf kann eine erhebliche Belastung darstellen und die Gesundheit nachhaltig schädigen.

Aufgabe

Überlegen Sie einmal, wie Sie Ihre gegenwärtige Arbeitssituation erleben. Schreiben Sie alle Aspekte Ihrer konkreten Arbeitssituation auf eine Liste, die Sie als belastend wahrnehmen. Mit welchen dieser Belastungen kommen Sie gut, mit welchen weniger gut zurecht?

16.2 Das Helfersyndrom

Der Psychoanalytiker Schmidbauer hat Ende der 70er Jahre mit seiner Veröffentlichung „Die hilflosen Helfer" eine rege Diskussion um die Persönlichkeit des Helfers ausgelöst. In seinem Buch äußert er sich kritisch zur Berufsmotivation in sozialen Berufen, hinterfragt das Ideal des selbstlosen Aufopferns in sozialen Tätigkeitsfeldern und stellt die These auf, dass Menschen in helfenden Berufen auch „egoistische Motive" haben und seelischen Profit aus ihrer Tätigkeit ziehen. Für Schmidbauer liegen die Ursachen von Belastungen in helfenden Berufen nicht unbedingt nur in den Arbeitsbedingungen, sie können vielmehr auch mit der Persönlichkeit des Helfers zusammenhängen.

Die **Grundproblematik** des Menschen mit einem Helfersyndrom sieht Schmidbauer darin, dass dieser sich selbst und anderen gegenüber die Fassade einer starken und unangreifbaren Persönlichkeit aufrecht erhält. Das Funktionieren dieser Fassade wird von einem strengen, kritischen Über-Ich überwacht. Eigene Schwäche und Hilfsbedürftigkeit werden verleugnet. Zwar braucht der „hilflose Helfer" wie jeder andere Mensch Vertrautheit, Nähe und Gegenseitigkeit in Beziehungen, würde dies aber nicht zugeben. Die eigene Bedürftigkeit ist sehr groß, wird aber verdrängt.

Entwicklung des Helfersyndrom

Das Helfersyndrom hat seine Wurzeln in der frühen Kindheit. In dieser Entwicklungsphase ist die Beziehung des Kindes zu seinen Eltern durch Nähe und Abhängigkeit gekennzeichnet. Die Helfersyndrom-Persönlichkeit hat als Kind in der Beziehung zu ihren Eltern die Erfahrung gemacht, nur für Leistung und gehorsame Anpassung, nicht jedoch um ihrer selbst willen geliebt zu werden. Dies bedeutet eine tiefe Kränkung des kindlichen Selbstwertgefühls. In ihrer Kindheit versuchte die Helfersyndrom-Persönlichkeit, diese Kränkung zu verarbeiten, indem sie sich voll und ganz mit den anspruchsvollen elterlichen Normen identifizierte. So entwickelte sich ein rigides Über-Ich.

Aus Angst, dass sie wieder eine ähnliche Abhängigkeit und Kränkung des Selbstwertgefühls wie in der Kindheit erleben könnte, vermeidet die Helfersyndrom-Persönlichkeit im Erwachsenenalter Situationen, die Nähe bedeuten. Oder sie lässt sich nur auf Beziehungen zu abhängigen bzw. hilfsbedürftigen Personen ein. Eigene Bedürfnisse nach Zuneigung und Geborgenheit werden nicht akzeptiert. Statt dessen möchte die Helfersyndrom-Persönlichkeit vor sich selbst und anderen als ein Mensch erscheinen, der gebraucht wird und unersetzlich ist, sich für andere aufopfert, jedoch selbst nie Hilfe und Trost benötigt. Dieses Motiv leitet nicht nur das berufliche Handeln, sondern kommt bereits bei der Berufswahl zum Tragen. Es wird ein Beruf gewählt, der es erlaubt, Kontakte zu hilfsbedürftigen, abhängigen Personen zu knüpfen. Der Helfer kann so sein Helfersyndrom ausleben. Warum er so handelt und wie stark die frühkindliche Kränkung sein späteres Leben beeinflusst, ist dem Helfer in der Regel nicht bewusst.

Folgen des Helfersyndroms

Das Helfersyndrom kann in der Beziehung zu hilfesuchenden Personen, zu Angehörigen und auch in der Beziehung zu Kolleginnen und Kollegen gravierende Probleme aufwerfen.

- Das Ziel von Hilfe in jeglicher Form sollte sein, dass der Hilfeempfänger möglichst selbstständig und unabhängig wird. Wer jedoch am Helfersyndrom leidet, hat (meist unbewusst) kein Interesse an der Eigenständigkeit des Hilfeempfängers. Denn nur, wenn der Hilfeempfänger abhängig bleibt und für jede kleine Zuwendung dankbar ist, vermittelt er in seiner Hilflosigkeit und Passivität der Helfersyndrom-Persönlichkeit das Gefühl, gebraucht zu werden und unentbehrlich zu sein.
- Personen mit Helfersyndrom können ihren Machtanspruch in Beziehungen dann besonders befriedigen, wenn sie zur wichtigsten Bezugsperson im Leben des Hilfeempfängers werden. Um dieses Bedürfnis befriedigen zu können, werden beispielsweise Notwendigkeiten des Pflegeablaufes vorgeschoben, damit Kolleginnen oder Angehörige den alleinigen Anspruch auf die Dankbarkeit des zu Pflegenden nicht gefährden.

> Der Altenpfleger Johannes kümmert sich sehr intensiv um den Bewohner Herrn M. Wenn Herr M. sich an Kolleginnen von Johannes wendet, versucht Johannes, ihnen zuvorzukommen. „Lasst mich das machen, ich kenne Herrn M. am besten."

- Wie sie in der Kindheit unter der Ablehnung ihrer eigenen Eltern gelitten haben, so haben Personen mit einem Helfersyndrom auch im Erwachsenenalter häufig das Gefühl, schlechter behandelt oder benachteiligt zu werden. Daraus entwickelt sich eine übersteigerte Neigung zu neidischem, eifersüchtigem oder misstrauischem Verhalten gegenüber Kollegen. Die Beziehungen zu „ihren" Hilfeempfängern werden sorgfältig „gehütet" und Kollegen oder Angehörige werden häufig als „Konkurrenten" empfunden.

Was hat nun das Helfersyndrom mit unserem Thema Umgang mit berufstypischen psychischen Belastungen zu tun?

Die mit einer Pflegetätigkeit verbundenen Belastungen können sich u. a. aus den Arbeitsbedingungen oder den Beziehungen zu Kolleginnen und Kollegen oder aus den Beziehungen zu den zu Pflegenden ergeben. Sie können aber auch mit der Persönlichkeit der Pflegekraft zusammenhängen, so z. B. wenn diese ein Helfersyndrom hat. Oftmals liegt ein vielschichtiges Wechselspiel zwischen **persönlichen Merkmalen**, **sozialen Beziehungen** am Arbeitsplatz und den **Arbeitsbedingungen** vor. Wird nur *einer* dieser Faktoren als mögliche Ursache für Probleme angenommen, sind angemessene Wege zu einer Entlastung meist erschwert. Im Falle eines Helfersyndroms ist es anzuraten, professionelle Hilfe bzw. Supervision in Anspruch zu nehmen.

Der folgende Überblick fasst die wichtigsten Aussagen zum Helfersyndrom zusammen:

Ursache des Helfersyndroms:

Frühkindliche Kränkung durch die Erfahrung, von den eigenen Eltern nicht um seiner selbst willen geliebt zu sein, sondern sich diese Liebe durch angepasstes Verhalten und Leistung verdienen zu müssen.

Merkmale des Helfersyndroms:	Konflikte und Belastungen, die aus dem Helfersyndrom resultieren:
• Völlige Identifikation mit der Helferrolle, • Zurückstellen eigener Bedürfnisse, • Fassade der Selbstlosigkeit, • Unfähigkeit, für die eigenen Interessen und Bedürfnisse einzutreten, Schwäche und Bedürftigkeit auszudrücken, um Hilfe zu bitten und Hilfe anzunehmen, • Abhängigkeit des eigenen Selbstwertes vom Gefühl, gebraucht zu werden.	• Der Helfer übernimmt sich, Allmachtsphantasien und übersteigerter Perfektionismus führen schließlich zu Gefühlen der Leere, des Ausgebranntseins (vgl. Burnout). • Autoritäres Verhalten und Missachtung der Bedürfnisse des Hilfeempfängers nach Autonomie und Selbstbestimmung führen zur Entmündigung des zu Pflegenden. • Unfähigkeit, eigene Grenzen zu erkennen und eigene Hilflosigkeit zu ertragen, • Unfähigkeit, mit Ablehnung oder Misserfolg umzugehen, • Unfähigkeit, gleichberechtigte Beziehungen zu führen, sich mit Kollegen auseinanderzusetzen, offen seine Meinung zu äußern.

16.3 Burnout als Reaktion auf Belastungen

Was ist Burnout?

Der Begriff des **Burnouts**, des Ausgebrannt-Seins, beschreibt **Erschöpfungszustände**, insbesondere bei Mitarbeiterinnen und Mitarbeitern in helfenden Berufen. Dieser Zustand steht am Ende einer Entwicklung, in welcher sich ein ursprünglich engagierter Professioneller als Reaktion auf im Beruf erfahrene Belastungen und Enttäuschungen innerlich von seiner Arbeit zurückzieht. Von Burnout betroffene Personen gelangen zu der Überzeugung, in ihrem Beruf nicht mehr leistungsfähig zu sein und anderen Menschen immer weniger helfen zu können. Die Unzufriedenheit mit der beruflichen Tätigkeit nimmt zu, die Arbeit wird mehr und mehr zu einer unangenehmen, sogar unerträglichen Pflicht.

Altenpflegerin Clara fühlt sich schon seit einiger Zeit bereits vor ihrer Arbeit abgespannt und gereizt. Während sie sich früher immer Zeit für ein Schwätzchen mit Bewohnern nahm, stellt sie jetzt häufiger fest, dass sie froh ist, wenn sie so schnell wie möglich aus den Zimmern herauskommt. Auch zu Hause hat sie das Gefühl, für ihren Mann und ihre Kinder keine Energie mehr zu haben.

Paul wollte seit seinem Zivildienst in der Altenpflege arbeiten. Er machte eine Altenpflegeausbildung und erhielt nach dem Examen sofort eine Stelle. Dort zeigte er großes Engagement. Wenn Kollegen krank waren, sprang er bereitwillig ein und für Verbesserungen in der Arbeitsgestaltung war er immer zu haben. Jedoch jetzt, nach gut einem Jahr, scheint seine anfängliche Begeisterung wie weggeblasen zu sein. Seine Kollegen beobachten, dass er immer verschlossener wird. In den Übergabegesprächen wirkt er häufig völlig abwesend und auf Verbesserungsvorschläge reagiert er mit „Das bringt ja doch nichts!“ oder „Das merken die Bewohner sowieso nicht mehr, ob sich hier was ändert.“

Ursachen von Burnout

Ursachen des Burnouts können **schlechte Arbeitsbedingungen**, **Überforderung** bei gleichzeitig **fehlenden Ressourcen** und vieles mehr sein. Nützliche Ressourcen sind physische und psychische Belastbarkeit, Entlastung durch Familie, Freunde und Kollegen und berufliche Kompetenzen. Ein als befriedigend empfundenes Privatleben ist ein wichtiger Schutzfaktor.

Faktoren, die ein Burnout begünstigen

Häufig sind mehrere Ursachen an der Entstehung eines Burnout beteiligt. Es kann sich dabei sowohl um äußere als auch um in der Person liegende Faktoren handeln, wie der folgende Überblick zeigt.

Äußere Bedingungen, die ein Burnout begünstigen:	**In der Person liegende Bedingungen, die ein Burnout begünstigen:**
Wenig Zeit für die zu Pflegenden	Hohe, anspruchsvolle Ziele und Ideale im Beruf
Große Arbeitsteams	Großes Bedürfnis nach sozialen Kontakten und Nähe bei persönlicher Unfähigkeit, diese selbst herzustellen
Seltene Besprechungen und das Vermeiden von offenen Gesprächen über Probleme und Konflikte im Team	Jüngere Mitarbeiter und alleinstehende Personen sind besonders betroffen.
Widersprüchliche Arbeitsanweisungen	
Ungenaue Stellenbeschreibung oder schlecht gegeneinander abgegrenzte Kompetenzbereiche	

Aufgabe Können Sie in diese Tabelle weitere äußere oder in der Person liegende Bedingungen einfügen, die ein Burnout begünstigen?

Verlauf Die Entwicklung des Burnout-Syndroms vollzieht sich schleichend und ist für die berufliche und außerberufliche soziale Umwelt meist erst spät oder gar nicht erkennbar. So ist eine gewisse emotionale Distanz des Helfers zum Hilfeempfänger in vielen helfenden Berufen eine wichtige Voraussetzung zur Bewältigung beruflicher Anforderungen. Diese Distanz kann, muss jedoch nicht Zeichen eines beginnenden Burnouts sein. Extreme Burnout-Reaktionen wie beispielsweise Gewalt kommen deshalb zumeist überraschend, das Ausbrennen erfolgt hinter einer „heilen Fassade".

Symptome Als **erste Anzeichen** für ein Burnout können unterschiedliche Symptome auftreten. Häufig sind:

- Angespanntheit,
- Reizbarkeit,
- psychosomatische Beschwerden wie Magen- oder Kopfschmerzen.

Geschieht keine Entlastung, kommt es zu **negativen Reaktionsformen**, wie z. B.

- emotionale Distanz gegenüber anderen Menschen,
- Gleichgültigkeit,
- Zynismus,
- in extremen Fällen kann das Ausgebrannt-Sein auch zu aggressiven bis hin zu gewalttätigen Handlungen gegenüber Kollegen oder Bewohnern führen.

Burnout kann individuell in ganz verschiedenen Erscheinungsformen auftreten. Einen umfassenden Überblick über **mögliche Symptome** gibt Burisch[1]. Er teilt die Symptome in sieben Gruppen ein, die im Folgenden zusammengefasst darstellt werden. Im Verlauf eines Burnout müssen nicht alle der genannten Symptome auftreten. Auch die Reihenfolge ist nicht unbedingt zwingend. So können z. B. psychosomatische Reaktionen (bei Burisch Kategorie 6) in jeder Phase, auch schon zu Beginn eines Burnouts vorkommen.

1. Die Anfangsphase eines Burnouts ist in der Regel durch **übergroßes Engagement** gekennzeichnet. Burisch schreibt: „Wer ausbrennt, muss wahrscheinlich einmal ‚gebrannt' haben."[2] Aus verschiedenen Gründen kann dieses Überengagement zu **Frustration** und körperlicher und psychischer **Erschöpfung** führen. So kann es sein, dass die von Burnout betroffene Person ihre eigenen Kräfte und Ressourcen überschätzt und sich daher ständig überfordert oder es klafft eine zu große Lücke zwischen idealen Vorstellungen vom Beruf und dem, was konkret am Arbeitsplatz machbar ist oder der Einsatz wird nicht gewürdigt.
2. Die Enttäuschung führt dazu, dass aus dem Überengagement ein **reduziertes Engagement** wird. Die betroffene Person entwickelt immer mehr Distanz zu den Menschen, mit denen und für die sie arbeitet. Das kann sich auch in Stereotypen („die Alten lassen sich sowieso nicht mehr aktivieren"), abfälligen Bemerkungen und wachsender Gefühllosigkeit äußern. Gleichzeitig entsteht Widerwillen gegen die Arbeit. Man tut nicht mehr als unbedingt notwendig, lebt erst nach Feierabend

1 Burisch 1989, S. 18 f.
2 Burisch 1989, S. 17.

auf und erträgt kaum den Gedanken, wieder zur Arbeit gehen zu müssen. Auch gegenüber Freunden und Familienangehörigen kann sich eine zunehmende Unfähigkeit zu Verständnis und Anteilnahme zeigen.

3. In diesem Stadium kommt es zu **Schuldzuweisungen**: Man gibt die Schuld an der unbefriedigenden Situation entweder sich selbst oder anderen (z. B. Mitarbeitern, zu Pflegenden oder auch allgemeiner den Arbeitsbedingungen, der Gesellschaft ...). Dabei ist es für Außenstehende oft schwer, festzustellen, inwieweit solche Beschuldigungen berechtigt sind und ob Möglichkeiten bestehen, die Lage aktiv zu verbessern. Eine von Burnout betroffene Person in dieser Phase wird jedoch selten von sich aus die Initiative ergreifen, um Veränderungen herbeizuführen. Wenn sie die Schuld bei sich selbst sieht, wird sie sich als Versager fühlen. Daraus entsteht eine **depressive Stimmungslage**, die häufig von Antriebs- oder Ruhelosigkeit, Ängstlichkeit, einem Gefühl der Leere oder von Pessimismus bis hin zu Suizidgedanken bestimmt ist. Wer die Schuld anderen zuschreibt, wird sich häufig in einer **aggressiv-gereizten Stimmungslage** befinden. Diese kann sich in Ungeduld, Nörgeleien und Wutausbrüchen äußern und zu ständigen Konflikten z. B. mit Kolleginnen führen.
4. Immer offensichtlicher zeigt sich eine **Abnahme der Leistungsfähigkeit, der Kreativität und der Motivation**. Es treten häufiger Fehler auf. Dies wiederum verstärkt die depressiven oder aggressiven Reaktionen. Eigene Ideen zur Arbeitsgestaltung hat eine ausgebrannte Person nicht mehr, Verbesserungsvorschläge von anderen wehrt sie ab, z. B. mit Bemerkungen wie: „Das haben wir hier noch nie anders gemacht."
5. Es kann zu einer **Verflachung des emotionalen, geistigen und sozialen Lebens** kommen. Damit meint Burisch, dass die Gefühle und Interessen einer ausgebrannten Person an Tiefe und Bedeutung verlieren. Gleichgültigkeit herrscht vor. Hobbys und gemeinsame Aktivitäten werden aufgegeben. Weil die Anteilnahme an den Erlebnissen anderer Menschen abnimmt und man sich zunehmend nur noch mit sich selbst beschäftigt, droht Vereinsamung.
6. **Psychosomatische Reaktionen**, d. h. körperliche Symptome, die durch psychische Belastungen (mit)verursacht werden, können in jeder Burnout-Phase auftreten. Dazu gehören z. B. Schlafstörungen, sexuelle Probleme, Kopfschmerzen, Verdauungsbeschwerden und vieles mehr.
7. Die letzte Phase ist erfüllt von **Verzweiflung**. Die Gefühle der Sinn- und Hoffnungslosigkeit können in konkreten Suizidabsichten gipfeln.

Haben Sie bei sich selbst schon einmal Anzeichen von Burnout wahrgenommen? Was haben Sie unternommen? Was hat Ihnen geholfen? **Aufgabe**

16.4 Unterstützungsmöglichkeiten im Umgang mit Belastungen

Was können Altenpflegerinnen und Altenpfleger tun um angesichts der beschriebenen Belastungen und Arbeitsbedingungen ihr Wohlbefinden und ihre Gesundheit zu erhalten oder wieder herzustellen? Zur Zeit kann man nicht davon ausgehen, dass die berufstypischen Belastungen in naher Zukunft verschwinden werden. So werden sich weder die ungünstigen Arbeitszeiten grundsätzlich verändern noch der Personalschlüssel kurzfristig anheben lassen.

Altenpflegerinnen und Altenpfleger können sich jedoch Strategien aneignen, die ihnen dabei helfen,

- Überforderungen zu vermeiden,
- Stress abzubauen,
- die Kommunikation im Team und mit Bewohnerinnen und Bewohnern zu verbessern und dadurch eine zusätzliche Stressquelle vermeiden.

Im weiteren Verlauf des Kapitels werden beispielhaft einige ausgewählte gesundheitsfördernde Maßnahmen vorgestellt, die einer Pflegekraft oder einem gesamten Team helfen können, mit Belastungen umzugehen:

- Das **Selbstkontrollprogramm** bietet die Möglichkeit, einfache Verhaltensweisen bei sich selbst zu verändern.
- **Entspannungsverfahren** sind dazu geeignet, Stress, physisches Unwohlsein und Anspannung zu bewältigen.
- **Supervision** ist ein praxisbegleitendes Verfahren, das sich an Berufsgruppen oder Arbeitsteams richtet und auf die Verbesserung von Kompetenzen wie beispielsweise des Umgangs mit Kolleginnen und Kollegen und zu Pflegenden zielt.

Über die hier beschriebenen Verfahren hinaus gibt es viele weitere erprobte Methoden zur Bewältigung von Belastungen. Welches Verfahren im Einzelfall geeignet ist, hängt u. a. vom Ausmaß der erlebten Belastung und von den individuellen Ressourcen ab. Eine psychologische Beratung kann dabei helfen, den eigenen Bedarf abzuklären. Insbesondere bei Anzeichen von Burnout oder Helfersyndrom ist es zu empfehlen, professionelle Unterstützung in Anspruch zu nehmen.

16.4.1 Selbstkontrollprogramm

Ziele von Selbstkontrollprogrammen

Mit Hilfe eines Selbstkontrollprogramms[1] kann man eine Verhaltensweise bei sich selbst verändern. Als Verhaltensweise soll in diesem Zusammenhang ein isoliertes Verhalten verstanden werden, das, soweit möglich – eine genaue Grenze ist sicher schwer zu bestimmen – keine weiteren wichtigen Verhaltensweisen betrifft. Selbstkontrollprogramme sind beispielsweise dazu geeignet, sich häufiger freundlich oder hilfsbereit zu zeigen, den Zigarettenkonsum zu verringern oder sportliche Aktivitäten zu erhöhen. Bei vielschichtigen emotionalen Problemen wie zum Beispiel Ängsten oder Depressionen sollte hingegen psychologische Beratung in Anspruch genommen werden.

Selbstkontrolle

Selbstkontrolle kann hier vereinfacht als gezielte, systematische Beobachtung und Veränderung des eigenen Verhalten aufgefasst werden. Theoretisch orientieren sich Selbstkontrollprogramme an der instrumentellen Konditionierung. Diese Lerntheorie geht davon aus, dass Verhalten, das zu angenehmen Konsequenzen (Verstärkung) führt, in Zukunft häufiger auftreten wird. Dagegen wird Verhalten, das zu unangenehmen Konsequenzen führt, in Zukunft eher vermieden werden. Dabei ist jedoch zu beachten, dass es sehr unterschiedlich sein kann, was jemand als angenehme oder unangenehme Konsequenz erlebt. So kann das Lob der Wohnbereichsleitung für eine Mitarbeiterin eine Belohnung sein, einer anderen ist es möglicherweise gleichgültig und wieder einer anderen ist es peinlich, gelobt zu werden, weil sie befürchtet, von ihren Kolleginnen darum beneidet zu werden.

1 Eine ausführliche Beschreibung für ein solches Programm findet sich beispielsweise bei Windemuth et al. 1996.

Langfristige und kurzfristige Konsequenzen

Wichtig für das Erlernen einer Verhaltensweise ist vor allem auch der Zeitpunkt, zu dem eine Konsequenz auf ein bestimmtes Verhalten erfolgt. Fast jedes Verhalten hat sowohl kurzfristige als auch langfristige Konsequenzen. Nehmen wir an, eine Schülerin hat nicht besonders gute Noten. Dennoch verbringt sie die Zeit nach der Schule nicht am Schreibtisch, sondern trifft sich lieber mit Freunden, geht abends lange in die Disco oder sieht ausgiebig fern. Die kurzfristigen Konsequenzen dieser Zeitgestaltung werden höchst wahrscheinlich positiv erlebt, langfristig sind die Konsequenzen jedoch eher unangenehm, etwa wenn die Schülerin das Klassenziel am Ende des Schuljahres nicht erreicht. Entscheidend für das Auftreten eines Verhaltens sind häufig also insbesondere die kurzfristigen Konsequenzen.

Ein unerwünschtes Verhalten, das jemand ändern möchte, wird in der Regel **kurzfristig belohnt** und **langfristig bestraft.** Zum Beispiel kann eine falsche Körperhaltung beim Heben oder Tragen kurzfristig einfacher sein (man muss niemanden zu Hilfe rufen), langfristig jedoch zu Rückenproblemen führen. Oder: Rauchen führt zu kurzfristigem Genuss, langfristig jedoch zu Gesundheitsschäden.

Ändert man nun sein Verhalten, so fallen die kurzfristigen, angenehmen Konsequenzen weg. Gibt man das Rauchen auf, so fehlt zunächst einmal der Genuss, der Entspannungseffekt. Man weiß zwar, dass sich langfristig z. B. die körperliche Kondition verbessern wird, aber es ist doch bedauerlich, auf die kurzfristigen angenehmen Konsequenzen verzichten zu müssen.

Das Selbstkontrollprogramm funktioniert nun so, dass auch die neue, erwünschte Verhaltensweise, also das Nicht-mehr-Rauchen, mit einer kurzfristigen angenehmen Konsequenz belohnt wird. So besteht mehr Anreiz, das Rauchen aufzugeben. Das **Prinzip des Selbstkontrollprogramms** lautet:

Belohne dich kurzfristig, wenn du es schaffst, dich so zu verhalten, wie du es anstrebst! Langfristige Belohnungen stellen sich von selbst ein.

Die **Durchführung** eines Selbstkontrollprogramms erfordert etwas Disziplin. Die Abfolge der einzelnen Schritte sollte eingehalten werden.

1. **Auswahl eines erwünschten Verhaltens, das verstärkt werden soll**
   Es sollte sich um ein einfaches Verhalten handeln, das man gut beobachten kann, z. B. „Ich will möglichst oft vor dem Frühstück eine Runde joggen."
2. **Analyse der Konsequenzen**
   In diesem Schritt werden die Konsequenzen auf das erwünschte und auf das unerwünschte Verhalten zusammengestellt. Beide Verhaltensweisen können sowohl kurzfristige als auch langfristige Belohnungen und Strafen nach sich ziehen.

Kurzfristige Belohnungen, wenn ich morgens *nicht* jogge: ◆ Ich kann länger schlafen. ◆ Ich kann gemütlicher frühstücken.	**Kurzfristige Belohnungen, wenn ich morgens jogge:** ◆ Es tut mir gut, an der frischen Luft zu sein. ◆ Ich fühle mich hinterher fit.
Langfristige Belohnungen, wenn ich morgens *nicht* jogge: ??	**Langfristige Belohnungen, wenn ich morgens jogge:** ◆ Meine Kondition wird sich steigern. ◆ Ich bleibe schlank. ◆ Mein Immunsystem wird gestärkt.

Kurzfristige Bestrafungen, wenn ich morgens *nicht* jogge:	Kurzfristige Bestrafungen, wenn ich morgens jogge:
◆ Ich brauche länger, um richtig wach zu werden.	◆ Ich muss mich oft dazu zwingen, weil ich morgens meistens sehr müde bin. ◆ Ich jogge nicht gerne bei schlechtem Wetter. ◆ Ich muss früher aufstehen.
Langfristige Bestrafungen, wenn ich morgens *nicht* jogge:	**Langfristige Bestrafungen, wenn ich morgens jogge:**
◆ Meine Kondition wird nachlassen. ◆ Ich werde zunehmen. ◆ Ich werde mich häufig schlapp fühlen und nicht so leistungsfähig sein.	◆ Vielleicht schadet das Joggen meinen Gelenken.

3. **Beobachtung und Protokollierung des Verhaltens**
Eine Zeit lang wird nun beobachtet und aufgeschrieben, wie oft das gewünschte Verhalten unabhängig von dem Selbstkontrollprogramm auftritt. Wenn es ums Joggen geht, kann man in einen Kalender eintragen, an welchen Tagen man gelaufen ist. Beim Joggen ist es wahrscheinlich auch möglich, noch im Nachhinein festzustellen, wie oft man z. B. in der letzten Woche gejoggt ist und kann so die Beobachtungszeit verkürzen. Will man sich aber das Rauchen abgewöhnen, muss man eine Strichliste führen, um jeden Tag die Anzahl der gerauchten Zigaretten zu erfassen. Am anschaulichsten wird es, wenn man die beobachteten Häufigkeiten in ein Diagramm einträgt, etwa so wie hier die Häufigkeit des Joggens pro Woche in den letzten vier Wochen dargestellt ist.

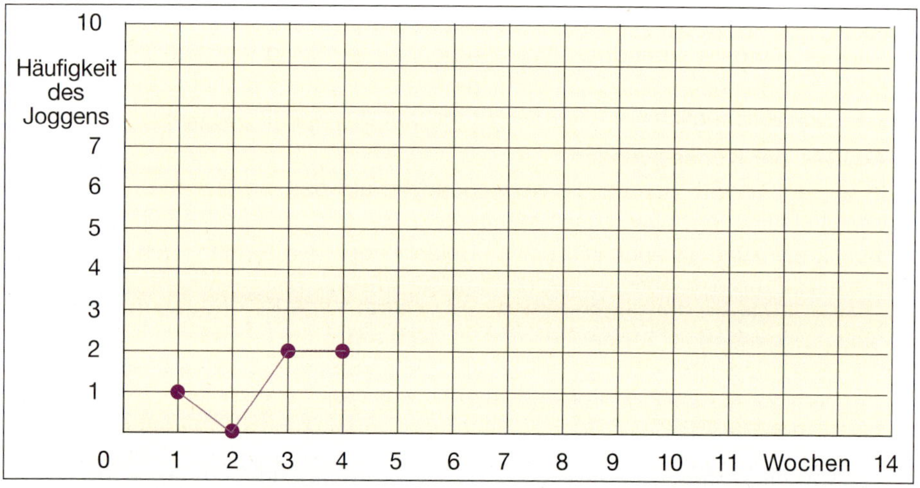

4. **Auswahl von kurzfristigen Belohnungen**
Nun geht es darum, festzulegen, womit man sich selbst belohnen kann, wenn man das gewünschte Verhalten oft genug gezeigt hat. Hierzu erstellt man am besten eine Liste mit angenehmen Aktivitäten, z. B.

- einen Ausflug machen,
- mit einer Freundin ins Kino gehen,
- sich ein gutes Buch kaufen usw.

Dann muss entschieden werden, wie oft das erwünschte Verhalten gezeigt werden soll, um eine bestimmte Belohnung zu erhalten. Beispielsweise könnte man sich mit einem Ausflug belohnen, wenn man es geschafft hat, vier Mal in einer Woche morgens joggen zu gehen.

5. **Anfertigen eines Vertrags, um sich zu verpflichten**
Eine Möglichkeit, sich zu Konsequenz zu verpflichten, besteht darin, einen schriftlichen „Vertrag mit sich selbst" zu schließen. In diesem Vertrag steht das Ziel, das man erreichen will, die vorgesehenen Belohnungen und auch, wie man weitermachen will, falls man den Vertrag nicht einhält. So kann man, falls man merkt, dass man es doch nicht schafft, jeden Morgen zu joggen, den Vertrag ändern und sich auch mit fünf Terminen pro Woche zufrieden geben. Man kann aber auch eine „Strafe" bei Nichterfüllen festlegen, z. B. 100 Euro für eine gemeinnützige Einrichtung zu spenden. Hängt man den Vertrag an eine Stelle,wo ihn auch andere lesen können, wird die Motivation, ihn zu erfüllen, noch stärker.

6. **Durchführen des Programms über einen festgelegten Zeitraum und Zwischenkontrolle**
Das Selbstkontrollprogramm wird nun z. B. vier Wochen lang durchgeführt und die Häufigkeit des morgendlichen Joggens in ein Diagramm eingetragen. Den Erfolg des Programms kann man am Ansteigen der Häufigkeitskurve deutlich ablesen und dadurch steigt auch wieder die Motivation, weiter zu machen. Wenn man nach den vier Wochen feststellt, dass das Ziel, dass man sich gesetzt, zu hoch gesteckt ist (und natürlich auch, wenn man sich unterfordert hat) kann man den Vertrag abändern.

7. **Weiterführen des Programms, bis sich langfristige Belohnungen einstellen**
Wird das Selbstkontrollprogramm zu schnell beendet, wird man wahrscheinlich bald wieder in alte Verhaltensweisen zurückfallen. Das erwünschte Verhalten stabilisiert sich, wenn auch die langfristigen Belohnungen deutlich werden, wenn sich z. B. körperliche Fitness und gesteigertes Wohlbefinden einstellen. Man kann das Selbstkontrollprogramm jederzeit wieder beginnen, wenn man merkt, dass das gewünschte Verhalten wieder seltener wird.

Chancen und Grenzen

Selbstkontrollprogramme konnten in vielen Bereichen erfolgreich eingesetzt werden (beispielsweise in der Raucherentwöhnung oder bei der Verbesserung von Aufmerksamkeitsleistungen bei Schülern). Der Vorteil eines solchen Programms liegt sicher darin, dass es einfach und unkompliziert durchgeführt werden kann und Erfolge relativ schnell erkennbar sind. Darüber hinaus wirkt es sich positiv auf das eigene Selbstwertgefühl aus, wenn man erfährt, dass man sich auch selbst helfen kann. Es handelt sich bei Selbstkontrollprogrammen um mehr als simple Verstärkung: Durch die Analyse und intensive Beobachtung des eigenen Verhaltens können sicher auch Reflexionsprozesse ausgelöst werden. Wichtig ist jedoch der eingangs bereits genannte Hinweis, dass sich Selbstkontrollprogramme gut eignen, um einzelne Verhaltensweisen wie Arbeits- oder Essverhalten zu verändern, hingegen nicht geeignet sind, um schwerwiegende Probleme wie Ängste oder Depressionen zu bewältigen.

Aufgabe Können Sie sich vorstellen, ein solches Selbstkontrollprogramm anzuwenden? Wählen Sie ein Verhalten, das Sie gerne ändern würden, und versuchen Sie es. Fertigen Sie einen „Vertrag mit sich selbst“ an, erläutern Sie Ihren Mitschülerinnen und Mitschülern, was Sie erreichen wollen und informieren Sie sie regelmäßig über Ihre Fortschritte.

16.4.2 Entspannungsverfahren

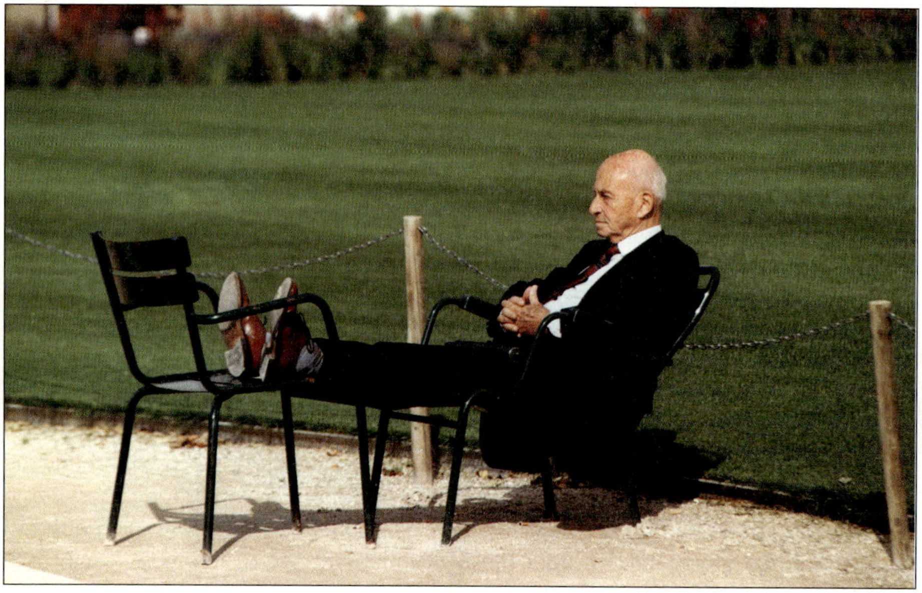

Möglichkeiten und Grenzen Entspannungsverfahren helfen dann weiter, wenn äußere Gegebenheiten nicht oder zumindest nicht unmittelbar verändert werden können (z. B. Zeitmangel aufgrund von personeller Unterbesetzung). Verändern lässt sich jedoch unter Umständen die innere Reaktion auf die belastenden äußeren Bedingungen. Ziel von Entspannungsverfahren ist es vor allem, Reaktionen auf Stress und Belastung wie innere Unruhe, Muskelverspannungen oder Spannungskopfschmerzen zu beeinflussen. Entspannungsverfahren können helfen, sich nach einem „stressigen“ Ereignis wieder zu erholen; sie können jedoch auch prophylaktisch – also im Vorfeld – wirken, indem man lernt, frühzeitig innere Anzeichen von Überbelastung wahrzunehmen und Stressreaktionen rechtzeitig zu begegnen.

Wie beim Erlernen jeder Fähigkeit erfordern diese Techniken ein gewisses Maß an Übung, bevor sie wirksam ausgeführt werden können. Einige Entspannungsverfahren, z. B. Ruhebilder, können Sie sich selbst beibringen, andere wiederum, z. B. progressive Muskelrelaxation, Yoga oder autogenes Training sollten – insbesondere, wenn Sie körperliches Training nicht gewohnt sind – nur unter qualifizierter Anleitung erlernt werden, damit Reaktionen beobachtet und gegebenenfalls Fehlhaltungen oder falsche Atmung korrigiert werden können. Wichtig ist auch, dass Sie auf sich selbst achten und Übungen abbrechen, sobald sie unangenehm werden, z. B. Schmerzen oder Schwindel auslösen.

Im Folgenden werden zwei Entspannungsverfahren vorgestellt:

- Progressive Muskelrelaxation nach Jacobson,
- Ruhebilder.

Progressive Muskelrelaxation

Bei der **Progressiven Muskelrelaxation nach Jacobson** werden alle Muskelpartien nacheinander zunächst angespannt und dann entspannt, bis der gesamte Körper entspannt ist. Das Gefühl der Entspannung tritt dabei als Reflex auf das Lösen der Anspannung ein. Dieses Verfahren sollten Sie unter qualifizierter Anleitung einüben, bis sie mit dem Ablauf vertraut sind.

Die Übung kann im Liegen oder auch im Sitzen in einer bequemen Haltung durchgeführt werden. Zuerst werden die Armmuskeln etwa fünf Sekunden lang deutlich spürbar angespannt, jedoch nur so stark, dass kein Schmerz zu spüren ist. Anschließend werden die Armmuskeln etwa 20 Sekunden lang entspannt. Dabei achtet man auf den Unterschied zwischen der Anspannung und der Entspannung und beobachtet, wie sich die Armmuskeln immer weiter entspannen können.

In gleicher Weise werden nacheinander die anderen Muskelpartien, zuerst die Gesichts-, Nacken- und Schultermuskulatur, dann Rücken- und Bauch-, Gesäß- und Beinmuskulatur angespannt und wieder entspannt. Zum Schluss kann man noch einmal die ganze Körpermuskulatur spannen und entspannen. Die Übung dauert insgesamt etwa 30 Minuten.

Ein kontinuierliches Training ist die Voraussetzung für die Wirksamkeit dieser Methode. Das Training sollte deshalb einen festen Platz im Tagesablauf haben, beispielsweise jeden Tag nach der Arbeit oder während der Mittagspause.

Ruhebilder

Eine weitere Möglichkeit, sich zu entspannen, ist die **Entwicklung und Einübung eines Ruhebildes**. Bei dieser Entspannungstechnik, die mit Phantasie und Vorstellungskraft arbeitet, versucht man, sich möglichst detailliert und plastisch ein angenehmes Bild ins Gedächtnis zu rufen.

Zur Entwicklung Ihres persönlichen Ruhebildes erinnern Sie sich zunächst an angenehme Ereignisse aus der jüngeren Vergangenheit. Wählen Sie ein Ereignis aus, das für Sie besonders angenehm war und Ihnen noch gut im Gedächtnis geblieben ist. Es kann sich dabei beispielsweise um ein bestimmtes Bild aus ihrem letzten Urlaub (am Strand liegen und die Wellen rauschen hören) oder eine andere Situation (ein besonders schöner Abend mit ihrem/r Liebsten) handeln. Schließen Sie Ihre Augen und konzentrieren Sie sich auf diese Situation. Achten Sie genau darauf, was Sie innerlich alles sehen, hören, riechen, fühlen oder schmecken können. Lassen Sie in aller Ruhe diese Eindrücke auf sich wirken und fühlen Sie, wie ihr Körper langsam ruhiger wird und sich entspannt. Kehren Sie nach kurzer Zeit wieder mit Ihren Gedanken in die Gegenwart zurück, dehnen und rekeln Sie sich ausgiebig und öffnen Sie Ihre Augen.

Auch hier ist der Übungseffekt besonders wichtig: Je häufiger Sie die Vorstellung Ihres „Bildes" üben, um so schneller und tiefer wird sich die Entspannung einstellen.

Weitere Entspannungsmöglichkeiten

Weitere Entspannungsverfahren sind z. B.

- Meditation,
- Yoga,
- autogenes Training.

Sie können Entspannung natürlich auch über eine Vielzahl anderer Möglichkeiten erreichen, beispielsweise durch

- regelmäßige sportliche Aktivitäten wie Schwimmen, Joggen, Fahrrad Fahren oder Tanzen,
- kreative Aktivitäten wie Musizieren oder Malen.

Entscheidend ist es, ein zur eigenen Persönlichkeit passendes Verfahren zu finden. Manche können sich eher durch „Auspowern" entspannen, andere ziehen „sanfte" Methoden vor.

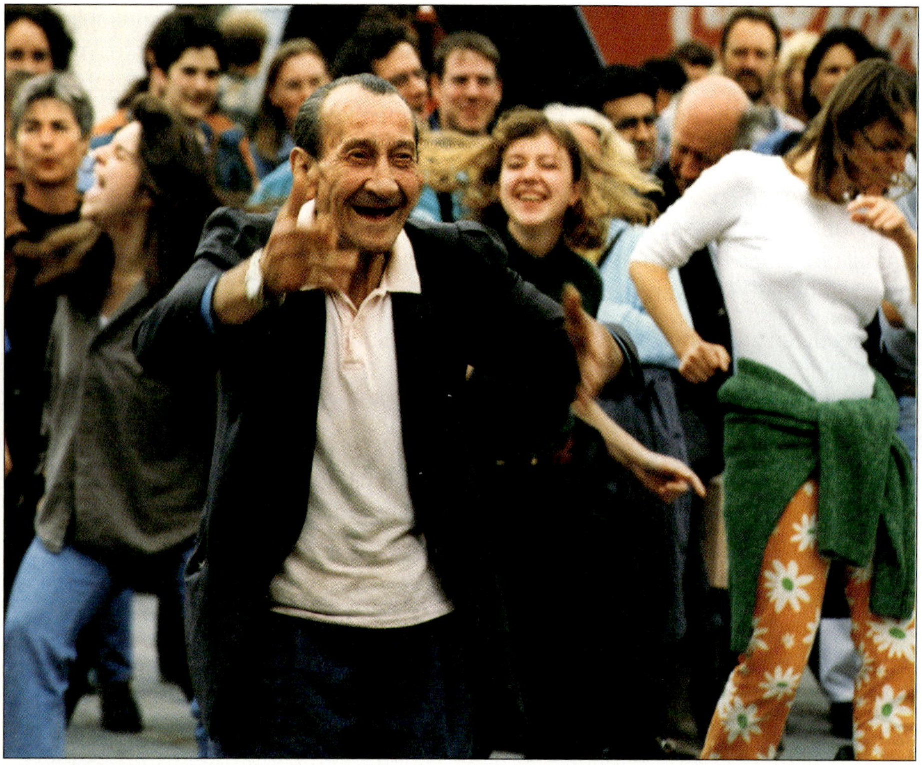

Aufgaben Achten Sie in der kommenden Woche einmal darauf, wie Sie sich am besten entspannen können.

Informieren Sie sich, welche Kurse zu Entspannungsverfahren an der Volkshochschule oder an anderen Stätten der Erwachsenenbildung in Ihrer Region angeboten werden. Stellen Sie Ihren Mitschülerinnen und Mitschülern ein Verfahren vor, das Sie besonders interessiert.

16.4.3 Supervision

Definition Supervision

Als Supervision bezeichnet man eine von einem außenstehenden Experten oder einer Expertin (**Supervisor/in**) geleitete Form der Beratung und Begleitung bei beruflichen Belastungen und Konflikten.

Supervisionsangebote gibt es am häufigsten für Mitarbeiterinnen und Mitarbeiter mit Tätigkeiten in sozialen Bereichen und in der Therapie.

Als Teilnehmerinnen und Teilnehmer an einer Supervision (**Supervisanden/Supervisandinnen**) kommen Mitglieder eines interdisziplinären Arbeitsteams oder einer Berufsgruppe (z. B. ausschließlich Pflegekräfte) in Frage. Man kann Supervision aber auch als Einzelperson in Anspruch nehmen, insbesondere im Rahmen von Aus- und Weiterbildung, beispielsweise zum Sozialpädagogen oder Psychotherapeuten.

In der Supervision werden aktuelle berufliche Belastungen und Probleme und mögliche Lösungen besprochen. Auch persönliche Schwierigkeiten, die im Arbeitsprozess eine Rolle spielen, aber keineswegs nur in diesem entstanden sind wie beispielsweise das Helfersyndrom, können bearbeitet werden. Thema der einzelnen Supervisionssitzungen sind Interaktionen in der beruflichen Praxis. In der Pflege geht es vor allem um die Art und Weise, wie die Pflegekraft den alten Menschen behandelt und mit Kollegen/Kolleginnen, Vorgesetzten oder Angehörigen kommuniziert. Der Schwerpunkt liegt dabei auf den bewussten und unbewussten Konflikten, die zwischen der Pflegekraft und ihren Interaktionspartnern am Arbeitsplatz entstehen. Pflegekräfte haben die Möglichkeit, sich die Probleme, die sie bei der Betreuung der Bewohnerinnen und Bewohner erleben, durch Aussprache und gemeinsames Nachdenken zu vergegenwärtigen. Auch Konflikte im Team und mit Vorgesetzten können besprochen werden, mit dem Ziel realistische und faire Lösungsmöglichkeiten zu finden.

Vorteile der Supervision

Nicht nur in der Pflege, sondern auch in vielen anderen Berufen bietet Supervision die Vorteile:

1. Supervision ermöglicht die Verarbeitung von Problemen und Konflikten sowohl auf rationaler als auch auf emotionaler Ebene.
2. Durch Supervision werden die Arbeitsbedingungen und die sozialen Beziehungen am Arbeitsplatz einer regelmäßigen Reflexion unterzogen.
3. Dadurch, dass in der Supervision konkrete Situationen besprochen werden, wird die Kompetenz der Teilnehmenden, in ihrem Berufsalltag adäquat zu handeln, gesteigert.
4. Die Möglichkeit, in der Supervision auch unangenehme Gefühle wie Ablehnung, Frustration oder Aggression aussprechen zu können, wirkt bereits entlastend.
5. Die gemeinsame Auseinandersetzung mit Problemen und Konflikten entlastet die Mitarbeiterinnen und Mitarbeiter und vermindert das Gefühl von Hilflosigkeit und Einzelkämpfertum.
6. Darüber hinaus ermöglicht Supervision, in Situationen mit erhöhten Anforderungen, beispielsweise bei Personalmangel, Ressourcen besser auszuschöpfen, sich abzugrenzen und Veränderungswünsche bzw. Kritik besser zu artikulieren.

Aufgabe

Stellen Sie zusammen, in welchen Punkten sich Supervision von anderen Besprechungen im Team unterscheidet.

Nutzen von Supervision in der Pflege

Im Arbeitsfeld Pflege kann Supervision für eine Gruppe, die ausschließlich aus Pflegekräften oder auch für ein interdisziplinäres Team, in dem verschiedene Berufsgruppen vertreten sind, angeboten werden. Die Teilnehmenden können in vielerlei Hinsicht von der Supervision profitieren:

- Das Verständnis für andere Berufsgruppen (z. B. Physiotherapie) wird gefördert und dadurch auch die Kooperation untereinander verbessert.
- Man kann lernen, eigene Bedürfnisse zu artikulieren.
- Konflikte im Team können offen angesprochen werden und somit besteht eine bessere Chance, sie zu lösen.

- Die Teilnehmenden lernen sich besser kennen, was zur Entwicklung eines guten Betriebsklimas beitragen kann.
- Man kann lernen, Überforderungen rechtzeitig zu erkennen und sich gegenüber unzumutbarer Beanspruchung abzugrenzen.
- Gemeinsam ist es leichter, eine realistische Sicht dessen, was ‚machbar' ist, zu entwickeln.
- Supervision befähigt die Pflegekräfte, eine angemessene Balance von Nähe und Distanz zu den zu Pflegenden zu entwickeln.
- Ausdauer und Geduld im Umgang mit den zu Pflegenden wird gefördert.
- Die mit der Pflege schwerkranker und sterbender Menschen verbundenen Gefühle der Trauer und Hilflosigkeit können gezeigt und somit besser bewältigt werden.
- Eigene Fehler bei der sozialen Wahrnehmung, Vorurteile, Stereotype, unrealistische Selbst- und Fremdbilder können in einer akzeptierenden Atmosphäre erkannt und geändert werden.
- Eigene psychische Probleme wie z. B. das Helfersyndrom oder Depressionen können frühzeitig erkannt werden. Der Supervisor/die Supervisorin kann professionellen Rat zu geeigneten Therapien erteilen.

Insgesamt gesehen ist Supervision ist eine sehr effektive Maßnahme zur **Prävention von Burnout**.

Auch von Seiten der Arbeitgeber in der Altenpflege wird der Supervision zunehmend ein höherer Stellenwert eingeräumt, denn

- Supervision ist eine Maßnahme der Qualitätssicherung, da sie die beruflichen Kompetenzen des Pflegepersonals fördert und somit auch zur Verbesserung der Versorgung der Bewohnerinnen und Bewohner beiträgt.
- Supervision ist eine gesundheitsfördernde Maßnahme, die Burnout verhindert und die Arbeitszufriedenheit der Pflegekräfte erhöht. Krankenstand und Fluktuation können dadurch zurückgehen und die Attraktivität des Pflegeberufs wird gesteigert.

Es ist möglich, dass Supervision – wie jede Interventionsform in Organisationen – am Anfang Unsicherheit und Ängste auslöst. Wird Supervision jedoch von außen fachkompetent eingeführt und wird die unabdingbare Vertraulichkeit gewahrt, kann diese Unsicherheit überwunden werden und Probleme können formuliert und bearbeitet werden.

Unverzichtbar ist daher, dass Supervision von einer Person geleitet wird, die *nicht* der Organisation angehört, in der die Supervision stattfindet.

Grenzen von Supervision

Es ist ausdrücklich zu betonen, dass Supervision dort an ihre Grenzen gerät, wo Probleme bestehen, die eine organisatorische oder politische Lösung verlangen (z. B. bei Personalmangel). Sie darf also nicht als Ersatz für ungelöste Probleme der Organisation angesehen oder missbraucht werden. Supervision unterstützt jedoch die Teilnehmer/innen darin, Ursachen für Belastungen und Konflikte besser wahrzunehmen und zu artikulieren, und kann dadurch auch eine Verbesserung der Organisation bewirken.

16.5 Wiederholen und Vertiefen

1. *Welche besonderen Belastungen kennzeichnen den Altenpflegeberuf?*
2. *Welche Konflikte treten Ihrer Erfahrung nach häufig in der Zusammenarbeit zwischen Altenpflegekräften und anderen Berufsgruppen auf? Wie können diese Konflikte gelöst werden?*
3. *Wie entwickelt sich ein Helfersyndrom?*
4. *Welche Folgen für die Beziehung zu Pflegeheimbewohnerinnen und -bewohnern kann es haben, wenn eine Pflegekraft ein Helfersyndrom hat?*
5. *Was bedeutet Burnout? Welche Symptome können bei Burnout auftreten?*
6. *Diskutieren Sie: Wo sehen Sie die Ursachen dafür, dass jüngere und alleinstehende Mitarbeiterinnen und Mitarbeiter ein höheres Risiko haben, von Burnout betroffen zu werden?*
7. *Was kann man tun, wenn man bei sich Anzeichen von Burnout wahrnimmt?*
8. *Diskutieren Sie Vor- und Nachteile eines Selbstkontrollprogramms.*
9. *Was bedeutet Supervision?*
10. *Was kann mit Supervision in der Altenpflege erreicht werden?*

Anregungen

1. *Verfassen Sie ein Referat über Mobbing am Arbeitsplatz.*
2. *Laden Sie eine Fachfrau oder einen Fachmann ein, die oder der Supervision für Pflegepersonal anbietet und informieren Sie sich über Ziele, Ablauf, Inhalte und Kosten der Maßnahme.*
3. *Was wird an Ihrem Arbeitsplatz getan und was können Sie selbst tun, um sich vor körperlichen Fehl- und Überbelastungen zu schützen?*

17 Auseinandersetzung mit Sterben und Tod

Liebe Altenpflegeschülerin, lieber Altenpflegeschüler,

Einleitung *was an die Begrenztheit des Lebens erinnert, macht Angst. Gesprächen über das Sterben wird daher oft ausgewichen. Als Altenpflegerin oder Altenpfleger werden Sie jedoch immer wieder mit diesem Thema konfrontiert werden, da es zu Ihren Aufgaben gehört, sterbende Menschen zu begleiten. In diesem Kapitel wird die Angst vor dem Sterben und dem Tod angesprochen und die Notwendigkeit der bewussten Auseinandersetzung mit Sterben und Tod in der Altenpflege aufgezeigt. Unterschiedliche Formen und Phasen der Verarbeitung des herannahenden Todes werden dargestellt. Besonders wichtig ist es für Altenpflegerinnen und Altenpfleger, die Bedürfnisse sterbender Menschen zu erkennen und Unterstützung anbieten zu können. Das Kapitel informiert Sie über Argumente in der Sterbehilfediskussion, die aktuelle Rechtslage zur Sterbehilfe und die Patientenverfügung. Auch die erschreckend hohe Anzahl alter Menschen, die sich selbst töten, erfordert Auseinandersetzung.*

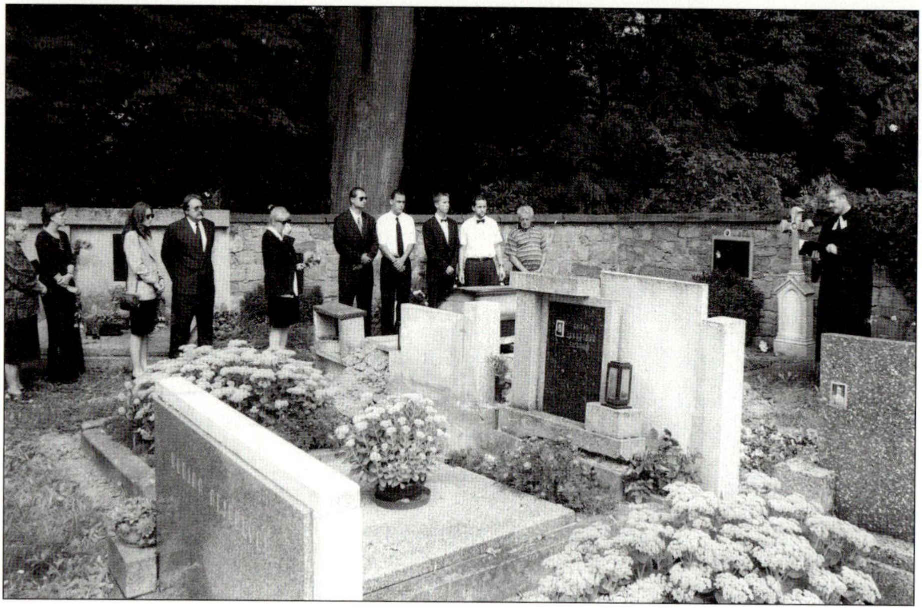

17.1 Sterben und Tod – ein Tabuthema?

Sterben und Tod – ein Thema, das mit Trauer und Angst verbunden ist, denn es handelt von der eigenen Sterblichkeit und dem Verlust von Bezugspersonen. Es ist ein Thema, das alle Menschen betrifft und doch weitgehend aus unserem Alltag verbannt ist. Wem es – körperlich oder psychisch – nicht ausgesprochen schlecht geht, sieht sich selten veranlasst, sich ernsthaft mit Gedanken an die eigene Sterblichkeit auseinanderzusetzen. Und im Gegensatz zu früheren Zeiten werden wir heute auch relativ selten direkt mit dem Sterben und dem Tod anderer Menschen konfrontiert.

Noch bis ins 19. Jahrhundert, bevor die Lebenserwartung stark anstieg, war der Tod allgegenwärtig. Eltern sahen ihre Kinder sterben. Kinder und Jugendliche hatten oft schon das Sterben eines Verwandten miterlebt. Da Infektionen eine häufige Todesursache waren, ereilte der Tod auch viele junge Menschen, während er heute meistens alte Menschen betrifft.

Sterbeorte

Aber nicht nur, weil wir heute viel älter werden, bis wir den Tod eines Menschen miterleben, können wir der Auseinandersetzung mit dem Thema Sterben und Tod lange aus dem Weg gehen. Hinzu kommt, dass die Pflege Sterbender in viel größerem Ausmaß als früher zu einer Aufgabe von professionellem Personal geworden ist. Viele Menschen sterben in Krankenhäusern und Pflegeheimen. Die meisten jedoch möchten zu Hause sterben. Das bedeutet, dass viele Menschen ihre letzten Tage oder Stunden nicht so verbringen können, wie sie es sich wünschen.

Grenzerfahrung

Sterben heißt an eine Grenze stoßen. Es ist eine Situation, die wir letzten Endes nicht kontrollieren und verändern können, wenn sie auch mit medizinischen Mitteln beeinflusst und hinausgezögert werden kann. Häufig geht dem Tod eine längere Zeit schwerster Erkrankung voraus. Die Betroffenen sind darauf angewiesen, dass andere Menschen ihre Interessen wahrnehmen, akzeptieren und gegenüber Dritten vertreten, eventuell auch durchsetzen. Auseinandersetzung mit Tod und Sterben heißt also auch, sich damit zu befassen, ob und wie man Gefühle der Hilflosigkeit und des Ausgeliefertseins aushalten kann. Dies mag ein Grund sein, warum das Thema oft abgewehrt wird. So kann es dazu kommen, dass ein alter Mensch, der das Bedürfnis hat, über den Tod und das Sterben zu sprechen, unter seinen Kontaktpersonen niemanden findet, der sich ernsthaft und offen mit ihm unterhalten möchte.

- Aber Opa, Du bist doch noch so fit. Wieso denkst Du denn schon ans Sterben?
- Lass uns doch jetzt nicht über ein solches Thema reden, ich hatte die ganze Woche so viel Stress ...
- Ja, wer weiß schon, was nach dem Tod kommt, darüber kann niemand etwas sagen ...
- Was für ein trauriges Thema, das verdirbt einem ja die gute Stimmung ...
- Ich muss noch was erledigen und kann mich nicht länger bei Ihnen aufhalten.

Wie mögen solche Reaktionen auf einen alten Menschen wirken, der über das Lebensende reden will? Wie ehrlich ist der Gesprächspartner sich selbst und dem anderen gegenüber? Vielleicht hat er wirklich keine Zeit und wird zu einem anderen Zeitpunkt von sich aus auf das Thema zurückkommen. Vielleicht aber dienen solche Sätze lediglich dazu, ein unangenehmes Thema abzubrechen.

Aufgabe

Erinnern Sie sich an eine Gelegenheit, bei der in Ihrem Beisein über Sterben und Tod gesprochen wurde? Wenn ja, führen Sie sich den Ablauf des Gesprächs noch einmal vor Augen. Wer sprach das Thema aus welchem Grund an? Wer war an diesem Gespräch beteiligt und wie reagierten die Anwesenden?

Obwohl sich zahlreiche Hinweise darauf finden, dass das Thema Sterben und Tod in unserer Gesellschaft immer noch tabuisiert wird, gibt es auch Anzeichen für eine gegenläufige Entwicklung.

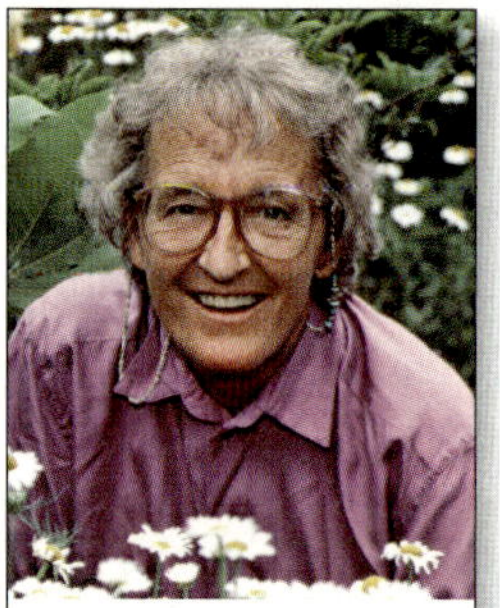
Elisabeth Kübler-Ross

Bahnbrechend wirkten die Veröffentlichungen von **Elisabeth Kübler-Ross**. Im Jahre 1926 in der Schweiz geboren, siedelte sie 1958 nach einem Medizinstudium mit ihrem amerikanischen Ehemann in die USA über. Dort absolvierte sie eine psychiatrische Zusatzausbildung. Sie begann, den Vorgang des Sterbens zu erforschen und beschäftigte sich mit Möglichkeiten der Sterbebegleitung. 1965 wurde sie Professorin an der Universität von Chicago. 1969 erschien ihr Buch „Gespräche mit Sterbenden". Mit dieser und weiteren Publikationen sowie in zahlreichen Vorträgen und Workshops trug sie dazu bei, den Prozess des Sterbens zu einem öffentlichen Thema zu machen. Sie starb im August 2004.

Hospiz Seit Ende der 70er Jahre findet auch die **Hospizbewegung** immer mehr Beachtung. Die Hospizbewegung sieht ihre Aufgabe darin, dafür zu sorgen, dass Sterbende die Zeit bis zum Ende ihres Lebens unter den bestmöglichen Bedingungen verbringen können. Dazu gehören eine exzellente pflegerische und medizinische Betreuung einschließlich optimaler Schmerzlinderung ebenso wie Ansprache, Kontakt und psychische Unterstützung. Es gibt **Hospize**, die Sterbende stationär aufnehmen und pflegen, aber auch die **ambulante Hospizhilfe**, deren Mitarbeiterinnen zu sterbenden Menschen nach Hause kommen.

Palliativmedizin Die Bedeutung der **Palliativmedizin** wird in Fachkreisen und in der Öffentlichkeit immer stärker anerkannt. Der Begriff palliativ leitet sich von dem lateinischen Wort pallium (Mantel, Decke) ab und heißt in seiner ursprünglichen Bedeutung „umhüllend" oder „schützend". Palliativmedizin ist lindernde Medizin und bemüht sich, Schmerzen und andere störende Symptome zu verringern, wenn die Grunderkrankung nicht mehr geheilt werden kann. Sie hat das Ziel, die Lebensqualität der Patientinnen und Patienten so gut wie möglich zu erhalten.

17.2 Angst vor dem Sterben, Angst vor dem Tod

Aufgabe Bitte lesen Sie das Gedicht „Schlußstück" von Rainer Maria Rilke und lassen Sie es auf sich wirken.

Der Tod ist groß.
Wir sind die Seinen
lachenden Munds.
Wenn wir uns mitten im Leben meinen,
wagt er zu weinen
mitten in uns.[1]

Trotz medizinischer Fortschritte und gestiegener Lebenserwartung kann im Grunde jeder Mensch jederzeit mit dem Tod konfrontiert werden und entweder einen lieben Menschen verlieren oder selbst mitten aus dem Leben gerissen werden. Das ist ein beängstigender Gedanke, dem man sich sicherlich nicht jeden Tag aufs Neue stellen kann. Die Begleitung eines sterbenden Menschen und seiner Angehörigen erfordert

1 Rilke 1986, S. 423.

Abb. Ken Ross

jedoch, sich der eigenen Ängste immer wieder bewusst zu werden. Ängste, die im Zusammenhang mit Sterben und Tod auftreten können, sind

- die Angst vor dem Sterben, genauer: Angst davor, dass der Prozess des Sterbens schmerzhaft oder entwürdigend sein könnte,
- die Angst vor dem Tod, d. h. davor, dass das Leben beendet ist, dass man nicht mehr „da" ist.

Diese Ängste beziehen sich

- auf das eigene Sterben und den eigenen Tod und/oder
- auf das Sterben und den Tod anderer Personen.[1]

Dabei ist zu bedenken, dass man immer auch an die eigene Sterblichkeit erinnert wird, wenn man das Sterben eines anderen miterlebt und daher die Angst vor dem eigenen Tod und Sterben sehr häufig mit der Angst vor dem Tod und Sterben anderer Personen vermischt sein wird.

Eine weitere Angst im Zusammenhang mit dem Sterben ist die Todesangst, nämlich die Angst, die uns in tatsächlich oder scheinbar lebensbedrohlichen Situationen überfällt. (Auf diese gehe ich jedoch im Folgenden nicht näher ein.)

Der Thanatopsychologe (griechisch: thanatos = Tod) Joachim Wittkowski verdeutlicht verschiedene Aspekte der Angst vor Tod und Sterben in einem Vier-Felder-Schema.[2]

	Bezug auf die eigene Person:	**Bezug auf andere Menschen:**
Sterben	• Angst vor körperlichem Leiden • Angst vor Demütigung • Angst vor dem Verlust persönlicher Würde • Angst vor Einsamkeit	• Angst vor der eigenen Hilflosigkeit angesichts fremden Leidens
Tod	• Angst vor Aufgabe wichtiger Ziele • Angst vor den Folgen des eigenen Todes für die Angehörigen • Angst vor Bestrafung im Jenseits • Angst vor dem Unbekannten • Angst vor Vernichtung des eigenen Körpers	• Angst vor dem Verlust wichtiger Bezugspersonen • Angst vor Toten

1 Vgl. Collet und Lester 1969.

2 Wittkowski 1990, S. 80.

Aufgaben Bitte ergänzen Sie dieses Vier-Felder-Schema um Ihre eigenen Gedanken. Überlegen Sie auch, welche der hier genannten Ängste auf Sie zutreffen und welche nicht. Sie können auch eine große Pinnwand in vier Felder einteilen, je einen Zettel mit einem Gedanken zu den vier Aspekten der Angst vor Tod und Sterben beschriften und die Zettel an die Pinnwand heften.

Glauben Sie, dass es möglich ist, einen Menschen bei der Bewältigung dieser Ängste zu unterstützen? Wie? Was würde Ihnen selbst am meisten helfen?

17.3 Auseinandersetzung mit Sterben und Tod in der Altenpflege

Altenpflegerinnen und Altenpfleger werden in ihrem Beruf immer wieder mit Sterben und Tod konfrontiert. Dies wird für Pflegende dann zu einer besonders großen Belastung, wenn

- sie nicht ausreichend auf dem Umgang mit Sterbenden vorbereitet wurden,
- sie sich mit ihren Gefühlen Sterbenden gegenüber allein gelassen fühlen,
- sie sich beim Auffinden eines Toten allein gelassen fühlen,
- über das Thema im Team nicht oder nicht ernsthaft gesprochen wird,
- sie Situationen erleben, in denen die Bedürfnisse Sterbender nicht wahrgenommen und beachtet werden.

Aufgaben Wo und wie sterben Menschen in Pflegeheimen? Wie wird in Pflegeheimen mit Sterbenden umgegangen? Welche Erfahrungen haben Sie bisher gemacht?

Wurden Sie auf den Umgang mit Sterbenden und Toten vorbereitet? Wie würde Ihrer Meinung nach eine gute Vorbereitung aussehen?

Wenn Pflegende

- aus Unsicherheit,
- aus Angst,
- wegen mangelnder Unterstützung oder
- aus Zeitmangel

Sozialer Tod den Umgang mit einem Sterbenden vermeiden, besteht die Gefahr, dass er den **sozialen Tod** stirbt.

Damit ist gemeint, dass ein Mensch schon längere Zeit, bevor er körperlich stirbt, sozial sterben kann, wenn seine Beziehungen und Kontakte immer weniger werden, weil sich Angehörige, Freunde und Pflegende von ihm zurückziehen und er selbst von sich aus nur noch schwer Kontakte aufnehmen kann. Der soziale Tod zeigt sich auch darin, dass ein Sterbender nicht mehr als lebender Mensch behandelt wird. Es wird dann z. B. in seiner Gegenwart über ihn gesprochen, als ob er gar nicht anwesend wäre. Oder es werden Möglichkeiten der Selbstbestimmung des Sterbenden nicht berücksichtigt und seine Privatsphäre bleibt nicht gewahrt.

Sterbebegleitung in der Altenpflege Die Begleitung von Sterbenden und ihren Angehörigen gehört zum Berufsalltag von Pflegekräften. Es besteht jedoch ein großer Widerspruch zwischen den Anforderungen, die sich daraus ergeben, und den Hilfen, Möglichkeiten und Mitteln, die zur Erfüllung dieser Anforderungen bereitgestellt werden. Denn Sterbebegleitung erfordert einerseits ein hohes Maß an sozialen Kompetenzen (z. B. Empathie, Akzeptanz, Kongruenz) und Selbst-Bewusstsein. Mit Selbst-Bewusstsein ist hier gemeint, dass man seine eigenen Reaktionen, Gefühle und Einstellungen kennt. Andererseits erfahren Pflegende bei der anspruchsvollen Aufgabe der Sterbebegleitung manchmal zu wenig Unterstützung und Vorbereitung und müssen in institutionellen Rahmenbedingungen arbeiten, die kaum Zeit und Raum für die Entwicklung und Nutzung von sozialen Kompetenzen bieten. Pflegequalität kann aber auch daran gemessen werden, welcher Stellenwert der Sterbebegleitung in einer Einrichtung zukommt. Ein hoher Standard kann nur erreicht werden, wenn in der Ausbildung und in den Altenpflegeeinrichtungen die folgenden Voraussetzungen verwirklicht werden:

- Schon in der Ausbildung sollte genügend Zeit für eine ausführliche Beschäftigung mit dem Thema Sterben und Tod zur Verfügung stehen.
- Für Pflegende sollten Fortbildungen zum Umgang mit Sterbenden angeboten werden.
- Das Thema Tod und Sterben darf aus dem Pflegealltag nicht ausgeklammert werden. Es sollte genügend Zeit und auch Raum zur Verfügung stehen, dass über Sterbefälle gesprochen werden kann. Pflegende sollten nicht gezwungen sein, Gefühle, die sie in Bezug auf einen sterbenden oder verstorbenen Menschen empfinden, zu verdrängen. Kübler-Ross schlägt vor, dass in Heimen und Kliniken ein Zimmer eingerichtet wird, in das sich Pflegekräfte zurückziehen können, wenn sie um jemanden trauern.
- Die Träger von Pflegeeinrichtungen sollten den Pflegekräften die Möglichkeit bieten, an Maßnahmen zum Umgang mit Belastungen, z. B. Supervision teilzunehmen und Bewältigungsstrategien zu erlernen.
- Standards für die Sterbebegleitung sollten sich an einem ganzheitlichen Konzept orientieren. Ganzheitlich bedeutet hier, dass die körperlichen, sozialen und psychischen Bedürfnisse Sterbender berücksichtigt werden. Standards können größere Sicherheit im Umgang mit Sterbenden vermitteln. Ohne Leitlinien müssen Pflegekräfte häufig notgedrungen ihr eigenes privates Konzept entwickeln, wie sie am besten mit Sterbenden und Angehörigen umgehen. Damit stehen sie aber letztendlich alleine da. Die Leitlinien sollten auch offen für eventuell notwendige Veränderungen bleiben, sie sollten diskutiert und auf ihre Tauglichkeit hin überprüft werden. Pflegekräfte können mit ihren Erfahrungen zur Verbesserung der Leitlinien beitragen. Ziel ist, dass die Pflegenden hinter den Leitlinien stehen können und sie als praktikabel einstufen.

Aufgaben

Diskutieren Sie in kleinen Gruppen: Welche Voraussetzungen müssten Ihrer Meinung nach in stationären Einrichtungen geschaffen werden, um Sterbende begleiten zu können?

Wie können sich Mitarbeiterinnen und Mitarbeiter ambulanter Pflegedienste an der Begleitung eines sterbenden Menschen beteiligen und welche Probleme könnten sich daraus ergeben?

17.4 Verarbeitungsprozesse bei sterbenden Menschen

Wie reagiert ein Mensch, wenn er erfährt, dass er in absehbarer Zeit sterben wird? Wie kann die Gewissheit des nahenden Todes verarbeitet werden?

Der Prozess der psychischen Auseinandersetzung mit dem eigenen Sterben kann von Mensch zu Mensch höchst unterschiedlich verlaufen. Es ist schwierig und auch fragwürdig, in diesem Zusammenhang von gelungener oder nicht gelungener Bewältigung zu sprechen. Menschen können beispielsweise mit Verbitterung, Depression, Verdrängung, Gelassenheit, mit der Suche nach Sinn oder mit einer Bilanzierung ihres bisherigen Lebens reagieren, wenn sie erfahren, dass sie nicht mehr lange leben werden. Die Emotionen und die Bewusstseinsinhalte können interindividuell sehr unterschiedlich und intraindividuell sehr wechselhaft, aber auch gleichbleibend sein. Es ist nicht sinnvoll, diese oder andere Reaktionen als „richtig" oder „falsch" zu beurteilen. Welche Reaktion ein todkranker Mensch zu welchem Zeitpunkt und gegenüber welchen Personen zeigt, hängt von einer Vielzahl von Faktoren ab, wie z. B.

- von Persönlichkeitsmerkmalen,
- vom Krankheitsverlauf,
- von sozialen Beziehungen,
- von sozio-ökonomischen Bedingungen und vielem mehr.

Ergebnisse der Thanatopsychologie zeigen, dass bestimmte Faktoren zu einer akzeptierenden Haltung beitragen können.[1] Das Herannahen des Todes kann besser angenommen werden, wenn

- frühere kritische Lebensereignisse bereits gut bewältigt werden konnten,
- das eigene Leben in der Rückschau als erfüllt bewertet wird,
- das Leben auch in der Zeit des Sterbens noch als sinnvoll angesehen wird,
- Unterstützung und positiv erlebte soziale Kontakte vorhanden sind.

Bedeutung der medizinischen und pflegerischen Versorgung

Entscheidend ist auch die Qualität der medizinischen und pflegerischen Betreuung. Eine hohe Qualität zeigt sich darin, dass Ärzte und Pflegekräfte sich an den Bedürfnissen Sterbender orientieren, ihre Menschenwürde respektieren, ihre Ängste, Zweifel und Fragen ernst nehmen und sich um die bestmögliche Behandlung und Pflege bemühen. Eine hohe Qualität der medizinischen und pflegerischen Versorgung ist die **Basis der Lebensqualität** in der kurzen Zeit, die dem Sterbenden bleibt. Sie entlastet Sterbende und ihre Angehörigen davon, um die Erfüllung elementarer Bedürfnisse wie z. B. Befreiung von Schmerzen kämpfen zu müssen. So können sie sich besser der psychischen Verarbeitung ihrer Situation zuwenden.

17.4.1 Das Phasenmodell von Elisabeth Kübler-Ross

Während Elisabeth Kübler-Ross Sterbende begleitete, beobachtete sie bei vielen Patientinnen und Patienten einen ähnlichen Ablauf aufeinanderfolgender Stimmungsschwankungen. Sie entwickelte daraus ein sehr bekannt gewordenes Modell, in dem der Prozess der Auseinandersetzung mit dem nahenden Tod in fünf Phasen gegliedert wird:

1. Phase: **Nicht-wahrhaben-wollen und Isolierung**
In dieser Phase will die betroffene Person nicht glauben, dass sie unheilbar erkrankt ist und sterben wird. Sie vermutet, dass ein Irrtum vorliegen müsse, z. B. der pathologische Befund vertauscht wurde. Ungünstige Untersuchungsergebnisse werden ignoriert. Zukunftspläne werden geschmiedet, obwohl es nicht mehr möglich sein wird, sie zu verwirklichen. Um zu vermeiden, dass immer mehr Hinweise auf den nahen Tod zur Kenntnis genommen werden müssen, isoliert sich die kranke Person.

1 Vgl. Wittkowski 1990 S. 128 ff. und Kruse 1988, S. 147 ff.

2. Phase: **Zorn und Auflehnung**
In der zweiten Phase kämpft der kranke Mensch gegen sein Schicksal an. Er fragt sich: Warum muss es ausgerechnet mich treffen? Wut ist das vorherrschende Gefühl und kann sich in aggressivem und ungerechtem Verhalten gegenüber Pflegepersonal oder Angehörigen äußern.

3. Phase: **Verhandeln**
Mit Versprechungen und Gelübden versucht der betroffene Mensch, einen Aufschub zu erreichen, z. B.: Wenn ich jetzt noch nicht sterbe, werde ich häufiger in die Kirche gehen.

4. Phase: **Depression**
Diese Phase ist geprägt von niedergeschlagener Stimmung. Hoffnungen auf Heilung sind weitgehend verschwunden. Es können Schuldgefühle oder Trauer auftreten, etwa weil in der Vergangenheit Chancen nicht genutzt wurden, weil Angehörige den bevorstehenden Verlust nicht verkraften oder weil das Abschied Nehmen insgesamt schwer fällt.

5. Phase: **Zustimmung**
In dieser Phase nimmt der Sterbende sein Schicksal an. Meist ist er körperlich schon sehr geschwächt. Er sieht dem Ende des Lebens ruhig entgegen. Er löst sich innerlich von seinen Angehörigen und Freunden und verliert das Interesse an dem, was um ihn herum vorgeht.

Kübler-Ross geht davon aus, dass diese fünf Phasen von allen Sterbenden durchlebt werden. Jedoch können die Phasen unterschiedlich lang sein. Auch die Reihenfolge ist nicht unbedingt zwingend. So kann beispielsweise die Phase des Nicht-Wahrhaben-Wollens zu einen späteren Zeitpunkt ein zweites Mal auftreten.

Kritik

Kritisiert wird an diesem Phasenmodell vor allem die Behauptung, die beschriebenen Reaktionen verliefen bei allen Sterbenden in ähnlicher Weise. Es wurde schon erwähnt, dass der Prozess der Verarbeitung des Sterbens von Faktoren wie Persönlichkeitsmerkmalen, Biographie, sozialer Lage, Krankheitsverlauf usw. beeinflusst wird. Da diese Faktoren von Mensch zu Mensch sehr unterschiedlich sind, ergeben sich auch sehr unterschiedliche Verarbeitungsprozesse. Wer davon ausgeht, dass alle sterbenden Menschen die gleichen Sterbephasen durchlaufen, berücksichtigt diese Unterschiede zu wenig. Es besteht dann die Gefahr, dass Äußerungen und Verhaltensweisen sterbender Menschen pauschal in eine von fünf „Schubladen“ eingeordnet werden. Vermutet man den Ursprung eines Verhaltens nur in einer der Phasen, die man bei einem sterbenden Menschen erwartet, so sieht man dann vielleicht keinen Anlass mehr, über mögliche andere Ursachen nachzudenken. So könnte es beispielsweise geschehen, dass man eine zornig vorgetragene Beschwerde nicht ernst genug nimmt, weil man sie in der „Schublade mit der Aufschrift Zweite Phase“ ablegt.

Außerdem darf nicht vergessen werden, dass es außer den im Fünf-Phasen-Modell beschriebenen Reaktionen noch viele andere Formen der Auseinandersetzung mit dem eigenen Sterben geben kann.

Trotz dieser Einwände kann das Phasenmodell von Kübler-Ross eine Hilfe für Pflegende sein. Fünf häufige Reaktionsweisen sterbender Menschen werden als Bewältigungsstile dargestellt. Wenn eine Pflegekraft z. B. eine wütende Reaktion als den Versuch eines sterbenden Menschen erkennt, eine Grenzerfahrung zu bewältigen, kann sie vielleicht diese Reaktion besser akzeptieren.

Aufgaben Haben Sie bei einer von Ihnen betreuten Person schon einmal eine oder mehrere der fünf Phasen beobachtet? Welche Reaktionen traten auf?

Begründen Sie, warum die Reaktionen der Pflegekraft und des Sohnes in den folgenden beiden Fällen nicht angemessen sind.

> Ein sehr kranker Patient schreit die Pflegekraft an, die sein Zimmer betritt: „Gehen Sie weg, ich will niemanden sehen."
> Die Pflegekraft antwortet: „Dann brauche ich ja überhaupt nicht mehr zu Ihnen kommen!"
>
> Ein sehr kranker Patient (78 Jahre) sagt zu seinem Sohn (52 Jahre): „Es ist jetzt genug. Ich möchte gehen."
> Der Sohn antwortet: „Aber Mutti hängt doch so sehr an Dir."

Aufgabe Wie kann man einen sterbenden Menschen während der fünf Phasen unterstützend begleiten?

17.5 Bedürfnisse sterbender Menschen

Sterbende sind darauf angewiesen, dass Altenpflegerinnen und Altenpfleger und Bezugspersonen ihre Wünsche und Bedürfnisse erkennen und respektieren.

Aufgabe Bitte überlegen Sie, welche der folgenden Punkte Ihnen am wichtigsten wären, wenn Sie Ihre letzte Lebensphase nicht zu Hause, sondern in einem Pflegeheim oder Krankenhaus verbringen würden.

Ich möchte ...

- die Wahrheit über meine Diagnose erfahren.
- in einem Einzelzimmer untergebracht sein.
- jederzeit Besuch haben können.
- Informationen zu allen Maßnahmen erhalten, die geplant sind.
- von Schmerzen frei gehalten werden.
- keine Schmerzmedikamente erhalten, die das Bewusstsein trüben.
- dass respektiert wird, wenn ich manche Personen nicht sehen möchte oder keinen Besuch haben möchte.
- dass mich ein Seelsorger besucht.
- dass keine lebensverlängernden Maßnahmen durchgeführt werden, wenn ich mich im Endstadium einer zum Tode führenden Krankheit befinde.
- dass lebensverlängernde Maßnahmen eingesetzt werden, wenn ich es wünsche, z. B. weil ich noch von jemandem Abschied nehmen will.
- dass ich auch dann mit Respekt angesprochen, behandelt und gepflegt werde, wenn ich nicht bei Bewusstsein bin.
- dass, wenn möglich, eine Pflegerin oder ein Pfleger meines Vertrauens für meine Pflege zuständig ist.

Aufgabe Welche Punkte würden Sie noch ergänzen? Wie könnte gewährleistet werden, dass Ihre Bedürfnisse respektiert werden?

Bedürfnisse sterbender Menschen können in körperliche und psychosoziale Bedürfnisse eingeteilt werden.

Körperliche Bedürfnisse

Zu den **körperlichen Bedürfnisse** zählen

- Schmerzlinderung,
- Erleichterung und Unterstützung beim Auftreten anderer Symptome wie z. B. Atemnot,
- genügend Flüssigkeitszufuhr, denn viele Sterbende leiden wegen gesteigerter Transpiration an Durst.
- Das Bedürfnis nach Ruhe ist wegen zunehmender Müdigkeit und Erschöpfung oft sehr groß.

Psychosoziale Bedürfnisse

Beispiele für **psychosoziale Bedürfnisse** sind

- wichtige soziale Beziehungen aufrechtzuerhalten,
- Unterstützung bei der Regelung von Angelegenheiten, die man noch erledigen will,
- die Sicherheit, dass die eigene Wünsche und Bedürfnisse in der letzten Lebensphase berücksichtigt werden,
- Gefühle wie Angst, Trauer, Wut oder Hilflosigkeit zum Ausdruck bringen zu können, ohne dass dadurch wichtige soziale Beziehungen gefährdet werden. Sterbende Menschen erleben derartige Gefühle manchmal in einer Intensität, die ihnen selbst neu ist. Gleichzeitig befürchten viele sterbende Menschen, dass sie ihre Angehörigen oder Freunde mit der Äußerung solcher Gefühle zu sehr belasten oder dass es zu Konflikten kommt;
- die Sicherheit, dass die persönliche Würde in Behandlung und Pflege auch dann gewahrt bleibt, wenn man sich nicht mehr äußern kann.

17.5.1 Auf die Bedürfnisse Sterbender eingehen

Sterbebegleitung

Ziel der **Sterbebegleitung** ist es, einem todkranken Menschen zu größtmöglicher Lebensqualität zu verhelfen. Dies kann nur erreicht werden, wenn seine individuellen Wünsche und Bedürfnisse erkannt und beachtet werden. Im Idealfall arbeiten Ärzte, Pflegekräfte, Angehörige, Seelsorger und andere Bezugspersonen zusammen, um dem sterbenden Menschen zu ermöglichen, die letzte Lebensphase entsprechend seinen Bedürfnissen zu gestalten.

Die Beachtung der folgenden Grundsätze in der Pflege ist eine Voraussetzung für den **Erhalt der Lebensqualität**:

- Sorgfältige und taktvolle Pflege mit Wahrung des Selbstbestimmungsrechts und der Privatsphäre des sterbenden Menschen ist selbstverständlich.
- Auf nonverbale Signale achten, insbesondere bei Menschen, die sich nicht mehr verbal äußern können.
- Auf anstrengende und Schmerz auslösende Pflegemaßnahmen und Therapien möglichst verzichten.
- Bei Atemnot kann eine geeignete Lagerung Erleichterung bringen.
- Durst verhindern.

- Auf ausreichende Schmerztherapie achten. Dabei, wenn möglich, mit dem Patienten besprechen, ob er für Schmerzfreiheit bereit ist, Verwirrtheit in Kauf zu nehmen oder nicht.
- Ruhe ermöglichen und Störungen fernhalten.
- Den sozialen Tod verhindern, indem Möglichkeiten gegeben werden, soziale Kontakte im gewünschten Umfang zu pflegen. Man kann z. B. Angehörigen oder auch Freunden Übernachtungsmöglichkeiten anbieten.
- Gelegenheiten geben, Dinge zu erledigen, die dem Patienten noch wichtig sind. Vielleicht möchte er z. B. noch einmal mit einer ganz bestimmten Person sprechen.
- Gesprächen über das Sterben nicht ausweichen, sie aber auch nicht aufdrängen.
- Wenn es gewünscht wird, über die Einstellung zu lebenserhaltenden Maßnahmen sprechen und über Patientenverfügungen informieren.
- Bestattungswünsche erörtern, wenn ein Gespräch darüber gewünscht ist.
- Religionszugehörigkeit respektieren und entsprechende Gebräuche akzeptieren.

17.6 Die Diskussion um die Sterbehilfe

Aktive Sterbehilfe in den Niederlanden

In den 90er Jahre wurde ein Dokumentarfilm über ein niederländisches Ehepaar mit dem Titel „Tod auf Verlangen" gedreht. Der Ehemann, Cornelius, der an einer unheilbaren und tödlich ausgehenden Krankheit litt, hatte seinen Arzt um aktive Sterbehilfe gebeten. Die Kamera begleitet das Ehepaar einige Wochen bis zu Cornelius' Tod und lässt auch den Arzt, der Cornelius das tödliche Medikament injiziert, zu Wort kommen. Zum Zeitpunkt des Todes dieses Patienten war die aktive Sterbehilfe in den Niederlanden noch nicht legalisiert. Sie wurde aber in entsprechend begründeten Fällen unter bestimmten Bedingungen geduldet und nicht weiter strafrechtlich verfolgt. Auch im Fall von Cornelius wurde die aktive Sterbehilfe nur an die Staatsanwaltschaft gemeldet, der Arzt wurde nicht vor Gericht gestellt.

Inzwischen wurde die damalige, etwas unsichere Rechtslage in den Niederlanden eindeutiger geregelt. Als weltweit erstes Land legalisierten die Niederlande im Jahre 2001 die aktive Sterbehilfe. Ärzten ist es seitdem erlaubt, das Leben eines Patienten zu beenden, wenn die folgenden **Voraussetzungen** gegeben sind:

- Der Patient/die Patientin hat keine Aussicht auf Heilung.
- Das Leiden ist unerträglich.
- Der Patient/die Patientin hat den Wunsch nach aktiver Sterbehilfe ausdrücklich und mehrfach geäußert.
- Der Patient/die Patientin äußert den Wunsch nach aktiver Sterbehilfe bei vollem Bewusstsein. Für Koma-Patienten gilt, dass sie diesen Wunsch geäußert haben müssen, bevor sie das Bewusstsein verloren.
- Es wurde ein zweiter Arzt zu Rate gezogen, um den Fall zu beurteilen.

Eine Kommission prüft nachträglich, ob diese Bedingungen eingehalten wurden. Sollten daran Zweifel bestehen, wird die Staatsanwaltschaft informiert und gegebenenfalls ein Verfahren gegen den Arzt eingeleitet.

In Deutschland ist die aktive Sterbehilfe verboten und wird strafrechtlich verfolgt (Artikel 216 Strafgesetzbuch).

Das niederländische Sterbehilfegesetz verstärkte in ganz Europa die schon oft und vehement geführte Debatte um die Zulässigkeit der aktiven Sterbehilfe. Die **Gegner der aktiven Sterbehilfe** führen die folgenden Argumente an:

Argumente gegen aktive Sterbehilfe

- Der Wunsch nach aktiver Sterbehilfe entsteht meistens wegen nicht ausreichender Schmerztherapie oder mangelnder psychologischer Betreuung. Wird hier Abhilfe geschaffen, verschwindet auch der Wunsch, das Leben aktiv zu beenden. Wenn menschenwürdiges Sterben ermöglicht wird, z. B. in einem Hospiz, in dem auf die individuellen Bedürfnisse Sterbender eingegangen wird, braucht man keine aktive Sterbehilfe.
- Die medizinischen Möglichkeiten, starke Schmerzen zu behandeln, haben sich verbessert. Wenn Ärzte die Möglichkeiten der Palliativmedizin besser nutzen und verstärkt einsetzen, wird sich die aktive Sterbehilfe erübrigen.
- Menschen haben grundsätzlich nicht das Recht, das Leben eines anderen Menschen zu beenden.
- Ärzte haben sich mit ihrer Berufswahl dazu verpflichtet, Leben zu erhalten. Ihr berufliches Selbstverständnis verbietet es, einen Menschen zu töten.
- Es gibt für jeden Menschen die Möglichkeit, in einer Patientenverfügung festzulegen, dass im Fall einer lebensbedrohlichen Erkrankung keine lebensverlängernden Maßnahmen bei ihm durchgeführt werden sollen.
- Es könnte sein, dass eine sterbende Person den Wunsch nach aktiver Sterbehilfe äußert, weil sie von jemandem, der sich einen Vorteil verspricht, beeinflusst oder unter Druck gesetzt wurde. Diese und andere Formen des Missbrauchs können nicht mit völliger Sicherheit ausgeschlossen werden.
- Es wird immer Zweifelsfälle geben und damit besteht die Gefahr, dass nicht wieder gut zu machende Fehlentscheidungen getroffen werden. Was heißt z. B. unerträgliches Leiden? Wie ist es, wenn ein Patient in einer, möglicherweise wieder vorübergehenden, depressiven Phase nach aktiver Sterbehilfe verlangt?

17.6.1 Aktive und passive Sterbehilfe

Verboten ist in Deutschland die **aktive Sterbehilfe**, nicht aber die **passive Sterbehilfe**. Worin unterscheiden sich diese Begriffe?

Definition aktive Sterbehilfe

Aktive Sterbehilfe liegt vor, wenn eine Person einen Eingriff vornimmt, z. B. ein tödliches Medikament verabreicht, durch den das Leben eines todkranken Patienten auf dessen eigenen Wunsch hin beendet wird.

Nach deutschem Gesetz ist Tötung auf Verlangen strafbar.

Definition passive Sterbehilfe

Als passive Sterbehilfe wird der bewusste Verzicht auf lebensverlängernde Maßnahmen nach dem Willen oder mutmaßlichen Willen eines todkranken Patienten bezeichnet, so dass der Prozess des Sterbens nicht aufgehalten wird.

Passive Sterbehilfe bedeutet somit eine Unterlassung des medizinisch und technisch noch machbaren Versuchs, den Eintritt des Todes hinauszuzögern, wenn der Prozess des Sterbens bereits begonnen hat. Sie ist nach deutschen Recht erlaubt. Beispiele für passive Sterbehilfe sind der Verzicht auf Reanimation oder auch das Abstellen einer Herz-Lungen-Maschine, wenn der Sterbeprozess eingesetzt hat.

Manchmal nehmen ein Arzt und ein todkranker Patient in Kauf, dass durch die Nebenwirkungen einer Behandlung, z. B. eines Schmerzmedikaments, das Leben des Patienten verkürzt wird. Eine solche Entscheidung ist nicht strafbar. Sie wird oft als indirekte Sterbehilfe bezeichnet, obwohl es sich nicht um Sterbehilfe, sondern um eine palliativmedizinische Maßnahme im Rahmen der Sterbebegleitung handelt.

Aufgabe Bitte machen Sie sich Gedanken über ihren eigenen Standpunkt in der Sterbehilfediskussion. Welche Formen der Sterbehilfe würden Sie für sich selbst akzeptieren, wenn Sie lebensbedrohlich erkrankt wären?

17.6.2 Ärztliche Sterbebegleitung

Die Begriffe Sterbehilfe und Sterbebegleitung sind zu unterscheiden. Mit **Sterbehilfe** ist gemeint, dass das Leben eines schwerkranken Menschen nicht so lange erhalten wird, wie es medizinisch möglich wäre. **Sterbebegleitung** hingegen bedeutet, dass man einen Weg mit dem sterbenden Menschen mitgeht.

Die Bundesärztekammer erarbeitete Grundsätze zur ärztlichen Sterbebegleitung.[1] Darin heißt es, dass Ärzte nicht zur Lebenserhaltung unter allen Umständen verpflichtet sind. Vielmehr kann es Situationen geben, in denen im Interesse des Patienten besser auf lebensverlängernde Therapien verzichtet wird und die palliativmedizinische Versorgung in den Vordergrund tritt. Ärztinnen und Ärzte sollen einen offensichtlichen Sterbevorgang nicht künstlich durch lebenserhaltende Maßnahmen verlängern. An der Entscheidungsfindung soll der behandelnde Arzt auch die Pflegekräfte beteiligen. In den Grundsätzen wird hervorgehoben, dass aktive Sterbehilfe nicht zulässig ist. Auch die Mitwirkung bei der Selbsttötung eines Patienten wird abgelehnt. Wünscht eine einwilligungsfähiger Patient den Abbruch schon eingeleiteter lebenserhaltender Maßnahmen, so hat der Arzt dies zu respektieren.

Aufgabe Den Wortlaut der Grundsätze der Bundesärztekammer zur ärztlichen Sterbebegleitung können Sie sich aus dem Internet holen (www.bundesaerztekammer.de). Diskutieren Sie die Regelungen.

17.6.3 Die Patientenverfügung

In einer Patientenverfügung kann man vorsorglich seine Wünsche für eine medizinische Behandlung schriftlich festlegen für den Fall, dass man sich nicht mehr äußern kann. So kann man z. B. verfügen, dass man nicht künstlich beatmet oder mittels einer Magensonde ernährt werden möchte, wenn man so schwer erkrankt ist, dass keine Aussicht auf Besserung besteht. Darüber hinaus ist es sinnvoll, in einer Patientenverfügung den Namen einer Vertrauensperson anzugeben, mit der die behandelnden Ärzte alle Maßnahmen besprechen sollen. Die Unterschrift unter einer Patientenverfügung darf nicht zu alt sein, sonst bietet das Dokument den Ärzten keine Anhaltspunkte für ihre Entscheidungen. Zu bedenken ist, dass es bisher keine gesetz-

1 www.bundesaerztekammer.de

liche Verpflichtung für Ärzte gibt, sich an eine Patientenverfügung zu halten. Sie kann allerdings eine wichtige Hilfe zur Entscheidungsfindung sein. Die besten Chancen, dass eine Patientenverfügung beachtet wird, bestehen, wenn das Dokument mit eigenen Worten detailliert beschreibt, welche therapeutischen Maßnahmen im Notfall oder bei aussichtsloser Prognose gewünscht sind und welche unterlassen werden sollen.

Aufgabe

Diskutieren Sie mit einer Ärztin oder einem Arzt, was in einer Patientenverfügung stehen sollte, damit der eigene Wille möglichst eindeutig zu erkennen ist.

17.7 Suizidalität

Als Altenpflegerin oder Altenpfleger werden Sie auch Menschen begegnen, die nicht mehr leben wollen.

Suizid ist der Fachbegriff für Selbsttötung (lat. sui caedere = sich selbst fällen). Mit dem Eigenschaftswort **suizidal** bezeichnet man Gedanken und Verhaltensweisen, die den eigenen Tod anstreben.

Suizidgedanken in Krisen oder einer auswegslos erscheinenden Situation sind auch vielen psychisch gesunden Menschen nicht fremd. Suizidalität ist nicht unbedingt ein Zeichen für eine psychische Erkrankung. Jedoch haben Menschen mit psychischen Erkrankungen, insbesondere mit Depressionen und Abhängigkeitserkrankungen ein stark erhöhtes Suizidrisiko.

Verbreitung

Die Anzahl der **Suizidversuche** liegt über der Anzahl der vollendeten Suizide. Männer sterben häufiger durch Suizid als Frauen. Jährlich sterben in Deutschland mehr Menschen durch Suizide als durch Verkehrsunfälle. Im Jahr 2006 waren es 9 765 Suizide gegenüber 5 359 tödlichen Verkehrsunfälllen.[1] Hierzu muss gesagt werden, dass in die Todesursachenstatistik nur diejenigen Fälle eingehen, in denen eindeutig vorsätzliche Selbstbeschädigung als Todesursache festgestellt wurde. **Suizidales Verhalten** kann sich aber auch darin äußern, dass man z. B.

- lebenswichtige Medikamente nicht einnimmt,
- die Nahrungsaufnahme verweigert,
- Drogen konsumiert,
- riskant Auto fährt

oder auf andere Weise sein Leben gefährdet. Da in solchen Fällen die suizidale Absicht oft nicht nachgewiesen werden kann, wird bei der Anzahl der Suizide eine **hohe Dunkelziffer** angenommen.

Die Suizidrate gibt die Zahl der Suizide pro 100 000 Einwohner an.

Suizidrate 2006 in Deutschland für alle Altersgruppen[2]

alle	Männer	Frauen
11,9	17,9	6,0

1 Statistisches Bundesamt 2007: Todesursachen in Deutschland.
2 Statistisches Bundesamt: Todesursache Suizid. Wirtschaft und Statistik 10/2007.

17.7.1 Suizidalität im Alter

Verbreitung Viele Menschen sind überrascht, wenn sie erfahren, dass die höchsten Suizidraten nicht im jungen oder mittleren Erwachsenenalter zu verzeichnen sind, sondern im hohen Alter.

Suizidrate 2004 in Deutschland nach Altersgruppen (pro 100 000 Einwohner)[1]

Altersgruppen	Männer	Frauen
<1	–	–
1 bis 4	–	–
5 bis 9	–	–
10 bis 14	0,7	0,3
15 bis 19	7,0	2,0
20 bis 24	14,0	3,4
25 bis 29	15,8	4,1
30 bis 34	15,7	3,2
35 bis 39	18,6	5,3
40 bis 44	23,0	6,0
45 bis 49	24,2	7,1
50 bis 54	27,0	8,0
55 bis 59	25,4	8,4
60 bis 64	27,1	9,3
65 bis 69	26,1	9,7
70 bis 74	31,7	10,7
75 bis 79	44,8	14,4
80 bis 84	59,2	16,4
85 bis 89	81,9	23,5
ab 90	92,8	22,3

Die höchste Suizidrate aller Altergruppen weisen Männer auf, die 90 Jahre und älter sind.

Die Zahl der **Suizidversuche** im höheren Alter liegt deutlich unter der jüngerer Menschen, d. h. Suizidhandlungen alter Menschen führen wesentlich häufiger zum Tod als in jüngeren Altersgruppen.

Aufgabe Welche Erklärungen könnte es für das Phänomen geben, dass hochaltrige Menschen und unter diesen vor allem Männer ein erhöhtes Suizidrisiko aufweisen?

Auslöser In allen Altersgruppen kann es vorkommen, dass eine suizidale Handlung durch ein Ereignis ausgelöst wird, das Außenstehenden nicht existentiell bedrohlich erscheint. Ein solcher **Auslöser** ist aber oft nur der letzte „Tropfen, der das Fass zum Überlaufen bringt“. In der Regel wirken verschiedene, oft schon länger andauernde Belastungsfaktoren zusammen. Zur Suizidhandlung kommt es, wenn kein Ausweg mehr aus einer als unerträglich empfundenen Belastungssituation gesehen wird.

1 Statistisches Bundesamt: Todesursachenstatistik 2004.

Risikofaktoren

Das **Risiko** für Suizidhandlungen im Alter ist erhöht

1. bei psychischen Erkrankungen,
2. bei körperlichen Erkrankungen oder
3. bei Beziehungsproblemen bzw. bei einem Mangel an zufriedenstellenden sozialen Beziehungen.[1]

Oft spielen mehrere dieser drei Hauptfaktoren gleichzeitig eine Rolle und verstärken sich gegenseitig. So führt z. B. eine psychische Erkrankung häufig auch zu Isolation oder Konflikten mit Bezugspersonen.

zu 1. Unter den psychischen Erkrankungen sind es insbesondere die Depressionen, oft auch in Verbindung mit einer Alkoholabhängigkeit, die mit einem hohen Suizidrisiko einhergehen.

zu 2. Chronische körperliche Erkrankungen, Multimorbidität und vor allem schmerzhafte Erkrankungen erhöhen ebenfalls die Suizidgefahr. Suizidforscher betonen allerdings, dass die Krankheitsdiagnose an sich weniger ausschlaggebend ist als die Bedeutung, die der Patient der Erkrankung für sein weiteres Leben zumisst. Patienten, die ein langes Leiden befürchten und denen es an sozialer Unterstützung fehlt, neigen eher zu Suizidalität.

zu 3. Auch Einsamkeit, das Gefühl ausgeschlossen oder abgeschoben zu werden und Konflikte mit Bezugspersonen können zu Suizidhandlungen führen. Alleinstehende alte Menschen sind stärker suizidgefährdet. Zu beachten ist, dass die Häufigkeit der sozialen Kontakte allein wenig darüber aussagt, ob sich ein Mensch einsam fühlt oder nicht. Entscheidend ist vielmehr, ob in den sozialen Kontakten Geborgenheit und Vertrautheit erfahren werden kann oder nicht.

17.7.2 Suizidprävention bei alten Menschen

Maßnahmen der **Suizidprävention** können danach unterschieden werden, wie frühzeitig sie einsetzen. Es gibt

1. die Krisenintervention in einer aktuellen suizidalen Krise bzw. nach einem Suizidversuch,
2. Interventionen, die einer suizidalen Entwicklung entgegenzuwirken, wenn sich Anzeichen zeigen und
3. Interventionen, die Risikofaktoren schon im Vorfeld verringern.

zu 1. Ein Suizidversuch ist ein Notfall, der zunächst ärztlich versorgt werden muss. Die psychosoziale **Krisenintervention** während einer suizidalen Krise oder nach einem Suizidversuch besteht in einer engmaschigen professionellen Betreuung durch einen Sozialarbeiter oder Therapeuten mit häufigen Gesprächsterminen.

Vorrangiges Ziel der Krisenintervention ist es, die aktuelle Problemsituation zu analysieren und Lösungsmöglichkeiten anzubahnen. Dies kann nur auf der Basis einer vertrauensvollen Beziehung gelingen. Ein offenes Gespräch über die Probleme, die in der aktuellen Lebenssituation als unerträglich und nicht lösbar empfunden werden, setzt Empathie und Akzeptanz des Gesprächspartners voraus. Manchmal bringt allein schon ein solches Gespräch mit einem

1 Erlemeier 1998, S. 304 ff.

verständnisvollen und akzeptierenden Gesprächspartner eine spürbare Entlastung für die betroffene Person.

Darüber hinaus geht es in der Krisenintervention darum, längerfristige Strategien zur Bewältigung der Problemsituation zu erarbeiten. Dies geschieht am besten in Zusammenarbeit mit den jeweils zuständigen sozialen Einrichtungen wie z. B. Beratungsstellen, Sozialamt, ambulanten Diensten etc.

zu 2. Die **Anzeichen einer suizidalen Entwicklung bei alten Menschen** frühzeitig zu erkennen ist aus mehreren Gründen oft recht schwierig. Zum einen suchen ältere Menschen in einer Krise weitaus seltener Beratungsstellen auf als jüngere Menschen. Zum anderen scheint das soziale Umfeld auf Anzeichen einer Gefährdung bei alten Menschen weniger aufmerksam zu reagieren. Dieses Übersehen von Warnzeichen mag damit zusammenhängen, dass ein Suizid im Alter von vielen Menschen als das Ergebnis einer nüchternen Bilanz verstanden wird. Man geht davon aus, dass der Betroffene seine Lage realistisch einschätzte und „wusste, was er tat". Während bei jungen Menschen gefragt wird: Hätten wir es nicht eher merken müssen? oder: Welche Hilfen hätten wir anbieten können?, wird die Selbsttötung eines alten Menschen sehr viel bereitwilliger als nachvollziehbare und rational geplante Handlung akzeptiert. Suizidforscher weisen darauf hin, dass diese gesellschaftliche Akzeptanz des Altersuizids dazu beiträgt, dass Anzeichen ignoriert werden und dass gegen das Suizidrisiko bei alten Menschen oft weniger unternommen wird als machbar wäre.[1]

Suizid-ankündigungen

Andererseits finden sich auch bei alten Menschen in vielen Fällen deutliche Anzeichen einer suizidalen Entwicklung, denn die meisten Suizidversuche und Suizide bei alten ebenso wie bei jungen Menschen werden angekündigt. **Suizidankündigungen** müssen immer ernst genommen werden. Es stimmt nicht, dass eine Person, die ankündigt, sich umzubringen, diesen Schritt nicht vollziehen wird.

Eine Möglichkeit, der suizidalen Entwicklung entgegenzuwirken, besteht darin, in einem **Gespräch** auf solche Ankündigungen einzugehen. Manche Menschen, die einen Suizid planen, äußern ihre Absichten ganz direkt. Andere wiederum tun dies verschlüsselt. Sie verschenken z. B. persönlich bedeutsame Gegenstände, etwa mit den Worten „Das brauche ich jetzt nicht mehr." Ein helfendes Gespräch kann hier seinen Anfang nehmen, indem man fragt, was damit gemeint sei. Bei offen geäußerten Sterbewünschen kann die helfende Person nach Hintergründen fragen: „Was belastet Sie so sehr, dass Sie nicht mehr leben wollen?" Ein solches Gespräch erfordert allerdings Kenntnis von Methoden und Regeln der **Gesprächsführung in Krisensituationen**.

Der Satz „Ich will nicht mehr leben" heißt in vielen Fällen „Ich will *so* nicht mehr leben" und weist darauf hin, dass es Umstände gibt, die das Leben nicht mehr lebenswert erscheinen lassen. Kommt ein Gespräch über die Belastungsfaktoren zustande, so muss mit der betroffenen Person auch konkret weiter überlegt werden, welche dieser Faktoren wie beseitigt werden können.

Ein weiterer Beitrag zur Suizidprävention wird geleistet, wenn psychische Erkrankungen frühzeitig behandelt werden. Da Depressionen das Risiko eines

1 Erlenmeier 2000, S. 381 f.

Suizids bei jungen und bei alten Menschen erhöhen, kommen der **Früherkennung und der Therapie depressiver Erkrankungen** große Bedeutung zu.

zu 3. Wirksame Prävention könnte auf **sozial- und gesundheitspolitischer Ebene** betrieben werden. Ziel sollte es sein, zu gewährleisten, dass alte Menschen auch bei Beeinträchtigungen unter zufriedenstellenden Bedingungen leben können. Dazu bedarf es

- Maßnahmen zur Sicherung des Lebensunterhalts auch bei Erkrankungen,
- Maßnahmen, die die soziale Integration alter Menschen fördern,
- ausreichender medizinischer und pflegerischer Versorgung,
- Beratungs- und Hilfsangebote bei psychischen, sozialen, finanziellen oder gesundheitlichen Problemen, die auch bei Mobilitätseinschränkungen leicht zu erreichen sind.

17.8 Wiederholen und Vertiefen

1. *Sammeln Sie Gedichte oder Bilder zum Thema Sterben und Tod und teilen Sie Ihren Mitschülerinnen mit, was die einzelnen Werke für Sie bedeuten.*
2. *Nennen Sie die wichtigsten Kritikpunkte am Sterbephasen-Modell von Kübler-Ross.*
3. *Was versteht man unter sozialem Tod und was können Sie als Pflegekraft tun, um ihn zu verhindern?*
4. *Informieren Sie sich und Ihre Mitschülerinnen über die Arbeit auf einer Palliativstation oder in einem Hospiz.*
5. *Informieren Sie sich und Ihre Mitschülerinnen über die Arbeit der ambulanten Hospizhilfe.*
6. *Zu welchen Strafen kann man in Deutschland wegen aktiver Sterbehilfe verurteilt werden (Artikel 216 Strafgesetzbuch)?*
7. *Welche Altersgruppe weist das höchste Suizidrisiko auf?*
8. *Welche Risikofaktoren für suizidales Verhalten im Alter wurden festgestellt?*
9. *Was ist bei Suizidankündigungen generell zu beachten?*
10. *Nennen Sie Maßnahmen zur Suizidprävention bei alten Menschen.*
11. *Lesen Sie das folgende Fallbeispiel und erarbeiten Sie ein Gespräch in Form eines Rollenspiels. Achten Sie dabei auf die folgenden Punkte:*
    - *Auf Bemerkungen von Frau S., die auf eine suizidale Entwicklung hinweisen, sollte behutsam eingegangen werden.*
    - *Wenden Sie aktives Zuhören an.*
    - *Überlegen Sie, ob es konkrete Angebote oder Interventionen gibt, die Frau S'. Stimmungslage dauerhaft verbessern könnten.*

Frau S., 79 Jahre, zog nach einem Schlaganfall in ein Heim. Wegen einer rechtsseitigen Hemiparese kann sie ihr früheres Hobby Handarbeiten nicht mehr ausüben, was sie immer wieder bedauert. In ihrem Zimmer befinden sich viele Decken, Kissen und Häkelarbeiten, die sie selbst gefertigt hat und die ihre frühere Geschicklichkeit erkennen lassen. Nun sagt sie oft, dass sie nicht weiß, wie sie sich beschäftigen soll. Frau S. erhielt bisher regelmäßig Besuch von ihrer Tochter. Dies wird sich aber ändern, da die Tochter im nächsten Monat zu ihrem neuen Lebenspartner ziehen möchte und dann wegen der großen Entfernung nicht mehr so oft zu Frau S. kommen kann. Seit Frau S. dies von ihrer Tochter erfahren hat, ist sie sehr niedergeschlagen. Seit einigen Tagen isst und trinkt sie sehr wenig. Beim Frühstück sagte Frau S. heute Morgen wieder, dass sie keinen Hunger habe. Wozu solle sie auch essen? Sie fühle sich nutzlos und es wäre ihr am liebsten, wenn bald alles vorbei sei.

Anregungen

1. *Sammeln Sie Gebräuche, Riten und Glaubensvorstellungen zu Sterben und Tod aus anderen Kulturkreisen und Religionen. Befragen Sie dazu Angehörige verschiedener Religionsgemeinschaften.*
2. *Stellen Sie die Standards für die Pflege sterbender Menschen in einigen Ihnen bekannten stationären und ambulanten Altenpflegeeinrichtungen zusammen und vergleichen Sie sie miteinander. Welche Gemeinsamkeiten und welche Unterschiede liegen vor?*
3. *Gibt es in Ihrer Einrichtung ein Abschiedszimmer? Planen Sie die Gestaltung eines solchen Raums, in dem Angehörige, Mitbewohner/innen und Pflegekräfte von Verstorbenen Abschied nehmen können.*
4. *Ist Beihilfe zum Suizid eines sterbenden Menschen in Deutschland strafbar oder nicht? Wodurch unterscheidet sich passive Sterbehilfe von unterlassener Hilfeleistung? Definieren Sie die Begriffe Beihilfe zum Suizid und unterlassene Hilfeleistung und informieren Sie sich über die jeweilige Rechtslage in Deutschland.*
5. *Welche Medikamente können sich so auswirken, dass sie den vorzeitigen Tod eines sterbenden Menschen herbeiführen. Erklären Sie die schädigenden Auswirkungen auf verschiedene Organsysteme.*
6. *Die passive Sterbehilfe darf in Deutschland angewandt werden, wenn der Prozess des Sterbens bereits begonnen hat. Aber wann genau ist dieser Zeitpunkt?. Klären Sie, wie aus medizinischer Sicht der Beginn des Sterbeprozesses definiert wird.*
7. *Besorgen Sie sich verschiedene Formulare für Patientenverfügungen und vergleichen Sie sie miteinander. Überlegen Sie, was in einer Patientenverfügung stehen sollte, damit der eigene Wille klar zum Ausdruck kommt. Entwerfen Sie eine Version, die alle Ihnen wichtigen Punkte enthält.*

Glossar

affektive Störungen:
psychische Störungen, deren Leitsymptom in einer krankhaften, d. h. nicht der realen Situation entsprechenden Veränderung der Stimmungslage besteht.

Agnosie:
Störungen im Erkennen von Reizen trotz intakter Sinnesorgane.

Akzeptanz:
Bereitschaft, einen Menschen so zu nehmen und anzuerkennen, wie er ist.

Anamnese:
Krankheitsgeschichte.

Aphasie:
Störungen in den Bereichen Sprechen, Verstehen, Lesen oder Schreiben durch Schädigung der die Sprache betreffenden Hirnareale.

Apraxie:
Unfähigkeit, zielgerichtete Bewegungen und Handlungsabläufe durchzuführen, obwohl keine Beeinträchtigung der Bewegungsfähigkeit vorliegt.

Assessment:
Beurteilung, Einschätzung. Das geriatrische Assessment ist eine umfangreiche interdisziplinäre Befunderhebung zum gesundheitlichen Status alter Menschen.

Assoziation:
Verknüpfung, gleichzeitiges Auftreten von miteinander verbundenen Gedanken, Vorstellungen oder Gefühlen.

Autonomie:
Unabhängigkeit, Selbstbestimmtheit.

bagatellisieren:
als Bagatelle (Kleinigkeit) behandeln, herunterspielen.

biologisches Alter:
Alter nach der körperlich-biologischen Funktionstüchtigkeit.

Burnout (engl.)**:**
„Ausbrennen“, Erschöpfung. Meistens ist ein Erschöpfungszustand durch berufliche Belastungen gemeint.

coping (engl.)**:**
Auseinandersetzung, Bewältigung. Einsatz von Strategien, um mit belastenden Situationen umgehen zu können.

chunk (engl.)**:** „Klumpen, Brocken“, Informationseinheit, die im Gedächtnis abgespeichert wird.

Defizit:
Mangel.

deklarativ:
erklärend.

Delir:
akuter Vewirrtheitszustand mit organischen Ursachen.

Dementia Care Mapping (engl.)**:**
Beobachtungsverfahren zur Beurteilung des Wohlbefindens demenziell erkrankter Menschen und zur Feststellung der Pflegequalität.

Demenz:
erworbener, durch eine hirnorganische Schädigung hervorgerufener Verlust geistiger Fähigkeiten mit Beeinträchtigung der Alltagskompetenzen.

demenziell:
eine Demenz betreffend. Demenziell erkrankt: an einer Demenz erkrankt.

dependency (engl.)**:**
Abhängigkeit.

Depression:
affektive Störung mit dem Leitsymptom niedergedrückte Stimmung.

Diagnostik:
Lehre des Erkennens und Unterscheidens von Krankheiten mit den entsprechenden Methoden. Untersuchungsprozess zur Feststellung einer Krankheit.

Disengagement (engl.)**:**
Rückzug.

Disuse (engl.):
mangelnde Nutzung, zu geringer Gebrauch.

double-bind (engl.)**:**
Doppelbindung. Sich selbst widersprechende Information oder Widerspruch zwischen verbaler und nonverbaler Kommunikation, so dass der Empfänger der Nachricht nicht weiß, wie er reagieren soll.

dynamisch:
von Kräften in Bewegung gebracht, veränderlich.

Dysthymia:
chronische leichte depressive Verstimmung.

emotional:
gefühlsmäßig, die Gefühle betreffend.

Empathie:
Einfühlungsvermögen.

episodisch:
einzelne Ereignisse betreffend.

Ethik:
Lehre von den Grundsätzen, die sich aus Verantwortung und Verpflichtung gegenüber anderen Menschen, Lebewesen oder der Schöpfung ergeben.

ethisch:
die Ethik betreffend; auf Verantwortung und Verpflichtung gegenüber anderen beruhend.

Etikettierung:
„Aufkleben eines Etiketts", Einteilung von Personen in bestimmte Kategorien.

Extraversion:
Aufgeschlossenheit gegenüber der Umwelt, Kontaktfreudigkeit.

Feed-back (engl.)**:**
Rückmeldung. Mitteilung an eine Person, wie ihr Verhalten wirkt.

fluide Intelligenz:
Vorstellung von einer „flüssigen" Komponente der Intelligenz, die sich z. B. in der Geschwindigkeit der Informationsverarbeitung und im Umgang mit neuartigen Problemen und Situationen zeigt.

fluktuierend:
wechselhaft, schwankend.

generalisieren:
verallgemeinern.

Generativität:
Fortpflanzungsfähigkeit. Im übertragenen Sinn die Fähigkeit, etwas weiterzugeben, was über das eigene Leben hinaus von Bedeutung ist.

Geriatrie:
Teilgebiet der Medizin, das sich mit der Vorbeugung, Erkennung und Behandlung von Alterserkrankungen befasst.

Gerontologie:
interdisziplinäre Wissenschaft, die sich mit körperlichen, psychischen und sozialen Alterserscheinungen und -veränderungen und deren wechselseitiger Beeinflussung befasst.

Gerontopsychiatrie:
Fachgebiet der Medizin, das sich mit der Erkennung, Beschreibung, Behandlung, Rehabilitation und Prävention von psychischen Erkrankungen bei alten Menschen beschäftigt.

Halluzination:
Sinnestäuschung, Trugwahrnehmung ohne entsprechende Reize von außen.

Helfersyndrom:
zwanghaftes Bedürfnis, von anderen Menschen gebraucht zu werden.

Hospiz:
stationäre Einrichtung, in der schwer kranke Menschen mit begrenzter Lebenserwartung in ihrer letzten Lebensphase Beratung, Betreuung, Schmerztherapie und palliative Pflege erhalten können.

Humanisierung:
Anpassung an menschliche Bedürfnisse, Gestaltung unter Berücksichtigung menschlicher Bedürfnisse.

Humanwissenschaften
Sammelbegriff für Wissenschaften, die sich mit der Erforschung des Menschen befassen. Zu den Humanwissenschaften zählen z. B. Humanbiologie, Soziologie, Psychologie, Gerontologie.

Hypothese:
noch nicht bewiesene Vermutung. In der Wissenschaft: unbewiesene Annahme, die mit wissenschaftlichen Methoden bewiesen oder widerlegt werden soll.

ICD:
International Classification of Diseases. Von der Weltgesundheitsorganisation herausgegebene internationale Klassifikation der Krankheiten.

Identifikation:
1. das genaue Wiedererkennen einer Person oder einer Sache, das Feststellen der Identität einer Person oder einer Sache. 2. das Wiedererkennen eigener Überzeugungen in den Einstellungen anderer Personen oder Gruppen; die Übernahme von Einstellungen in das eigene Selbst.

Identität:
Übereinstimmung mit sich selbst und Unverwechselbarkeit einer Sache oder eines Lebewesens über die Zeit hinweg, auch wenn sich einzelne Eigenschaften ändern.

Illusion:
Sinnestäuschung, bei der Reize von außen falsch wahrgenommen werden.

Indikator:
„Anzeiger". Merkmal, das als deutlicher Hinweis auf einen Sachverhalt gelten kann.

Individuum:
„das Unteilbare". Der Mensch als einzelnes, unverwechselbares Wesen mit seinen besonderen Eigenschaften.

Initiative:
der „erste Schritt“ einer neuen Unternehmung, entschlossener Beginn, Tatkraft.

Instanz:
Stelle, die für die Bearbeitung eines Vorgangs zuständig ist.

instrumentell:
zweckgebunden, an einem Zweck orientiert.

instrumentelle Konditionierung:
Lernen aus den angenehmen oder unangenehmen Konsequenzen, die auf ein Verhalten folgen.

Integration:
Eingliederung, Miteinbeziehen.

Integrität:
Unversehrtheit, Makellosigkeit, Unbestechlichkeit.

Interaktion:
wechselseitig aufeinander bezogenes Handeln zweier oder mehrerer Personen.

interdisziplinär:
mehrere Disziplinen umfassend, die Zusammenarbeit mehrerer Disziplinen betreffend.

Interferenz:
Überlagerung, Hemmung eines Vorgangs durch einen ähnlichen.

intergenerationell:
zwischen mehreren Generationen, die Beziehung zwischen verschiedenen Generationen betreffend.

interindividuell:
zwischen mehreren einzelnen Individuen, z. B. interindividuelle Unterschiede = Unterschiede zwischen einzelnen Individuen.

Interrollenkonflikt:
Konflikt, der sich aus widersprüchlichen Erwartungen der verschiedenen Rollen, die eine einzelne Person innehat, ergibt.

Intervention:
geplante und begründete Maßnahme zur Verbesserung von Lebens- und Entwicklungsbedingungen.

Intimität:
Nähe und Vertrautheit in Beziehungen.

intraindividuell:
innerhalb eines Individuums.

Intrarollenkonflikt:
Konflikt, der sich aus widersprüchlichen Erwartungen ergibt, die von unterschiedlichen Seiten an den Inhaber einer bestimmten Rolle gestellt werden.

Inventar:
Gesamtheit, alles was zu einem Bestand gehört.

irrational:
vernunftwidrig, dem logischen Denken nicht zugänglich.

irreal:
nicht der Wirklichkeit entsprechend.

irreversibel:
nicht umkehrbar, nicht rückgängig zu machen, nicht heilbar.

Item:
Einzelaufgabe in einem psychologischen Test, einzelne Frage in einem Fragebogen.

kalendarisches Alter:
Alter nach Lebensjahren.

klassische Konditionierung:
Lernen von Reaktionen und Reflexen auf einen als Signal gegebenen Reiz hin.

klinische Psychologie:
Teilgebiet der Psychologie, das sich mit Erforschung, Diagnostik, Therapie , Rehabilitation und Prävention von Störungen des Verhaltens und Erlebens beschäftigt.

kognitiv:
das Erkennen und das Bewusstsein betreffend, auf Prozesse wie Denken, Lernen, Wahrnehmen bezogen.

Kompensation:
Ausgleich, Ersatz.

Kompetenz:
Zuständigkeit für einen bestimmten Bereich. Fähigkeit, einen bestimmten Lebensbereich oder ein Arbeitsgebiet effektiv zu organisieren. Schlüsselbegriff in der Gerontologie, der die Fähigkeit beschreibt, effektiv mit den Anforderungen der räumlichen und sozialen Umwelt umzugehen.

komplex:
vielschichtig.

Konditionierung:
Erlernen von Reaktionen, Reflexen oder komplexeren Verhaltensweisen, die von Reizen oder erwarteten Konsequenzen ausgelöst werden.

Kongruenz:
Übereinstimmung, Echtheit.

Kontext:
Zusammenhang.

Kontextualismus:
Abhängigkeit eines Entwicklungsverlaufs vom gesamten Zusammenhang aus den historischen, sozialen, biographischen, ökonomischen und weiteren Bedingungen, die für die betreffende Person gelten.

Kontinuität:
Fortdauer, gleichmäßiger Weiterverlauf.

Konzept:
Plan, Programm, Entwurf, theoretische Vorstellung.

Krisenintervention:
professionelle, engmaschige Betreuung mit dem Ziel, eine akute (oft suizidale) Krise zu bewältigen.

kristallisierte (auch: kristalline) **Intelligenz:**
Vorstellung von einer „festen" Komponente der Intelligenz, zu der z. B. Erfahrungswissen, Allgemeinbildung und Sprachverständnis gehören.

larviert:
maskiert, verkappt.

Manie:
affektive Störung mit den Leitsymptomen unangemessen euphorische Stimmung, Selbstüberschätzung und Steigerung des Antriebs.

Metakommunikation:
Kommunikation über Kommunikation, Austausch über den Verlauf eines Gesprächs.

Migration:
Zu- oder Abwanderung

Milieutherapie:
Intervention für demenziell erkrankte Menschen, die auf der Anpassung der Umwelt an die krankheitsbedingten Einschränkungen beruht.

minimale sprachliche Verstärker:
kurze Äußerungen und Laute, mit denen in einem Gespräch Interesse und Verständnis signalisiert werden, wodurch der Gesprächspartner zum Weiterreden ermuntert wird.

moralisieren:
das Handeln anderer Menschen nach moralischen Gesichtspunkten beurteilen.

Motiv:
Beweggrund für eine Handlung.

Motivation:
Gesamtheit der Beweggründe, die zu einer Entscheidung oder einer Handlung veranlassen.

motorisch:
die willkürlichen, aktiven Bewegungen betreffend.

Multidirektionalität:
Verlauf in unterschiedliche Richtungen.

multidisziplinär:
die unterschiedlichen Perspektiven sehr vieler verschiedener Fachgebiete umfassend.

neurodegenerativ:
auf dem Untergang von Nervenzellen beruhend.

neurophysiologisch:
die normalen Funktionen des Nervensystems betreffend.

Neurotizismus:
Neigung zu emotionaler Labilität, Besorgtheit und Ängstlichkeit.

Norm:
Regel, die das Verhalten von Mitgliedern einer Gesellschaft oder einer Gruppe bestimmt.

objektiv:
sachlich, unvoreingenommen, unabhängig von individuellen Wertvorstellungen und Wahrnehmungsfehlern.

Objektivität:
Sachlichkeit, Unvoreingenommenheit, Unabhängigkeit von individuellen Wertvorstellungen und Wahrnehmungsverzerrungen.

optimieren:
bestmöglich gestalten.

palliativ:
lindernd. Schmerzen und andere Symptome mildernd, wenn die Heilung einer Krankheit nicht mehr möglich ist.

paraphrasieren:
mit eigenen Worten umschreiben.

pathologisch:
krankhaft.

physiologisch:
normale körperliche Vorgänge und Funktionen betreffend.

Plastizität:
Formbarkeit, Veränderbarkeit.

Prävention:
Vorbeugung.

Proband/in:
Person, die an einer wissenschaftlichen Untersuchung (Test oder Befragung) teilnimmt.

Projektion:
Übertragung von einer Stelle auf eine andere. In der Optik: Wiedergabe eines Bilds mittels eines Projektors z. B. auf einer Leinwand. In der Psychoanalyse: Abwehrmechanismus, bei dem eine Person Eigenschaften oder Wünsche, die sie besitzt, aber bei sich selbst nicht wahrnimmt, anderen Personen zuschreibt.

prozedural:
den Ablauf eines Vorgangs oder einer Handlung betreffend.

Pseudodemenz:
Erscheinungsbild der Depression, das einer Demenz ähnelt.

Psychiatrie:
Fachgebiet der Medizin, das sich mit der Erkennung, Beschreibung, Behandlung, Rehabilitation und Prävention von psychischen Erkrankungen beschäftigt.

psychisches Alter:
Alter nach der Entwicklung psychischer Funktionen wie Denken, Erinnern, Emotionalität, Motivationen, Einstellungen usw.

Psychoanalyse:
von Sigmund Freud begründete psychologische Theorie, die sich mit dem Einfluss des Unbewussten auf das Verhalten und Erleben beschäftigt. Auf dieser Theorie gegründete Psychotherapieform, die psychische Störungen behandelt, indem unbewusste Konflikte bewusst gemacht und verarbeitet werden.

psychogen:
von psychischen Ursachen hervorgerufen.

Psychologie:
Wissenschaft, die sich mit Beschreibung, Erklärung, Voraussage und Veränderung menschlichen Verhaltens und Erlebens beschäftigt.

Psychopharmaka:
Medikamente, die psychische Prozesse beeinflussen, z. B. stimmungsaufhellend, antriebssteigernd oder beruhigend wirken.

psychophysisch:
die Wechselwirkungen zwischen geistig/seelischen und körperlichen Prozessen betreffend.

Psychose:
schwere psychische Erkrankung, oft mit Verlust des Realitätsbezuges.

psychosomatisch:
die wechselseitige Beeinflussung von geistig/seelischen und körperlichen Vorgängen betreffend. Eine psychosomatische Krankheit weist z. B. körperliche Symptome auf, ihre Ursachen sind jedoch nicht körperlich-organisch, sondern liegen in psychischen Problemen oder Konflikten.

psychosozial:
die Wechselwirkungen zwischen Verhalten und Erleben einerseits und sozialen Bedingungen und Beziehungen andererseits betreffend.

Psychotherapie:
Behandlung einer Erkrankung mit psychologischen Mitteln, z. B. Gesprächstherapie, Verhaltenstraining oder Entspannungsmethoden.

rational:
vernünftig, vom Verstand geleitet.

Rationalisierung:
das Anführen von vernünftigen Gründen für ein Verhalten oder eine Entscheidung. In der Psychoanalyse: Abwehrmechanismus, bei dem ein irrationales Verhalten im Nachhinein als vernünftig erklärt und gerechtfertigt wird.

Realitätsorientierungstraining:
Intervention mit dem Ziel, Orientierung und Realitätsbezug insbesondere bei demenziell erkrankten Personen zu verbessern.

Reflex:
automatisch ablaufende, von einem Reiz ausgelöste Reaktion.

Regression:
Zurückschreiten. In der Psychoanalyse: der Abwehrmechanismus des Zurückfallens auf eine kindlichere Entwicklungsstufe.

Reifung:
genetisch gesteuerter Entwicklungsprozess.

Reiz:
über die Sinnesorgane wahrnehmbare Informationen aus der Umwelt oder dem Körperinneren.

Reliabilität:
Zuverlässigkeit eines Messinstruments oder einer Forschungsmethode, die sich z. B. in der Genauigkeit bei Wiederholungen zeigt.

repräsentativ:
stellvertretend. In einer wissenschaftlichen Studie ist eine repräsentative Stichprobe eine Auswahl an untersuchten Personen oder Forschungsobjekten, die in ihrer Zusammensetzung und in ihren Merkmalen für eine größere Gesamtheit stehen kann.

Ressourcen (franz.)**:**
Quellen. Reserven, Hilfen, Unterstützung, Fähigkeiten und Wissen, die zur Bewältigung einer schwierigen Situation genutzt werden können.

reversibel:
umkehrbar, heilbar.

Rezeptorzellen:
auf den Empfang bestimmter Reize spezialisierte Zellen in den Sinnesorganen.

rezidivieren:
wiederkehren.

Rolle:
die jeweiligen Erwartungen, die mit einer Position in einer Gruppe oder in der Gesellschaft verknüpft sind.

Rollendiffusion:
unklare Vorstellung von den eigenen Rollen innerhalb einer Gruppe und der Gesellschaft.

Rosenthal-Effekt:
die Verbesserung von Leistungen, wenn Prüfer oder Unterrichtende von den besonderen Fähigkeiten der Prüflinge überzeugt sind.

ROT:
Realitätsorientierungstraining.

Sanktion:
Belohnung bei Befolgen einer Norm oder Bestrafung bei Verstoß gegen eine Norm. Der Begriff wird häufig nur in der engeren Definition für Bestrafung verwendet.

Screening:
Vorauswahl von Risikogruppen.

script (engl.)**:**
Drehbuch, Rollenbeschreibung.

Segregation:
Abtrennung.

Selbsterhaltungstherapie:
Intervention für dementiell erkrankte Menschen mit dem Ziel, möglichst lange das Wissen über die eigene Person (das „Selbst“) zu erhalten.

selektiv:
auswählend.

Selektivität:
auswählendes Verhalten, isolierte Wahrnehmung nur einer bestimmten Anzahl von Reizen aus einer großen Menge.

self-fulfilling prophecy (engl.)**:**
sich selbst erfüllende Prophezeiung. Eine Voraussage, die sich bewahrheitet, weil man davon überzeugt ist, dass sie eintreten wird und weil durch diese Überzeugung das eigene Verhalten bewusst oder unbewusst beeinflusst wird.

semantisch:
die Bedeutung eines Wortes oder Textes betreffend.

sensorisch:
die Sinnesorgane oder die sinnliche Wahrnehmung betreffend.

Solidarität:
Zusammengehörigkeitsgefühl, gegenseitige Unterstützung.

somatisch:
körperlich.

somatogen:
von körperlichen Ursachen hervorgerufen.

sozial:
das Zusammenleben des Menschen in einer Gesellschaft oder Kultur und in Gemeinschaften betreffend.

soziale Erwünschtheit:
Tendenz, in Befragungen Antworten zu geben, die als allgemein akzeptiert angesehen werden.

soziales Alter:
der Zusammenhang zwischen bestimmten Lebensabschnitten und dem Erreichen der in dem jeweiligen Alter als normal angesehenen Rollen und Positionen.

Sozialpsychologie:
Teilgebiet der Psychologie, das sich schwerpunktmäßig mit der Erforschung des individuellen Verhaltens und Erlebens in Interaktionen mit anderen Menschen befasst.

Sozialwissenschaften:
Sammelbegriff für verschiedene Wissenschaften, die mit unterschiedlichen Schwerpunkten und Zielsetzungen die Formen, Prozesse und Bedingungen des Zusammenlebens in Gruppen, in Gemeinschaften, in unterschiedlichen Gesellschaften und Kulturen erforschen. Zu den Sozialwissenschaften gehören z. B. Politologie, Sozialpsychologie, Soziologie, Wirtschaftswissenschaften.

sozioemotional:
soziale Kontakte und deren emotionale Bedeutung betreffend.

Soziologie:
Wissenschaft, die sich mit gesellschaftlichen Entwicklungen und Systemen und mit dem Verhalten des Menschen als Teil der Gesellschaft und als Mitglied in Gruppen beschäftigt.

Soziogramm:
graphische Darstellung der Ergebnisse einer soziometrischen Befragung.

Soziometrie:
sozialwissenschaftliche Methode, mit der Informationen über die Beziehungen zwischen Mitgliedern einer Gruppe gewonnen werden können.

Soziotherapie:
Interventionen, die das Umfeld der Patienten einbeziehen, z. B. Milieutherapie, Angehörigenarbeit, berufliche und soziale Rehabilitationsmaßnahmen.

Stagnation:
Stillstand.

statisch:
unbeweglich.

Status:
die mehr oder weniger hohe Stellung, die eine Person im Vergleich zu anderen in einer Gruppe oder in der Gesellschaft einnimmt.

Strategie:
Anwendung von Methoden zur Erreichung eines Ziels.

Subdisziplin:
speziellerer Teil einer Fachrichtung.

subjektiv:
von individuellen Vorstellungen und Erfahrungen beeinflusst, nicht objektiv.

Subjektivität:
persönliche Auffassung. Einfluss von persönlichen Merkmalen und Einstellungen auf Wahrnehmung und Beurteilung.

Sublimierung:
Verfeinerung. In der Psychoanalyse: Abwehrmechanismus, bei dem Triebimpulse nicht direkt ausgelebt werden, sondern in gesellschaftlich akzeptierte und geschätzte Aktivitäten umgewandelt werden.

Suchhaltung:
nach Dörner und Plog Grundhaltung im Umgang mit psychisch kranken Menschen, die die bewusste Selbstwahrnehmung einschließt. Es wird davon ausgegangen, dass jeder Mensch in Situationen geraten kann, in denen er sich psychisch auffällig verhält, weil ihm seine Lage ausweglos erscheint.

Suizid:
Selbsttötung.

suizidal:
zur Selbsttötung neigend, den eigenen Tod anstrebend.

Supervisand/in:
Teilnehmer/in an einer Supervision.

Supervision:
Begleitung und Beratung bei beruflichen Belastungen und Konflikten durch einen Experten, insbesondere bei sozialen und therapeutischen Tätigkeiten.

Supervisor/in:
qualifizierte Fachkraft, die eine Supervision durchführen kann.

support (engl.)**:**
Unterstützung.

Tabu:
ein Bereich, der nicht betreten bzw. angesprochen werden darf.

Testtheorie:
psychologisches Fach, das die Grundlagen für die Konstruktion und Überprüfung von genauen und validen psychologischen Tests umfasst.

Thanatopsychologie:
Teilbereich der Psychologie, der sich der Erforschung des mit Tod und Sterben zusammenhängenden Verhaltens und Erlebens beschäftigt.

Theorie:
System logischer, wissenschaftlich begründeter Aussagen zur Erklärung von Tatsachen und Beobachtungen.

Tiefenpsychologie:
psychologische Theorien, die davon ausgehen, dass Verhalten und Erleben auch durch unbewusste und irrationale Prozesse beeinflusst werden.

trait (engl.)**:**
Charakterzug, relativ konstante Eigenschaft einer Person.

Transparenz:
Durchsichtigkeit, Klarheit.

Übertragung:
psychoanalytische Bezeichnung für das Phänomen, dass Erwartungen, Gefühle und Einstellungen aus einer (meist früheren) Beziehung in eine aktuelle Beziehung hineingetragen werden. Im psychoanalytischen therapeutischen Prozess sind Übertragungen erwünscht, da unverarbeitete Konflikte des Patienten in der Beziehung zum Therapeuten wieder aufleben und dann verarbeitet werden können.

validieren:
bestätigen, als berechtigt anerkennen.

Validität:
Gültigkeit. Eignung eines Messinstruments oder einer wissenschaftlichen Methode, genau das Merkmal zu erfassen, das erfasst werden soll. Ein Thermometer ist z. B. valide, wenn es Temperaturunterschiede messen kann.

Variabilität:
Verschiedenartigkeit.

vaskulär:
die Blutgefäße betreffend.

verbalisieren:
in Worten ausdrücken.

versus:
gegen, gegenüber, im Gegensatz zu.

vital:
das Leben betreffend.

Wahn:
Störung des Denkens, die durch einen Verlust des Realitätsbezugs gekennzeichnet ist, irreale Überzeugung. Symptom verschiedener psychischer Erkrankungen.

Stichwortverzeichnis

Literatur

Amthauer, R. (1973): Intelligenz-Struktur-Test (I-S-T 70). Göttingen: Hogrefe.

Arbinger, Roland (1984): Gedächtnis. Darmstadt: Wissenschaftliche Buchgesellschaft.

Aristoteles (1993): Rhetorik. München: Fink UTB.

Baltes, Paul B. (1990): Entwicklungspsychologie der Lebensspanne: Theoretische Leitsätze. In: Psychologische Rundschau, 41, S. 1–24.

Baltes, Paul B. (1993): The Aging Mind: Potential and Limits. In: The Gerontologist Vol. 33, No. 5, S. 580–594.

Baltes, Paul B. (1997): Die unvollendete Architektur der menschlichen Ontogenese: Implikationen für die Zukunft des vierten Lebensalters. In: Psychologische Rundschau 48, S. 191–210.

Baltes, Paul, Baltes, Margret (1992): Gerontologie: Begriff, Herausforderung und Brennpunkte. In: Baltes, Paul, Mittelstraß, Jürgen (Hrsg.): Zukunft des Alterns und gesellschaftliche Entwicklung. Berlin, New York: de Gruyter.

Baltes, Paul, Kliegl, Reinhold (1992): Further testing of limits of cognitive plasticity: Negative age differences in a mnemonic skill are robust. In: Developmental Psychology, 28, S. 121–125.

Bechtler, Hildegard (Hrsg.) (1991): Gruppenarbeit mit älteren Menschen. Freiburg: Lambertus.

Beck-Friis, B. (1991): Zu Haus im Baltzargarden. Pflege dementiell erkrankter alter Menschen in Kleingruppenatmosphäre. Kuratorium Deutsche Altershilfe, Köln, Reihe „Vorgestellt", Bd 53.

Bickel, Horst (1997): Epidemiologie psychischer Erkrankungen im Alter. In: Förstl, Hans: Lehrbuch der Gerontopsychiatrie. Stuttgart: Enke.

Bickel, Horst, (2005): Epidemiologie und Gesundheitsökonomie. In: Wallesch, C. W., Förstl, H. (Hrsg.): Demenzen. Referenzreihe Neurologie. Stuttgart: Thieme, S. 1–15.

Blonski, H. (Hrsg.) (1997): Wohnformen im Alter. Ein Praxisberater für die Altenhilfe. Weinheim: Beltz.

Bortz, Jürgen, Döring, Nicola (1995): Forschungsmethoden und Evaluation. Berlin, Heidelberg, NewYork: Springer.

Brickenkamp, R. (1994) Test d2. Göttingen: Hogrefe.

Bundesministerium für Bildung und Forschung (Hrsg.) (2004): Der Kampf gegen das Vergessen. Demenzforschung im Fokus. Berlin.

Bundesministerium für Familie, Senioren, Frauen und Jugend (Hrsg.) (2006): Fünfter Altenbericht. Potenziale des Alters in Wirtschaft und Gesellschaft.

Bundesministerium für Familie, Senioren, Frauen und Jugend (Hrsg.) (1996): Erster Altenbericht. Die Lebenssituation älterer Menschen in Deutschland.

Bundesministerium für Familie, Senioren, Frauen und Jugend (Hrsg.) (1998): Zweiter Altenbericht. Wohnen im Alter.

Bundesministerium für Familie, Senioren, Frauen und Jugend (Hrsg.) (2001): Dritter Bericht zur Lage der älteren Generation: Alter und Gesellschaft.

Bundesministerium für Familie, Senioren, Frauen und Jugend (Hrsg.) (2002): Vierter Bericht zur Lage der älteren Generation in der Bundesrepublik Deutschland: Risiken, Lebensqualität und Versorgung Hochaltriger - unter besonderer Berücksichtigung demenzieller Erkrankungen. Bonn.

Bundesministerium für Gesundheit und Soziale Sicherung (2005): Alterssicherung in Deutschland.

Bundesministerium für Gesundheit und Soziale Sicherung (Hrsg.) (2004): Gärten für pflegebedürftige Menschen. Köln: Kuratorium Deutsche Altershilfe.

Burisch, Matthias (1989): Das Burnout-Syndrom: Theorie der inneren Erschöpfung. Berlin: Springer.

Cicero, Marcus Tullius (ed. Max Faltner) (1963): Cato der Ältere über das Alter. München: Heimeran.

Clees, Jörg, Eierdanz, Jürgen (1996): Bühne frei im Altenheim. Validation. In: Altenpflege 11, S. 708–715.

Cohn, Ruth (1975): Von der Psychoanalyse zur themenzentrierten Interaktion. Stuttgart: Klett.

Collet, Lora J., Lester, D. (1969): The fear of death and the fear of dying. In: Journal of Psychology 72, S. 179–181.

Comberg, Hans-Ulrich, Klimm, Hans-Dieter (1999): Allgemeinmedizin. Stuttgart: Enke.

Dechmann, Birgit, Ryffel, Christiane (1993): Soziologie im Alltag. Weinheim: Beltz.

Deutsche Hauptstelle für Suchtfragen e. V. (Hrsg.) (2005): Substanzbezogene Störungen im Alter. Informationen und Praxishilfen.

Deutsches Zentrum für Altersfragen/Kuratorium Deutsche Altershilfe (Hrsg.) (1991): Heimkonzepte der Zukunft. Berlin/Köln.

Dieck, Margaret (1994): Frauen als Zielgruppe der Alterssozialpolitik: Gleichbehandlung, Chancengleichheit, Risikoausgleich? In: Zeitschrift für Gerontologie 27, S. 52–56.

Dinkel, Reiner H. (1992): Demographische Alterung: ein Überblick unter besonderer Berücksichtigung der Mortalitätsentwicklungen. In: Baltes, Paul, Mittelstraß, Jürgen (Hrsg.): Zukunft des Alterns und gesellschaftliche Entwicklung. Berlin, New York: de Gruyter.

Dixon, Roger A. (1995): Contextual approaches to adult intellectual development. In: Sternberg, Robert, J., Berg, Cynthia A. (Hrsg): Intellectual development. Cambridge: University Press, S. 350–380.

Dörner, Klaus, Plog, Ursula (1992): Irren ist menschlich. Lehrbuch der Psychiatrie/Psychotherapie. Bonn: Psychiatrie Verlag.

Dürrmann, Peter (Hrsg.) (2001): Besondere stationäre Dementenbetreuung. Hannover: Vincentz Verlag.

Dürrmann, Peter (Hrsg.) (2005): Besondere stationäre Dementenbetreuung II. Hannover: Vincentz Verlag.

Ehmer, Josef (1990): Sozialgeschichte des Alters. Frankfurt: Suhrkamp.

Erikson, Erik H. (1973): Identität und Lebenszyklus. Frankfurt: Suhrkamp.

Erlemeier, Norbert (1998): Suizidalität im Alter. In: Kruse, Andreas (Hrsg.): Psychosoziale Gerontologie Band 1: Grundlagen. Göttingen: Hogrefe, S. 299–314.

Erlemeier, Norbert (2000): Suizidprävention. In: Wahl, Hans-Werner, Tesch-Römer, Clemens (Hrsg.): Angewandte Gerontologie in Schlüsselbegriffen. Stuttgart: Kohlhammer, S. 379–385).

Escher, Maurits Cornelis (1993): Graphik und Zeichnungen. Köln: Taschen.

Feil, Naomi. (1992): Validation. Ein neuer Weg zum Verständnis alter Menschen. Wien: Altern und Kultur.

Feil, Naomi. (2002): Validation. Ein neuer Weg zum Verständnis alter Menschen. 7. Auflage. München: Ernst Reinhardt Verlag.

Fahrenberg, J., Hampel, R., Selg, H. (1994) Das Freiburger Persönlichkeitsinventar: FPI; Revidierte Fassung FPI-R und teilweise geänderte Fassung FPI-A1. Göttingen: Hogrefe.

Filipp, Sigrun-Heide (Hrsg.) (1995): Kritische Lebensereignisse. 3. Auflage. Weinheim: PsychologieVerlagsUnion.

Folstein, M. F., Folstein, S. E., McHugh, P. R. (1975): „Mini-Mental State": a practical method for grading the cognitive status of patients for the clinician. Journal of Psychiatric Research, 12, S. 189–198.

Fooken, Insa (1996): Intimität auf Abstand. Familienbeziehungen und soziale Netzwerke. In: Funkkolleg Altern Studienbrief 5. Tübingen: Deutsches Institut für Fernstudienforschung an der Universität Tübingen Studieneinheit 14.

Förstl, Hans (Hrsg.) (2003): Lehrbuch der Gerontopsychiatrie und -psychotherapie. Stuttgart: Thieme.

Geißner, Hellmut (1982): Sprecherziehung. Didaktik und Methodik der mündlichen Kommunikation. Königstein: Scriptor.

Geriatrisches Zentrum am Universitätsklinikum Tübingen (1995, unveröffentl.): Geriatrisches Assessment. Geschäftsstelle: Osianderstr. 24, 72076 Tübingen.

Gerster, Eyke (1991): Validation mit Naomi Feil. Eine Amerikanerin präsentiert einen neuen Weg zum Verständnis verwirrter alter Menschen. In: Altenpflege 11, S. 638–647.

Gesundheitsberichterstattung des Bundes: OECD Health Data 2002. (www.gbe-bund.de)

Goffman, Erving (1973): Asyle. Über die soziale Situation psychiatrischer Patienten und anderer Insassen. Frankfurt: Suhrkamp.

Gordon, Thomas (1979): Familienkonferenz. Die Lösung von Konflikten zwischen Eltern und Kind. Hamburg: Hoffmann und Campe.

Grimm, Jakob und Wilhelm (o. J.): Kinder- und Hausmärchen der Brüder Grimm. Gesamtausgabe mit Bildern von Ludwig Richter. Leipzig: R. Becker.

Gunzelmann, Thomas, Oswald, Wolf D. (2005): Gerontologische Diagnostik und Assessment. Stuttgart: Kohlhammer.

Gutzmann, Hans, Zank, Susanne (2005): Demenzielle Erkrankungen. Medizinische und psychosoziale Interventionen. Stuttgart: Kohlhammer.

Haupt, Martin (1999): Der Verlauf von Verhaltensstörungen und ihre psychosoziale Behandlung bei Demenzkranken. In: Zeitschrift für Gerontologie und Geriatrie 32. S. 159–166.

Hautzinger, Martin (1997): Psychotherapie im Alter. In: Förstl, Hans: Lehrbuch der Gerontopsychiatrie. Stuttgart: Enke.

Havighurst, Robert J. (1972): Developmental Tasks and Education. 3. Auflage. New York: Longmans.

Heeg, Sybille, Schmieg, H.-P. (1992, unveröffentliche Dokumentation): Pflegeheimat. Ideen für das Pflegeheim von morgen.

Hirsch, Rolf D. (1993): Balintgruppe und Supervision in der Altenarbeit. München: Ernst Reinhard.

Höft, B., Paulus, H. J. (1996): Leitlinien für die integrative Betreuung dementer Bewohner in Altenpflegeeinrichtungen. In: Zeitschrift für Gerontologie und Geriatrie 29. S. 150–158.

Hulsegge, Jan, Verheul, Ad (1996): Snoezelen – eine andere Welt. 5. Aufl. Bundesvereinigung Lebenshilfe f. Menschen mit geistiger Behinderung (Große Schriftenreihe, 00021).

Imhof, Arthur E. (1981): Die gewonnenen Jahre: von der Zunahme unserer Lebensspanne seit 300 Jahren oder von der Notwendigkeit einer neuen Einstellung zu Leben u. Sterben. München: Beck..

Jäger, Reinhold S. (Hrsg.) (1988): Psychologische Diagnostik. München, Weinheim: Psychologie Verlags Union.

Joppig, Wolfgang (1990): Gruppenarbeit mit Senioren. Köln: Stam-Verlag.

Kade, Sylvia (1994): Altersbildung: Ziele und Konzepte. Frankfurt/M.: Deutsches Institut für Erwachsenenbildung.

Klein, Irene (1984): Gruppenleiten ohne Angst. München: Pfeiffer.

Kliegl, Reinhold, Baltes, Paul B. (1991): Testing the Limits: Kognitive Entwicklungskapazität in einer Gedächtnisleistung. In: Zeitschrift für Psychologie, Suppl. 11, S. 84–92.

Kliegl, Reinhold, Mayr, Ulrich, Krampe, Ralf Th. (1998): Prozeßdissoziationen in der kognitiven Altersforschung. In: Kruse, Andreas (Hrsg.): Psychosoziale Gerontologie Band 1: Grundlagen. Göttingen: Hogrefe, S. 175–187.

Knobling, Cornelia (1985): Konfliktsituationen im Altenheim. Eine Bewährungsprobe für das Pflegepersonal. Freiburg: Lambertus.

Knopf, Monika (1998): Gedächtnisleistung und Gedächtnisförderung. In: Kruse, Andreas (Hrsg.): Psychosoziale Gerontologie Band 1: Grundlagen. Göttingen: Hogrefe, S. 131–146.

Kriz, Jürgen (1985): Grundkonzepte der Psychotherapie. München, Wien, Baltimore: Urban und Schwarzenberg.

Kruse, Andreas (1988): Auseinandersetzung mit chronischer Krankheit, Sterben und Tod – Theoretische Fragestellungen und empirische Befunde. In: Bierhoff, H.-W., Nienhaus, R. (Hrsg): Beiträge zur Psychogerontologie. Marburg: Philipps-Universität. S. 147–199.

Kruse, Andreas et al. (1991): Konflikt- und Belastungssituationen in stationären Einrichtungen der Altenhilfe und Möglichkeiten ihrer Bewältigung. Stuttgart: Kohlhammer.

Kruse, Andreas, Lehr, Ursula (1996): Reife Leistung. Psychologische Aspekte des Alterns. In: Funkkolleg Altern Studienbrief 2. Tübingen: Deutsches Institut für Fernstudienforschung an der Universität Tübingen Studieneinheit 5.

Kruse, Andreas, Wahl, Hans-Werner (1999): Persönlichkeitsentwicklung im Alter. In: Zeitschrift für Gerontologie und Geriatrie 32. S. 279–293.

Kuratorium Deutsche Altershilfe (Hrsg.) (1996): Rund ums Alter. München: C. H. Beck.

Lachs, M. S. et al. (1990): A simple procedure for general screening for functional disability in elderly patients. Annals of Internal Medicine 112, S. 699–706.

Lahninger, Paul (1999): Leiten, präsentieren, moderieren: lebendig und kreativ: Arbeitsbuch und Methodenbuch für Teamentwicklung und qualifizierte Aus- und Weiterbildung. Münster: Ökotopia.

Langer, Wolfgang, Haag, Gunther (1987): Realitätsorientierungstraining in der Praxis. In: Altenpflege 5, S. 330–332.

Langmaack, Barbara, Braune-Krickau, Michael (1995): Wie die Gruppe laufen lernt: Anregungen zum Planen und Leiten von Gruppen. Weinheim: Beltz.

Lawall, Almut, Kircher, Tilo, Wormstall, Henning (Geriatrisches Zentrum am Universitätsklinikum Tübingen) (Hrsg.) (1997): Handbuch zum geriatrischen Assessment. Geschäftsstelle: Osianderstr. 24, 72076 Tübingen.

Lawton, M. P., Weisman, G. D., Sloane, P. D., Calkins, M. (1997): Assessing environment for older people with chronic illness. In: Teresi, J., Lawton, M. P., Holmes, D., Ory, M. (Eds.): Measurement in elderly chronic care populations. New York: Springer.

Legewie, Heiner, Ehlers, Wolfram (1992): Knaurs moderne Psychologie. München: Droemer Knaur.

Lehr, Ursula (1979): Interventionsgerontologie. Darmstadt: Steinkopff.

Lehr, Ursula (1996): Psychologie des Alterns. Heidelberg: Quelle und Meyer.

Lehr, Ursula (2000): Psychologie des Alterns. Heidelberg: Quelle und Meyer.

Lehr, Ursula, Brandenburg, H. (1993): Beitrag zur Geschichte der Gerontologie in Deutschland in der 2. Hälfte unseres Jahrhunderts. In: Zeitschrift für Gerontologie 26, S. 305–312.

Lehr, Ursula, Niederfranke, Annette (1991): Pensionierung. In: Oswald, Wolf D., Herrmann, Werner M., Kanowski, Siegfried, Lehr, Ursula M., Thomae, Hans (Hrsg.): Gerontologie. Medizinische, psychologische und sozialwissenschaftliche Grundbegriffe. Stuttgart, Berlin, Köln: Kohlhammer, S. 377–388.

Lind, Sven (o. J.): Umgang mit Demenz. Literaturrecherche und Sekundäranalyse der Fachliteratur in internationale Pflegezeitschriften zum Gegenstandsbereich psychogeriatrischen Pflege und Betreuung Demenzkranker in Einrichtungen der stationären Altenhilfe. Stuttgart: Paul-Lempp-Stiftung.

Mahoney, F. L., Barthel, D. W. (1965): Functional Evaluation: the Barthel index. Maryland State Medical Journal, 14, S. 61–65.

Maier, Gabriele (1992): Praxisbegleitung zur Überwindung der ‚alten' Pflege. In: Niederfranke, Annette, Lehr, Ursula. M., Oswald, Frank, Maier Gabriele (Hrsg.): Altern in unserer Zeit. Wiesbaden: Quelle & Meyer, S. 317–327.

Mann, K., Mundle, G. (1997): Alkoholismus und Alkoholfolgekrankheiten. In: Förstl, Hans: Lehrbuch der Gerontopsychiatrie. Stuttgart: Enke.

Mayer, Karl Ulrich, Baltes, Paul B. (Hrsg) (1999): Die Berliner Altersstudie: das höhere Alter in interdisziplinärer Perspektive. Berlin: Akademie Verlag.

Mayntz, Renate, Holm, Kurt, Hübner, Peter (1978): Einführung in die Methoden der empirischen Soziologie. Opladen: Westdeutscher Verlag.

Mielke, R., Heiss, W. D. (2003): Vaskuläre Demenzen. In: Förstl, H. (Hrsg.): Lehrbuch der Gerontopsychiatrie und -psychotherapie. Stuttgart: Thieme, S. 346–359.

Mielke, Rüdiger, Kessler, Josef (1996): Alterskorrelierte und genetisch basierte Hirnkrankheiten. In: Enzyklopädie der Psychologie, Serie I, Biologische Psychologie Band 2. S. 896–966.

Miller, George A. (1956): The magical number seven plus or minus two: Some limits on our capacity for processing information, In: Psychological Review 63, S. 81–97.

Möller, Hans-Jürgen, Laux, Gerd, Deister, Arno (2005): Psychiatrie und Psychotherapie. Stuttgart: Thieme.

Müller, Dagmar (1994): Interventionen für verwirrte ältere Menschen in Institutionen. Medizinische, pflegerische und therapeutische Entwicklungen. Köln: Kuratorium Deutsche Altershilfe.

Müller-Hergl, Christian (1998): Positive Personenarbeit. In: Altenpflege 6/98, S. 35–37.

Nikolaus, T. (2000): Grundlagen. In: Nikolaus, T. (Hrsg.): Klinische Geriatrie. Springer, Berlin–Heidelberg–New York, S. 161–188.

Oerter, Rolf, Montada, Leo (1998): Entwicklungspsychologie. München: Psychologie Verlags Union.
Olbrich, Erhard (1990): Zur Förderung von Kompetenz im höheren Lebensalter. In: Schmitz-Scherzer, Reinhard, Kruse, Andreas, Olbrich, Erhard (Hrsg.): Altern: ein lebenslanger Prozeß der sozialen Interaktion. Darmstadt: Steinkopff, S. 7–27.
Ostner, Ilona, Beck-Gernsheim, Elisabeth (1979): Mitmenschlichkeit als Beruf. Eine Analyse des Alltags in der Krankenpflege. Frankfurt/Main: Campus.
Platon (1990): Phaidon, Politeia (Sämtliche Werke Bd. 3). Hamburg: Rowohlt.
Pollock, A. (2004): Gärten für Menschen mit Demenz. Köln: Kuratorium Deutsche Altershilfe.
Posiadlo, D., Richardson, S. (1991): The Timed "Up & Go": a test of basic functional mobility for frail elderly persons. Journal of the American Geriatric Society, 39, S. 142–148.
Rabenstein, Reinhold, Reichel, René, Thanhofer, Michael: (1998): Das Methoden-Set. Münster: Ökotopia.
Reischies, Friedel M., Lindenberger, Ulman (1999) Grenzen und Potentiale kognitiver Leistungsfähigkeit im Alter. In: Mayer, Karl Ulrich, Baltes, Paul B. (Hrsg): Die Berliner Altersstudie: das höhere Alter in interdisziplinärer Perspektive. Berlin: Akademie Verlag, S. 351–377.
Richard, Nicole (1994): Alter Wein in neuen Schläuchen. Ein neuer „Integrativer Validierender Ansatz“ zeigt Wege auf, Demente besser zu verstehen. In: Altenpflege 7, S. 433–435.
Richard, Nicole. (1994): Validierende Gespräche. Wege aus dem Nebel der Verwirrtheit. In: Altenpflege 5, S. 310–313.
Rilke, Rainer Maria (1986): Die Gedichte. Frankfurt: Insel Verlag.
Robert-Koch-Institut (2005) (Hrsg.): Altersdemenz. Gesundheitsberichterstattung des Bundes, Heft 28. Berlin: Robert-Koch-Institut.
Rorschach, H. (o. J.) Psychodiagnostik. Der Rorschach-Test. Bern: Huber.
Rosenmayr, Leopold (Hrsg.)(1978): Die menschlichen Lebensalter: Kontinuität und Krisen. München: Piper.
Rosenmayr, Leopold, Köckeis, Eva (1965): Umwelt und Familie alter Menschen. Neuwied, Berlin: Luchterhand.
Rüberg, Rudolf (1991): Alter – Dimensionen und Aspekte. In: Trapmann, Hilde, Hofmann, Winfried, Schaefer-Hagenmaier, Theresia, Siemes, Helena (Hrsg.): Das Alter. Dortmund: verlag modernes lernen, Borgmann KG.
Rückert, Willi (1992): Bevölkerungsentwicklung und Altenhilfe. Folgen der Bevölkerungsentwicklung für die Altenhilfe – von der Kaiserzeit über das Jahr 2000 hinaus. Köln: Kuratorium Deutsche Altershilfe.
Saup, Winfried (1990): Formen der Lebensbewältigung im Alter. In: Mayring, Philipp, Saup, Winfried (Hrsg): Entwicklungsprozesse im Alter. Stuttgart: Kohlhammer. S. 185–200.
Schäfers, Bernhard (Hrsg.) (1986): Grundbegriffe der Soziologie. Leverkusen: Leske und Budrich.
Schermer, Franz J. (1991): Lernen und Gedächtnis. Stuttgart, Berlin, Köln: Kohlhammer.
Schmidbauer, Wolfgang (1977): Die hilflosen Helfer. Reinbek: Rowohlt.
Schmitz-Scherzer, Reinhard (1996): Grenzsituationen. Auseinandersetzung mit Sterben und Tod. In: Funkkolleg Altern Studienbrief 2. Tübingen: Deutsches Institut für Fernstudienforschung an der Universität Tübingen Studieneinheit 9.

Schoenfeld-Schotte, Evelyn (1996): Inseln der Ruhe. In Snoezelen-Räumen finden Demenzkranke Entspannung und Geborgenheit. In: Altenpflege 8, S. 526–529.

Schopf, Christine, Naegele, Gerhard (2005): Alter und Migration – ein Überblick. In: Zeitschrift für Gerontologie und Geriatrie 38, S. 384–395.

Schulz von Thun, Friedemann (1986): Miteinander reden: Störungen und Klärungen. Reinbek: rororo.

Schütte, Franz (1990): Für ein Recht auf Verwirrtheit. Realitätsorientierungstraining mit alten Menschen verletzt manchmal die Würde. In: Altenpflege 9, S. 532 f.

Singh, J. A. L. (1964): Die „Wolfskinder" von Midnapore. Heidelberg: Quelle und Meyer.

Smith, Jacqui, Baltes, Paul B. (1999): Altern aus psychologischer Perspektive: Trends und Profile im hohen Alter. In: Mayer, K. U., Baltes, P. B. (Hrsg.): Die Berliner Altersstudie. Berlin: Akademie Verlag, S. 221–250.

Smith, Jacqui et al. (1999): Wohlbefinden im hohen Alter: Vorhersagen aufgrund objektiver Lebensbedingungen und subjektiver Bewertung. In: Mayer, Karl Ulrich, Baltes, Paul B. (Hrsg): Die Berliner Altersstudie: das höhere Alter in interdisziplinärer Perspektive. Berlin: Akademie Verlag

Statistisches Bundesamt (2007): Todesursachen in Deutschland. Gestorbene in Deutschland an ausgewählten Todesursachen 2006. Fachserie 12, Reihe 4.

Statistisches Bundesamt (2007): Todesursachenstatistik 2006.

Statistisches Bundesamt (Hrsg.) 2007: Todesursache Suizid. Wirtschaft und Statistik 10/2007.

Statistisches Bundesamt (2007a): Bevölkerung und Erwerbstätigkeit. Bevölkerung mit Migrationshintergrund. Ergebnisse des Mikrozensus 2005.

Statistisches Bundesamt (2007b): Pflegestatistik 2005.

Statistisches Bundesamt (Hrsg.) (2006): Mikrozensus 2005.

Statistisches Bundesamt (2006): Leben in Deutschland 2005.

Statistisches Bundesamt (2005): Todesursachenstatistik 2004.

Statistisches Bundesamt (2003): Bevölkerung Deutschlands bis 2050. Zehnte koordinierte Bevölkerungsvorausberechnung.

Statistisches Bundesamt: Statistisches Jahrbuch 2002.

Sydow, Kirsten von (1993): Lebenslust: Weibliche Sexualität von der frühen Kindheit bis ins hohe Alter. Bern: Huber.

Tartler, Rudolf (1968): Innere Nähe durch äußere Distanz. Die neue Harmonie zwischen Alter und Familie. In: Thomae, Hans, Lehr, Ursula: (Hrsg.): Altern. Probleme und Tatsachen. Frankfurt: Akademische Verlagsgesellschaft, S. 410–414.

Verbraucherzentrale Nordrhein-Westfalen e. V. (Hrsg.) (2002): Betreutes Wohnen. Was Sie über Leistungen, Kosten und Verträge wissen sollten.

Wahl, Hans-Werner (2000): Zur Veränderung des Alterns heute und morgen – Beiträge der Interventionsgerontologie. In: Zeitschrift für Gerontologie und Geriatrie, 33, Suppl. 1, S. 85–89.

Wahl, Hans-Werner, Tesch-Römer, Clemens (1998): Interventionsgerontologie im deutschsprachigen Raum: Eine sozial- und verhaltenswissenschaftliche Bestandsaufnahme. In: Zeitschrift für Gerontologie und Geriatrie, 31, S. 76–88.

Wahl, Hans-Werner, Tesch-Römer, Clemens (2000) (Hrsg.): Angewandte Gerontologie in Schlüsselbegriffen. Stuttgart: Kohlhammer.

Watzlawick, Paul, Beavin, Janet, Jackson, Don (2000): Menschliche Kommunikation. Formen, Störungen, Paradoxien. Bern: Hans Huber.

Weitzel-Polzer, Esther (Hrsg.) (1987): Therapie. Kartei praktischer Vorschläge zur psychosozialen Therapie mit verwirrten alten Menschen. Hannover: Vincentz.

Werle, J. (2000): Körperliche Aktivität, Bewegung und Sport. In: Wahl, Hans-Werner, Tesch-Römer, Clemens (Hrsg.): Angewandte Gerontologie in Schlüsselbegriffen. Stuttgart: Kohlhammer, S. 189–194.

Weyerer, Siegfried, Bickel, Horst (2007): Epidemiologie psychischer Erkrankungen im höheren Lebensalter. Stuttgart: Kohlhammer.

Weyerer, Siegfried, Ding-Greiner, Christina, Marwedel, Ulrike, Kaufeler, Teresa (2008): Epidemiologie körperlicher Erkrankungen und Einschränkungen im Alter. Stuttgart: Kohlhammer.

Weyerer, Siegfried, Schäufele, Martina, Hendlmeier, Ingrid, Kofahl, Christopher, Sattel, Heribert (2006): Demenzkranke Menschen in Pflegeeinrichtungen. Besondere und traditionelle Versorgung im Vergleich. Stuttgart: Kohlhammer.

Weyerer, Siegfried, Zimber, Andreas (1997): Psychopharmakagebrauch und -mißbrauch im Alter. In: Förstl, Hans: Lehrbuch der Gerontopsychiatrie. Stuttgart: Enke.

Windemuth, Dirk, Schweer, Ralf, Schmidt, Bettina, Bongers, Achim (1996): Psychohygiene. Ein Lehrbuch für die Altenpflege. Weinheim: Beltz, Psychologie Verlags Union.

Wittkowski, Joachim (1990): Psychologie des Todes. Darmstadt: Wissenschaftliche Buchgesellschaft.

Zank, Susanne (1999): Sexualität im Alter. In: Sexuologie, 6, S. 65–87.

Zimbardo, Philip, G. (1992): Psychologie. Berlin, Heidelberg: Springer.

Zimber, Andreas, Weyerer, Siegfried (1999): Arbeitsbelastungen in der Altenpflege. Göttingen: Verlag für Angewandte Psychologie.